"十二五"职业教育国家规划教材

经全国职业教育教材审定委员会审定

供护理、涉外护理、助产等专业使用

案例版™

基础护理技术

（第二版）

主　编　周春美　邢爱红
副主编　吴世芬　孙　惠
编　者　（按姓氏汉语拼音排序）

蔡秀芳　唐山职业技术学院
陈　俊　雅安职业技术学院
陈明瑶　达州职业技术学院
胡晓莉　山东医学高等专科学校
沈丹薇　唐山市人民医院
孙　惠　宝鸡职业技术学院医学分院
吴世芬　广西医科大学护理学院
吴筱琴　铜陵职业技术学院
邢爱红　山东医学高等专科学校
周春美　唐山职业技术学院
周艳萍　广西医科大学护理学院

科学出版社

北　京

内 容 简 介

全书共分 16 章,分别为医院和住院环境、入院和出院护理、舒适与安全护理、医院感染的预防和控制、清洁护理技术、生命体征的观察与护理、饮食护理技术、排泄护理技术、给药技术、药物过敏试验技术、静脉输液和输血技术、冷热疗技术、标本采集技术、危重患者的病情观察和抢救技术、临终患者的护理技术、病案管理与护理文件的书写。内容既覆盖了护理岗位的基本知识和基本技能,也涵盖了国家护士执业资格考试的专业实务基础护理部分的全部知识点与考点。全书以护理程序为框架,以案例导入引领知识点,以案例分析培养学生解决问题的能力,以提示的方式突出重点,图文并茂,构思新颖,是一本很好的教科书。

本书可供高职高专护理、涉外护理、助产等专业使用。

图书在版编目(CIP)数据

基础护理技术 / 周春美,邢爱红主编 .—2 版 .—北京:科学出版社,2013.2
"十二五"职业教育国家规划教材
ISBN 978-7-03-036543-9

Ⅰ. 基… Ⅱ.①周… ②邢… Ⅲ. 护理–技术–高等职业教育–教材
Ⅳ. R472

中国版本图书馆 CIP 数据核字(2013)第 017277 号

责任编辑:邱 波 / 责任校对:刘小梅
责任印制:赵 博 / 封面设计:范璧合

科 学 出 版 社 出版
北京东黄城根北街 16 号
邮政编码:100717
http://www.sciencep.com

北京世汉凌云印刷有限公司 印刷
科学出版社发行 各地新华书店经销
*
2010 年 7 月第 一 版 开本:787×1092 1/16
2013 年 2 月第 二 版 印张:23
2019 年 8 月第十二次印刷 字数:551 000
定价:69.00 元
(如有印装质量问题,我社负责调换)

第二版前言

《基础护理技术》是全国高职高专医药院校课程改革规划教材(案例版)之一。从第 1 版教材出版发行至今,已经历了 4 年多的时间,使用过此教材的院校的师生给予了认可和厚爱。

随着社会的发展,医学技术的进步,护理实践发生了很大的变化,许多新知识、新技术、新方法得以在临床中应用,并且国家护士执业资格考试的形式和内容也发生了相应的变化。作为护理专业学生,需要了解和适应这些变化。本教材就是在这样的背景下进行修订的。

本教材在编写过程中,本着继承和创新相结合的原则,在第 1 版教材内容的基础上,结合临床护理实践,听取了临床护理实践专家和教材使用者的意见,对教材进行了精心修订,使本教材充分体现以培养具有人道、博爱、奉献精神的良好职业道德和创新精神的高素质、高技能应用型护理人才的目标,在内容上更加贴近临床,力求做到科学性、先进性、启发性、创新性和实用性相结合。

在体例和章节上基本沿用了第 1 版教材,每一章仍由案例、正文、链接、考点提示、案例分析、重点提示、单元检测几部分组成,全书共 16 章。在内容上有所变化,增加了生命体征——疼痛、消毒供应中心(室)、会阴护理等内容,通过链接介绍了新技术,比如植入式静脉输液港、过氧化氢低温等离子体灭菌方法、医用物品对人体的危险性分类等;删除了临床上已经淘汰的技术,比如单侧鼻导管吸氧法、漏斗胃管洗胃法等;更新了一些操作技术,比如无菌包的包扎、心肺复苏术等。

为了更好地培养学生的理解、简单综合分析能力,和就业接轨,在单元检测上完全按照初级护士的准入标准、护士执业资格考试大纲和考试题型进行了编写;重拍和增加了很多照片,使学生看得更加清晰,具有真实感。

在教材的编写过程中,得到了编者所在单位领导和同事们的大力支持和帮助,在此表示谢意。本教材是在第一版基础上修订的,在此向曾参与第一版编写的高华、古海荣、郝静、李敏玲、蒙莉、莫莉、史崇清、王金敏、袁丽容、袁媛老师表示感谢。

限于编者的学识,书中难免有疏漏之处,恳请使用本教材的广大师生和读者惠予斧正。

编 者

2012 年 12 月

第一版前言

本教材是为了进一步深化教育改革,适应护理教育事业的发展和卫生服务的需要,全面贯彻素质教育,结合护理岗位和教学的实际情况组织编写的。供高职高专护理、涉外护理、助产等专业使用。

编写本教材的宗旨是以培养具有人道、博爱、奉献精神和创新精神的高素质、高技能的应用型护理人才为目标,力求做到科学性、先进性、启发性、创新性和适用性相结合。教材在内容上体现了"必需、够用"的原则,把"以人为中心"的现代护理观有机地贯穿于教学内容中,注重培养学生的基本知识和基本技能,全书内容的覆盖面广,重点突出,与同类教材比较有所创新。

1. 案例导入 以案例导入引领知识点,增加了学生的学习兴趣和感性认识,通过对案例的分析培养了学生解决问题的能力。

2. 考点提示和目标检测 紧扣护士执业资格考试大纲,全面覆盖知识点与考点。目标检测采用历年护士执业资格考试真题及高仿真模拟试题,搭建资格证书绿色通道。

3. 图文并茂 运用了彩色照片,增加了真实感,同时也增强了学生的视觉感受。

4. 突出技能 每项基础护理技术均从目的、评估、计划、实施、评价及注意事项六方面进行阐述。实施表格中列有"操作流程"、"操作步骤"、"要点说明"三部分内容,使学生一目了然,便于学习和记忆。

5. 重点提示 突出了重点,明确了学习目标。

6. 增设"链接" 提升学习兴趣,开阔学生视野。

在编写过程中,得到了护理界同仁们的支持和帮助,在此表示谢意。

限于编者的学识,书中难免有疏漏之处,恳请使用本教材的广大师生和读者惠予斧正。

编　者

2010 年 7 月

目　　录

第1章　医院和住院环境

第1节　医　　院

案例 1-1

　　患者,男性,75 岁,有 10 余年的慢性支气管炎病史,近几天由于气温下降,出现了咳嗽、气促、呼吸道分泌物增多等症状。由家人陪伴至当地一所三级甲等医院进行治疗。

问题:1. 该医院是如何被认定为三级甲等医院的?

　　　2. 该医院的任务有哪些?

一、医院的概念

　　医院是指配有一定数量的病床设施、医务人员和必要的医疗设备,医务人员运用医学理论与技术对广大民众或社会特定人群进行治病防病的场所,并为其提供诊治和护理服务的医疗卫生机构。

二、医院的性质与任务

(一)医院的性质

　　根据卫生部于 1982 年 1 月 12 日颁布实施的《全国医院工作条例》第一章,医院的基本性质是:"医院是治病防病,保障人民健康的社会主义卫生事业单位,必须贯彻国家的卫生工作方针政策,遵守政府法令,为社会主义现代化建设服务。"

(二)医院的任务

　　《全国医院工作条例》在阐明医院性质的同时,还明确了医院的任务:"以医疗工作为中心,在提高医疗质量的基础上,保证教学和科研任务的完成,并不断提高教学质量和科研水平。同时做好扩大预防、指导基层和计划生育的技术工作。"

　　1. 医疗护理　医疗护理工作是医院的主要工作。在医技部门的密切配合下形成医疗团体,为患者提供优质的医疗与护理服务,促进患者早日康复。

　　2. 教育教学　教育教学是医院针对医学院校各专业学生和在职工作人员而开展的两种类型的教育。医学生在经学校教育后,必须进行临床实践教育,其目的是提高医学生的临床实践技能;毕业后的在职人员也需要不断接受教育、更新知识和加强临床技能训练,目的是促使在职医务人员跟上医学科学的发展,不断提高其服务理念与技术水平。卫生部于 2010 年 2 月 1 日颁布实施的《卫生部关于改进公立医院服务管理方便群众看病就医的若干意见》中规定:"对全体医师、护士进行急救技术操作规程的全员培训,实行定期培训、合格上岗制度。"这说明在职工作人员培训已成为其合格上岗的一项制度。

　　3. 科学研究　医院也承担着科学研究任务,许多临床问题是科学研究的主要课题。通过开展科研工作,一方面可解决临床上的疑难问题,推动医学事业的发展;另一方面也可将科研成果充实到教学中,促进医疗教学的发展。

　　4. 预防保健和社区卫生服务　医院在完成上述各项职能的同时,还承担着预防保健和

社区卫生服务的工作。各级医院要积极发挥预防保健功能,开展社区卫生服务,如进行健康

教育、健康咨询及疾病普查等工作,倡导健康的生活方式,加强自我保健意识,提高广大人民群众的生活质量。

三、医院的种类

根据不同的划分条件,可将医院划分为不同类型。

(一)按收治范围分类

医院按收治范围可分为综合性医院和专科医院。

1. 综合性医院　是指设有一定数量的病床,分内科、外科、妇产科、儿科、五官科、中医科、皮肤科、肿瘤科、传染科等各类疾病的诊疗科室及药剂、检验、影像等医技部门,并配有相应的医务人员和设备的医院,同时还具有教学科研、预防保健等功能。

2. 专科医院　是指为诊治某一类疾病而设置的医院。如传染病医院、肿瘤医院、结核病防治院、精神卫生中心、口腔医院、康复医院、妇产科医院、眼科医院、职业病防治院等。

(二)按特定任务分类

根据特定任务和特定服务对象分为军队医院、企业医院、医学院校附属医院等。

(三)按所有制分类

根据所有权不同分为全民所有制医院、集体所有制医院、个体所有制医院、中外合资医院等。

(四)按卫生部关于实施"医院分级管理办法(试行)"的通知分类

医院按不同的任务与功能,不同的设施条件、管理水平和技术水平,可将医院分为三级(一、二、三级)十等(每级设甲、乙、丙三等,三级医院增设特等)。

1. 一级医院　是指直接向有一定人口的社区提供医疗、预防、保健、康复服务的基层医疗卫生机构。如农村乡、镇卫生院,城市街道卫生院等,是我国三级医疗机构的基础。

2. 二级医院　是指向多个社区提供全面的医疗、护理、预防保健的卫生机构,并承担一定教学、科研任务及指导基层卫生机构开展工作的地区性医院。如一般市、县医院,省、直辖市的区级医院和一定规模的厂矿、企事业单位的职工医院。

3. 三级医院　是指国家高层次的医疗卫生机构,是全国或省的医疗、预防、教学、科研相结合的技术中心,直接提供全面的医疗护理、预防保健和高水平的专科服务,同时指导一、二级医院的医疗工作和相互合作。如国家、省、市直属的市级大医院、医学院的附属医院。

(五)按经营目的分类

医院按经营目的分为非营利性医院和营利性医院。

在《关于做好 2012 年公立医院改革工作的通知》[卫医管发〔2012〕53 号]中明确指出,要"加强对医疗服务体系的规划调控",每千常住人口医疗卫生机构床位数达到 4 张的,原则上不再扩大公立医院规模。同时要"大力发展非公立医疗机构,加快形成多元办医格局"。完善鼓励社会资本举办医疗机构的政策措施,"十二五"期间力争提前实现非公立医疗机构床位数和服务量达到总量 20% 左右的目标。

四、医院的组织机构

目前我国医院的组织机构大致由诊疗部门和辅助诊疗部门、行政后勤部门组成(图 1-1)。

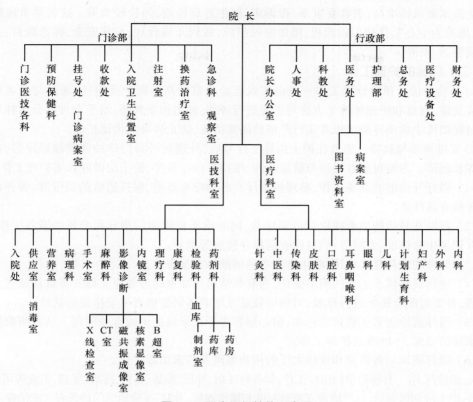

图 1-1　医院组织结构示意图

案例 1-1 分析

1. 该医院是依据卫生部关于实施"医院分级管理办法(试行)"的通知,按其功能、任务划分为三级甲等医院的。

2. 该医院以医疗护理工作为中心,同时还承担了教育教学、科学研究、预防保健等工作。

第 2 节　门　诊　部

案例 1-2

患者,中年女性,因车祸伤导致左下肢骨折 10 分钟,被紧急送往急诊科就诊。

问题:1. 该患者到达急诊室后,分诊护士通过哪些就诊标准作出初步判断?

　2. 在医生到达之前,护士应该做好哪些工作?

门诊部是医院的服务窗口,是集诊查、治疗、处置日常医疗与保健、科研教学、心理咨询、卫生宣教、计划免疫及行政管理于一体的功能部门。设有医务室、咨询处、挂号处、住院处、治疗室、抽血室、手术室、换药室等各科诊室。门诊部的工作直接反映医院的服务质量与水平。因此,门诊部的医护人员应努力为患者提供优质的就医环境和服务。

一、门　诊

(一)门诊的设置与布局

门诊工作的特点是:患者分布不均,环节多,流动性大;门诊人员杂,病种多;诊疗时间短,对医生技术要求标准高;患者要求多,投诉多,医生连续性差,风险较大等。这就要求医院坚持"以患者为中心",优化门诊流程,增加便民措施,做到布局合理,设施安全,标志醒目,并保持环境整洁、安静。

(二)门诊的护理工作

1. 预检分诊　预检分诊工作一般由实践经验丰富的高年资护师担任,通过与患者或陪伴人员交谈、观察和护理体检等方法对患者进行评估,做出初步判断,给予合理的分诊挂号指导。对疑似传染病或传染病患者实行严格的隔离措施,防止传染病传播扩散。

2. 安排候诊与就诊　患者在护士指导下挂号后,分别到各科门诊抽取就诊顺序号,在候诊厅等候就诊。为缩短患者候诊与就诊时间,维持好诊疗秩序,护士应做好如下护理工作。

(1)做好开诊前的准备工作,整理候诊厅和各诊疗室环境,保持适宜的温湿度,备齐诊疗用物并检查其性能。

(2)帮助挂号后的患者抽取就诊顺序号,同时给予就诊前的指导和必要的准备工作,如测量并记录生命体征、血糖等;妇科检查前排空膀胱等指导。

(3)分理初诊和复诊病历,收集整理各种辅助检查报告单。

(4)密切观察候诊患者的病情变化,遇有病情迅速加重的患者应立即安排就诊或送急诊科处理,必要时配合医生进行抢救;对病情较重或年老体弱的患者可安排提前就诊。

(5)指导就诊患者正确留取标本,耐心解答患者及家属提出的有关问题。认真听取患者及其家属的意见,不断改进护理工作。

(6)做好就诊后各诊室和候诊大厅的用物整理及终末消毒工作。

3. 治疗工作　有些简单的治疗工作,如各种注射、导尿、灌肠、鼻饲、换药、穿刺、引流等可在门诊进行,护士接到医嘱后,应严格遵守查对制度和操作规程,及时、准确地给门诊患者实施治疗。

4. 健康教育　候诊时间是对患者开展健康教育的有利时机,护士应根据就诊专科性质,对该专科常见病、多发病的预防、治疗及康复等方面进行形式多样的健康教育,如采用宣传手册、挂图、广播、视频等形式介绍疾病防治常识。

5. 消毒隔离　门诊是患者的集散地,病种多而复杂,人群流动性大,极易发生交叉感染,这就对消毒隔离工作提出了很高的要求。门诊护士应提高警惕,对传染病或疑似传染病者,应分诊到隔离门诊就诊,并按规定做好疫情报告工作。门诊走廊、诊室、候诊大厅、检查室、治疗室及门诊手术室等各部门及其用物都要严格按照消毒隔离原则进行终末消毒处理,医疗垃圾分类后及时处理。

考点:门诊的护理工作　6. 保健工作　经过培训的护士可直接参与健康体检、疾病普查、预防接种、健康教育等保健工作。

二、急　诊　科

急诊科是医院的独立科室,是抢救急、危、重症患者的重要场所,也是医院工作的缩影。急诊科的工作特点是危重患者多、病情急、时间紧、周转快等,这就要求医院合理安排急诊力量,配备经过专业培训、胜任急诊工作的医务人员,合理配置急救设备和药品。对从事急诊工作的护理人员实行定期培训、合格上岗制度。

(一)急诊科的设置与布局

一般情况下,急诊科均设有护士站、预检处、诊疗室、抢救室、洗胃室、观察室、清创室、治疗室、处置室等。并配有挂号室、药房、辅助检查室、收费室、急诊超声室、急诊 CT 室等,形成一个相对独立的单元。

急诊科应位于医院的一侧或前部,日夜间标志醒目,便于寻找。急诊科环境应宽敞、明亮、整洁,便于患者就诊和救治。

(二)急诊科的护理工作

1. 预检分诊　患者被送到急诊科,负责出迎的人员应立即上前帮助转运患者到诊查室。预检护士通过"一问、二看、三检查、四分诊"的顺序,快速准确地做出判断,立即通知相关专科医生进行诊治。需要立即展开抢救的急危重症患者应立即送往抢救室进行抢救;遇患有或疑似传染病患者来院就诊的,应将其安排到隔离室就诊;遇有意外灾害事故的,应立即通知医院相关部门组织抢救;遇有法律纠纷、刑事案件、交通事故等应迅速报案,保留有效证据,并请家属或陪送者留下,以协助相关部门了解情况。

2. 抢救工作

(1)物品准备:包括一般物品、无菌物品、抢救器械和急救药品以及通信设备。一切急救药品和物品应做到"五定",即定品种数量、定点放置、定人保管、定期消毒灭菌、定期检查维修,抢救物品的完好率应达到100%。所有护士都应熟练掌握急救物品和设备的性能和使用方法。

1)急救药品:主要有中枢神经兴奋剂、强心剂、利尿剂、镇痛镇静剂、血管扩张剂、抗心律失常药、拟肾上腺素药、抗胆碱药、止血药等。此外还有解毒药以及纠正水、电解质紊乱及调节酸碱平衡药等。

2)抢救设备:主要有急救车、简易呼吸器、氧疗设备、吸引设备、多功能生命体征监测仪、电除颤器、心脏起搏器、呼吸机、超声波诊断仪、洗胃机、心电图机、血气分析仪、血液净化仪、体外起搏器、输液泵、注射泵、肠内营养输注泵及各种急救用具等。

3)无菌物品:主要有各种穿刺包、各种无菌手术包、各种无菌敷料包、急救包、气管插管包、导尿包、无菌手套、各种型号的无菌注射器、输液器、输血器等。

4)一般物品:主要有血压计、听诊器、开口器、压舌板、舌钳、手电筒、止血带、输液架、鼻氧管、吸痰管、胃管等。

5)通信设备:主要有传呼系统、电话、对讲机等。

(2)抢救配合:改善急诊"绿色通道",建立创伤、急性心肌梗死、脑卒中等重点病种的急诊服务流程与规范,密切科室间协作,确保患者获得连续医疗服务。

1)严格按急诊服务流程与规范实施抢救:在医生到达前,护士应根据病情给予紧急处理,如保持呼吸道通畅、给氧、洗胃、止血、固定、配血、建立静脉输液通道、进行基本生命支持等;医生到达后,立即汇报处理情况,正确执行医嘱,密切观察病情变化,及时判断抢救效果。

2)做好抢救记录:根据卫生部关于印发《病历书写基本规范》的通知[卫医政发〔2010〕11号]要求,抢救记录内容包括病情变化情况、抢救时间及措施、参加抢救的医务人员姓名及专业技术职称等,并且一定要注明患者、医生到达的时间,抢救措施落实的时间。急诊病历书写就诊时间应当具体到分钟。一般情况下,医师不得下达口头医嘱,因抢救急危患者需要下达口头医嘱时,护士应当复诵一遍,抢救结束后,医师应当即刻据实补记医嘱。

3)认真执行查对制度:各种急救药品的空安瓿需经两人核对无误后方可弃去,输液空瓶、输血空袋等应集中放置,以便进行统计和查对。

3. 病情观察　急诊科均设有观察室,供需在急诊科治疗和留观患者使用。急诊观察时间一般为3~7天。护士应对留观患者进行入室登记,建立病案,认真填写各项记录,书写病情观察报告;对留观察的患者要主动巡视和观察,及时处理医嘱,做好心理护理以及各项治疗护理工作。

考点:急诊科的护理工作

🔘 案例1-2分析

1. 该患者到达急诊室后,分诊护士通过"一问、二看、三检查、四分诊"的急诊就诊标准,快速准确地做出判断,并立即通知相关医生进行诊治。

2. 在医生到达之前,护士应该对该患者进行生命体征测量、建立静脉输液通道、观察病情变化、记录相关内容、暂留陪送人员等工作。

第3节 病 区

案例 1-3

患者,女,55 岁,胃癌。定于上午 8 点在全麻下行胃大部切除术。

问题: 1. 患者进入手术室后,病房护士应为该患者准备什么类型的床单位?

2. 铺床时,2 条橡胶单和中单分别放在病床的什么位置?

3. 铺床时,应注意哪些问题?

病区是住院患者接受诊疗、护理及康复休养的场所。病区的设置、布局和管理直接影响到医院各项任务的完成和服务质量的高低,因此,护士应为患者创设一个安全舒适的物理环境及和谐的社会环境,保证医院各项任务顺利完成,促使患者早日康复。

一、病区的设置和布局要求

每个病区设有病室、抢救室、治疗室、换药室、医生值班室、医护休息室、护士站、会议室、配膳室、库房、盥洗间、浴室、厕所、处置室、示教室等。有条件的病区还可设置患者康复室、娱乐室、会客室等。

根据医院条件,每个病区设 30~60 张床位不等,一般设 30~40 张床位较为适宜,每间病室设 1~6 张床位,两床之间距离不少于 1m,两床之间应设隔帘,有利于护理及维护患者的隐私权。

考点:病区的布局

二、病区的护理工作

病区护理工作的核心是以患者为中心,运用护理程序对患者实施整体护理,为患者提供优质服务,促使患者早日康复。

1. 迎接新患者 接到患者入院处通知后,护理人员应立即根据患者病情做好接收新患者的所有准备工作,包括准备合适的床单位,护理体检设备,建立住院病历,必要时准备抢救设备和物品等。

2. 做好入院初的工作 包括介绍主管医生、护士、病区环境、各种制度,护理体检,书写护理病历,制订护理计划,落实护理措施,评价护理效果等。

3. 做好住院期间的护理工作 包括正确执行医嘱,及时实施治疗和护理措施,观察病情变化,评估治疗与护理效果,及时解决患者的生理、心理及社会问题,按照卫生部关于印发《住院患者基础护理服务项目(试行)》等三个文件的通知[卫医政发〔2010〕9 号]的要求,做好住院患者的各项生活护理和基础护理。

考点:病区的护理工作

4. 做好出院、转出及死亡患者的护理工作。

5. 完成病区管理、科研、教学、培训等工作。

三、病区环境管理

(一)病区的物理环境

1. 温度 适宜的温度使患者感觉舒适,有利于患者休息、治疗及护理工作的进行。一般病室内适宜的温度是 18~22℃,婴儿室、产房、手术室、老年病室内适宜的温度是 22~24℃。

室温过高使神经系统受到抑制,干扰消化和呼吸功能,不利于机体散热,使人烦躁,影响体力恢复;室温过低则使患者畏缩,缺乏动力,肌肉紧张而产生不安,又会使患者在接受诊疗护理时着凉。

病室内应有室温计,以便随时评估和调节室内温度。护士可根据季节变化采取不同的护理措施。夏季可采用空调或风扇调节室温,冬季可采用暖气或其他取暖设备保持合适的室温。在实施护理措施时应尽可能减少不必要的暴露,防止患者受凉。

2. 湿度 湿度为空气中含水分的程度。病室湿度一般指相对湿度,即在一定温度条件下,单位体积的空气中所含水蒸气的量与其达到饱和时含量的百分比。湿度会影响皮肤蒸发散热的速度,从而造成人体对环境舒适感的差异。病室相对湿度以 50%~60% 为宜,湿度过高或过低都会给患者带来不适感。湿度过高,蒸发作用减弱,抑制汗液排出,患者感到潮湿、气闷,尿液排出量增加,对心、肾疾病的患者尤为不利;湿度过低,室内空气干燥,人体蒸发大量水分,可引起口干舌燥、咽痛烦渴等不适,对气管切开或呼吸道疾病的患者尤为不利。

病室内应有湿度计,以便随时评估和调节室内湿度。当室内的湿度过低时,可采用在地上洒水,也可使用加湿器。当湿度过高时,可打开门窗使空气流通或使用空气调节器、除湿器等。同时注意皮肤的护理,当皮肤潮湿出汗较多时,应及时给予清洁并更换病员服;皮肤干燥时,可涂抹乳液增加湿度,以促进患者的舒适。

3. 通风 通风可使室内空气流通,保持空气新鲜,并可调节室内的温、湿度,降低室内空气中二氧化碳及微生物的密度,减少呼吸道疾病的传播。因此,病室应每日定时开窗 30 分钟左右以通风换气。通风效果与通风面积(门窗大小)、室内外温度差、通风时间和室外气流速度有关。通风时应避免对流风直吹患者,冬季通风时应注意为患者保暖。

4. 声音 声音是人类生活不可缺少的刺激物,一般人在健康状态下需要一定的声音刺激。但当健康状况不良时,对声音的耐受能力下降,即使是美妙的音乐也会被视为噪声。凡是不悦耳、不想听,使人生理及心理产生不舒服的音响都属于噪声。噪声会影响人的身心健康,严重的噪声甚者会造成听力丧失。衡量声音强弱的单位是"分贝(dB)"。根据世界卫生组织(WHO)规定噪声的标准,白天医院较为理想的噪声强度应维持在 35~40dB。噪声的危害程度由音量的大小、频率的高低、持续暴露时间和个人的耐受性而定。一般噪声强度在 50~60dB 时即能产生相当的干扰;当噪声高达 120dB 时,即可造成高频率的听力丧失,甚至永久性耳聋;长时间处于 90dB 以上的环境中,能导致耳鸣、血压升高、血管收缩、肌肉紧张,以及出现头痛、失眠、焦躁等症状。但完全没有声音也会使人产生意识模糊或完全"寂寞"的感觉。

为给患者创造一个安静的环境,病区工作人员应做到"四轻",即说话轻、走路轻、操作轻、开关门窗轻;病室的门窗和桌、椅脚应钉上橡皮垫,推车的轮轴应定期检查并润滑;护士应向患者及家属宣传保持病室安静的重要性,以取得他们的配合,共同创造一个安静的休养环境。

(1) 说话轻:说话声音不可太大,应评估自己的声量并保持适当的音量。但也不可耳语,因耳语会使患者产生怀疑与恐惧。

(2) 走路轻:走路时脚步要轻巧,应穿软底鞋,防止走路时发出不悦耳的声音。

(3) 操作轻:操作时动作要轻,收拾物品时应避免相互碰撞;推车的轮轴定时滴注润滑油,以减少因过度摩擦而发出的声音。

(4) 开关门窗轻:病室的椅脚应钉橡胶垫;开关门窗时,随时注意轻开轻关,以避免不必要的噪声。

为防止过于安静的病室环境对患者产生孤寂感,可鼓励患者使用带耳塞的收音机或随身听,让病情较轻及恢复期的患者可以随时收听新闻、音乐及各种信息,以丰富住院生活,减少孤独、寂寞感。

5. 光线　病室采光有自然光和人工光两种,护士可根据治疗、护理需要以及不同患者对光线的不同需求予以满足。日光是维持人类健康的要素之一。当日光照射到机体,能通过视觉分析器和皮肤感受器作用于中枢神经系统,经反复的反射作用调整人体各器官组织的功能,促进身体健康。因此适当的日光照能使照射部位温度升高、血管扩张、血流加速,改善皮肤和组织的营养状况,使人食欲增加,舒适愉快。因此,护士应采取打开窗帘等措施使日光能照进病室,但应避免日光直接照射患者眼睛,以防引起目眩。

为了夜间照明和诊疗护理的需要,病室必须准备人工光源。夜间可采用地灯或可调节型床头灯,既方便护士夜间巡视工作,又不影响患者睡眠。

6. 装饰　优美的环境使人感觉舒适愉快。病室布置应以简洁美观为主。有条件的医院可以根据各病室的不同需求来设计和配备不同颜色,这样不仅患者感觉身心舒适,还可产生特殊的治疗效果。如儿科病室可用暖色系及卡通图片装饰,减少儿童的恐惧感;手术室可选用绿色或蓝色装饰,可使患者产生安静、信任的感觉。病室走廊可适当摆放一些绿色植物、花卉盆景等以美化环境。在病室的周围栽种树木、草坪和修建花坛、桌凳等,供患者休息、散步和观赏。

(二)病区的安全环境

安全环境是指平安而无危险、无伤害的环境。护士应主动为患者提供安全的护理措施,积极预防和消除一切不安全的因素(详见第3章)。

(三)病区的社会环境

医院是社会的一个特殊组成部分,也是就诊患者集中的场所。对初次住院的患者来说,病区里的陌生人际关系和规章制度会使之感到不适应而产生不良的心理反应。护士应帮助患者尽快转变角色,适应病区环境,更好地配合治疗与护理。

1. 人际关系(interpersonal relationship)　是在社交过程中形成的、建立在个人情感基础上的彼此为寻求满足某种需要而建立起来的人与人之间的互相吸引或排斥的关系。在医院环境中,人际关系具有重要的作用,它可以间接或直接地影响患者的康复。

(1)护患关系:护患关系是护理人员与患者之间产生和发展的一种工作性、专业性和帮助性的人际关系。相互信任与彼此尊重的护患关系有利于患者的身心康复和护理工作的正常进行。因此,护士在具体的医疗护理活动中,要尊重患者的权利和人格,一切从患者的利益出发,满足患者的身心需求。患者也应该尊重护理人员,在诊疗护理工作中尽量与护理人员配合,以充分发挥护理措施的效果,促使患者早日康复。

护患之间的相互影响力量是不平衡的,处于主导地位的护士行为会直接影响着护患关系的好坏,护理人员应从以下几方面建立良好的护患关系。

1)语言:语言是特别敏感的刺激物,它能影响人的心理及整个机体状况,甚至影响到人的健康,成为生理和心理的治疗因素,是心理护理的重要手段。护理人员应正确运用语言,与患者进行有效沟通。这样可以使护士在获取患者完整、真实的心理信息资料的同时,还能得到患者的信任,促进良好护患关系的建立。

2)行为举止:医护人员的行为及其技术操作,是患者对自身疾病和预后认识的主要信息,常受到患者的密切关注。因此医护人员的仪表和神态应沉着、庄重而不失热情、关切;熟练的护理技术操作会消除患者的疑虑,带给患者心理上的安慰,操作时力求做到轻、快、稳、准。反之,护士工作不熟练,业务水平低等情况均会增强患者的不安全感,不利于护理工作的开展,导致护患关系的紧张。

3)情绪:护士的情绪有很大的感染力,积极情绪可使患者乐观开朗,消极情绪会使患者变得悲观焦虑。因此,护理人员要学会控制自己的情绪,时刻以积极的情绪去感染患者,为患者提供一个安全、舒适、优美、令人愉悦的心理环境。

4) 工作态度:认真负责的工作态度可使患者获得安全感、信赖感。而患者对医护人员的信任程度会对治疗和护理的效果产生很大影响。所以,护士用自己的工作态度来取得患者的信任是很重要的。

(2) 病友关系:病友们在共同的住院生活中自然地形成了一个新的社会环境,他们在交往中相互照顾、帮助,并交流疾病治疗、护理常识和生活习惯等,有利于消除患者的陌生感和不安全感,增进患者间的友谊和团结。护士是患者群体中的调节者,有责任协助患者建立良好的情感交流,引导病室内的群体气氛向着积极的方向发展,调动患者的乐观情绪,更好地配合治疗与护理。

(3) 患属关系:指患者与家属之间的关系。家属是患者重要的社会支持系统,家属对患者病情的理解与关心及对患者的心理支持,可增强患者战胜疾病的信心和勇气,解除患者的后顾之忧。因此,护士应多与患者家属沟通,共同做好患者的身心护理。

2. 医院规则　主要指医院的各种规章制度,如入院须知、探视和陪伴制度等。合理的规章制度既能保证医疗护理工作的正常进行,又能预防和控制医院感染的发生,为患者创造一个良好的休养环境,达到帮助患者恢复健康的目的。但医院规则对患者在一定程度上是一种约束,会对患者产生一定的不良影响。因此,护理人员应根据患者的情况和需求,主动地给予帮助和指导。

(1) 耐心解释,取得理解:护士应向患者及家属解释每一项院规的内容和执行各项院规的必要性,以取得患者及家属的理解和配合。

(2) 允许患者对周围环境有一定的自主权:在不违反院规的前提下,尽可能让患者对个人环境拥有自主权,并对其居住空间表示尊重,如进门时先敲门取得其同意;帮助患者整理床单位或生活物品时,应先取得患者的同意等。

(3) 尊重探视人员:尊重前来探视患者的家属和朋友。但如果探视时间不适当,影响医疗护理工作,则要适当地劝阻和限制,并给予解释,以取得患者、家属及探视者的理解。

(4) 健康教育:针对患者的病情及采取的医疗护理措施,护士可适时对其进行健康教育,使患者了解更多的相关信息与知识,消除其困惑、恐惧等心理反应,使患者能够积极主动配合治疗护理。

(5) 尊重患者的隐私权:为患者做治疗护理工作时,首先应该取得患者的同意,并适当遮挡患者。护士有义务为患者的诊断、检查结果、治疗与记录等信息保密。

(6) 鼓励患者自我照顾:在病情允许的情况下,护士应创造条件并鼓励患者参与自我照顾,恢复其自信心与自护能力,利于其康复。

3. 帮助不同情况的患者适应环境　因患者在年龄、文化素养、疾病种类等多个方面的不同,患者适应医院环境的能力也存在很大的差异。护士需根据患者的具体情况,为其提供有针对性的个体化护理措施,协助患者尽快适应医院环境,使其积极配合诊疗护理活动,促进患者早日康复。

考点: 病区的环境管理

四、病床单位及设置

病床单位是指住院期间医疗机构提供给患者使用的家具和设备,它是患者住院期间休息、睡眠、治疗与护理等活动的最基本的生活单位。病床单位的固定设备有床、床上用品、床旁桌椅及床上小桌;床头墙壁上配有照明灯、呼叫装置、供氧和负压吸引管道、多功能插座等(图1-2)。

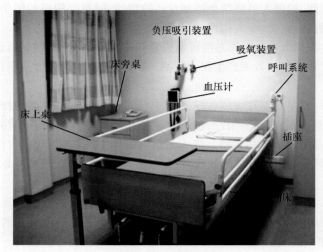

图 1-2　病床单位设置

1. 病床　是患者休息及睡眠的用具,必须实用、耐用、舒适、安全。一般病床长 2m,宽 0.9m,高 0.6m,床头、床尾及中间部分可以升降,以方便患者更换卧位,床的升降功能可有手工调节和电动调节两种。床的两侧有床档。特殊功能的病床还可根据需要设置其他功能,如测量患者的体重、身高等。

2. 床垫　长宽与床的规格相同,厚 0.1m,垫芯可用棕丝、木棉、棉花或海绵等,包布应选择牢固防滑的布料制成,床垫应坚硬,以免承受重力较多的部位发生凹陷。

3. 床褥　长宽与床垫相同,褥芯用棉花做,吸水性强,包布用棉布做。

4. 枕芯　枕芯长 0.6m,宽 0.4m,内装木棉、中空棉、羽绒等,用棉布做枕面。

5. 棉胎　棉胎长 2.1m,宽 1.6m,可用棉花胎、中空棉胎、羽绒等。

6. 大单　大单长 2.5m,宽 1.8m,用棉布制作。

7. 被套　被套长 2.3m,宽 1.7m,用棉布制作,开口钉上布带或拉链。

8. 枕套　枕套长 0.7m,宽 0.45m,用棉布制作。

9. 中单　中单长 1.7m,宽 0.85m,以棉布制作为宜,亦可使用一次性成品。

10. 橡胶中单　橡胶中单长 0.85m,宽 0.65m,两端加白布 0.4m。

五、铺　床　法

医院病区常用的床有备用床(closed bed)、暂空床(unoccupied bed)和麻醉床(anesthetic bed)。铺床时应运用人体力学原理,遵守节力原则。

(一) 备用床(被套式)(图 1-3)

【目的】　保持病室整洁,准备接收新患者。

【评估】

(1) 检查病床单位设施是否齐全,功能是否完好。

(2) 确认床上用品是否齐全、整洁,规格与病床单位是否符合。

(3) 观察病室环境是否符合铺床操作。

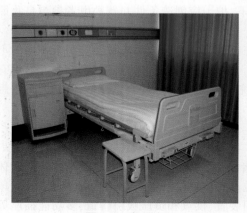

图 1-3　备用床

【计划】

(1) 护士准备:着装整洁,洗手,戴口罩。

(2) 用物准备:病床、床垫、床褥、大单、被套、棉胎或毛毯、枕套、枕芯。

(3) 环境准备:病室内无患者进餐、无治疗护理操作。

【实施】 见表 1-1。

表 1-1 铺备用床(被套法)

操作流程	操作步骤	要点说明
(1) 备物检查	将用物按使用顺序叠好备齐,携至床边,检查床及床垫,翻转床垫	避免床垫局部长期受压而发生凹陷
(2) 移动桌椅	移开床旁桌,距床约 20cm,移椅至床尾正中,距床约 15cm	便于操作
(3) 放置用物	置用物于床尾凳上	便于取用
(4) 铺床褥	将床褥齐床头平放于床垫上,下拉至床尾,铺平床褥	床褥中线与床中线对齐
(5) 铺大单	将大单横、纵中线对齐床头中线放于床褥上,向床尾一次打开。再向两侧打开。先铺近侧床头,一手托起床垫一角,另一手伸过床头中线,将大单平整塞入床垫下	护士身体靠近床边,双脚分开,保持上身直立,两膝稍弯曲,使用肘部力量,动作平稳、连续,减少来回走动
	在距床头约 30cm 处向上提起大单边缘,使其与床沿垂直,呈一等腰三角形。以床沿为界将三角形分为上下两部分,将上半部分置于床垫上,下半部分平整塞入床垫下;再将上半部分翻下平整塞入床垫下(图 1-4)	使床平整、不宜松散
	同法铺好床尾大单 双手同时拉平、拉紧大单中部边缘,平整塞入床垫下 转至对侧,同法铺好对侧大单	
(6) 套被套	**"S"形套被套法**(图 1-5) 将被套齐床头放置,分别向床尾、床两侧打开,开口向床尾,中缝与床中线对齐。将被套开口端上层打开至 1/3 处,将折好的"S"形棉胎放于开口处	便于放棉胎
	拉棉胎上缘至被套封口处,分别套好两上角,使棉胎两侧与被套侧缘平齐,于床尾处拉平棉胎及被套,系好带子	防止头端空虚 避免棉被下缘滑出被套
	卷筒式套被套法 将被套反面向外,齐床头放置,分别向床尾、床两侧打开,开口向床尾,中缝与床中线对齐。将棉胎铺于被套上,上缘齐床头	
	棉胎与被套一并自床头卷向床尾,再由开口端翻转至床头,于床尾处拉平棉胎及被套,系好带子	
(7) 折被筒	将盖被一侧边缘向内折叠与床沿齐,尾端向内折叠与床尾齐,转至对侧,同法折叠盖被另一侧边缘和尾端,成被筒	盖被平整,中线对齐
(8) 套枕套	于床尾处套好枕套,系带,开口背门,横放于床尾,再平拖至床头	
(9) 移回桌椅	将床旁桌椅移回原处	保持病室整洁
(10) 整理用物	整理用物 洗手	

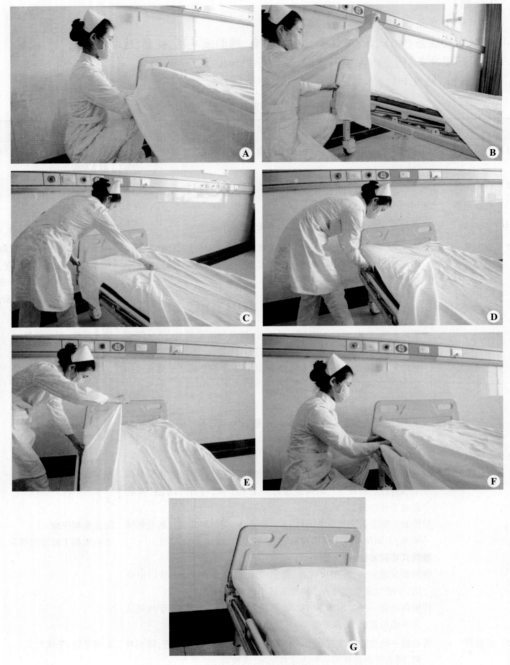

图1-4　床角的铺法

【评价】

（1）护士操作时遵循节力原则。

（2）操作过程熟练，未影响患者治疗和护理等活动。

（3）病室及病床单位整洁、美观。

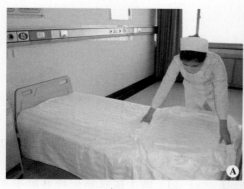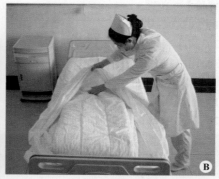

图1-5 "S"形套被套法

【注意事项】

（1）操作中应用节力原理。操作前用物折叠方法和摆放顺序正确,放置稳妥,防止落地;操作时减少走动次数,避免无效动作;身体靠近床边,上身直立,两腿前后分开稍屈膝,以扩大支撑面,增加稳定性。

（2）患者进餐或接受治疗时暂停铺床。

（二）暂空床（被套式）（图1-6）

【目的】 保持病室整洁,供新入院或暂离床活动的患者使用。

【评估】

（1）住院患者病情是否允许暂离床活动。

（2）新入院患者神志、诊断、病情,是否有伤口或引流管等情况。

【计划】

（1）护士准备:着装整洁,洗手,戴口罩。

（2）用物准备:同备用床,必要时备橡胶中单和中单（或一次性中单）。

（3）环境准备:同备用床。

【实施】 见表1-2。

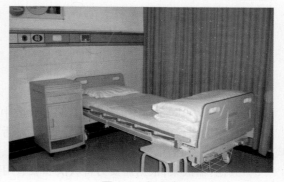

图1-6 暂空床

表1-2 铺暂空床（被套法）

操作流程	操作步骤	要点说明
（1）折叠盖被	将备用床的盖被上端向内折,然后扇形三折于床尾,使之与床尾平齐	方便患者使用,保持病室整齐、美观
（2）铺橡胶中单及中单	将橡胶中单及中单上缘距床头45～50cm,中线与床中线对齐,两单边缘下垂部分一并塞入床垫下。转至对侧,分别将橡胶中单和中单边缘下垂部分塞入床垫下	保护床褥免受污染
（3）整理用物	整理用物 洗手	

【评价】

(1) 同被套式备用床。

(2) 病床实用、舒适、安全、方便。

(3) 用物符合病情需要。

【注意事项】

(1) 同备用床。

(2) 用物准备符合病情需要。

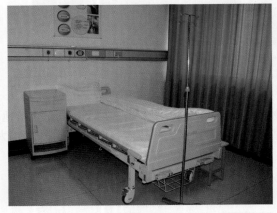

图1-7　麻醉床

(3) 病床及床单位设施性能是否完好。

【计划】

(1) 护士准备:着装整洁,洗手,戴口罩。

(2) 用物准备

1) 床上用物:同备用床(被套式),另加橡胶中单和中单(或一次性中单)各2条。

2) 麻醉护理盘内用物:无菌巾内置张口器、舌钳、压舌板、牙垫、治疗碗、镊子、鼻氧管、吸痰管、纱布数块;无菌巾外置血压计、听诊器、弯盘、棉签、胶布、手电筒、护理记录单和笔。

3) 其他:输液架,根据需要另备吸痰和吸氧用物、胃肠减压器、负压吸引器、引流袋、延长管、输液泵、微量泵等。

(3) 环境准备:同备用床。

【实施】　见表1-3。

(三) 麻醉床(被套式)(图1-7)

【目的】

(1) 便于接收和护理麻醉手术后的患者。

(2) 保护床上用物不被血渍或呕吐物等污染。

(3) 使患者舒适、安全,预防并发症。

【评估】

(1) 患者的诊断、病情、手术方式、麻醉方式。

(2) 手术后所需的治疗和护理等物品。

表1-3　铺麻醉床(被套法)

操作流程	操作步骤	要点说明
(1) 撤床消毒	撤除原有枕套、被套、大单,消毒床褥、棉胎或毛毯、床垫等用物	减少患者手术后发生感染机会
(2) 备物检查	将用物按使用顺序叠好备齐,携至床边,检查床及床垫,翻转床垫	
(3) 移动桌椅	同备用床	便于操作
(4) 放置用物	置物于床尾凳上	便于取用
(5) 铺床褥	同备用床	床褥中线与床中线对齐
(6) 铺大单	同备用床,将大单近侧铺好	

操作流程	操作步骤	要点说明
(7) 铺橡胶中单和中单	同暂空床铺好病床中部近侧橡胶中单及中单 根据手术部位将另一橡胶中单及中单对好中线,铺于床头或床尾。铺床头时,上端齐床头,下端压在床中部橡胶中单及中单上,将边缘下垂部分一并塞入床垫下;铺床尾时,下端齐床尾,上端压在床中部橡胶中单及中单上,将边缘下垂部分一并塞入床垫下;转至对侧,分层铺好对侧大单、橡胶中单和中单	颈、胸部手术或全麻后铺于床头;下肢手术时铺于床尾;非全麻时只铺手术部位即可
(8) 套被套	同备用床	
(9) 折被筒	同备用床将盖被两侧边缘向内折叠与床沿齐,尾端向内或向上折叠与床尾齐,将盖被三折叠于一侧床边,开口向门	
(10) 套枕套	于床尾处套好枕套,系带,开口背门,横立于床头	防止头部受伤
(11) 移回桌椅	将床旁桌移回原处,床旁椅移至盖被折叠侧	
(12) 置麻醉盘	麻醉护理盘放床旁桌上,其余用物放于合适位置	以备急救时用
(13) 整理用物	整理用物 洗手	

【评价】
(1) 操作熟练,无多余动作。
(2) 操作过程中利用节力原理。
(3) 用物准备能满足手术后患者治疗护理。
【注意事项】　同暂空床。

考点：铺备用床、暂空床和麻醉床的目的、操作步骤和注意事项

案例 1-3 分析

1. 患者进入手术室后,病房护士应该为其准备麻醉床。
2. 准备床单位时,2 条橡胶中单和中单分别放在床的中部和床头。
3. 注意事项

(1) 操作中应用节力原理。操作前用物折叠方法和摆放顺序正确,放置稳妥,防止落地;操作时减少走动次数,避免无效动作;身体靠近床边,上身直立,两腿前后分开稍屈膝,以扩大支撑面,增加稳定性。

(2) 患者进餐或接受治疗时暂停铺床。

重点提示

1. 医院的任务是："以医疗为中心,在提高医疗质量的基础上,保证教学和科研任务的完成,并不断提高教学质量和科研水平。同时做好扩大预防,指导基层和计划生育的技术工作。"

2. 门诊的护理工作包括预检分诊、安排候诊与就诊、健康教育、消毒隔离、治疗工作、保健工作。

3. 急诊科的护理工作包括预检分诊、抢救工作、病情观察。

4. 病区的护理工作包括迎接新患者,入院初的工作,住院期间的工作,出院、转出及死亡患者的工作,病区管理、科研、教学、培训等工作。

5. 病区环境管理包括物理环境、安全环境和社会环境。

6. 临床上根据铺床的目的不同分为备用床、暂空床和麻醉床,熟悉掌握每种类型床单位的具体操作步骤及注意事项。

目标检测

A₁ 型题

1. 门诊发现一例疑似禽流感的患者,护士应立即
   A. 询问病史　　　　　B. 转至急诊治疗
   C. 建立静脉通路　　　D. 先隔离,再治疗
   E. 给予卫生处置

2. 医院的中心任务是
   A. 教学　　　　　　　B. 科研
   C. 诊疗与护理　　　　D. 计划生育
   E. 社区卫生服务

3. 对前来门诊就诊的患者应先进行
   A. 卫生指导　　　　　B. 健康教育
   C. 测生命体征　　　　D. 预检分诊
   E. 挂号

4. 不属于急救物品"五定"内容的是
   A. 定数量和品种　　　B. 定点安置
   C. 定期检查维修　　　D. 定期消毒
   E. 定时使用

5. 下列哪项不属于急诊留观室的护理工作
   A. 住院登记　　　　　B. 填写各种记录单
   C. 及时处理医嘱　　　D. 做好心理护理
   E. 做好晨间护理

6. 在治疗性环境中,工作人员应做到"四轻"
   A. 谈话轻、走路轻、操作轻、开门轻
   B. 说话轻、走路轻、操作轻、关门轻
   C. 说话轻、走路轻、动作轻、关门轻
   D. 谈话轻、走路轻、动作轻、关门轻
   E. 说话轻、走路轻、动作轻、开门轻

7. 治疗性环境要求的适宜温度
   A. 16~20℃　　　　　B. 18~22℃
   C. 22~24℃　　　　　D. 23~25℃
   E. 18~20℃

8. 达到室内空气置换目的的通风时间一般为
   A. 10 分钟　　　　　B. 20 分钟
   C. 30 分钟　　　　　D. 15 分钟
   E. 45 分钟

9. 保持病区环境安静,下列措施哪项不妥
   A. 医务人员说话应附耳细语
   B. 推车进门,先开门后推车
   C. 轮椅要定期注润滑油
   D. 医务人员应穿软底鞋
   E. 病室门应钉橡胶垫

10. 不符合铺床节力原则的是
    A. 备齐用物,按序放置
    B. 身体靠近床边
    C. 下肢稍分开,保持稳定
    D. 使用肘部力量,动作轻柔
    E. 上身前倾,两膝直立

11. 医院白天病区较理想的噪声强度为
    A. 25~35dB　　　　　B. 30~40dB
    C. 35~40dB　　　　　D. 45~55dB
    E. 55~65dB

12. 病室相对湿度为80%,患者可出现
    A. 尿液排出量增加　　B. 咽干、口渴
    C. 肌肉不适　　　　　D. 出汗增多
    E. 神经系统受到抑制

13. 铺备用床的目的是
    A. 保持病室整洁美观,准备迎接新患者入院
    B. 方便暂时离床活动患者的活动
    C. 保持病床单位整洁,避免污染
    D. 准备接受手术后患者
    E. 预防并发症

A₂ 型题

14. 某患者突发喷射性呕吐,继之昏迷被送往急诊室。在医生未到达之前,护士应立即
    A. 安慰家属,耐心等待医生的到来
    B. 询问病史,查阅资料
    C. 开窗通风
    D. 测生命体征并建立静脉通路
    E. 给患者注射止痛剂

15. 患者,男,因不明原因的腹痛入院治疗,护士为其准备的床单位
    A. 根据病情准备
    B. 按其要求准备
    C. 将其安排在危重病房
    D. 将其安排在隔离病房
    E. 按医嘱准备

16. 李女士因车祸定于10am行左下肢手术,护士在铺床时下列哪项操作是错误的
    A. 更换原有的大单、被套及枕套
    B. 枕头横立于床头,开口向门
    C. 盖被呈扇形三折叠于一侧床边
    D. 中单及橡胶中单分别铺在床中部和尾部

E. 椅子放于折叠被同侧

A₄ 型题

（17～18 共用题干）

李女士，自觉全身不适前来就诊。门诊护士巡视时发现她面色苍白，出冷汗，呼吸急促，主诉胸痛剧烈。

17. 门诊护士应采取的措施是

   A. 安排李女士提前就诊

   B. 让李女士卧床休息

   C. 为李女士使用止痛剂

   D. 安慰患者，仔细观察

E. 让医生加快诊治速度

18. 医生检查后，送急诊室，经过内科处理后病情减轻，急诊医生建议张先生留住急诊观察室继续观察病情。你应该为李女士准备什么床单位

   A. 备用床

   B. 无中单和橡胶中单的暂空床

   C. 麻醉床

   D. 床中部铺有中单和橡胶中单的麻醉床

   E. 床中部和头部分别铺有中单和橡胶中单的麻醉床

附　三单式备用床

【目的】　同被套式备用床。

【评估】　同被套式备用床。

【计划】

（1）护士准备：同被套式备用床。

（2）用物准备：将被套换为大单两条（分别为衬单和罩单），其余用物同被套式备用床。

（3）环境准备：同被套式备用床。

【实施】　见表1-4。

表1-4　铺备用床（三单法）

操作流程	操作步骤	要点说明
同被套式备用床步骤(1)～(5)		
(6) 铺衬单	反面向上，上端反折10cm与床头齐，中缝与床中线对齐，展开铺于床上，床尾部分按铺大单法折好床角	使床平整、不宜松散
(7) 铺毛毯	铺毛毯于衬单上，上端距床头15cm，床尾部分铺成直角（在距床尾约30cm处向上提起毛毯边缘，使其与床沿垂直，呈一等腰三角形。以床沿为界将三角形分为上下两部分，将上半三角底边直角部分拉出，拉出部分的边缘与地面垂直，将拉出部分塞于床垫下，同法铺好另一角）	
(8) 铺罩单	正面向上对其中线，上端与床头齐，将罩单向内反折15cm包住毛毯后再将衬单向上反折包住毛毯和罩单，床尾折成45°角垂于床边；转至对侧，逐层铺好衬单、毛毯、罩单	
(9) 套枕套	同被套式备用床	
(10) 移回桌椅	同被套式备用床	保持病室整洁

【评价】　同被套式备用床。

【注意事项】　同被套式备用床。

第2章 入院和出院护理

入院和出院护理是对患者实施整体护理,满足患者身心需要的具体体现。护士通过对入院和出院患者提供规范周全的护理服务,使患者建立起对医护人员的亲切感和信任感,患者在满足了生理需要的同时又有安全感和归属感。

第1节 入院护理

案例 2-1

患者,李某,女,50岁,工人,患2型糖尿病3年,近期出现右侧肢体活动不便,眼睛视物模糊,经CT检查有轻度脑梗死入院。体格检查:T 36.4℃,P 92次/分,R 20次/分,BP 160/90mmHg,体重50kg。住院期间遵医嘱给予一级护理,经过治疗病情好转出院。

问题:1. 该患者入院时应做哪些护理?

2. 一级护理的护理措施有哪些?

3. 患者要到B超室做检查,如用轮椅护送应注意什么?

4. 患者经过治疗病情好转出院,出院当日有何护理?

入院护理是指患者经门诊或急诊医生初步诊查后,确定需要住院检查或治疗时,医生签发住院证,由护理人员对其进行一系列的护理工作,包括患者进入病区前护理和进入病区后护理两部分。

一、患者进入病区前护理

(一)办理入院手续

患者或家属持门诊医生签发的住院证到入院处办理住院手续,如填写入院登记表格、缴纳住院保险金。入院处接收患者后,立即通知病区值班护士,值班护士根据病情提前做好接纳新患者的准备。如病区无空床位,则协助患者办理待床手续;急诊患者应设法与病房主管医生联系,调整或加床位安排患者入院;对急诊手术的患者,可先手术后补办入院手续。

(二)实施卫生处置

根据医院的条件、患者的病情及身体状况,护士在卫生处置室对其进行卫生处理,如沐浴、更衣、理发等。对危重症患者、即将分娩者、体质虚弱者可酌情免浴;对有体虱或头虱者,先灭虱,再做以上的卫生处置;对传染病或疑似传染病患者应送隔离室进行卫生处置。患者换下的衣服和不用的物品,交家属带回或交入院处办理存放手续。

(三)护送患者入病区

入院处护士携患者病历护送患者入病区。根据患者病情可选用不同的护送方式,如步行、轮椅、平车或担架护送。护送途中应注意安全和保暖,不应停止输液或给氧等必要的治疗,根据患者病情合理安置卧位,以免患者不适。护送患者送至病区后,与病区值班护士就患者的病情、治疗护理措施及物品等进行详细的交接班。

二、患者进入病区后的初步护理

（一）一般患者进入病区后的初步护理

1. 准备床单位　病区值班护士接入院处通知后,根据患者病情及治疗需要准备床单位,将备用床改为暂空床。备齐患者所需用品,如患者服、脸盆、痰杯、热水瓶等;根据病情可在床上加铺橡胶中单和中单。危重患者安置在重症病室,传染病或疑似传染病患者安置在隔离室。

2. 迎接新患者　患者进入病区后,病区护士以热情的态度迎接新患者,将患者引到指定的床位,妥善安置。向患者及家属介绍自己、病区护士、护士长、主管医生及同室病友,说明自己将为患者提供的服务内容和工作范围。

3. 测量与记录　测量体温、脉搏、呼吸、血压、体重及身高,及时记录在体温单上。

4. 通知医生诊视患者　必要时协助体检或治疗。

5. 填写住院病历和有关护理表格

（1）用蓝黑墨水或黑色墨水笔逐页填写住院病历眉栏、页码及各种表格。住院病案排列顺序:体温单、医嘱单、入院记录、病史及体格检查、病程记录(手术、分娩记录单等)、各种检验检查报告单、护理病案、住院病案首页、门诊病案。

（2）用红色水笔在体温单 40～42℃ 的相应时间栏内,纵向填写入院时间。

（3）填写入院登记本、诊断卡(插在住院患者一览表上)、床头(尾)卡。

6. 介绍与指导　向患者及家属介绍病区环境、作息时间及医院的有关规章制度,床单位及其相关设备的使用方法,指导患者留取常规标本的方法、时间及注意事项。

7. 执行医嘱　根据医嘱对患者实施整体护理。

8. 入院护理评估　了解患者的基本情况和身心需要,提出健康问题,拟订初步护理计划。在 24 小时内完成入院护理评估单。

（二）急诊患者进入病区后的初步护理

1. 准备床单位　病区接到通知后,立即准备好床单位。床位尽量安置在离护士站近的病室,急诊手术患者,铺好麻醉床;危重患者安置在危重病室或抢救室以便抢救,并加铺橡胶中单和中单;传染病患者按消毒隔离原则安置。

2. 准备急救药品及器材　如吸氧装置、负压吸引器、输液用具、急救车等,通知有关医生做好抢救准备。

3. 配合抢救　测量生命体征,密切观察病情变化,配合医生进行急救,做好护理记录。在医生未到之前,护士根据病情作出初步判断,给予紧急处理,如建立静脉通道、给氧、吸痰等。

4. 暂留护送人员　对意识不清的患者或婴幼儿,需暂留护送人员,以便询问了解病情及相关情况。

三、分　级　护　理

分级护理是根据患者的病情,按照护理程序的工作方法制定不同的护理措施。患者入院后,按患者病情的轻重缓急及自理能力给予不同级别的护理。其级别为特别护理及一、二、三级护理(表 2-1)。

表 2-1　分级护理

护理级别	适用对象	护理内容
特别护理	①病情危重，随时可能发生病情变化需要进行抢救的患者。②重症监护患者：各种复杂或者大手术后的患者。③严重创伤或大面积烧伤的患者。④使用呼吸机辅助呼吸，并需要严密监护病情的患者。⑤实施连续性肾脏替代治疗（CRRT），并需要严密监护生命体征的患者。⑥其他有生命危险，需要严密监护生命体征的患者	①严密观察患者病情变化，监测生命体征。②根据医嘱，正确实施治疗、给药措施。③根据医嘱，准确测量出入量。④根据患者病情，正确实施基础护理和专科护理，如口腔护理、压疮护理、气道护理及管路护理等，实施安全措施。⑤保持患者的舒适和功能体位。⑥实施床旁交接班
一级护理	①病情趋向稳定的重症患者。②手术后或者治疗期间需要严格卧床的患者。③生活完全不能自理且病情不稳定的患者。④生活部分自理，病情随时可能发生变化的患者	①每小时巡视患者，观察患者病情变化。②根据患者病情，测量生命体征。③根据医嘱，正确实施治疗、给药措施。④根据患者病情，正确实施基础护理和专科护理，如口腔护理、压疮护理、气道护理及管路护理等，实施安全措施。⑤提供护理相关的健康指导
二级护理	①病情稳定，仍需卧床的患者。②生活部分自理的患者	①每2小时巡视患者，观察患者病情变化。②根据患者病情，测量生命体征。③根据医嘱，正确实施治疗、给药措施。④根据患者病情，正确实施护理措施和安全措施。⑤提供护理相关的健康指导
三级护理	①生活完全自理且病情稳定的患者。②生活完全自理且处于康复期的患者	①每3小时巡视患者，观察患者病情变化。②根据患者病情，测量生命体征。③根据医嘱，正确实施治疗、给药措施。④提供护理相关的健康指导

第 2 节　出院护理

患者经住院期间的治疗和护理，病情好转、稳定、痊愈需出院或转院（科）的患者，或患者不愿意接受医生的建议而自动离院时，护士遵医嘱对患者进行一系列的护理工作。

一、出院前的护理

（一）通知患者及家属

医生根据患者康复情况，决定出院日期，开具出院医嘱，护士根据出院医嘱，提前通知患者及家属，协助其做好出院准备。

（二）评估患者身心需要

观察患者的情绪变化，特别是病情无明显好转、转院、自动离院的患者，有针对性的安慰和鼓励，增强其康复信心，以减少离开医院后所产生的恐惧与焦虑。自动出院的患者应在出院医嘱上注明"自动出院"，并要求患者或家属签名认可。

（三）健康教育

针对患者的康复现状，进行恰当适时的健康教育，指导患者出院后的注意事项，如休息、饮食、卫生、治疗、功能锻炼和定期复查等，必要时可为患者或家属提供书面材料。并协助患者建立维护和增进自我健康的意识，提高患者自护能力。

（四）征求患者意见

征求患者及其家属对医疗、护理等工作的意见和建议，不断完善医院管理，改进工作方法，以便不断提高医疗护理质量。

二、出院当日护理

1. 执行出院医嘱

（1）患者出院后需继续服药时，护士凭医嘱处方从药房领取药物，交给患者或家属带回，并指导用药方法和注意事项。

（2）填写出院通知单，通知患者或家属到出院处结账、办理出院手续。

（3）用红色水笔在体温单 40～42℃ 的相应时间栏内纵向填写出院时间。

（4）停止一切医嘱，用红笔在各种执行单（服药单、注射单、治疗单、饮食单等）或有关表格单上写"出院"字样，注明日期并签名。

（5）撤去诊断卡和床头（尾）卡，在入院登记本上填写出院日期。

2. 填写患者出院护理评估单。

3. 整理用物　协助患者整理用物，归还患者所寄存的物品，收回住院期间借用的物品，并消毒处理。

4. 护送患者出院　患者或家属办完出院手续后，护士收到入院处签写的出院通知单，根据患者病情选用轮椅、平车或步行护送患者出院。

三、出院后的护理

患者办好出院手续，离开病室后方可进行床单位处理，以免给患者造成心理上的不舒适。

1. 病室开窗通风，撤去床上的污被服，放入污衣袋，根据病种进行清洗和消毒。

2. 床垫、床褥、棉胎、枕芯用紫外线照射消毒，也可在日光下暴晒 6 小时。

3. 病床、床旁桌椅与地面用消毒溶液擦拭。非一次性面盆、痰杯、便盆等用消毒液浸泡。

4. 传染病患者的床单位及病室，均按传染病终末消毒法进行处理。

5. 铺好备用床，准备迎接新患者。

6. 按要求整理出院病案，交病案室保存。出院病案排列顺序：住院病案首页、出院记录或死亡记录、入院记录、病史及体格检查、病程记录、各种检验检查报告单、护理病案、医嘱单、体温单。

第 3 节　运送患者法

躯体活动受限的患者在入院、接受检查或治疗、室外活动、出院时需要护士协助，根据病情选用不同的运送工具，如轮椅、平车或担架等工具为患者提供帮助，以满足患者的需要。在运送的过程中，护士应将人体力学原理正确运用在操作中，减轻操作疲劳，提高工作效率，减轻患者的痛苦，确保患者的舒适与安全。

一、轮椅运送法

【目的】

（1）运送能坐起但不能行走的患者入院、出院、检查、治疗及室外活动。

（2）帮助患者下床活动，以促进血液循环和体力的恢复。

【评估】

（1）患者一般情况：病情、体重、躯体活动能力、病损部位。

（2）患者的认知反应：意识状态、心理反应、理解合作程度。

（3）轮椅各部件的性能是否良好。

(4) 地面是否干燥、平坦,室外的温度情况。

【计划】

(1) 护士准备:着装整洁,洗手。

(2) 用物准备:轮椅,根据室外情况备外衣或毛毯、别针,需要时备软枕。

(3) 环境准备:移开障碍物,保证通道宽敞。

【实施】 见表 2-2。

表 2-2 轮椅运送法

操作流程	操作步骤	要点说明
上轮椅		
(1) 核对解释	检查轮椅性能,将轮椅推至床旁,认真核对患者床号、姓名,向患者介绍搬运的过程、方法及配合事项	确认患者,取得患者的理解与配合
(2) 安置轮椅	椅背和床尾平齐,面向床头,拉起车闸固定车轮,翻起脚踏板	缩短距离,便于患者入座,防止轮椅滑动
	天冷需用毛毯时,将毛毯三折平铺在轮椅上,两边展开,使毛毯上端高过患者颈部 15cm 左右	防止受凉
(3) 扶助起床	扶患者坐于床缘,嘱患者用手掌撑住床面以维持坐姿,协助患者穿袜、鞋,根据天气穿外衣	观察和询问患者有无眩晕和不适
(4) 协助坐椅	护士站在轮椅背后,两手臂压住轮椅,一只脚踏住轮椅背下面的横档,以固定轮椅,嘱患者扶着轮椅的扶手,将身体置于椅座中部,抬头向后靠坐稳	确保患者安全
	对于不能自行下床的患者,先扶患者坐起移至床边,护士面对患者,双脚分开站稳,双手环抱患者腰部,协助患者下床;嘱患者用近轮椅侧的手扶住轮椅外侧把手,转身坐入轮椅中,或由护士环抱患者,协助坐入轮椅中,并嘱患者身体尽量向后靠,双手扶住两侧扶手(图 2-1)	如身体不能保持平衡者,应系安全带避免发生意外
	翻下脚踏板,脱鞋后嘱患者双脚置于踏板上,如有下肢水肿、溃疡或关节疼痛,应在脚踏板上垫软枕,双脚踏于软枕上	
(5) 包裹保暖	将毛毯上端边缘向外翻折约 10cm,围在患者颈部,在胸前将两侧重叠用别针固定,两侧用毛毯围着双臂做成两个袖筒,分别用别针在腕部固定;再用毛毯将患者上身、腰部、两下肢及脚包裹,露出双手(图 2-2)	使足部获得支托,确保患者舒适
(6) 整理病床	将病床整理成暂空床	
(7) 护送患者	观察患者,确定无不适后,松开车闸,嘱患者勿前倾或自行下车,推患者至目的地	运送过程中,随时观察、询问患者
下轮椅		
(1) 固定轮椅	将轮椅推至床尾,轮椅椅背与床尾平齐,固定车闸,翻起脚踏板	
(2) 协助回床	打开毛毯,护士面对患者,双脚前后分开,屈膝屈髋,双手置于患者腰部,患者双手置于护士肩上,协助患者站立并慢慢坐回床缘,脱去鞋子和保暖外衣,协助患者移至床正中	患者能自行下轮椅时,护士可固定轮椅,协助患者坐于床边
(3) 安置患者	协助患者取舒适卧位,盖好盖被	询问患者有无需要
(4) 归位整理	整理床单位,观察病情,放回轮椅	
(5) 记录	洗手,需要时做记录	

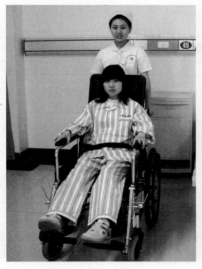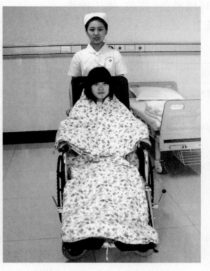

图2-1 协助患者上轮椅　　　　图2-2 轮椅上保暖法

【评价】

(1) 患者能主动配合,无疲劳、不舒适。

(2) 护士动作协调、轻、稳,运送患者顺利、安全。

(3) 操作中沟通有效。

【注意事项】

(1) 使用前应仔细检查轮椅的车轮、椅座、椅背、脚踏板及刹车等各部件的性能,以确保安全。患者上下轮椅时,固定好车闸。

(2) 患者如有下肢水肿、溃疡或关节疼痛,可在脚踏板上垫一软枕,抬高双脚。

(3) 身体不能保持平衡者,应系安全带。

(4) 推轮椅运送患者时,速度要慢,并随时观察患者病情变化。

(5) 下坡时应减速,并嘱患者抓紧扶手,身体尽量向后靠,勿向前倾或自行下车;过门槛时,翘起前轮,避免过大的震动,保证患者的安全;下坡时要减慢速度,以免患者感觉不适或发生意外。

(6) 寒冷季节注意保暖。

考点:轮椅运送法的注意事项

二、平车运送法

【目的】 运送不能起床的患者入院、外出检查、治疗、手术或转运患者。

【评估】

(1) 患者一般情况:病情、体重、躯体活动能力、病损部位。

(2) 患者的认知反应:意识状态、心理反应、理解合作程度。

(3) 平车性能是否良好。

(4) 地面是否干燥、平坦,室外的温度情况。

【计划】

(1) 护士准备:着装整洁,洗手。

(2) 用物准备:平车(车上置布单和橡胶单包好的垫子和枕头)、带套棉被或毛毯,如为骨折患者,平车上应垫木板并将骨折部位固定稳妥。如为颈椎、腰椎骨折或病情危重的患者,应备有帆布中单或布中单。

（3）环境准备：宽敞，便于操作。

【实施】 见表2-3。

表2-3 平车运送法

操作流程	操作步骤	要点说明
（1）核对解释	将平车及用物推至床旁，核对患者床号、姓名，向患者或家属解释操作的目的、方法和配合事项	确认患者，取得患者或家属的理解与配合
（2）安置导管	妥善安置好患者身上的各种导管	避免导管脱落、受压或液体逆流，保持通畅
（3）搬运患者	根据评估结果选择搬运方法	
挪动法		适用于病情许可，且患者能在床上配合者
1）准备	移开床旁桌椅，松开盖被，协助患者移至床边	便于患者靠近平车
2）安置平车	将平车紧靠床边，大轮靠床头，小轮靠床尾，将车闸制动，调整平车或病床使其高度一致	小轮转弯灵活，推动在前，大轮转动的次数少，以减少颠簸产生的不适
3）挪动上车	协助患者将上半身、臀部、下肢依次向平车挪动。由平车回床时，顺序相反，先挪动下肢，再挪动臀部、上半身（图2-3）	护士在旁抵住平车，防止平车移动
一人搬运法		适用于患儿及病情允许且体重较轻的患者
1）安置平车	移床旁椅至对侧床尾，将平车放至床尾，使平车头端与床尾呈钝角，平车车闸制动，搬运者站在钝角内的床边	缩短搬运距离
2）松被穿衣	松开盖被，协助患者穿好衣服	
3）搬运患者	护士两脚前后分开，稍屈膝，一手臂自患者腋下伸至对侧肩部外侧，另一手臂伸至患者大腿下。患者双臂交叉于护士颈后，抱起患者，移步转身轻轻放在平车上，卧于平车中央（图2-4）	两脚前后分开并屈膝，可扩大支撑面，降低重心，增加稳定性
二人搬运法		适用于病情较轻，但自己不能活动而体重又较重的患者
1）、2）	同一人搬运法	
3）移动患者	护士甲、乙二人站在患者床边，将患者双手交叉置于胸腹前，协助患者移至床边	
4）搬运患者	护士甲一手臂托住患者头、颈、肩部，另一手臂托住腰部；护士乙一手臂托住患者臀部，另一手臂托住腘窝处，二人同时抬起患者，使患者的身体向护士倾斜，移步转身至平车前，同时屈膝，将患者轻放于平车中央（图2-5）	身高者托患者的上半身，使患者头处于高位，减轻不适
三人搬运法		适用于病情较轻，但自己不能活动而体重又较重的患者
1）、2）	同二人搬运法	
3）移动患者	护士甲、乙、丙三人站在床边，协助患者移至床边	患者尽量靠近护士，使重心落在支撑面内，减少重力线的偏移，缩短重力臂以达到平衡、省力注意动作协调一致，保证患者安全
4）搬运患者	甲托住患者头颈、肩背部，乙托住腰、臀部，丙托住腘窝、小腿部。同时抬起，使患者的身体向护士倾斜，三人同时移步至平车，将患者轻放于平车中央（图2-6）	三位搬运者由床头按身高顺序排列、高者站在患者头端，使患者头处于高位，以减少不适。按口令同时抬起保持平衡，保证患者安全

续表

操作流程	操作步骤	要点说明
四人搬运法		适用于颈椎、腰椎骨折或病情较重的患者
1)~3)	同挪动法	骨折患者平车上需垫木板,并固定好骨折部位
4)身下垫单	在患者腰、臀下铺帆布兜或中单,将患者双手交叉置于胸腹前	中单的质量一定要能承受患者的体重
5)搬运患者	甲站在床头,托住患者的头和颈肩部;乙站在床尾,托住患者双腿;丙和丁分别站在病床和平车两侧,抓紧帆布兜或中单四角,由一人喊口令,四人合力同时抬起将患者轻轻放至平车中央(图2-7)	颅脑损伤及昏迷的患者,应将头转向一侧
(4)安置患者	安置患者于舒适位置,用盖被包裹患者,先盖脚部,后盖两侧,两侧头部盖被边角向外折叠,露出头部(图2-8)	保暖并整齐美观
(5)整理病床	整理床单位,铺暂空床	保持病室整洁
(6)运送患者	松开车闸,推送患者至指定地点	
(7)记录	洗手,记录	

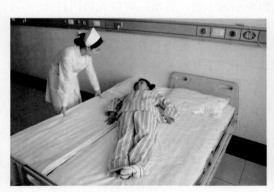

图2-3　挪动法

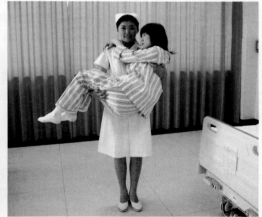

图2-4　一人搬运法

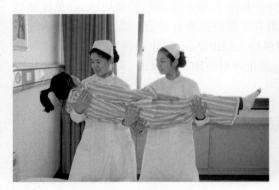

图2-5　二人搬运法

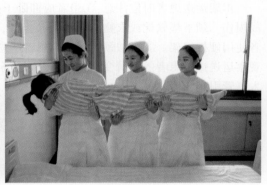

图2-6　三人搬运法

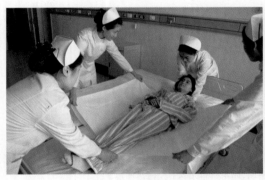

图 2-7　四人搬运法

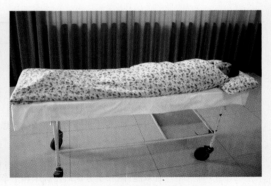

图 2-8　平车运送患者包盖法

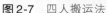

【评价】

（1）搬运过程中患者感觉平稳、舒适、安全。

（2）护士动作正确、规范、节力，配合协调。

（3）搬运过程中无病情变化，无损伤等并发症，持续性治疗未被中断。

（4）操作中，沟通有效。

【注意事项】

（1）操作中动作轻稳，协调一致，保证患者安全。

（2）推车时，护士应站在患者头侧，以便观察病情，注意患者面色、呼吸、脉搏的变化。

（3）上下坡时，患者头部保持在高位一端，以免引起不适。进出门时应先将门打开，不可用车将门撞开。

考点：平车运送法的适应证、注意事项

（4）颈椎损伤或怀疑颈椎损伤的患者，搬运时要保持头颈处于中立位，头颈两侧用衣物或沙袋固定并沿身体纵轴向上略加牵引颈部或患者用双手托起头部，慢慢移至平车中央。如搬运不当会引起高位脊髓损伤，发生高位截瘫，甚至导致死亡。

三、担架运送法

担架运送法可以运送不能起床而需要上下楼梯，或乘坐各种交通工具时上下不方便的患者，对体位影响较小。特别是在急救时，担架是运送患者最基本、最常用的工具。

操作步骤：同平车运送法，可以采用两人或三人搬运法。由于担架位置较低，故应先由两人将担架抬起，使之与床沿并齐，便于搬运患者，搬运时尽量保持平稳，不要摆动。

担架运送患者时应注意：①患者应仰卧于担架中央，四肢不可靠近担架边缘，以免碰撞造成损伤。颈下垫软枕或衣物。如为帆布担架，患者应俯卧使脊柱伸直。②胸、颈椎损伤的患者使用硬板担架。③疑似颈椎损伤的患者注意保持头颈中立位，防止头颈左右转动。④注意观察运送途中患者的病情变化，保持呼吸通畅，防止舌后坠阻塞呼吸道，或分泌物、呕吐物吸入气管引起窒息。

第 4 节　家　庭　病　床

一、家庭病床的概念

家庭病床（hospital bed at home）是指医疗机构为了最大限度地满足社会医疗需求，派出医护人员，选择适合在家庭环境进行医疗和康复的患者，使其在自己熟悉的环境里，在家人陪

伴照顾下接受治疗和护理。

在家庭病床中,由于患者不必改变自己的生活环境及生活习惯,就可以获得良好的治疗和护理,同时又与家庭和社会生活保持密切联系,使患者心情平静,饮食调理方便,保证充分休息,对患者疾病康复有利。

二、家庭病床收治的对象和范围

家庭病床收治对象和范围,由各级医疗单位根据自身的医疗条件和技术水平确定。一般是:

1. 病情适合在家庭中疗养的患者,如骨折固定后的患者等。

2. 经住院治疗急诊留观或手术后恢复期,病情稳定但仍需继续治疗的患者,如卒中患者、手术后恢复期的患者等。

3. 年老、体弱、行动不便,去医院就医有困难的患者,如慢性心肺疾病、关节疼痛、痴呆、临终患者等。

三、家庭病床的护理工作

家庭病床的护理人员不仅要具备基础医学知识、护理学的理论知识和精湛的护理技能,还应具有一定的文化素养和必要的人文科学知识,有处理人际关系的能力,具有一定的分析判断问题的能力,以健康为中心,充分利用家庭的有利条件,按护理程序实施护理,满足患者身心需要。

1. 提供治疗和护理需要,如注射、换药、导尿、按摩、灌肠等。

2. 协助和指导患者实施康复训练,如肢体功能、呼吸功能及膀胱功能的锻炼等。

3. 进行健康教育,介绍有关疾病的防治知识、用药知识、卫生指导、科学的饮食起居知识、家庭中一般物品的消毒隔离方法等,还要对患者进行自身保健责任与意识的教育。

4. 做好心理护理,运用语言与非语言技巧,给予患者心理帮助和支持,克服患者由于疾病的痛苦所造成的心理障碍,使其树立战胜疾病的信心。

5. 及时解决患者现存的或潜在的护理问题,做好效果评价的记录和护理记录。

6. 根据患者情况,联系医院检查或住院治疗等。

案例 2-1 分析

1. 该患者入院时应做的护理:①在住院处办理入院手续,住院处通知病区,然后住院处护士护送患者入病区,与值班护士当面交接。②病区护士迎接新患者到已准备好的病床边。③测生命体征及体重并记录。④通知主管医生诊视患者,协助体检,执行医嘱,准备膳食,对患者实施护理。⑤填写住院病历和有关的表格。⑥完成入院护理评估。

2. 一级护理的护理措施:见本章第1节。

3. 用轮椅护送患者的注意事项:①检查轮椅各部件功能。②运送过程中,随时观察、询问患者有无不适,如有不适及时处理。嘱患者尽量靠后坐,身体勿向前倾或自行下车,双手抓紧扶手。运送及下坡时车速应慢,避免患者产生不适或发生意外。过门槛时应翘起前轮,避免过大震动。③患者上下轮椅时固定好车闸。④天冷外出时注意保暖。

4. 出院当日护理:①执行出院医嘱。②填写患者出院护理评估单。③协助患者整理用物。④护送患者出院。

重点提示

1. 患者入病区后的护理工作包括一般患者的护理和急诊患者的护理。对一般患者初步护理工作有准备床单位、迎接新患者、测量与记录、通知医生、填写住院病历和有关的表格、介绍与指导、进行入院护理评估等;对急诊患者初步护理工作有准备床单位、准备急救药品及器材、配合抢救、暂留护送人员等。

2. 根据患者病情的轻重缓急及自理能力,临床上分别给予特别、一级、二级、三级护理,护理级别不同,护理的内容亦不同。

3. 患者出院护理包括出院前的护理、出院时的护理和出院后的护理。

4. 对躯体活动受限的患者在临床上常采用轮椅或平车运送的方法。使用时一定要注意患者的安全和舒适,要熟练掌握操作步骤和注意事项。

目 标 检 测

A₁ 型题

1. 一般患者入院,值班护士接住院处通知后,应先
   A. 准备病床单位　　　B. 通知营养室
   C. 填写入院病历　　　D. 通知医生
   E. 迎接新患者

2. 不属于住院处护理工作内容的是
   A. 办理入院手续　　　B. 通知病区值班护士
   C. 安排病床单位　　　D. 卫生处置
   E. 护送患者入病区

3. 一般患者入病区后的初步护理首先
   A. 测量生命体征
   B. 介绍住院规章制度
   C. 填写住院病历有关栏目
   D. 通知医生,协助体检
   E. 扶患者上床休息,护士作自我介绍

4. 患者出院后医疗护理的保管部门是
   A. 病案室　　　　　　B. 质控室
   C. 门诊部　　　　　　D. 保管室
   E. 住院处

5. 住院处为患者办理入院手续的依据是
   A. 转院证明　　　　　B. 医疗保险卡
   C. 单位介绍证明　　　D. 住院证
   E. 门诊病历

6. 急重症患者住院时,住院处护士首先应
   A. 通知病区值班护士　B. 了解患病过程
   C. 进行卫生处置　　　D. 护送入病区
   E. 介绍住院规章制度

7. 平车运送患者上下坡时,患者头部保持在高处一端的目的是
   A. 以防坠车　　　　　B. 以免血压下降

C. 以免呼吸不畅　　　D. 方便与患者沟通
E. 以免头部充血不适

8. 危重患者入院时,哪项不属于病区护士的工作
   A. 酌情安置危重病室
   B. 评估患者,收集资料记录
   C. 迅速通知医生
   D. 立即给予应急处理
   E. 发病危通知

9. 护送患者入病区时,下列哪项不妥
   A. 对能步行的患者嘱其自行去病区
   B. 不能行走者用轮椅护送去病区
   C. 病情危重用平车护送去病区
   D. 护送中注意保暖
   E. 用平车时根据病情安置合适卧位

10. 协助患者向平车挪动的顺序是
    A. 上身、臀部、下肢　B. 上身、下肢、臀部
    C. 臀部、上身、下肢　D. 下肢、臀部、上身
    E. 下肢、上身、臀部

11. 两人搬运患者的正确方法是
    A. 甲托患者头颈、背,乙托患者腰、大腿
    B. 甲托患者颈肩、腰,乙托患者臀、腘窝
    C. 甲托患者颈、腰,乙托患者臀、小腿
    D. 甲托患者头、背,乙托患者腰、腘窝
    E. 甲托患者颈肩、腰,乙托患者腰、大腿

12. 出院护理错误的一项是
    A. 办理出院手续
    B. 停止注射,给口服药继续服用
    C. 热情护送出院
    D. 征求患者意见
    E. 介绍出院后有关注意事项

13. 出院患者的床单位处理错误的一项是
    A. 撤去被服送洗
    B. 被褥暴晒 6 小时,每 2 小时翻动一次
    C. 床、桌用洗涤剂擦洗
    D. 茶具、痰杯煮沸消毒
    E. 准备备用床

A_2 型题

14. 钱某,男,65 岁,因中毒性肺炎急诊给予吸氧后将用平车送病区住院治疗,途中哪项操作不妥
    A. 安置安全卧位
    B. 注意保暖
    C. 嘱家属推车要慢
    D. 上下坡时头在高处
    E. 保持吸氧

15. 王某,男,45 岁,因阑尾包块住院手术,病区护士实施入院护理中,不妥的是
    A. 将备用床改为麻醉床
    B. 热情介绍病区环境
    C. 正确测量 T、P、R、BP 并记录
    D. 指导正确留取常规标本
    E. 通知医生,协助体检

16. 王某,女,40 岁,胆囊手术后一周,医嘱明日出院,护士首先应做的护理工作是
    A. 通知患者及家属做好出院准备
    B. 通知患者办理出院手续
    C. 填写患者出院护理评估单
    D. 征求患者意见
    E. 给予健康指导

A_3 型题

(17～19 题共用题干)
    患者,女,"因车祸 2 小时"入院,急诊检查提示肝脾破裂,需急诊手术,再进入病房进一步治疗。

17. 病室接到通知后,应立即做好准备的是
    A. 通知手术室做手术准备
    B. 将备用床改麻醉床
    C. 告知同病室病友要收新患者

    D. 通知主管医生准备诊视患者
    E. 通知营养室给患者准备膳食

18. 该患者的护理级别是
    A. 特别护理
    B. 一级护理
    C. 二级护理
    D. 三级护理
    E. 四级护理

19. 根据患者病情和护理级别,护士观察巡视患者的时间是
    A. 每隔 15～20 分钟巡视患者 1 次
    B. 安排专人 24 小时护理
    C. 每隔 1 小时巡视患者 1 次
    D. 每日巡视患者 1～2 次
    E. 每日巡视患者 4～5 次

A_4 型题

(20～22 题共用题干)
    廖先生,自感全身不适前来就诊。门诊护士巡视时发现他面色苍白,出冷汗,呼吸急促,主诉腹痛难忍。

20. 门诊护士应该采取的措施是
    A. 安排廖先生提前就诊
    B. 让廖先生就地平卧休息
    C. 为廖先生测量脉搏、血压
    D. 安慰患者,仔细观察
    E. 让医生加快诊治速度

21. 医生检查后,建议立即将廖先生送至急诊室,护士采用轮椅运送患者,下列做法不妥的是
    A. 推轮椅至诊察床旁
    B. 使椅背和床头平齐
    C. 翻起轮椅的脚踏板
    D. 站在轮椅背后固定轮椅
    E. 嘱患者靠后坐,手握扶手

22. 急诊医生处理后,廖先生留住急诊观察室。在评估患者时,下述哪项是客观资料
    A. 面色苍白
    B. 腹痛难忍
    C. 感到恶心
    D. 睡眠不佳
    E. 心慌不适

第3章　舒适与安全护理

第1节　舒适的概述

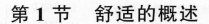 案例 3-1

　　患者,程某,女,47岁。因异位妊娠施行全子宫切除,于16时术毕回病房,值班李护士在22时巡视病房时,观察到患者烦躁不安且出现痛苦表情。

问题:1. 造成此患者不舒适的主要原因是什么?

　　　　2. 如何减轻患者的痛苦,使其舒适?

一、舒适与不舒适的概念

(一) 舒适

　　舒适(comfort)是指个体身心处在轻松、自在、满意、没有焦虑、没有疼痛的健康、安宁状态中的一种自我感觉。舒适是主观感觉,每个人根据自己的生理、心理、社会、精神、文化背景的特点和经历,对舒适有不同的理解和体验。

　　用整体的观念看待舒适,舒适涉及四个相关联的方面:

　　1. 生理舒适　指个体身体上的舒适感觉。

　　2. 心理舒适　指信念、信仰、自尊、生命价值等精神需求的满足。

　　3. 环境舒适　指外在物理环境中适宜的温度、湿度、音响、颜色、光线等使个体产生舒适的感觉。

　　4. 社会舒适　指人际关系、家庭与社会关系的和谐。

　　这四个方面互为因果,相互关联,其中某一方面出现问题,患者即会感到不舒适。

(二) 不舒适

　　不舒适(discomfort)是指个体身心处于不健全或有缺陷、周围环境有不良刺激、对生活不满、负荷极重的一种自我感觉。通常表现为紧张、精神不振、烦躁不安、消极失望、失眠或身体疼痛、无力,难以坚持日常工作和生活。

　　舒适和不舒适之间没有截然的分界线,个体每时每刻都处在舒适和不舒适之间的某一点上,并不断地变化着。当个体体力充沛、精神舒畅,感觉安全和完全放松,一切生理、心理需要都得到满足,表明处于最高水平的舒适。而当生理、心理需求不能得到满足时,程度则逐渐下降,直到被不舒适所替代。护士应与患者建立相互信任的感情,仔细观察,倾听患者及家属提供的线索,运用知识与技巧进行科学的分析。

二、不舒适的原因

　　影响人体不舒适的因素有很多,主要包括身体因素、心理因素、社会因素、环境因素等,这些因素往往相互关联、相互影响。

(一) 身体因素

　　1. 疾病　疾病本身会引起机体不适,如疼痛、恶心、呕吐、咳嗽、头晕、腹胀、发热等,其中疼痛是最常见、最严重的一种不舒适。

2. 个人卫生不良　长期卧床、身体虚弱、昏迷等患者,自理能力降低,若得不到良好的护理,常出现口臭、皮肤污垢、汗臭、瘙痒等引起不舒适。

3. 姿势和体位不当　患者四肢缺乏适当支托,关节过度的屈曲或伸张,身体某部位长期受压或疾病造成的强迫体位等,都可使肌肉和关节疲劳、麻木、疼痛而引起不舒适。

4. 活动受限　使用约束具、石膏绷带、夹板限制患者活动时可造成不舒适。

(二) 心理因素

1. 焦虑、恐惧　疾病除给患者带来身体不适外,还给患者带来心理上的压力,患者通常担心疾病造成的伤害或不能忍受治疗过程中的痛苦,对疾病及死亡充满焦虑、恐惧等。

2. 自尊受损　被医护人员疏忽、冷落,担心得不到护理人员的关心与照顾或在护理活动中身体的隐私部分被暴露,引起不被重视与尊重的感觉,自尊心受到损害等。

3. 面对压力　对必须面对的手术及治疗感到担心,对疾病的康复缺乏信心。

(三) 社会方面

1. 生活习惯的改变　住院患者,因各种生活习惯改变,作息时间紊乱,往往感到不适,尤其见于老年患者。

2. 缺乏支持系统　与家人隔离或被亲朋好友忽视;缺乏经济支持。

3. 角色适应不良　在适应患者的角色过程中,可能出现角色行为冲突、角色行为缺如。如担心家庭、孩子或工作而不能安心养病,影响疾病康复等。

(四) 环境方面

1. 住院环境陌生　新入院患者进入一个陌生的环境,会感到紧张和不安,缺乏安全感。

2. 环境条件不良　室内空气不新鲜、有异味,噪声过强或干扰过多,温度、湿度不适宜,被褥不洁,床垫硬度不当,光线过强,都可使患者感到不舒适。　**考点:**不舒适的原因

三、不舒适患者的护理原则

患者由于受身体、心理、社会、周围环境等多种因素的影响,常常处于不舒适的状态,产生不舒适的感觉,护士为了使患者达到舒适的境地,就要为患者提供身心舒适的条件,并通过相关的护理活动,来满足患者对舒适的需求。

1. 预防为主,促进舒适　护士应熟悉舒适的相关因素及导致不舒适的原因,对患者从身心两方面进行全面的评估,做到预防在先,积极促进患者舒适。如协助重症患者保持个人卫生,采取舒适卧位,建立良好的病室环境,让患者感觉舒适、安全。护士的言行对患者的心理舒适也有很大的影响。护士要有良好的服务态度,尊重患者,洞察患者的心理需求,不断听取患者对治疗、护理的意见,并鼓励他们积极主动地参与护理活动,尽快康复。

2. 加强观察,发现诱因　不舒适属于自我感觉,客观估计比较困难。但通过细致地观察和科学地分析,可大致估计患者不舒适的原因及不舒适的程度,护士应认真倾听患者的主诉和家属提供的线索,同时细心观察患者的非语言行为,如面部表情、手势、姿势、体态及活动或移动能力、饮食、睡眠、皮肤颜色、有无出汗等,判断患者不舒适的程度,并找出影响舒适的因素。

3. 采取措施,去除诱因　对身体不适的患者,可针对诱因采取有效措施。如对腹部术后的患者给予半坐卧位或必要的支撑物以缓解切口疼痛,减轻不适,促进康复;对已发生尿潴留的患者,采取适当的方法诱导排尿,必要时行导尿术,以解除膀胱高度膨胀引起的不适。

4. 互相信任,给予心理支持　护士和患者、家属建立相互信任的关系是心理护理的基础。对心理社会因素引起不舒适的患者,护士可以采取不作评判的倾听方式,使患者郁积在内心

考点：
适患者护理
原则 不舒的苦闷、压抑得以宣泄；通过有效的沟通，正确指导患者调节情绪；与其家属联系，共同做好患者的心理护理。

四、休　息

（一）休息的概念

休息（rest）是指一段时间内，通过机体相对地减少机体活动，使人从生理上和心理上得到放松，消除紧张、焦虑，处于一种良好的心理状态，以恢复精力和体力的过程。通过休息人体会重新感到精力充沛、身心舒适。休息的方式很多，可因人而异。但休息并不意味着不活动，只是从一种紧张的工作状态转为另一种轻松、愉快的活动。如一段时间的脑力劳动后，听听音乐、做做广播体操、散步、打球等也是一种休息。在休息的各种形式中，睡眠是最常见、最重要的一种，通常睡眠的时间和质量好坏直接影响到休息的质量。

（二）休息的意义

1. 促进健康　充足的休息是维持健康所必需的，相反缺少休息可产生一系列身体不适症状。当一个人过于疲劳、休息不足会出现生理上疲倦、困乏、精神懒散、注意力不集中，工作效率下降，严重者影响机体的健康，甚至出现疾病。因此，疲倦时必须立即休息，以避免能量的消耗，减轻压力，恢复体力和精力，保持健康的体质，使身体、心理、工作和生活都处于最佳健康状态。

对于青少年来说，休息不仅可以维持机体生理调节的规律性，还可以促进机体的正常生长发育。

2. 恢复健康　休息是疾病康复的必要条件。人在患病期间，如能得到良好的休息，有助于患者：①消除疲劳，促进体力与精力的恢复。②减少机体消耗，促进蛋白质的合成及组织修复。③提高治疗效果，促进机体康复。如当人卧床休息时，肝、肾的血流量较站立时约增多 50%，因而可使该器官得到充足的营养物质，利于组织的修复和器官功能的恢复。休息时由于新陈代谢活动减慢，全身血液的需求量下降，心脏负荷减低，因而对于心脏疾病的恢复十分有利。对患者而言，疾病本身就是一种压力，除生理上的不适外，心理上也容易出现焦虑。因此，护理人员必须为患者建立一个有益于休息的环境，让患者早日恢复健康。

表 3-1　各年龄的睡眠需要

年龄	时间
新生儿期	24 小时断续熟睡或浅睡
婴儿期	16～20 小时
幼儿期	10～14 小时
学龄前期	11～12 小时
青少年期	9～10 小时
成年期	7～8 小时
老年期	6～7 小时加白天短暂休息与白天小憩片刻即可

（三）休息的条件

要想得到充分的休息，应满足以下三个条件：

1. 充足的睡眠　休息的最基本的先决条件是充足的睡眠。充足的睡眠可促进个体体力与精力的恢复，尤其在患者康复过程中。虽然每个人所需要的睡眠时间有较大的区别（表 3-1），但都有最低限度的睡眠时数，满足了一定的睡眠时数，才能得到充分的休息。一个人如不能满足其最低限度的睡眠时间，常会出现烦躁、精神紧张、易怒并伴有全身疲劳、注意力不集中等表现。

2. 生理上的舒适　生理上的舒适是良好休息的前提。因此，在休息之前必须将患者身体上的不适减至最低程度。护理人员应为患者提供各种舒适服务，如解除或控制疼痛、协助患者搞好个人卫生、提供舒适的卧位、保持适宜温度与湿度、调节睡眠时所需要的光线等。

3. 心理上的放松　要得到良好的休息，必须有效地控制和减少紧张与焦虑，心理上才能得到放松。患者由于生病，住院时个体无法满足社会、职业或个人角色在义务上的需要，加之

住院时对医院环境及医务人员感到陌生,对自身疾病的担忧等,患者常常会出现心理紧张和

焦虑。因此,护士应耐心与患者沟通,恰当地运用其知识和技能,提供及时准确的服务,尽量满足各种需要,才能帮助患者减少紧张和焦虑。

考点:休息的意义、条件

五、睡　眠

睡眠(sleep)是各种休息中最自然、最重要的方式。人的一生有三分之一的时间用在睡眠上。对人类来说,睡眠是维持生命活动所必需的过程,也是健康不可缺少的组成部分。日间机体所受的损伤、消耗和疲劳都可以通过睡眠得到修复和补充,以恢复自然平衡的状态。充足的睡眠不仅可以维持人类的健康,而且对促进患者的康复有重要意义。

(一)睡眠的生理

睡眠是指周期发生的知觉的特殊状态,由不同实相组成,对周围的环境可相对不作出反应。目前认为睡眠中枢位于脑干尾端,这一中枢向上传导冲动作用于大脑皮层(或称上行抑制系统),与控制醒觉状态的脑干网状结构上行激动系统的作用相拮抗,从而调节睡眠与觉醒的相互转化。

1. 睡眠的分期　睡眠是一种周期性现象,通过对睡眠过程中的脑电图(EEG)、眼电图(EOG)和肌电图(EMG)的监测,人们发现睡眠过程具有两种不同的时相状态。一是脑电波呈现同步化慢波的时相,称慢波睡眠(slow wave sleep,SWS)或非快速动眼睡眠(non-rapid eye movement,NREM);二是脑电波呈现去同步化快波的时相,称为快波睡眠(fast wave sleep,FWS)或快速动眼睡眠(rapid eye movement,REM)。睡眠过程两个实相相互交替。睡眠各阶段变化见表3-2。

表3-2　睡眠各阶段变化

睡眠分期	持续时间	临床特点	生理表现	脑电图
NREM 第一期(入睡期)	0.5~7分钟	入睡过渡期,可被外界声响或说话声惊醒	全身肌肉松弛,呼吸均匀,脉搏减慢	低电压 α 节律,频率为8~12次/秒,出现 θ 波
NREM 第二期(浅睡期)	10~20分钟	睡眠加深期,但仍易被惊醒	全身肌肉松弛、血压、体温下降	宽大的梭状波,频率为14~16次/秒
NREM 第三期(中度睡眠期)	15~30分钟	熟睡期,需要巨大声响才能使之觉醒	肌肉十分松弛,呼吸均匀,心率缓慢,血压、体温继续下降	大而缓慢的 δ 电波开始,与梭状波交替出现
NREM 第四期(深度睡眠期)	10分钟	深睡期,很难唤醒,可出现梦游和遗尿	全身松弛,心率、脉搏、体温继续下降,呼吸均匀、缓慢,脑垂体分泌大量生长激素	缓慢而大的 δ 波,频率为1~2次/秒
REM 期	20~30分钟	眼肌活跃,眼球转动迅速,出现梦境,很难唤醒	心率、血压、呼吸大幅度波动,除眼肌外全身肌肉松弛	呈不规则的低电压波形,与第一期相似

2. 睡眠的周期　睡眠是周期发生的,其睡眠本身也由几个周期组成。每一睡眠周期都含有从60~120分钟不等的有顺序的睡眠时相,平均是90分钟。成人平均每晚出现4~6个睡眠周期。其过程如图3-1所示。

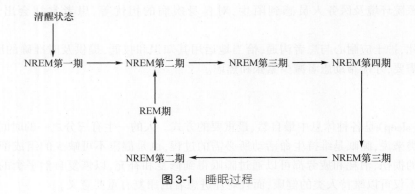

图 3-1 睡眠过程

链接 ┈┈┈┈┈ 失眠的音乐疗法

音乐疗法是利用音乐来调节人的精神、促进疾病痊愈的一种辅助治疗手段。也是一种心理疗法的范畴。具体方法每天可进行 2 ~3 次，每次听 3 ~4 个小曲目。为了取得更好的疗效，应每晚睡觉前 1 ~2 小时内最好听一遍，因为这时接近正常睡眠时间，听一听音乐会感觉轻盈、舒畅而安详进入睡眠。常促进睡眠的音乐有：二泉映月，梁祝，月光曲等。也可根据具体情况选择，如心情忧郁引起的失眠，可欣赏轻松欢快的乐曲，如《花好月圆》；对生活感到沮丧、丧失信心的失眠者，欣赏流畅积极、对生活充满信心的乐曲，如《狂欢》；因精神紧张、抑郁而失眠，可欣赏镇定安神、促进睡眠的乐曲，如海顿的《小夜曲》等。

（二）促进睡眠的护理

【评估】

1. 影响因素评估

（1）生理因素：①年龄：随着年龄的增长，人的睡眠时间逐渐减少。②性别：妇女在月经期普遍感到疲劳，希望增加睡眠以补充体力。绝经期妇女常睡眠不好，激素补充疗法可改善睡眠状况。③昼夜节律：每个人的睡眠都具有生物钟的节律，如果破坏生物钟节律会影响睡眠。④疲劳：适度疲劳有助于睡眠，过度疲劳反而难以入睡。

（2）病理因素：任何引起疼痛、不适、焦虑的疾病都能导致睡眠障碍。如疾病迫使患者采取的被迫卧位直接影响睡眠效果；抑郁症的患者会出现睡眠过多的现象；甲状腺功能亢进的患者常常失眠；疼痛、饥饿、呼吸困难的患者出现入睡困难。

（3）心理因素：任何原因导致情绪上的变化都会干扰睡眠。如恐惧、焦虑、悲哀、喜悦等对患者造成压力，都会妨碍其睡眠。

（4）环境因素：睡眠环境的变化可以改变睡眠状况。患者入院后，环境改变所带来的不适应都会影响其睡眠，尤其是病房的嘈杂声、特殊的气味、光线，甚至医务人员的干扰等都会影响患者睡眠。

（5）食物因素：一些食物的摄入会改变睡眠状况。如肉类、乳制品和豆类中含有较多 L-色氨酸，这种物质能促进入睡，可缩短入睡时间，被认为是一种天然的催眠剂。对于睡眠不佳者，鼓励其睡前喝一杯热牛奶可以帮助入睡。咖啡由于含有咖啡因，使人兴奋，干扰睡眠，浓茶亦有与咖啡相同的作用，故对于睡眠状态不好的人，应限制其摄入这类饮料，避免在睡前 4 ~5 小时饮用。

（6）其他：睡前几个小时内进行体育锻炼有助于肌肉放松，可促进并加深睡眠。一些人喜欢在睡前洗热水澡、喝杯牛奶、阅读报纸、听听音乐等，如将这些习惯改变，可能会使其出现睡眠障碍。睡前过量饮水，致使夜间起床次数增加影响睡眠。长期服用安眠药，停药后往往会导致患者对药物的依赖或使睡眠障碍更加严重等。

2. 睡眠形态评估

（1）睡眠时间：就寝及起床的时间，每天习惯睡多少小时，一天有无小睡，都在什么时间。

（2）睡眠前的习惯：对床、枕及被褥的要求，睡前是否有进食或阅读的习惯。

（3）睡眠情况：入睡需要多长时间；睡眠后是否容易被惊醒；是否会打鼾；夜间醒来的次数和原因；睡眠过程中有无异常情况，如失眠、梦游、说梦话等；晨起是否觉得精力充沛。

【护理诊断】　与睡眠异常有关的护理诊断是睡眠型态紊乱，有以下几种类型：

（1）失眠：是最常见的一种睡眠型态紊乱，表现为难以入睡、容易醒、多梦、睡不深或早醒等。失眠可分为原发性失眠和继发性失眠。原发性失眠是一种综合征，不是暂时的现象，主要与慢波睡眠第三、四期减少有关，包括难以入睡、睡眠中多醒或早醒。继发性失眠多是因为一些压力引起的一种短暂失眠，常因精神紧张、环境不适、身体障碍等引起，只要针对症状和原因，就可以解除。

（2）发作性睡眠：是一种比较特殊的睡眠型态紊乱，表现为患者在日间出现不能控制的短时间的嗜睡。在发作性睡眠的人中约有 70% 的人会出现猝倒现象，表现为肌张力部分或全部的丧失，导致严重的跌伤；约有 25% 的人在发作性睡眠时有生动的、充满色彩的幻觉和幻听。发作过后，患者常感到精力得到恢复。目前认为发作性睡眠是快波睡眠失调有关。对于发作性睡眠的患者，要注意防护，观察发病前兆，预防外伤。告诫患者禁止从事高空、驾驶、水上作业的工作，以免发生危险。

（3）睡眠过多：表现为睡眠时间过长，长期处于想睡的状态。这种睡眠一般较长，可持续几小时到几天，难以唤醒有时合并混乱。通常认为与进食失调和病态肥胖有关，头部受伤、脑血管病变和脑瘤患者常可出现睡眠过多，也可见于心理失调如忧郁的患者，此时睡眠可以逃避日常生活的紧张。应该多让患者参与健康有趣的活动，适当限制睡眠时间。

（4）睡眠性呼吸暂停：睡眠性呼吸暂停是一种在睡眠时发生自我抑制、没有呼吸的现象，它可分为中枢性和阻塞性呼吸暂停两种类型。中枢性呼吸暂停是由于中枢神经系统功能不良造成的，见于颅脑损伤、药物中毒等。阻塞性呼吸暂停则出现在严重的、频繁的、用力的打鼾或喘息之后，主要因为睡眠后维持呼吸道通畅的肌肉变得松弛，张力降低，使呼吸道阻塞。见于上呼吸道阻塞病变、肥胖者等。两种类型的睡眠性呼吸暂停都会使患者缺氧，是很危险的睡眠障碍，应指导患者采取正确的睡眠姿势，保证呼吸道通畅。

（5）其他：梦游症是一种睡眠失调，主要见于儿童。可能与遗传、性格、神经功能失调有关。研究表明梦游常发生在慢波睡眠的第三、四期，此时精神上对梦的行为回忆是最弱的。在梦游期间，梦游者的全身功能是清醒时的最低水平。在梦游中或在第二天早晨把他唤醒，梦游者则不会记得所发生的事情。

【计划】

（1）护理目标

1）患者处于睡眠的最佳平衡状态，有足够的睡眠时间，睡眠后感到精力充沛。

2）患者能识别影响睡眠的因素，学会促进睡眠的技巧。

（2）护理措施

1）创建良好的物理环境：调整病室的温度、湿度、光线、音响在适宜的范围内；减少外界环境对患者视、嗅、听、触等感觉器官的不良刺激；每位患者的床头最好设有床头灯，以备急用，避免干扰睡眠中的其他患者；床铺应躺卧安全、舒适、宽度足够翻身；夜间巡视病房时做到"四轻"；尿、便、呕吐物等应及时清理，避免异味；多人同住病室应用布帘、屏风等分隔，以保证个人的空间。向患者及家属说明环境与睡眠的关系,取得合作。

2）解除身体不适,满足患者的睡眠习惯:对于机体有疼痛或不适的患者,护士应采取一切护理措施减轻患者的不适,促进患者自然入睡。为使患者舒适入睡,就寝前应做好晚间护理,尽可能地满足患者在就寝前的一些日常习惯,帮助患者处于正确的卧位等。对入睡困难者,可提供诱导睡眠的护理措施,如睡前喝牛奶、进行放松疗法、自我催眠、深呼吸运动等,也可适当给予背部按摩,促进放松。

3）合理安排护理措施:住院患者的觉醒阈值往往较低,极易被惊醒。所以,常规的护理措施都应安排在白天,夜间护理措施尽量集中,将患者夜间所需物品在熄灯前备妥,必要时将进行特殊治疗处置的患者与其他患者分室,尽量减少对患者睡眠的干扰。当遇有特殊情况,必须在睡眠期间采取某些护理措施时,则应将活动安排尽量间隔 90 分钟,这是因为 90 分钟是一个正常睡眠周期所需要的时间。

4）加强心理护理:患者住院时心情复杂,离开亲人的孤独、寂寞及由于患病而产生的紧张、焦虑,对疾病检查、治疗的各种顾虑等,都严重影响睡眠。因此护理人员要通过观察,了解、关心和体贴患者,掌握患者的心理动态及心理需要。耐心倾听主诉,对其不安和苦恼给予充分理解,并设法努力解决。对于失眠较重的患者,应通过各种护理措施消除失眠,提高睡眠质量。

5）合理使用药物:护理人员应掌握的原则是当所有促进睡眠的方法都无效时才可根据医嘱使用安眠药,并且用药时间越短越好。但是护理人员必须掌握安眠药物的性能及其对睡眠的影响,注意观察患者每日所服药物是否有引起睡眠障碍的不良反应。如有影响睡眠的药物要与医生联系,根据情况予以更换。

6）提供个性化护理:对于发作性睡眠的患者,应选用药物治疗并指导其学会自我保护,注意发作前兆,减少意外发生;对于睡眠性呼吸暂停的患者,指导其采取正确的睡眠姿势,以保持呼吸道通畅;对于患有梦游症的患者,应采用各种安全措施,如将卧室中的危险物品移开,锁门。如梦游症经常发作或持续几年,则可使用抑制慢波睡眠第四期的药物,如地西泮等;对遗尿者,应晚间限制其饮水量,并于睡前督促其排尿。

7）健康教育:其目的是帮助患者了解休息与睡眠的知识,懂得身、心放松是保证休息与睡眠的前提条件,明确休息与睡眠对人体的重要作用。鼓励患者建立有规律的日常生活习惯,养成良好的睡眠习惯。白天应参加适量锻炼,晚间睡前可略活动,放松四肢,但运动不可过于激烈。为了保证夜间睡眠的质量,应建议患者白天不要过多地睡眠,尤其是下午的睡眠会减少晚上睡眠时慢波睡眠的量。劝告和督促患者每日清晨无论睡眠情况如何,也要按规定的时间起床,不要打乱一日的生理节奏。

考点:睡眠的分期、周期、促进睡眠的措施

【评价】

（1）患者睡眠有所改善,感觉精力充沛。

（2）患者学会解除自身睡眠不良的方法。

（3）护患沟通良好,患者乐意接受。

案例 3-1 分析

1. 可能是因为手术切口的疼痛影响了患者的休息与睡眠。

2. 减轻患者痛苦,促进舒适的措施:给予患者适量的止痛药;保持病室安静,促进患者的睡眠;做好患者的心理护理。

第 2 节　各种卧位及应用

案例 3-2

　　患者,男性,65 岁。因支气管哮喘急性发作,呼吸极度困难,不能平卧,患者焦虑不安,作为值班护士,应该为患者安置合适的卧位,减轻呼吸困难。

问题: 1. 护士应帮助患者采取什么卧位?

　　2. 采取此卧位的目的是什么?

　　3. 如何安置此卧位?

　　卧位(lying position)是指患者休息、治疗和检查时所采取的卧床姿势。临床上为患者安置适当的卧位,不但可以使患者感到舒适,而且还能够预防因长期卧床而造成的并发症。如妇科检查时可采取截石位,呼吸困难时可采取半坐卧位,灌肠时可采取侧卧位等。护士应熟悉各种卧位,根据病情的需要,协助和指导患者采取正确、舒适、安全的卧位。

一、概　述

(一)卧位的性质

1. 根据患者的活动能力卧位通常分为主动卧位、被动卧位、被迫卧位。

(1)主动卧位(active lying position):指患者自己采取的最舒适最随意的卧位。见于病情较轻的患者,通常患者身体活动自如,可根据自己的意愿随意更换卧床姿势。

(2)被动卧位(passive lying position):指患者自己无力变换卧位,卧于被他人安置的卧位。常见于极度衰弱、昏迷、瘫痪的患者。

(3)被迫卧位(compelled lying position):指患者为了减轻疾病所致的痛苦或因治疗所需而被迫采取的卧位。这类患者意识清楚,也有变换卧位的能力,只是因为疾病的影响而被迫采取某种卧位。如哮喘急性发作的患者由于呼吸极度困难而被迫采取端坐位。

2. 根据卧位的平衡稳定性分为稳定性卧位和不稳定性卧位。

(1)稳定性卧位:支撑面大,重心低,平衡稳定,患者感到舒适、轻松的卧位。如仰卧位。

(2)不稳定卧位:支撑面小,重心高,难以平衡,患者感到不舒适、肌肉紧张、易于疲劳的卧位。应尽量避免患者采取不稳定卧位。

(二)舒适卧位的基本要求

　　舒适卧位是指患者卧床时,身体各部分处于合适或轻松的位置。维持舒适卧位的基本要求:

1. 卧位姿势要符合人体力学的要求,关节处于正常的功能位置,体重平均分布到身体的各部位。

2. 经常变换体位,改变姿势,至少每 2 小时 1 次,并加强受压部位的皮肤护理。

3. 患者身体各部位每天均应活动,改变卧位时应做全范围的关节运动,禁忌者除外。

4. 更换卧位时要适当地遮盖患者身体,保护患者的隐私,促进身心舒适。

考点: 卧位的性质、舒适卧位的要求

链接 ⋯⋯⋯⋯ **全范围关节运动**

　　全范围关节运动(range-of-motion,ROM),是根据每一特定关节可活动的范围来对此关节进行屈曲和伸展的运动,是维持关节可动性的有效锻炼方法。 分为主动性 ROM(指个体可以独立开始并完成全范围关节运动)和被动性 ROM(个体依靠护理人员才能开始并完成全范围关节运动)。 对于长期卧床的患者,不仅要定期更换卧位,而且要对关节进行主动或被动的全范围关节运动。 对于身体无法移动的患者需要护理人员协助;对于躯体可移动的患者,则鼓励患者进行主动全范围关节运动。 每天应做 2 ~3 次全范围关节运动。

二、常用卧位

（一）仰卧位（supine position）

仰卧位又称平卧位，是一种自然的休息姿势。患者仰卧，头下放一枕，两臂放于身体两侧，两腿自然放平。根据病情或检查等需要，仰卧位又可发生一些变化而分为：

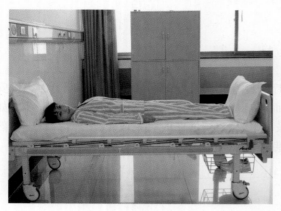

图 3-2　去枕仰卧位

1. 去枕仰卧位

（1）要求：患者去枕仰卧，头偏向一侧，两臂放于身体两侧，两腿自然放平，枕头横置于床头（图 3-2）。

（2）适用范围

1）昏迷或全身麻醉未清醒的患者，采取此卧位可防止呕吐物流入气管而引起患者窒息或肺部并发症。

2）腰椎穿刺术或椎管内麻醉后 6～8 小时内的患者。采取此卧位可预防因颅内压减低而引起的头痛。因为穿刺后，脑脊液可自穿刺点漏出至脊膜腔外，造成颅内压降低，牵张颅内静脉窦和脑膜等组织，引起头痛。

2. 中凹卧位（休克卧位）

（1）要求：抬高患者头胸 10°～20°，抬高下肢 20°～30°（图 3-3）。

（2）适用范围：休克患者。因为抬高头胸部，有利于保持气道通畅，增加肺活量，改善呼吸及缺氧症状；抬高下肢，有利于静脉血回流，增加心输出量。

3. 屈膝仰卧位

（1）要求：患者仰卧，头下垫枕，两臂放于身体两侧，两膝屈起，稍向外分开（图 3-4）。

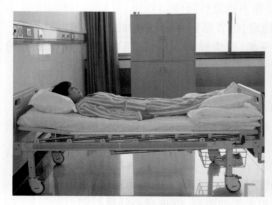

图 3-3　中凹卧位

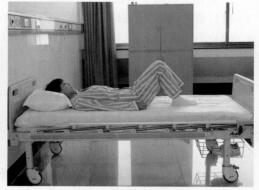

图 3-4　屈膝仰卧位

（2）适用范围

1）腹部检查的患者，可使腹肌放松，便于检查。

2）患者导尿术及会阴冲洗时，便于暴露操作部位。

（二）侧卧位（side-lying position）

1. 要求　患者侧卧，两臂屈肘，一手放于胸前，一手放于枕旁，下腿稍伸直，上腿弯曲。必要时两膝间、后背和胸腹前放置软枕，以扩大支撑面，增进患者舒适和安全（图 3-5）。

2. 适用范围

（1）灌肠、肛门检查，配合胃镜、肠镜检查等。

（2）臀部肌内注射（上腿伸直，下腿弯曲）。

（3）预防压疮：侧卧位与平卧位交替使用，便于擦洗和按摩受压部位，避免局部皮肤长时间受压。

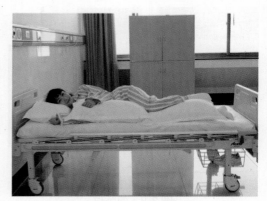

图3-5　侧卧位

（三）半坐卧位（fowler position）

1. 要求　患者仰卧，先摇起床头支架30°~50°，再摇起膝下支架，以防止身体下滑。必要时床尾放一软枕，以免患者足底触及床档（图3-6）。放平时，先摇平膝下支架，再摇平床头支架。

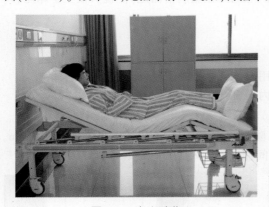

图3-6　半坐卧位

2. 适用范围

（1）某些面部及颈部手术后的患者：采取半坐卧位可减少局部出血。

（2）心肺疾病引起呼吸困难的患者：采用半坐卧位时，由于重力作用，可使膈肌下降，扩大胸腔容量，同时可减轻腹腔脏器对心肺的压力，增加肺活量；另一方面，使部分血液滞留在下肢和盆腔脏器内，减少静脉血回流、减轻肺部淤血和心脏负担，从而改善呼吸困难。

（3）腹腔、盆腔手术后或有炎症的患者：采用半坐卧位，可促进引流、使腹腔内的渗出物流入盆腔，因为盆腔腹膜抗感染性较强，而吸收较差，可减少炎症扩散和毒素吸收，促使感染局限化和减少中毒反应；防止感染向上蔓延引起膈下脓肿。

（4）腹部术后的患者：采取此卧位可松弛腹肌，减轻腹部切口缝合处的张力，避免疼痛，有利于切口的愈合。

（5）疾病恢复期体质虚弱的患者：采用半坐卧位，有利于患者逐步适应体位变化，利于向站立过渡。

（四）端坐位（sitting position）

1. 要求　患者坐在床上，身体稍向前倾，床上放一跨床小桌，桌上放一软枕，将床头支架抬高70°~80°，使患者既可伏桌休息又能向后依靠，膝下支架抬高15°~20°，以防身体下滑（急性肺水肿患者两下肢下垂）（图3-7）。

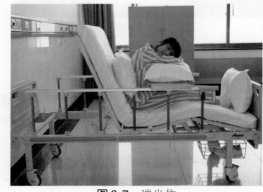

图3-7　端坐位

2. 适用范围　急性肺水肿、心力衰竭、心包积液及支气管哮喘发作的患者。由于极度呼吸困难，患者被迫采取此卧位。

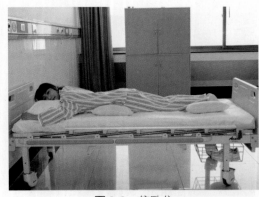

图 3-8 俯卧位

（五）俯卧位（prone position）

1. 要求　患者俯卧，两臂屈肘放于头部两侧，两腿伸直，胸下、髋部及踝部各放一软枕，头偏向一侧（图 3-8）。

2. 适用范围

（1）腰、背部手术或检查，如胰、胆管造影检查时。

（2）腰、背、臀部有伤口或脊椎手术后，不能平卧或侧卧的患者。

（3）胃肠胀气所致的腹痛，俯卧时，腹腔容积增大，可缓解其疼痛。

（六）头高足低位（dorsal elevated position）

1. 要求　患者仰卧，床头用支托物抬高 15～30cm（根据病情而定）。枕头横立于床尾，以防足部触及床栏（图 3-9）。

2. 适用范围

（1）减低颅内压，预防脑水肿。

（2）颈椎骨折患者进行颅骨牵引时，以利用人体重力作为反牵引力。

（3）颅脑术后或头部外伤的患者，减少颅内出血。

（七）头低足高位（trendelenburg position）

1. 要求　患者仰卧，枕头横立于床头，以防碰伤头部。床尾用支托物垫高 15～30cm。（图 3-10）。此体位使患者感到不适，不宜长时间使用。颅内压增高者禁用。

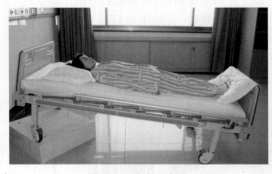

图 3-9 头高足低位

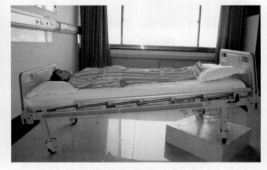

图 3-10 头低足高位

2. 适用范围

（1）肺部分泌物引流，使痰易于咳出。

（2）十二指肠引流术（需采用右侧卧位），有利于胆汁引流。

（3）胫骨或跟骨骨折牵引时，利用人体重力作为反牵引力。

（4）妊娠时胎膜早破，防止脐带脱垂。

（八）膝胸卧位（knee-chest position）

1. 要求　患者跪卧于床上，两小腿平放于床面，稍分开，大腿和床面垂直，胸部贴于床面，腹部悬空，臀部抬起，头偏向一侧，两臂屈肘放于头的两侧（图 3-11）。

2. 适用范围

（1）矫正子宫后倾或胎位不正。

（2）肛门、直肠、乙状结肠镜的检查及治疗。

（3）产后促进子宫复原。

（九）截石卧位（lithotomy position）

1. 要求　患者仰卧于检查台上，两腿分开，并放在支腿架上（支腿架上放软垫），臀部齐床沿，两手放在胸前或身体两侧，注意遮挡患者及保暖（图 3-12）。

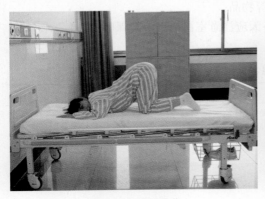

图 3-11　膝胸卧位　　　　　　　　　　图 3-12　截石卧位

考点：各种卧位的安置方法、适用范围

2. 适用范围　肛门及会阴部位的检查、治疗、护理或手术，如妇科检查、产妇分娩、膀胱镜检查等。

案例 3-2 分析

1. 应采取端坐位。

2. 主要目的是改善患者的呼吸困难。采用端坐位时，由于重力作用，可使膈肌下降，扩大胸腔容量，同时可减轻腹腔脏器对心肺的压力，增加肺活量；另一方面，使部分血液滞留在下肢和盆腔脏器内，减少静脉血回流、减轻肺部淤血和心脏负担，从而改善呼吸困难。

3. 此卧位的安置方法是让患者坐在床上，身体稍向前倾，床上放一跨床小桌，桌上放一软枕，将床头支架抬高 70°～80°，膝下支架抬高 10°～20°，以防身体下滑。

第 3 节　帮助患者更换卧位的方法

案例 3-3

患者，女性，35 岁。因车祸导致左下肢及颈椎骨折而入院，行颅骨牵引、左下肢石膏固定，患者卧床活动受限，为了避免压疮等并发症的发生。护嘱：每 2 小时帮助患者更换卧位。

问题：护士帮助此患者更换卧位时需要注意什么？

一、帮助患者翻身侧卧法

【目的】

（1）变换姿势、增进舒适。

（2）满足治疗护理需要，如背部皮肤护理，更换床单。

（3）预防并发症，如压疮、坠积性肺炎。

【评估】

（1）患者的体重、年龄、目前的健康状况、需要更换卧位的原因。

（2）患者的生命体征、意识状况、躯体、四肢活动能力；局部皮肤受压情况；手术部位、伤口及引流情况、有无骨折牵引等情况。

（3）患者及其家属对更换卧位的操作方法及作用的了解程度、配合能力等。

【计划】

（1）护士准备：护士应着装整洁，掌握力学原理的应用及沟通交流技巧。

（2）用物准备：根据病情准备好枕头、床挡等物品。

（3）环境准备：酌情关好门窗，屏风遮挡，冬天应注意室温与患者的保暖。

【实施】 见表3-3。

表3-3 协助患者翻身侧卧

操作流程	操作步骤	要点说明
（1）核对解释	核对床号、姓名向患者及家属解释操作目的、过程、注意事项	建立安全感，取得配合
（2）安置导管	将各种导管及输液装置等安置妥当	注意保持导管通畅。翻身时，应先检查导管是否脱落、移位、扭曲，防止受压或折叠
（3）安置患者	患者仰卧，两肘屈曲，两手放于腹部	
（4）移位、翻身		
一人帮助（图3-13）		适用于体重较轻的患者
	先将枕头移向近侧，然后将患者的肩部、臀部移向近侧，再将患者的双下肢移近并屈曲	使患者尽量靠近护士，缩短重力臂、达到省力
	一手扶肩、一手扶膝轻轻推患者转向对侧，背向护士，用软枕将患者背部、胸前和膝部垫好，使之舒适、安全	不可推、拖、拉、拽，以免擦破皮肤
二人帮助（图3-14）		适用于病情较重或体重较重的患者
	两位护士站在患者的同一侧，先将枕头移向近侧，一人托住患者颈肩部和腰部，另一人托住患者臀部和腘窝，同时将患者抬起移向近侧	患者的头部应托持
	两护士分别扶住患者肩、腰、臀和膝部，轻推使患者转向对侧，用软枕将患者背部、胸前和膝部垫好	两人的动作应协调轻稳 扩大支撑面，确保卧位安全、舒适、稳定
（5）记录	记录翻身时间和皮肤情况	

【评价】

（1）患者能配合操作。

（2）患者安全、舒适、皮肤受压情况得到改善。

（3）动作轻稳、无并发症的发生。

【注意事项】

（1）帮助患者翻身时动作协调、轻稳，不可拖、拉、拽，以防擦伤皮肤。翻身后调整好卧位，保证患者舒适。

（2）翻身间隔的时间，根据病情及皮肤受压情况而定。一般情况每2～3小时一次，如发现皮肤有红肿或破损时，应及时处理，并缩短间隔时间，同时记录于翻身卡并做好交接工作。

（3）如患者身上带有各种导管时，应先将导管安置妥当，翻身后检查导管有无脱落、移位、扭曲、受压，以保持通畅。

（4）为术后患者翻身前，应先检查伤口敷料是否脱落、浸湿，需要时先换药后翻身；颅脑手术后的患者一般只能卧于健侧或平卧，以防头部翻转过剧，引起脑疝导致死亡；骨牵引的患者，翻身时不可放松牵引；石膏固定、伤口较大的患者，翻身后应将患处放于适当位置，防止受压。

（5）操作时注意节力原则：两脚分开，扩大支撑面；让患者尽量靠近操作者，以减小阻力臂，使重力线保持在支撑面内，做到平稳、省力。

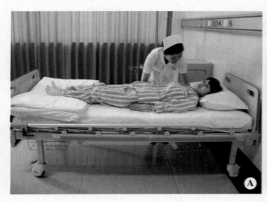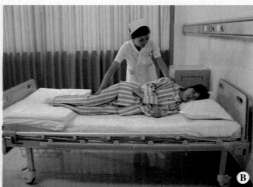

图 3-13 一人帮助患者翻身侧卧法

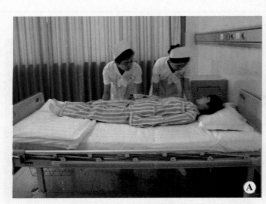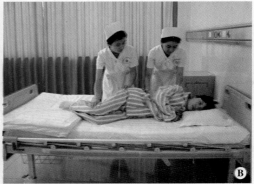

图 3-14 二人帮助患者翻身侧卧法

二、帮助患者移向床头法

【目的】 协助滑向床尾而自己不能移动的患者移向床头，使患者感到舒适。

【评估】

（1）患者的意识状态、体重、身体下移的情况、离床头的距离。

（2）患者身体活动的情况，心理状态，配合翻身的情况。

（3）患者的病情及治疗需求：有无输液、引流管、骨折固定、牵引等情况。如有应注意保护肢体。

【计划】

（1）护士准备：护士应着装整洁，掌握力学原理的应用及沟通交流技巧。

（2）用物准备：根据病情准备好枕头等物品。

（3）环境准备：屏风遮挡、酌情关闭门窗，冬天应注意室温与患者的保暖。

【实施】 见表3-4。

表 3-4　帮助患者移向床头法

操作流程	操作步骤	要点说明
（1）核对解释	核对床号、姓名,向患者及家属解释操作目的、过程、注意事项	建立安全感,取得配合
（2）安置导管	将各种导管及输液装置等安置妥当 将盖被折叠于床尾或一侧 根据病情放平床头支架,枕头横立于床头	注意保持导管通畅。翻身时,应先检查导管是否脱落、移位、扭曲,防止受压或折叠 避免碰伤患者
（3）移位		
一人帮助（图 3-15）	患者仰卧屈膝,双手握住床头栏杆,双脚蹬床面	适用于体重较轻的患者
	护士一手托住患者肩背部,一手托住臀部助力,使其移向床头	患者的头部应予以托持
	放回枕头,取合适卧位,整理床单位	
二人帮助（图 3-16）	患者仰卧屈膝	适用于病情较重或体重较重的患者
	护士分别站在床的两侧,交叉托住患者的肩部和臀部,或一人托住颈肩部及腰部,一人托住臀及腘窝部,两人同时抬起患者移向床头	患者的头部应予以托持
	放回枕头,取合适卧位,整理床单位	

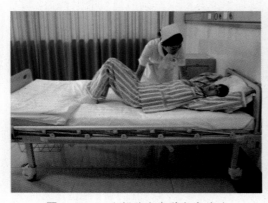

图 3-15　一人帮助患者移向床头法

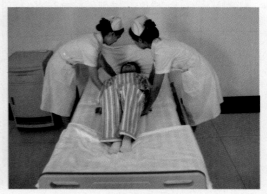

图 3-16　二人帮助患者移向床头法

【评价】
(1) 患者能配合操作。
(2) 患者感觉安全、舒适。
(3) 护士动作轻稳、协调、无并发症的发生。
(4) 患者上移达到预定的高度。

【注意事项】

考点: 更换卧位的方法、注意事项

(1) 协助患者移向床头时,注意保护患者头部,防止头部碰撞床头栏杆而受伤。
(2) 如患者身上带有各种导管时,应先将导管安置妥当,翻身后检查导管有无脱落、移位、扭曲、受压,以保持通畅。
(3) 两人协助移向床头时,动作应协调、用力要平稳。

案例 3-3 分析　帮助此患者更换卧位时需要注意:①帮助患者翻身时动作协调、轻稳,不可拖、拉、拽,以防擦伤皮肤。翻身后调整好卧位,保证患者舒适。②翻身时间要记录于翻身卡并做好交接工作。③翻身时不可放松颅骨牵引。④翻身后应将左下肢放于适当位置,防止受压。⑤翻身时注意节力原则。

第 4 节　安全的护理

案例 3-4

　　患者,王某,男,35 岁,因高空坠物造成颅脑外伤,现处于昏迷状态,意识不清。

问题:1. 此患者存在哪些不安全的因素?
　　　2. 应采取什么措施确保患者的安全?

一、安全的概述

　　安全是人的基本需要之一,每个人都希望自己生活在安全的环境中,不受伤害。患者对安全的需要显得更加迫切,因此护士要了解患者的安全需要,做好患者的安全防护工作。

(一)安全的概念

　　安全在马斯洛的人类基本需要层次论中,是个体生理需要满足后,最迫切的第二层次需要。安全是指生活稳定,有保障,受保护,无危险与恐惧,即平安无危害,有安全感。安全环境是指平安而无危险、无伤害的环境。在医院里,可能存在各种危害安全的因素:气体、机器设备、化学物质以及提供能量的物质(电、放射线),都可能造成危害;火灾、跌倒或与具有伤害性的物质接触,都是潜在性的危险因素。因此,护士必须具有评估影响个体及环境安全的知识和能力,才能积极主动地提供保护患者安全的护理措施,并参与预防疾病、维持健康和促进健康的护理活动。在一个健康照顾的机构中,安全的因素是应最先考虑的。

(二)医院环境中常见的不安全因素及防范措施

链接　　辐射损害

　　电离辐射包括 X 线、γ 线、亚原子微粒的辐射。 长期接触这些射线易致皮肤癌、白血病、肺癌等。 第二次世界大战期间日本长崎和广岛的原子弹爆炸后,甲状腺癌、白血病和乳腺癌的发病率明显增高就说明了这一点。 辐射损害的程度与其剂量成正比,还与暴露的部位和范围、年龄、激素水平、用药及其他疾病等有关。

　　1. 机械性损伤　最常见的机械性损伤是跌倒坠床。

　　躁动、意识不清、谵妄、昏迷以及年老、体弱、婴幼儿等易出现坠床。护士首先应评估患者是否容易出现上述问题的可能,以便及时采取措施防护,以确保患者安全及治疗、护理工作的顺利进行。

　　对于视力或平衡感有缺陷、活动不便、年老体虚、长期卧床的患者初次下床活动可用辅助器或扶住行走,维持身体的平衡以防跌倒。

　　浴室和洗手间是较容易发生跌倒的区域,在浴缸、淋浴处及马桶附近装上扶手;走廊、浴室及厕所应设置呼叫系统;地面应使用防滑地砖及防滑垫。

　　病房地板要保持干燥与干净,在进出的地方,如通道、楼梯处应避免堆放杂物,保持通畅,并有良好的照明条件。

　　躁动的患者必要时可加用床档。精神科护士要将刀剪等锐、钝器收藏好,避免患者自伤或伤人。

　　2. 温度性损伤　温度性损伤常见的是易燃易爆物品、各种电器如烤灯、高频电刀或使用冷热疗法不慎而引起损伤。

对易燃易爆物品,如病房氧气、乙醇等要安全妥善地保管,护士要严格按照操作规程做。

电路及电器也应定期检查维修,加强烟火管理,禁止吸烟。

正确使用各种冷热疗用具如烤灯、水袋、冰袋等,避免因治疗出现烫伤或冻伤。

护士应熟悉各种设备,安全操作,密切注意患者主诉及皮肤变化。对于小儿或容易受伤的患者,在做治疗期间应有专人陪伴。

3. 化学性损伤 化学性损伤往往由于误食药物、油、清洁剂以及吸入有害的气体造成。化学性物质也可能造成人体烧伤、中毒或出现刺激性反应。因此,护士应注意将这些物品妥善保管,尤其对心理有障碍者(如有自杀倾向、意识模糊)或可能滥用药物者,要加强防范意识。

4. 生物性损伤 生物性损伤包括微生物及昆虫的伤害。微生物引起的感染,使疾病相互传播,容易出现院内感染,护理人员应采取措施,严格预防和控制。昆虫的伤害如蚊、蝇、蟑螂等,不仅叮咬患者,影响休息,而且还能传播疾病,要采取各种措施予以消灭。

5. 医源性损伤 医源性损伤是指由于医务人员行为及言语上的不慎,造成患者心理或生理上的损害。如个别医务人员责任心不强、业务技术水平低,在为患者进行治疗、护理时导致医疗事故的发生,给患者生理或心理上造成痛苦,重者甚至危及生命。应加强医务人员职业道德教育,防止医疗事故及差错的发生。

6. 其他 微波能干扰人工心脏起搏器的正常工作。因此,医院内使用微波设备的地方如磁共振室等处要有明显标志,并提醒装有起搏器的患者避免靠近。

考点:医院不安全因素、防范措施

患者对疾病的认识和态度,患者与周围人们的情感交流,医护人员对患者的行为和态度等均可影响患者的心理,甚至导致心理性损伤的发生。因此,护理人员应以高质量的护理取得患者的信任,建立良好的护患关系。

二、保护具的应用

【目的】

(1)防止小儿、高热、谵妄、昏迷、躁动及危重患者等因意识不清或虚弱等原因而发生坠床、撞伤及抓伤等意外,确保患者安全。

(2)保证治疗、护理顺利进行。

【评估】

(1)患者的年龄、病情、意识状态、生命体征、肢体活动状况;有无损伤、血液循环障碍或皮肤破损。

(2)患者与家属对保护具的接受和配合程度,需用保护具的种类和时间。

【计划】

(1)护士准备:护士应着装整洁,掌握沟通技巧。

(2)用物准备:根据患者需要准备床档、约束带、支被架、棉垫。

(3)环境准备:必要时移开床旁桌。

【实施】

(1)床档(bedside rail restraints):保护患者以防坠床。

1)多功能床档(图3-17):不用时插于床尾,使用时插入两边床缘。

2)半自动床档(图3-18):不用时固定在床缘两侧,可按需升降。

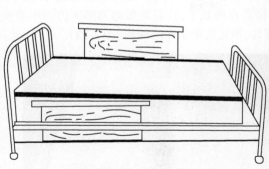
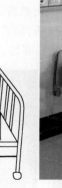

图 3-17　多功能床档

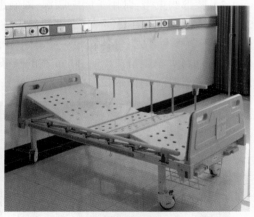

图 3-18　半自动床档

（2）约束带（restraints）：用于保护躁动患者，限制患者身体及某一部位的活动，使患者免于伤害自己或他人。

1）绷带（图 3-19）：常用于固定手腕及踝部。用前先用棉垫包裹手腕及踝部，增加患者舒适并保护皮肤，再用宽绷带打成双套结，套在棉垫外稍拉紧，以使肢体不脱出，松紧以不影响血液循环为宜，然后将绷带系于床缘上。

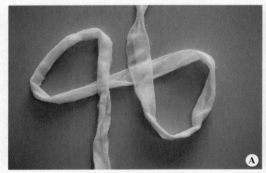
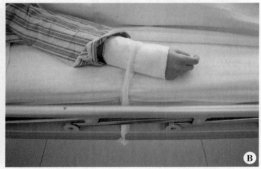

图 3-19　绷带约束法

2）肩部约束带：常用于固定肩部，限制患者坐起。

肩部约束带用宽布制成，宽 8cm，长 120cm，一端制成袖筒（图 3-20）。使用时让患者两侧肩部套进袖筒，腋窝衬棉垫，两袖筒上的细带在胸前打结固定，把两条长带子系于床头（图 3-21）；还可用大单代替肩部约束带。

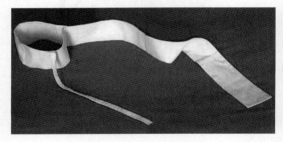
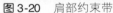

图 3-20　肩部约束带

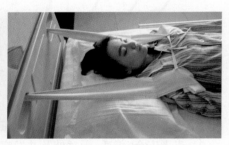

图 3-21　约束带肩部约束法

3）膝部约束带：常用于固定膝部，限制患者下肢活动。膝部约束带用布制成，宽10cm，长250cm，宽带中间相距15cm，分别钉两条两头带（图3-22）。用时两膝及膝下均衬棉垫，将约束带横放于两膝上，两头带各固定一侧膝关节，然后将宽带系于床缘。膝部约束带也可用大单斜折而成，将大单斜折成15~20cm宽的长条，横放在两膝下，拉着宽带的两端向内侧压盖在膝上，并穿过膝下的横带拉向外侧，使之压住膝部，固定大单于床缘两侧（图3-23）。

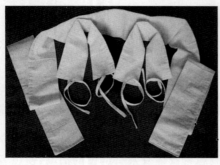

图3-22　膝部约束带

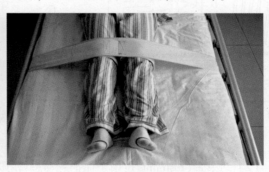

图3-23　约束带膝部约束法

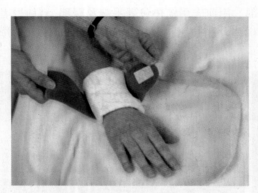

图3-24　尼龙搭扣约束带

4）尼龙搭扣约束带（图3-24）：用于固定手腕、上臂、膝部、踝部。使用时在被约束部位垫上棉垫，将约束带放于关节处，对合约束带上的尼龙搭扣，松紧适宜，将系带系于床缘。

（3）支被架（over bed cradle）（图3-25）：用于肢体瘫痪或极度衰弱的患者，防止盖被压迫肢体而造成不适或影响肢体的功能位置造成永久性的伤害如足下垂、足尖压疮等。也用于烧伤患者的暴露疗法而需要保暖时。

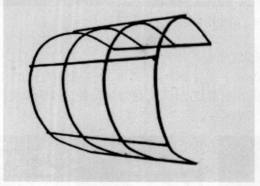

图3-25　支被架

【评价】

（1）患者和家属了解使用保护具的原因和目的，理解并配合操作。

（2）患者安全、舒适、无意外及并发症的发生。

【注意事项】

（1）严格掌握保护具的使用指征，向患者和家属介绍保护具使用的必要性，以取得其理解，消除其心理障碍，保护患者的自尊。

（2）保持患者的肢体功能位置，减轻不适。

（3）约束时松紧要适宜，一般以能伸入 1～2 个手指为宜。约束手腕及足踝部等骨隆突处时，应先垫棉垫，再上约束带，以免磨伤皮肤。

（4）使用保护具时，一般每 2 小时松解一次。每 15～30 分钟观察约束部位的血液循环一次，必要时进行局部按摩，防止被约束部位发生血液循环障碍或皮肤受损。

（5）记录使用保护具的原因、目的、时间，每次观察的结果，执行护理措施情况及解除约束的时间。

考点：保护具的使用指征、注意事项

案例 3-4 分析

1. 此患者存在坠床的危险。

2. 为此患者使用床档。

重 点 提 示

1. 舒适与不舒适是人的一种主观感觉，很多因素如身体因素、心理因素、社会因素、环境因素等均可造成人的不舒适，护士在临床上通过为患者提供身心舒适的条件和护理活动，来促进患者的舒适。

2. 休息和睡眠是人的基本生理需要，有效休息的三个条件是充足的睡眠、生理上的舒适、心理上的放松。睡眠是休息形式中最自然、最重要的方式，睡眠过程具有两种不同的时相状态即慢波睡眠、快波睡眠。成人平均每晚 4～6 个睡眠时相周期。护士要正确评估影响患者睡眠的因素，辨别不同的睡眠障碍，从而采取促进患者睡眠的各种护理措施。

3. 临床上根据患者的活动能力通常分为主动卧位、被动卧位和被迫卧位。病情、检查以及治疗护理需要常见仰卧位、侧卧位、半坐卧位、端坐位、俯卧位、头高足低位、头低足高位、膝胸卧位、截石卧位九种卧位，护士应学会正确安置患者的各种卧位，并能帮助患者正确更换卧位。

4. 医院常见机械性损伤、温度性损伤、化学性损伤、生物性损伤、医源性损伤等不安全因素。为了确保患者的安全，护士要进行正确的防范和合理使用各种保护具。

目 标 检 测

A₁ 型题

1. 中凹卧位适用于下列哪种患者

　　A. 腹部检查　　　　　　B. 心肺疾患

　　C. 脊髓腔穿刺后　　　　D. 休克

　　E. 胃镜检查

2. 腰椎穿刺术后 6 小时内去枕平卧的目的是

　　A. 预防脑压充血　　　　B. 减轻脑膜刺激症状

　　C. 防止脑缺血　　　　　D. 预防颅内压减低

　　E. 防止脑充血

3. 腹部术后患者取半坐卧位的目的下列哪项不是

　　A. 减轻腹部切口缝合处的张力，避免疼痛

　　B. 减轻对心肺的压力，改善呼吸

　　C. 减少局部出血

　　D. 减少静脉血液回流

　　E. 促使感染局限化

4. 保护具不适于

　　A. 不愿配合治疗者　　　B. 谵妄者

　　C. 高热者　　　　　　　D. 昏迷者

　　E. 躁动不安者

5. 预防患者坠床，最佳措施是

　　A. 约束带固定踝部　　　B. 床档

　　C. 约束带固定膝部　　　D. 约束带固定肩部

　　E. 约束带固定腕部

6. 肩部约束带主要限制患者

　　A. 头部活动　　　　　　B. 肢体活动

　　C. 上肢活动　　　　　　D. 下肢活动

E. 坐起

7. 一人扶住患者移向床头的操作错误的一项是
    A. 护士、患者协作配合,同时上移
    B. 请患者双手握住床头栏杆,双脚蹬床面
    C. 患者仰卧屈膝
    D. 取下枕头置床尾
    E. 视病情放平靠背架

A_2 型题

8. 患者,女性,40 岁。颅脑手术后第三天,如需更换卧位,错误的是
    A. 先换药后翻身
    B. 先将导管安置妥当再翻身
    C. 两人协助患者翻身
    D. 卧于患侧
    E. 注意节力原理

9. 患者,男性,36 岁。烧伤后采用暴露疗法,可选用的保护具是
    A. 床档
    B. 宽绷带
    C. 支被架
    D. 肩部约束带
    E. 膝部约束带

A_3 型题

(10~11 题共用题干)

患者,女性,40 岁。结肠息肉择期手术。入院第一天,因地滑不慎在洗手间滑倒,肘部表皮有损伤。

10. 上述情况属于
    A. 医源性损伤
    B. 机械性损伤
    C. 化学性损伤
    D. 物理性损伤
    E. 生物性损伤

11. 避免上述情况发生的有效措施有
    A. 洗手间地面铺设防滑材料,设警示牌
    B. 加强职业道德教育
    C. 患者下床给予搀扶
    D. 尊重关心患者
    E. 设呼叫系统

(12~14 题共用题干)

患者,王某,女,48 岁,因"多发性子宫肌瘤"收入院,今晨拟在硬脊膜外麻醉下行全子宫切除术。

12. 术前准备作留置导尿时,护士应指导患者采取
    A. 半坐卧位
    B. 头高足低位
    C. 去枕仰卧位
    D. 膝胸卧位
    E. 屈膝仰卧位

13. 3 小时后,患者安返病房,此时护士应为其安置
    A. 半坐卧位
    B. 头高足低位
    C. 去枕仰卧位
    D. 膝胸卧位
    E. 屈膝仰卧位

14. 术后第 2 天,患者诉伤口疼痛,护士应协助患者采取
    A. 半坐卧位
    B. 头高足低位
    C. 去枕仰卧位
    D. 膝胸卧位
    E. 屈膝仰卧位

(15~17 题共用题干)

患儿,李某,3 岁,体温 39.8℃,呼吸急促,躁动不安,以急性肺炎收住院。

15. 因静脉输液,需要宽绷带限制患儿手腕的活动,宽绷带打成
    A. 方结
    B. 双套结
    C. 单套结
    D. 外科结
    E. 滑结

16. 使用宽绷带约束,必须
    A. 家属理解
    B. 护士长同意
    C. 有书面医嘱
    D. 会诊决定
    E. 患儿配合

17. 使用宽绷带约束时,应重点观察
    A. 约束带是否扎紧
    B. 局部皮肤颜色
    C. 衬垫是否垫好
    D. 意识是否清楚
    E. 卧位是否舒适

A_4 型题

(18~20 题共用题干)

患者,女性,32 岁。妇科检查发现子宫后倾。

18. 有利于矫正子宫后倾的体位是
    A. 去枕仰卧位
    B. 中凹卧位
    C. 侧卧位
    D. 胸膝卧位
    E. 截石卧位

19. 若该女性孕 34 周时发生胎膜早破,为防止脐带脱垂,应采用
    A. 截石卧位
    B. 胸膝卧位
    C. 头低足高位
    D. 头高足低位
    E. 去枕仰卧位

20. 若该女性自然分娩,可采用
    A. 去枕仰卧位
    B. 头高足低位
    C. 头低足高位
    D. 胸膝卧位
    E. 截石卧位

第4章 医院感染的预防和控制

随着现代医学的高速发展、医疗水平的迅速提高、各种新医疗技术的开展,以及医院环境中病原微生物的相对集中、大量抗生素和免疫抑制剂的广泛应用等,导致医院感染的发生率逐年增加,且日益复杂化,已成为现代医疗实践的一大障碍。医院感染的发生不仅增加了国家卫生资源的浪费,更重要的是给患者带来痛苦,它所造成的健康危害和经济损失,无论对患者、社会还是国家都是非常沉重的。因此,医院感染的预防和控制已经成为医学发展中的一个重要课题,正日益受各级医疗行政部门和医院的高度重视。世界卫生组织(WHO)提出有效控制医院感染的关键措施为:清洁、消毒、灭菌、无菌技术、隔离、合理使用抗生素等。这些措施贯穿于医疗、护理工作全过程。护理人员应该思想重视,管理严格,预防措施落实到位,并掌握医院感染的知识和技术,以避免医院感染的发生。

第1节 医院感染

案例 4-1

1998 年,深圳市某妇儿医院工作人员将新购进未标明有效浓度的戊二醛溶液(浓度为 1%)当作 20% 的稀释 200 倍,供有关科室使用,致使浸泡手术器械的戊二醛溶液浓度仅为 0.005%(实应为 2%),且长达半年之久未能发现。发生严重医院感染暴发事件,2 个月内 292 例手术中发生感染 166 例,切口感染率为 56.85%。

问题:造成此次事件的原因是什么?

一、概　述

(一)医院感染的概念

医院感染(nosocomial infection)又称医院获得性感染,是指住院患者在医院内获得的感染,包括在住院期间发生的感染和在医院内获得而出院后发生的感染,但不包括入院前已开始或入院时已处于潜伏期的感染。感染的对象包括一切在医院活动的人群,如患者、医生、护士及患者家属,但主要是住院患者。医院工作人员在医院内获得的感染也属医院感染。在医疗机构或其科室的患者中,短时间内发生 3 例以上同种同源感染病例的现象称为医院感染暴发。

(二)医院感染的分类

1. 医院感染按获得病原体的来源不同,可分为外源性感染和内源性感染。

(1)外源性感染(交叉感染):指各种原因引起的患者在医院内遭受非自身固有病原体侵袭而发生的医院感染。通过环境或他人处带来的外袭菌群引起的感染。如医护人员手、血制品、患者与患者之间、患者与医务人员之间直接感染,以及通过水、空气、污染的医疗器械等的间接感染。

(2)内源性感染(自身感染):指各种原因引起的患者在医院内遭受自身固有病原体侵袭而发生的医院感染。在患者抵抗力下降或免疫功能受损时,患者体内的正常菌群失调或正常菌群发生易位,宿主对自身正常菌群的感受性增强而发生的感染。病原体来自患者自身体内的正常菌群。如皮肤、口咽、泌尿生殖道、肠道的正常菌群或外来的定植菌。

2. 根据病原体的种类分类　可将医院感染分为细菌感染、真菌感染、病毒感染、支原体感染、衣原体感染及原虫感染等,其中以细菌感染最常见。每一类感染又可根据病原体的具体名称分类,如铜绿假单胞菌感染、耐甲氧西林的金黄色葡萄球菌感染、白假丝酵母菌感染、柯萨奇病毒感染、肺炎支原体感染、沙眼衣原体感染、阿米巴原虫感染等。

考点: 医院
感染的概念
和分类

3. 根据感染发生的部位分类　全身各系统、各器官、各组织都可能发生医院感染,如呼吸系统的上呼吸道感染、下呼吸道感染,泌尿系统的膀胱炎、尿道炎等。

二、医院感染发生的条件

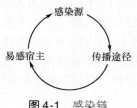

图4-1　感染链

医院感染的发生必须具备感染源、传播途径和易感宿主三个基本条件,当三者同时存在并相互联系时就构成了感染链(图4-1),导致感染。感染链的三个环节中缺少任何一个,医院内感染都不可能发生。因此,医护人员可以通过各种感染控制措施切断感染链,达到预防感染发生的目的。

(一)感染源

感染源,又称病原微生物贮源,是指病原体自然生存、繁殖并排出的宿主(人或动物)或场所。内源性感染的感染源是患者自身,寄居在患者身体某些特定部位或来自环境并定植在这些部位的正常菌群,也包括身体其他部位感染的病原微生物。外源性医院感染的感染源主要有:

1. 已感染的患者及病原携带者　已感染的患者是最重要的感染源。病原携带者(包括携带病原体的患者、医务人员、探陪人员)是医院感染中另一重要感染源,其临床意义重大,一方面病原微生物不断生长繁殖并经常排出体外,另一方面携带者本身因无自觉症状而常常被忽视。

2. 环境贮源　医院的空气、水源、设备、器械、药品、食品以及垃圾等容易受各种病原微生物的污染而成为感染源,如铜绿假单胞菌、沙门菌等兼有腐生特性的革兰阴性杆菌可在潮湿的环境或液体中存活并繁殖达数月以上。

3. 动物感染源　各种动物如鼠、蚊、蝇、蟑螂、蝉、螨等都可能感染或携带病原微生物而成为动物感染源,其中以鼠类的意义最大。鼠类在医院的密度高,不仅是沙门菌的重要宿主,而且是鼠疫、流行性出血热等传染病的感染源。

(二)传播途径

传播途径是指病原体从感染源传播到易感宿主的途径。内源性感染主要通过病原体在机体的易位而实现,属于自身直接接触感染;外源性感染的发生可有一种或多种传播途径,主要的传播途径有:

1. 接触传播　指病原体通过手、媒介物直接或间接接触导致的传播,是医院感染中最常见也是最重要的传播方式之一。

(1)直接接触传播:感染源直接将病原微生物传播给易感宿主,如母婴间风疹病毒、巨细胞病毒、艾滋病病毒等传播感染;患者之间、医务人员与患者之间可通过手的直接接触而感染病原体。

(2)间接接触传播:感染源排出的病原微生物通过媒介传递给易感宿主。①最常见的传播媒介是医务人员的手。②通过各种医疗设备,侵入性诊治器械和病室内物品传播,如呼吸机相关性肺炎、导管相关血流感染、输血导致的丙型肝炎。③还可因医院水源或食物被病原微生物污染,通过消化道传播,如脊髓灰质炎、霍乱、狂犬病、炭疽。病原体通过饮水源、食物进行传播常可导致医院感染暴发流行。④通过动物或昆虫携带病原微生物作为人类感染性疾病传播的中间宿主的传播方式又称为生物媒介传播。病原体在动物或昆虫中感染、繁殖并传播,通过接触、叮咬、刺蜇、注毒、食入等方式使易感宿主致病。如蚊子通过叮咬传播的病原体包括疟原虫、乙型脑炎病毒、登革热病毒、血丝虫等。

2. 空气传播　指带有病原微生物的微粒子(≤5μm)如飞沫、菌尘,通过空气流动导致的疾病传播。如含出血热病毒的啮齿类动物、家禽通过排泄物污染尘埃后形成气溶胶颗粒传播流行性出血热;开放性肺结核患者排出结核杆菌通过空气传播给易感人群。

3. 飞沫传播　指带有病原微生物的飞沫核(>5μm)在空气中短距离(1m内)移动到易感人群的口、鼻黏膜或眼结膜等导致的传播。个体在咳嗽、打喷嚏、谈笑时可从口、鼻腔喷出许多小液滴;医务人员进行某些诊疗操作如吸痰时也可产生许多液体微粒,这些液滴或液体微粒都称为飞沫。飞沫含有呼吸道黏膜的分泌物及病原体,液滴较大,在空气中悬浮时间不长,只能近距离地传播给周围的密切接触者。如猩红热、白喉、麻疹、急性传染性非典型肺炎(SARS)、流行性脑脊髓膜炎、肺鼠疫等主要通过飞沫传播。

(三) 易感宿主

易感宿主指对某种疾病或传染病缺乏免疫力的人。如将易感者作为一个总体,则称为易感人群。医院是易感人群相对集中的地方,易发生感染且感染容易流行。

病原体传播到宿主后是否引起感染主要取决于病原体的毒力和宿主的易感性。病原体的毒力取决于其种类和数量;而宿主的易感性取决于病原体的定植部位和宿主的防御功能。医院感染常见的易感人群主要有:①婴幼儿及老年人。②机体免疫功能严重受损者。③营养不良者。④接受各种免疫抑制剂治疗者。⑤不合理使用抗生素者。⑥接受各种侵入性诊疗操作者。⑦手术时间长者。⑧住院时间长者。⑨精神状态差,缺乏主观能动性者。

三、医院感染发生的促发因素

促发医院感染的因素有很多,主要有以下几种:

1. 医务人员对医院感染的危害性认识不足　医务人员业务素质低,不能严格地执行无菌技术和消毒隔离制度;消毒药械质量较差;无视医院消毒的重要性,缺乏基本的消毒知识,未按消毒技术规范消毒等。

2. 医院感染管理制度不健全　无健全的门急诊预检、分诊制度,住院部没有入院卫生处置制度,致使感染源传播;不重视消毒灭菌效果的监督和监测工作,消毒经费不落实等。

3. 介入性诊治手段增多　如内镜、泌尿系导管、动静脉导管、气管切开、气管插管、吸入装置、脏器移植、牙钻、采血针、吸血管、监控仪器探头等侵入性诊治手段,不仅可把外界的微生物导入体内,而且损伤了机体的防御屏障,使病原体容易侵入机体。

4. 大量新型抗生素的应用不当　大量抗生素的开发和普及治疗过程中应用多种抗生素或集中使用大量抗生素,使患者体内正常菌群失调,耐药菌株增加,致使病程延长,感染机会增多。

5. 环境污染严重　医院中由于传染源多,所以环境的污染也严重。其中,污染最严重的是感染患者的病房,厕所的污染也很严重。病区中的公共用品,如水池、便器、手推车、拖布、抹布等也常有污染。对探视者未进行必要的限制,对探视者放松合理和必要的限制时,以致由探视者或陪住人员把病原菌带入医院的可能性增加。

6. 易感患者增加　随着医疗技术的进步,慢性疾病、恶性疾病、老年患者所占比例增加,而这些人往往抵抗力低下,容易感染。此外,使用激素或免疫抑制剂者,接受化疗、放疗者,自身免疫机能下降者也成为易感者。

7. 医院布局不合理和隔离措施不健全。

考点: 感染链和医院感染的促发因素

四、医院感染的预防和控制

医院感染已成为医院管理的首要问题,有关感染知识的培训,病房空气、护理用品、非医疗器械的消毒及监测制度的落实等,对预防医院感染、降低医院感染率、减少患者不必要的痛苦和经济负担具有很重要的意义,其管理措施为以下几点。

(一)建立三级监控体系

医院成立院内感染管理委员会或管理小组,监控体系要在院内感染管理委员会领导下,建立由专职医生、护士为主体的医院感染监控办公室及层次分明的三级护理管理体系(一级管理——病区护士长和兼职监控护士;二级管理——专科护士长;三级管理——护理部主任,为医院感染委员会副主任),及时评估医院感染发生的危险性,及时发现问题,及时进行处理。

(二)加强预防医院感染的宣传教育

向医务人员、患者、配餐员、卫生员、护工等,进行预防医院感染的宣传教育是防止医院感染的一项重要工作。采取多种形式,提高医护人员有关医院感染的专业知识,加强职业道德教育,要求医护人员必须要有高度的责任感,严格遵守诊疗过程中的操作规程。

(三)健全、落实各项规章制度

1. 管理制度　如清洁卫生制度、消毒隔离制度、供应室物品消毒管理制度、感染管理报告制度等。

2. 监测制度　严格按照卫生部最新版本《医院消毒供应中心清洗消毒及灭菌效果监测标准(WS 310.3-2009)》要求。包括对灭菌效果、消毒污染、一次性医疗器材及门、急诊常用器械的监测;对感染高发科室,如手术室、内镜室、重症监护室、血液透析室、产房、新生儿病房、口腔科、烧伤病房等消毒卫生标准的监测。

3. 消毒质量控制标准　如医护人员卫生手的消毒、空气消毒、物体表面的消毒、各种管道装置的消毒护理用品消毒、非医疗用品的消毒等,应符合国家卫生行政部门所规定的《医院消毒卫生标准(GB15982)》。

(四)合理使用抗生素

合理使用抗生素并严格掌握抗生素使用剂量、用法、疗程,防止造成菌群失调、耐药菌株增多而引起医院感染,严禁一味追求新药和广谱抗生素。

(五)人员控制

主要控制感染源和易感人群,特别是易感患者。医院工作人员均应定期进行健康检查和做好个人防护。对探视者和陪护者进行合理必要的限制。

(六)医院布局设施合理

医院建筑布局合理,设施应有利于消毒隔离。还应有污水处理设备,对医院内产生的污水进行无害化处理,保护环境。

(七)加强医院感染学的教育

加强医院感染知识的教育,提高全体医务人员对医院感染的认识,增强预防和控制医院感染的自觉性,把好消毒隔离关。

案例 4-1 分析　感染事件给患者带来痛苦和损害,造成重大经济损失。此次事件发生的根本原因在于医院领导对医院感染管理工作缺乏认识,医院感染管理组织不健全,责任不落实;医院感染预防意识淡薄,在医院感染监测和控制措施上存在严重疏漏;有关工作人员严重缺乏对患者负责的精神,违反消毒隔离技术的基本原则,直接导致这起医院感染暴发事件发生。

第2节　清洁、消毒、灭菌

一、概　念

1. 清洁　是指用清水、去污剂等清除物体表面的污垢、尘埃和有机物的过程，同时达到去除和减少病原微生物的目的。常用于家具、餐具等的处理或医疗器械在消毒、灭菌前的处理。

2. 消毒　是指用物理或化学的方法清除或杀灭除芽胞以外的所有病原微生物，使其数量减少到无害程度的过程。

3. 灭菌　是指用物理或化学的方法杀灭全部微生物，即致病的和非致病的，包括细菌芽胞的过程。

考点：消毒、灭菌的概念

二、清　洁　法

用清水洗净或用肥皂水、洗洁精等刷洗物品表面及其关节、齿牙，使其光洁，无血渍、污渍、水垢等残留物质和锈斑。常用于医院地面、墙壁、桌椅、病床等的清洁以及物品消毒灭菌前的准备。特殊污渍的处理方法如下：碘酊污渍，可用乙醇或维生素C溶液擦拭；甲紫污渍，可用乙醇或草酸擦拭；陈旧血渍，可用过氧化氢溶液浸泡后洗净；高锰酸钾污渍，可用维生素C溶液或0.2%~0.5%过氧乙酸溶液浸泡后洗净擦拭。

三、消毒、灭菌的方法

（一）物理消毒灭菌法

1. 热力消毒灭菌法　利用热力作用使微生物的蛋白质凝固变性，酶失活，直接损伤细胞壁和细胞膜，从而导致其死亡。分干热法和湿热法两种，前者由空气导热，传导较慢；后者由空气和水蒸气导热，传导快，穿透力强。

（1）燃烧灭菌法：是一种简单、迅速、彻底的灭菌法。该法包括焚烧和烧灼两种。常用于无保留价值的污纸、特殊感染（如破伤风、气性坏疽、铜绿假单胞菌）的敷料等污染物品。在紧急情况下，也可用于金属器械及搪瓷类物品急用，或无条件用其他方法消毒时。烧灼灭菌温度高，效果可靠，但对物品破坏性大。

1）方法：①焚烧法：无保留价值的物品可直接在焚烧炉内焚毁。②烧灼法：培养用的试管或烧瓶，当开启或关闭塞子时，将试管（瓶）口和塞子，在火焰上来回旋转2~3次，避免污染；金属器械可放在火焰上烧灼20秒；搪瓷容器倒入少量95%~100%乙醇后慢慢转动，使乙醇分布均匀，然后点火燃烧直至熄灭。

2）注意事项：①用此法灭菌，须远离氧气、乙醚、汽油等易燃、易爆物品。②在燃烧中途不得添加乙醇，以免火焰上窜而致烧伤或火灾。③贵重器械及锐利刀剪禁用此法灭菌，以免损坏器械或使刀刃变钝。

考点：燃烧灭菌法用于哪些特殊敷料

（2）干烤法：利用特制的烤箱，通电升温后进行灭菌，其热力传播与穿透主要靠空气对流与介质的传导，灭菌效果可靠。干烤灭菌适用于在高温下不损坏、不变质、不蒸发的物品，如玻璃、金属、搪瓷类物品、油脂及各种粉剂等的灭菌，不适用于纤维织物、塑料制品等物品的灭菌。干烤灭菌所需的温度和时间应根据物品种类和烤箱的类型来确定，一般为：160℃，2小时；170℃，1小时；180℃，0.5小时。

注意事项：①器械应洗净后再干烤。②玻璃器皿干烤前应洗净并完全干燥，灭菌时勿与烤箱底和烤箱壁直接接触，灭菌结束后应等烤箱内部温度降至40℃以下再打开烤箱，以防玻璃器皿炸裂。③物品包装不宜过大，要放置的物品摆放高度切勿超过烤箱内部高度的2/3，各物品之间应留有空隙，以利热空气的对流；粉剂和油剂的包装也不宜太厚，以利热的穿透。④灭菌时不宜中途打开烤箱以及中途添放新的待灭菌物品。⑤合成纤维、棉织品、塑料制品、橡胶制品、导热性差的物品以及其他在高温下容易损坏的物品，不可采用干烤方式灭菌。⑥灭菌维持的时间应从烤箱内温度达到要求时起算。

（3）煮沸消毒法：是家庭和某些基层社区医疗单位常用的一种消毒方法，其消毒的杀菌能力较强，经济、方便。适用于耐湿、耐高温物品的消毒，如搪瓷、金属、玻璃、橡胶类等。

1）方法：先将物品刷洗干净，再将其全部浸没在水中，然后加热煮沸，水沸后计时，持续5~10分钟即可杀灭繁殖体达到消毒目的；煮沸15分钟可杀灭多数细菌芽胞；某些热抗力极强的细菌芽胞需煮沸更长时间，如肉毒芽胞需煮沸3小时才能杀灭。如中途加入物品，则在第二次水沸后重新计时。如在煮沸金属器皿时，加入碳酸氢钠，配成1%~2%的浓度时，沸点可达105℃，有增强杀菌作用和去污防锈作用。

2）注意事项：①煮沸消毒前，污染物品必须刷洗干净，完全浸没在水中，水面应至少高于物品最高处3cm。②保证物品各面与水接触，管腔器械（含有管腔内直径≥2mm，且其腔体中的任何一点距其与外界相通的开口处的距离≤其内直径的1500倍的器械）须先在腔内灌水，器械的轴节及容器的盖要打开，大小相同的碗、盆不能重叠。③橡胶类物品用纱布包好，待水沸后放入，3~5分钟取出。④玻璃类物品用纱布包裹，应从冷水或温水时放入。⑤物品不宜放置过多，一般不超过消毒容器容量的3/4。⑥高山地区由于气压低，沸点也低，应延长消毒时间（海拔每增高300m，需延长消毒时间2分钟）。⑦刀、剪等锐器应用纱布包裹，以免在水中相互碰撞而变钝；针头、缝针等细小锐器物品在煮沸消毒时也应用纱布包好，以便放、取；棉织品在水沸后应适当搅拌。⑧消毒后应将物品及时取出，置于无菌容器内，及时应用，4小时内未用需要重煮消毒。⑨应监测、记录每次消毒的温度与时间。监测方法应符合《医院消毒供应中心（WS310.2）》和检测结果《医院消毒卫生标准（GB 15982）》第2部分：清洗消毒及灭菌技术操作规范的要求。

考点：煮沸消毒法的方法和注意事项

（4）压力蒸汽灭菌法：是热力消毒灭菌效果最好的一种方法，属于湿热灭菌，即为饱和蒸汽在规定压力温度下，对被灭菌物品作用规定时间，使之达到无菌状态。主要用于耐高温、耐高压、耐潮湿物品，如各类器械、敷料、搪瓷、橡胶、耐高温玻璃用品及溶液等的灭菌。

1）压力蒸汽灭菌器分类：有下排气压力蒸汽灭菌器和预真空压力蒸汽灭菌器两大类。①下排气压力蒸汽灭菌器下部有排气孔，灭菌时利用冷热空气的相对密度差异，借助容器上部的蒸汽压迫使冷空气自底部排气孔排出。灭菌所需的温度、压力和时间根据灭菌器的类型、物品性质、包装大小而有所差别。当压力在103~137kPa时，温度可达121~126℃，时间20分钟可达灭菌效果。下排气压力蒸汽灭菌器包括手提式压力蒸汽灭菌器（图4-2）和卧式压力蒸汽灭菌器（图4-3）。②预真空压力蒸汽灭菌器（图4-4），配有真空泵，在通入蒸汽前先将内部抽成真空，形成2.0~2.7kPa的负压，以利蒸汽穿透。预真空和脉动真空压力蒸汽灭菌温度为132℃，灭菌时间4~5分钟。

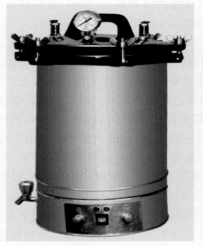 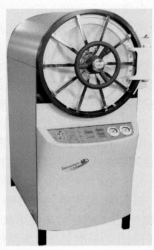

图 4-2 手提式压力蒸汽灭菌器　　图 4-3 卧式压力蒸汽灭菌器

2）注意事项：①安全操作：操作人员要经过专门训练，合格后才能上岗；严格遵守操作规程；设备运行前每日进行安全检查并预热，预真空灭菌器每日开始灭菌运行前还应空载进行 B-D 试验（图 4-5）。②正确包装：灭菌时能排除空气使蒸汽穿透；灭菌后能防止微生物进入，防止污染；包装大小符合规定。包装材料要求：透气性好但不能透过微生物，常用脱脂棉球棉布、专用包装纸、带通气孔的器具，不可用无通气孔的铝饭盒和搪瓷桶等。外科器械包和敷料包

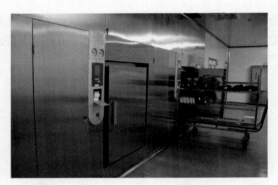

图 4-4 预真空压力蒸汽灭菌器

体积不得超过 30cm×30cm×25cm，预真空灭菌器内物品包体积可以是 30cm×30cm×50cm，物品包捆扎不能过紧，每包内应放指示卡，包外贴指示胶带。③合理的摆放：物品包摆放原则：小包放下层、大包放上层，金属盘、盆、碗等处于竖立位置，玻璃瓶和管状物应开口向下或

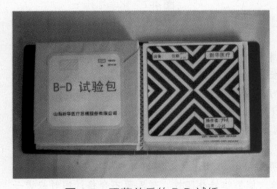

图 4-5 灭菌前后的 B-D 试纸

侧放，所有物品包都应该竖放、包与包之间留有空隙，以便于蒸汽流通、渗入包裹中央，排气时蒸汽迅速排出，保持物品干燥。布类物品放在金属、搪瓷类物品之上，以免蒸汽遇冷凝成水珠，使包布受潮影响灭菌效果。④有良好的饱和蒸汽（含水量<5%）。⑤随时观察压力及温度情况并准确计时，加热速度不宜过快，只有当柜室的温度达到要求时开始计算灭菌时间。⑥灭菌物品的装量不得超过柜内容积的 80%，预真空灭菌器亦不得超过 90%，但不小于

考点：压力蒸汽灭菌法的压力、时间、温度和注意事项

柜室容量的 10%，如使用脉动真空压力蒸汽灭菌器，装填量不得小于柜室容量的 5%。⑦灭菌后卸载：从灭菌器卸载取出的物品冷却时间应>30 分钟，温度降至室温时才能移动；每批

次应检查灭菌是否合格,若灭菌不彻底或有可疑污染如破损、湿包、有明显水渍、掉落地上等则不作无菌包使用;快速压力蒸汽灭菌后的物品 4 小时内使用,不能储存。⑧定期监测灭菌效果。

3)压力蒸汽灭菌效果的监测:①生物监测法:生物监测法为最可靠的监测方法。按照《消毒技术规范》的规定,将嗜热脂肪杆菌芽孢菌片制成标准生物测试包或生物 PCD,或使用一次性标准生物测试包,对灭菌器的灭菌质量进行生物监测。标准生物监测包置于灭菌器排气口的上方或生产厂家建议的灭菌器内最难灭菌的部位,并设阳性对照和阴性对照。如果一天内进行多次生物监测,且生物指示剂为同一批号,则只设一次阳性对照即可。②化学监测法:是目前广泛使用的常规检测手段。主要是通过化学指示剂的化学反应,灭菌后呈现的颜色变化来辨别是否达到灭菌要求。化学指示剂色块变色标准的设计是根据生物指示剂芽胞的耐热参数制定而成的,即下排气压力蒸汽灭菌化学指示卡在 121℃饱和蒸汽下作用 20 分钟,色块变至标准色;预真空压力蒸汽灭菌化学指示卡在 132℃饱和蒸汽下作用 3 分钟,色块变至标准色(国内制作的标准色块多为黑色或灰黑色);时间不足即已变成标准色或超过时间仍达不到标准色均不符合标准。常用化学指示胶带法(图 4-6),使用时将其粘贴在需灭菌物品的包装外面;也可选用化学指示卡(管)(图 4-7),放在标准试验包的中央部位,在 121℃、20 分钟或 132℃、4 分钟后,根据指示带(卡)颜色变黑或变灰黑色,表示达到灭菌效果。③物理监测法:将留点温度计的水银柱甩至 50℃以下,放入需灭菌包内,待灭菌后检查读数是否达到灭菌温度。

考点:压力蒸汽灭菌效果监测有哪些方法? 最可靠的监测方法是什么?

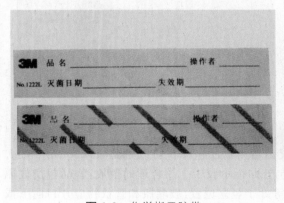

图 4-6 化学指示胶带

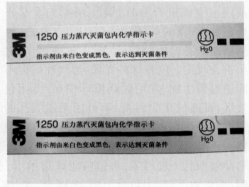

图 4-7 化学指示卡

📖 **链接** ········ 生物监测法

具体监测方法为:将生物指示物置于标准试验包的中心部位,标准试验包由 16 条 41cm ×66cm 的全棉手术巾制成(制作方法为将每条手术巾的长边先折成 3 层,短边折成 2 层,然后叠放,制成 23cm ×23cm ×15cm 大小的测试包)。 经一个灭菌周期后,在无菌条件下取出标准试验包的指示菌片,投入溴甲酚紫葡萄糖蛋白胨水培养基中,经(56±)℃培养 7 天(自含式生物指示物按产品说明书执行),观察培养结果。 依据 2009 年《医院消毒供应中心清洗消毒及灭菌效果监测新标准(WS 310.3-2009)》,生物监测应每周监测一次。

结果判定:阳性对照组培养阳性,阴性对照组培养阴性,试验组培养阴性,判定为灭菌合格。 阳性对照组培养阳性,阴性对照组培养阴性,试验组培养阳性,则灭菌不合格;同时应进一步鉴定试验组阳性的细菌是否为指示菌或是污染所致。

📖 **链接** ·········· 过氧化氢低温等离子体灭菌方法的应用

原理:过氧化氢蒸气低温等离子体灭菌器内(图4-8)在高频电磁场作用下形成等离子体,等离子体中有自由基 HO· 等一些活性基因,极易与微生物体内蛋白质和核酸物质发生反应,等离子体成分可直接氧化蛋白质链中的氨基糖,使微生物死亡。

使用范围:用于高温、湿热敏感的医疗用品和器械的灭菌,如腹腔镜、膀胱镜等内镜器械;电源、电子仪器、电极等电子电源设备;钻头、导线、摄像机、传感器及导联等金属器械。不能用于棉纱制品以及可以吸收过氧化氢的物品灭菌。

方法:将需灭菌的物品放入灭菌盘或器械柜,再放入灭菌舱内并关好舱门。打开电源,开始灭菌过程。灭菌过程均在自动模式下运行,整个灭菌过程时间不超过1小时,这样可以大幅度提高器械或设备的周转率,减少设备的采购量,适合紧急手术时器械的准备。

灭菌的监测:有物理监测、化学监测(图4-9)、生物监测。

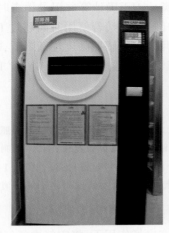

图4-8 过氧化氢低温等
离子体灭菌器

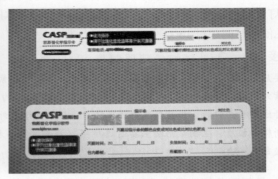

图4-9 过氧化氢低温等离子体灭菌化学指示
卡和指示胶带

(5) 微波消毒灭菌法:微波是一种频率高、波长短的电磁波。在电磁波的高频交流电场中,物品中的极性分子发生极化,并频繁改变方向,互相摩擦,使温度迅速升高,达到消毒灭菌效果。微波可杀灭细菌繁殖体、真菌、病毒、细菌芽胞、真菌孢子等各种微生物。常用于食品及餐具的处理、医疗药品及耐热非金属材料器械的消毒灭菌。

(6) 低温蒸汽消毒法:将蒸汽输入预先抽空的压力蒸汽灭菌锅内,并控制其温度 73~80℃,持续 10~15 分钟进行消毒。主要用于不耐高热的物品,如内镜、麻醉面罩和塑料制品等消毒,能杀灭细菌繁殖体,但不能杀死芽胞。

2. 光照消毒法(辐射消毒) 主要利用紫外线照射,使菌体蛋白发生光解、变性而导致细菌死亡。其杀菌力对杆菌强,对球菌较弱,对生长期细菌敏感,对芽胞敏感性差。

(1) 日光暴晒法:日光由于其有热、干燥和紫外线的作用,有一定的杀菌力。常用于床垫、毛毯、衣服、书籍等物品的消毒。将物品放在直射日光下暴晒6小时,定时翻动,使物体各面均受到日光照射。

(2) 紫外线消毒法:紫外线属电磁波辐射,杀菌力最强的波长范围在 250~270nm,一般以 253.7nm 作为杀菌紫外线波长的代表。紫外线对细菌、病毒、真菌的微生物甚至包括细菌芽胞均有杀菌作用,常用于物体表面、空气、水的消毒。但在实际工作中易受其穿透力、温度及相对湿度等因素影响。紫外线灯管为人工制作的低压汞的石英灯管,有 15W、20W、30W、

40W 四种。通电后汞气化放出紫外线,5 ~ 7 分钟后,空气中的氧气受紫外线照射电离产生臭氧,可增强杀菌效果。常采用的紫外线灯管有悬吊式、移动式灯架和紫外线消毒柜。

1)方法:①空气消毒:消毒前需作室内清洁卫生工作(紫外线易被灰尘微粒吸收),关闭门窗,人员停止走动,每 10m 安装 30W 紫外线灯管一支,有效距离不超过 2m,照射时间为 30 ~ 60 分钟。②物品消毒:选用 30W 紫外线灯管,消毒时应将物品摊开或挂起以减少遮挡(紫外线穿透力差),有效距离为 25 ~ 60cm,应定时翻动物品,使其各个表面受到直接照射,每面照射时间为 20 ~ 30 分钟。③液体消毒:可采用水内照射法或水外照射法,紫外光源应装有石英玻璃保护罩,水层厚度应小于 2cm,并根据紫外线的辐照的强度确定水流速度。

2)注意事项:①保持灯管清洁:灯管表面一般每 2 周用无水乙醇擦拭一次,发现灯管表面有灰尘、油污时,应随时擦拭。②消毒环境合适:适宜温度为 20 ~ 40℃,相对湿度为 40% ~ 60% 。③加强防护:照射时嘱患者离开照射房间或双眼戴墨镜,暴露的肢体用被单遮盖,因紫外线对眼睛及皮肤有强烈的刺激作用,可引起眼炎或皮炎。④正确计算并记录消毒时间:紫外线的消毒时间须从灯亮 5 ~ 7 分钟后开始计时,建立时间登记卡,若使用时间超过 1000 小时,需更换灯管。⑤定期检测消毒效果:由于紫外线灯使用过程中辐照强度逐渐降低,故应定时检测灯管照射强度,一般每 3 ~ 6 个月测定一次。如灯管照射强度低于 $70\mu W/cm^2$ 时应更换,或凡使用时间超过 1000 小时,需更换灯管。

考点:紫外线用于空气和物品消毒的有效距离和时间,消毒的注意事项

📖 **链接**:┈┈┈┈┈┈┈ 紫外线灯管辐照强度

主要应用物理、化学、生物监测法:物理监测法是开启紫外线灯 5 分钟后,将紫外线辐照计置于所测紫外线灯下正中垂直 1m 处,仪表稳定后所示结果即为该灯管的辐照强度值;化学监测法是开启紫外线灯 5 分钟后,将紫外线灯强度辐射指示卡置于紫外线灯下正中垂直 1m 处,照射 1 分钟后,判断辐射强度;生物监测法主要通过对空气消毒、物品表面消毒的效果监测,了解其消毒效果,一般每月一次。

(3)臭氧灭菌灯消毒法:灭菌灯内装有臭氧发生管,在电场作用下,将空气中氧气转化成高纯臭氧。臭氧稳定性极差,在常温下可自行分解为氧,所以臭氧不能瓶装生产,只能现场生产立即使用。臭氧主要依靠其强大的氧化作用杀菌,是一种广谱杀菌剂,可杀灭细菌繁殖体和芽胞、病毒、真菌,并可破坏肉毒杆菌毒素等。主要用于空气、医院污水、诊疗用水、物品表面的消毒。使用灭菌灯时,关闭门窗,以确保消毒效果。消毒时,人员须离开现场。消毒结束后 20 ~ 30 分钟方可进入。

3. **电离辐射灭菌(冷灭菌)** 是指利用放射性核素 ^{60}Co 发射的 γ 射线或电子加速器产生的高能电子束穿透物品,杀死微生物的灭菌方法。此法具有广谱灭菌作用,适用于不耐高温物品的灭菌,如橡胶、金属、塑料、高分子聚合物(如一次性注射器、输液器、输血器、聚乙烯心瓣膜等)、精密医疗器械、生物医学制品及节育用具等。

4. **空气净化** 由于室内光照和通风较室外差,室内人群的呼吸道、皮肤不断地排出微生物,加之室内物品表面的浮游菌,使室内空气中细菌比室外多。利用通风或空气过滤器使室内空气中的细菌、尘埃大大降低,达到净化的目的。

(1)自然通风:定时开窗通风换气,可降低室内空气含菌的密度,短时间内使大气中的新鲜空气替换室内的污浊空气。通风是目前最简便、行之有效的净化空气之方法。通风的时间可根据湿度和空气流通条件来定。夏季应经常开窗通风换气;冬季可选择清晨或晚间开窗,每日通风换气 2 次,每次 25 ~ 30 分钟。

(2)空气过滤除菌:是医院空气净化措施中采取的现代化设备。使空气通过孔隙小于 0.2μm 的高效过滤器,利用物理阻留、静电吸附等原理除去介质中的微生物,达到空气洁净之

目的。凡在送风系统上装备高效空气过滤器的房间,称生物洁净室。主要用于手术室、器官移植病房、烧伤病房等。

5. 超声波消毒法　是利用频率在 20~200kHz 的声波作用下,使细菌细胞机械破裂和原生质迅速游离,达到消毒目的。如超声洗手器,用于手的消毒。超声洗涤机,用于注射器的清洁和初步的消毒处理。

(二) 化学消毒灭菌法

使用化学药物杀灭微生物的方法称为化学消毒灭菌法。其原理是通过药物渗透入细菌的体内,使菌体蛋白凝固变性,酶蛋白失去活性,抑制细菌代谢和生长,或破坏细菌细胞膜的结构,改变其通透性,使细胞破裂、溶解,从而达到消毒灭菌的作用。凡不适合物理消毒灭菌而耐潮湿的物品均可采用此法,如金属锐器(刀、剪、缝针)和光学仪器(胃镜、膀胱镜等)及皮肤、黏膜,患者的分泌物、排泄物、病室空气等。能杀灭繁殖体型微生物的化学药物称为消毒剂。可以达到灭菌效果的化学药物,称为灭菌剂。

理想化学消毒剂应具备的条件:杀菌谱广;有效浓度低;作用速度快;性质稳定;作用时间长;无刺激性、腐蚀性、不引起过敏反应;无色、无味、无臭,且用后易于除去残留药物;易溶于水;可在低温下使用;不易受有机物、酸、碱及其他物理、化学因素的影响;毒性低,不易燃烧、爆炸,使用无危险性;用法简便,价格低廉。

1. 化学消毒剂的使用原则

(1) 应根据物品的性能及不同微生物的特性,选择合适的消毒剂。

(2) 浸泡消毒前,物品要洗净擦干去除油脂及血渍;浸泡时,打开器械的轴节或套盖,管腔要灌满药液,使物品全部浸没在消毒液内。浸泡中途添加物品,需重新计时。

(3) 严格掌握消毒剂的有效浓度、消毒时间及使用方法,使用新鲜配制的消毒液。

(4) 应根据消毒剂的种类特点,定期监测消毒剂的浓度、消毒时间和消毒时的温度,并记录,结果应符合该消毒剂的规定。消毒液应定期更换,易挥发的消毒液应加盖,以保持有效浓度。

(5) 消毒液中不能放置纱布、棉花等,因这类物品可吸附消毒剂从而降低消毒效力。

(6) 消毒后物品应定期进行监测,监测方法及监测结果符合国家标准。

(7) 浸泡消毒后的物品,使用前应用无菌生理盐水或无菌蒸馏水冲洗;气体消毒后的物品,应待气体散发后再使用,以免刺激组织。

2. 化学消毒剂的使用方法

(1) 浸泡法:将需消毒的物品完全浸没在消毒液中的方法。按被消毒物品和消毒液的种类不同,确定消毒溶液浓度、浸泡时间。适用于耐湿不耐热物品的消毒,如锐利器械、精密仪器等。

(2) 擦拭法:用化学消毒液擦拭被污染物体表面或进行皮肤消毒的方法。应选用易溶于水、穿透性强、无显著刺激性的消毒剂。常用于地面、家具、墙壁等的消毒。

(3) 喷雾法:用喷雾器将化学消毒剂均匀喷洒在空气中和物体表面进行消毒的方法。常用于空气和物品表面(如墙壁、地面)的消毒。

(4) 熏蒸法:利用消毒药品所产生的气体进行消毒灭菌的方法。常用于换药室、手术室、病室的空气消毒。在消毒间或密闭的容器内,也可用熏蒸法对被污染的物品进行消毒灭菌。

1) 空气消毒:将消毒剂加热熏蒸,按规定时间密闭门窗,消毒完毕再开窗通风换气。常用的消毒剂及消毒方法见表4-1。

表 4-1　空气熏蒸消毒法

消毒剂	消毒方法
2% 过氧乙酸溶液	8ml/m³,加热熏蒸,密闭门窗 30 ~ 120 分钟
纯乳酸	0.12ml/m³,加等量水,加热熏蒸,密闭门窗 30 ~ 120 分钟
食醋	5 ~ 10ml/m³,加热水 1 ~ 2 倍,加热熏蒸,密闭门窗 30 ~ 120 分钟,用于流感、流脑、H1N1 感染患者病室的消毒

考点:空气消毒的方法

2）物品消毒:常用甲醛熏蒸柜。

3. 常用的化学消毒灭菌剂　见表 4-2。

表 4-2　常用的化学消毒灭菌剂

消毒灭菌剂	水平	原理	使用范围	注意事项
环氧乙烷	灭菌剂	低温为液态,超过 10.8℃为气态。与菌体蛋白结合,使酶代谢受阻而导致死亡;能杀灭细菌、真菌、病毒、立克次体和芽胞	①精密仪器、化纤、器械的消毒灭菌剂量为 800 ~ 1 200mg/L,温度为(54±2)℃,相对湿度为 60% ± 10%,时间为 2.5 ~ 4 小时 ②少量物品可装入丁基橡胶袋内消毒,大量物品可放入环氧乙烷灭菌柜内,可自动调节相对湿度、温度和投药量进行消毒灭菌	①易燃易爆且具有一定毒性,必须熟悉使用方法,严格遵守安全操作程序 ②放置阴凉通风,无火源及电源开关处,严禁放入电冰箱 ③灭菌后的物品应清除环氧乙烷残留量后方可使用 ④贮存温度不可超过 40℃,以防爆炸 ⑤每次消毒时,应进行效果检测及评价
戊二醛	灭菌剂	与菌体蛋白反应,使之灭活;能杀灭细菌、真菌、病毒和芽胞	①2% 戊二醛溶液加入 0.3% 碳酸氢钠溶液,成为 2% 碱性戊二醛溶液,用于浸泡器械、内镜等,消毒需 30 ~ 60 分钟,灭菌时间需 7 ~ 10 小时 ②2% 戊二醛喷雾或熏蒸作用 1 小时可达消毒效果	①浸泡金属类物品时,加入 0.5% 亚硝酸钠溶液防锈 ②内镜连续使用,需间隔消毒 10 分钟,每天使用前后各消毒 30 分钟,消毒后再用冷开水洗净 ③每周过滤 1 次,每 2 周更换消毒剂 1 次 ④消毒后的物品,在使用前用无菌蒸馏水冲洗 ⑤戊二醛一经碱化稳定性降低,应加盖并现配现用
过氧乙酸(PAA)	灭菌剂	能产生新生态氧,将菌体蛋白质氧化,使细菌死亡;能杀灭细菌、真菌、芽胞、病毒	①0.2% 过氧乙酸溶液用于手消毒,浸泡 1 ~ 2 分钟 ②0.5% 过氧乙酸溶液用于餐具消毒,浸泡 30 ~ 60 分钟 ③0.2% ~ 0.5% 过氧乙酸溶液用于物体表面的擦拭,或浸泡 30 ~ 60 分钟 ④1% ~ 2% 过氧乙酸溶液用于室内空气熏蒸消毒,8ml/m³,加热熏蒸,密闭门窗 30 ~ 120 分钟	①对金属及织物有腐蚀性 ②易氧化分解而降低杀菌力,故需加盖及现配现用 ③浓溶液有刺激性及腐蚀性,配制时要戴口罩和橡胶手套 ④存于阴凉避光处,防高温引起爆炸

续表

消毒灭菌剂	水平	原理	使用范围	注意事项
福尔马林(37%~40%甲醛)	灭菌剂	能使菌体蛋白变性,酶活性消失;能杀灭细菌、真菌、芽胞和病毒	①空气消毒加热法:取2~10ml/m³,加水2~10ml,加热熏蒸密闭门窗6小时以上 ②空气消毒氧化法:2~10ml/m³,高锰酸钾15g/m³,先将高锰酸钾倒入盆内,加等量水搅成糊状,再将福尔马林溶液倒入,密闭门窗熏蒸6小时以上 ③物品消毒氧化法,备甲醛消毒柜,取甲醛溶液40~60ml/m³加入高锰酸钾20~40g/m³。柜内熏蒸密封6~12小时	①熏蒸穿透力弱,衣物最好挂起消毒 ②温、湿度对消毒效果有明显影响,要求温度在18℃以上,相对湿度在70%~90% ③对人有一定毒性和刺激性,使用时注意防护 ④甲醛有致癌作用,不宜用于室内空气消毒
碘酊	高效消毒剂	使细菌蛋白氧化变性;能杀灭大部分细菌、真菌、芽胞和原虫	①2%碘酊溶液用于皮肤消毒和一般皮肤感染,擦后待干(20s),再用75%乙醇脱碘 ②2.5%碘酊溶液用于脐带断端的消毒,擦干后待干(20s),再用75%乙醇脱碘	①对皮肤有较强的刺激作用,不能用于黏膜消毒 ②皮肤过敏者禁用 ③对金属有腐蚀性,不能浸泡金属器械
含氯消毒剂常用的有漂白粉、漂白粉精、氯胺T、二氯异氰脲酸钠(优氯净)	高效消毒剂	在水溶液中放出有效氯,破坏细菌酶的活性而致死亡;能杀灭各种致病菌、病毒、芽胞	①0.5%漂白粉溶液、0.5%~1%的氯胺溶液用于餐具、便具等的消毒,浸泡30分钟 ②1%~3%漂白粉溶液、0.5%~3%的氯胺溶液喷洒或擦拭地面、墙壁及物品表面 ③排泄物消毒:干粪5份加漂白粉1份搅拌,放置2小时;尿液100ml,加入漂白粉1g放置1小时	①消毒剂保存在密闭容器内,置于阴凉、干燥、通风处,减少有效氯的丧失 ②配制的溶液性质不稳定,应现配现用 ③有腐蚀及漂白作用,不宜用于金属制品、有色衣物及油漆家具的消毒 ④定期更换消毒液
消毒灵	高效消毒剂	同上	①0.5%消毒灵溶液用于针筒、针头、输液器、输血器的消毒浸泡1小时 ②1%消毒灵溶液用于胃管、肛管、导尿管等消毒,浸泡1小时 ③1%消毒灵溶液用于体温计消毒,第一次浸泡5分钟,第二次浸泡30分钟	消毒后物品,使用前需用无菌0.9%氯化钠溶液冲洗
碘伏	中效消毒剂	破坏细胞膜的通透性屏障,使蛋白质漏出后与细菌酶蛋白起碘化反应,使之失活;能杀灭细菌、病毒	①2%有效碘溶液用于手术部位及注射部位的皮肤消毒 ②0.05%~0.1%有效碘消毒液用于口腔黏膜及伤口黏膜创面的消毒擦拭 ③0.1%有效碘溶液用于体温计消毒	①碘伏稀释后稳定性差,宜现用现配 ②置于阴凉、避光处,防潮、密闭保存 ③对2价金属制品有腐蚀作用,不作相应金属制品的消毒 ④皮肤消毒后不用乙醇脱碘

消毒灭菌剂	水平	原理	使用范围	注意事项
达尔美净化剂 PVP-I	中、高效消毒剂	碘与表面活性剂的不定型结合物能杀灭细菌芽胞	①3% 达尔美净化剂 PVP-I 溶液用于体温计消毒,浸泡 30 分钟 ②0.5%~1% 达尔美净化剂 PVP-I 用于手术前皮肤消毒和手消毒	①体温计消毒前将唾液擦净,消毒后用冷开水洗净,擦干待用 ②皮肤消毒后留有色素可用水洗净
安尔碘 AED-I	中、高效消毒剂	对细菌、真菌、乙肝病毒等具有广谱、速效、持效杀菌作用	0.2% 有效碘原液,用于注射前皮肤消毒、外科洗手消毒、手术部位皮肤黏膜消毒、外科换药消毒、口腔黏膜消毒	①使用后注意盖紧瓶盖 ②手术部位皮肤消毒时,如使用高频电刀,须待消毒剂干后使用
乙醇	中效消毒剂	使菌体蛋白脱水凝固变性,干扰了细菌的新陈代谢而导致死亡,但对肝炎病毒及芽胞无效	①75% 乙醇溶液作为消毒剂,多用于消毒皮肤,也可用于浸泡锐利金属器械及体温计 ②95% 乙醇溶液可用于燃烧灭菌	①易挥发,须加盖保存,定期调整,保持体积浓度不低于75% ②有刺激性,不宜用于黏膜及创面的消毒 ③易燃,忌明火
苯扎溴铵(新洁尔灭)	低效消毒剂	是阳离子表面活性剂,能吸附带阴电的细菌,破坏细胞膜,最终导致菌体自溶死亡,又可使菌体蛋白变性而沉淀;对细菌繁殖体有杀灭作用,但不能杀灭结核杆菌、芽胞和亲水性病毒	①0.01%~0.05% 苯扎溴铵溶液用于黏膜消毒 ②0.1%~0.2% 苯扎溴铵溶液用于消毒金属器械,浸泡15~30 分钟(加入 0.5% 亚硝酸钠溶液以防锈)	①②同"双氯苯双胍乙烷" ③对铝制品有破坏作用,故不可用铝制品盛装 ④目前已较少使用
双氯苯双胍乙烷(洗必泰)	低效消毒剂	破坏细菌细胞膜的酶活性,使胞浆膜破裂;对细菌繁殖体有较强的杀菌作用,但不能杀灭芽胞、分枝杆菌和病毒	①0.02% 双氯苯双胍乙烷溶液用于手的消毒,浸泡 3 分钟 ②0.05% 双氯苯双胍乙烷溶液用于创面消毒 ③0.1% 双氯苯双胍乙烷溶液用于物体表面的消毒	①对肥皂、碘、高锰酸钾等阴离子表面活性剂有拮抗作用 ②有吸附作用,会降低药效,所以溶液内不可投入纱布、棉花等
苯扎溴铵酊(新洁尔灭酊)	中效消毒剂	同上	0.1% 苯扎溴铵酊(1 000mg/L)溶液用于皮肤、黏膜消毒	取苯扎溴铵 1g+曙红 0.4g+95% 乙醇溶液 700ml + 蒸馏水至 1 000ml

考点:化学消毒剂的分类、使用方法和注意事项

注:
灭菌剂:杀灭一切微生物(包括细菌芽胞)达到灭菌的消毒剂。
高效消毒剂:杀灭一切细菌繁殖体、结核杆菌、病毒、真菌及其孢子和绝大多数细菌芽胞的消毒剂。
中效消毒剂:杀灭除细菌芽胞以外的各种病原微生物的消毒剂。
低效消毒剂:只能杀灭细菌繁殖体、部分真菌和亲脂病毒,不能杀灭结核杆菌、亲水性病毒和芽胞的消毒剂。

链接 :::::::::　医用物品对人体的危险性分类

医用物品对人体的危险性是指物品污染后造成危害的程度。根据其危害程度将其分为以下三类。

（1）高度危险性物品：这类物品是穿过皮肤或黏膜而进入无菌的组织或器官内部的器材，或与破损的组织、皮肤、黏膜密切接触的器材和用品。例如，手术器械和用品、穿刺针、输血器材、输液器材、注射的药物和液体、透析器、血液和血液制品、导尿管、膀胱镜、腹腔镜、脏器移植物和活体组织检查钳等。

（2）中度危险性物品：这类物品仅和破损皮肤、黏膜相接触，而不进入无菌的组织内。例如，呼吸机管道、胃肠道内镜、气管镜、麻醉机管道、子宫帽、避孕环、压舌板、喉镜、体温表等。

（3）低度危险性物品：虽有微生物污染，但在一般情况下无害，只有当受到一定量的病原微生物污染时才造成危害的物品。这类物品和器材仅直接或间接地和健康无损的皮肤相接触，包括生活卫生用品和患者、医护人员生活和工作环境中的物品。例如，毛巾、面盆、痰盂（杯）、地面、便器、餐具、茶具、墙面、桌面、床面、被褥、一般诊断用品（听诊器、听筒、血压计袖带等）等。

四、消毒供应中心（室）

消毒供应中心（central sterile supply department，CSSD）是医院内承担所有重复使用诊疗器械、器具、物品的清洗、消毒、灭菌以及灭菌物品供应的部门，是预防和控制医院内感染的重要科室。消毒供应中心工作质量的好坏，直接影响诊疗和护理质量，关系到患者和医务人员的安危。

（一）消毒供应中心的设置

医院应独立设置消毒供应中心，条件好的医院消毒供应中心应为附近基层医院服务。

1. 建筑原则　应遵循医院感染预防与控制的原则，遵守国家法律法规对医院建筑和职业防护的相关要求。

2. 基本要求　消毒供应中心应有与产房、临床科室、手术室直接传递物品的专用通道；周围环境应清洁、无污染源，区域相对独立；内部通风、采光良好，气体排放、温度和湿度控制符合要求；建筑面积应符合医院建设标准的规定，并兼顾未来发展的需要。

（二）消毒供应中心的布局

分为工作区域和辅助区域，要求各区域标志明显、界限清楚、通行路线明确。

1. 工作区域　包括去污区、检查包装灭菌区和无菌物品存放区，其划分应遵循"物品由污到洁，不交叉、不逆流；空气流向由洁到污；去污区保持相对负压；检查包装灭菌区保持相对正压"的原则。各区间应设实际屏障；去污区和检查包装灭菌区均应设洁、污物品通道和人员出入缓冲间（带）。工作区域的洗手设施应采用非手触式水龙头开关，无菌物品存放区不应设洗手池。

（1）去污区：为污染区域，用于对重复使用的诊疗器械、器具和物品进行回收、分类、清洗、消毒（包括运输器具的清洗消毒等），此区域工作人员应采用标准防护。

（2）检查包装灭菌区：为清洁区域，用于对已去污的诊疗器械、器具和物品进行检查、装配、包装及灭菌（包括敷料制作等），要求器械和敷料分室包装。

（3）无菌物品存放区（图4-10）：为清洁区域，用于对已灭菌物品的保管、整理和供应；一次性用物应设置专门区域存放。

2. 辅助区域　包括工作人员值班室、办公室、休息室、更衣室、卫浴间等。

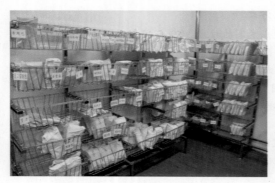

图 4-10　无菌物品存放区

（三）消毒供应中心的工作内容

1. 回收　对临床各科使用过的需重复使用的诊疗器械、器具和物品集中进行回收；对被朊病毒、梭状芽胞杆菌及突发原因不明的传染病病原体污染的诊疗器械、器具和物品，使用者应双层封闭包装并标明感染性疾病名称，由消毒供应中心单独回收处理。回收时应采用封闭式，避免反复装卸；不应在诊疗场所对所污染的诊疗器械、器具和物品进行清点，回收工具每次使用后也要清洗、消毒，干燥备用。

2. 清洗消毒

（1）清洗：包括机械清洗和手工清洗。机械清洗适用于大部分常规器械的清洗；手工清洗适用于精密、复杂器械的清洗，精密器械的清洗应遵循生产厂家提供的使用说明或指导手册；也可用于有机物污染较重器械的初步处理。清洗步骤包括冲洗、洗涤、漂洗、终末漂洗。

（2）消毒：清洗后的器械、器具和物品应进行消毒处理。首选热力消毒，也可采用75%乙醇、酸性氧化电位水或其他国家许可的消毒液进行消毒。

3. 干燥、检查与保养

（1）干燥：首选干燥设备对物品（根据物品性质）进行干燥处理；无干燥设备及不耐热的器械、器具和物品使用消毒低纤维絮擦布进行干燥处理；管腔类器械可使用压力气枪或95%乙醇进行干燥处理。

（2）检查：使用目测或带光源放大镜对干燥后的每件器械、器具和物品进行检查，要求器械表面及关节、齿牙处光洁无锈、无血渍、无水垢，功能完好无损毁；带电源器械还应进行绝缘性能的安全检查。

（3）保养：根据不同特性分类保养，如橡胶类物品应防粘连、防老化；玻璃类物品避免碰撞、骤冷骤热；金属类器械使用润滑剂防锈，以免损坏锐利刀剪的锋刃；布类物品防霉、防火、防虫蛀等。

4. 包装　包括装配、包装、封包、注明标识等步骤，器械与敷料应分室包装。

（1）包装前应根据器械装配技术规程，核对器械的种类、规格和数量，拆卸的器械应组装。

（2）手术器械应摆放在篮筐或有孔盘中配套包装；盆、盘、碗等单独包装；轴节类器械不应完全锁扣；有盖的器皿应开盖；摞放的物品应隔开，朝向一致；管腔类物品应盘绕放置并保持管腔通畅。纺织品包装材料应无破损无污渍，一用一清洗；开放式的储槽不应用于灭菌物品的包装；硬质容器的使用遵循操作说明；灭菌手术器械采用闭合式包装，两层包装材料分两次包装；灭菌物品通常采用密封式包装，如是单独包装的器械，可使用一层，纸袋、纸塑料等包装。

（3）灭菌包外设有灭菌化学指示胶带；高度危险性物品包内放置化学指示卡；如果透过包装材料可以直接观察包内灭菌化学指示卡的颜色变化，则不放置包外灭菌化学指示胶带；使用专用胶带或医用热封机封包，应保持闭合完好性；胶带长度与灭菌包体积、重量相适宜、松紧适度；纸塑袋、纸袋等密封包其密封宽度应≥6mm，包内器械距包装袋封口≥2.5cm；硬质容器应设置安全闭锁装置；无菌屏障完整性破坏时应可识别。

（4）灭菌物品包装的标识应注明物品名称、数量、灭菌日期、失效日期、包装者等内容。

5. 装载、灭菌及卸载　根据物品的性质选择适宜的灭菌方法,按照不同的灭菌器要求装载灭菌包,放置方法恰当,尽量将同类物品同锅灭菌,装载时标识应注明灭菌时间、灭菌器编号、灭菌批次、科室名称、灭菌包种类等,标识应具有追溯性。灭菌后按要求卸载,并且待物品冷却,检查包外化学指示胶带变色情况以及包装的完整性和干燥情况。

6. 储存与发放

（1）储存:灭菌后物品应分类、分架存放于无菌物品存放区。物品存放架或柜应距地面20～25cm,离墙5～10cm,距天花板50cm。物品放置应固定位置、设置标识、定期检查、盘点、记录。

（2）发放:无菌物品的发放遵循先进先出的原则,确认无菌物品的有效性;发放时有专人专窗,或者按照规定线路由专人、专车或容器加防尘罩去临床科室发放;接触无菌物品前应先洗手或进行手消毒;发放记录应具有可追溯性;发放无菌物品的运送工具应每日清洁处理,干燥存放,若有污染应消毒处理,干燥后备用。

7. 相关监测　消毒供应中心应有专人负责质量监测,根据《消毒技术规范》及《医院消毒供应中心清洗消毒及灭菌效果监测标准》等定期对清洁剂、消毒剂、洗涤用水、润滑剂、包装材料等进行质量检查;定期进行监测材料的质量检查;对清洗消毒器、超声清洗器、灭菌器等进行日常清洁和检查;根据灭菌器的类型对灭菌效果分别进行检查。

（四）消毒供应中心的管理

消毒供应中心在主管院长或其相关职能部门的直接领导下开展工作,由护理管理部门、医院感染管理部门、人事管理部门、设备及后勤管理等部门协同管理,以保障消毒供应中心的工作需要,确保医疗安全。

消毒供应中心应建立健全岗位职责,建立操作规程、消毒隔离、监测、质量管理、设备管理、器械管理(包括外来医疗器械)及职业安全防护等管理制度和突发事件的应急预案;建立质量管理追溯制度;完善质量控制过程的相关记录;同时建立与相关科室联系制度。

消毒供应中心的工作人员应接受与岗位职责相应的岗位培训,正确掌握各类诊疗器械、器具与物品的清洗、消毒、灭菌的知识与技能;相关清洗、消毒、灭菌设备的操作规程;医院感染与控制的知识与技能;职业安全防护原则和方法。同时根据专业进展,开展继续教育培训,更新知识。

第 3 节　无 菌 技 术

一、概　　念

1. 无菌技术　是指在医疗、护理操作中,防止一切微生物侵入人体和防止无菌物品、无菌区域被污染的操作技术。

2. 无菌物品　是指经过物理或化学方法灭菌处理后未被污染的物品。用于需进入人体内部,包括进入血液、组织、体腔的医用器材,如手术器械、注射用具、一切置入体腔的引流管等,要求绝对无菌。

3. 无菌区域　是指经过灭菌处理后未被污染的区域。

4. 非无菌物品或非无菌区域　是指未经过灭菌处理或经过灭菌处理后被污染的物品或区域。

无菌技术是防止发生感染和交叉感染的一项重要的基本操作。护理人员必须加强无菌观念,正确熟练地掌握无菌技术,严守操作规程,以保证患者的安全。

二、无菌技术操作原则

1. 操作前准备

（1）操作区域要清洁、宽敞,无菌操作前30分钟通风,停止清扫地面,减少人员走动,以降低室内空气中的尘埃。

（2）操作者应修剪指甲,洗手,戴好帽子、口罩。必要时穿无菌衣,戴无菌手套。

2. 操作中保持无菌

（1）操作者应面向无菌区域,手臂须保持在腰部或治疗台面以上,不可跨越无菌区域。操作时,不可面对无菌区谈笑、咳嗽、打喷嚏。

（2）用无菌持物钳夹取无菌物品;无菌物品一旦被取出,即使未使用,也不可放回无菌容器内;一套无菌物品,仅供一位患者使用,防止交叉感染。

（3）操作中,无菌物品疑有污染或已被污染,不可使用,应予更换或重新灭菌。

3. 无菌物品保管

（1）无菌物品和非无菌物品应分别放置,并有明显标志。

（2）无菌物品必须存放在无菌包或无菌容器内,无菌包或无菌容器外要注明灭菌日期、物品名称,物品按有效期或失效期先后顺序摆放。

（3）定期检查无菌物品保存情况,如符合存放环境要求,使用纺织品材料包装的无菌物品有效期宜为14天,否则一般为7天;医用一次性纸袋包装的无菌物品,有效期宜为1个月;使用一次性医用皱纹纸、一次性纸塑袋、医用无纺布或硬质容器包装的无菌物品,有效期宜为6个月;由医疗器械生产厂家提供的一次性使用无菌物品遵循包装上标识的有效期。无菌包过期或包布受潮均应重新灭菌。

考点：无菌技术的操作原则

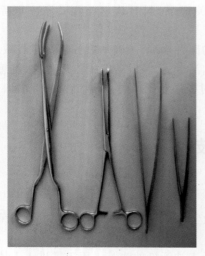

图4-11　常用的无菌持物钳

（3）环境准备:光线适宜,整洁、宽敞。

【实施】　见表4-3。

三、无菌技术基本操作法

（一）无菌持物钳使用法

【目的】　取放或传递无菌物品。

【评估】　操作环境,持物钳。

【计划】

（1）护士准备:着装整洁,剪指甲,洗手,戴口罩。

（2）用物准备:无菌持物钳、盛放无菌持物钳的容器。

无菌持物钳的种类:临床常用的无菌持物钳有卵圆钳、三叉钳和长、短镊子四种(图4-11)。

无菌持物钳的存放:每个容器只放一把无菌持物钳,目前临床主要使用干燥保存法,即将盛有无菌持物钳的无菌干罐保存在无菌包内,使用前开包,4小时更换一次。

表 4-3 无菌持物钳的使用

操作程序	操作步骤	要点说明
（1）检查	检查并核对名称、有效期、灭菌标识	确保在灭菌有效期内使用
（2）取钳	打开盛放无菌持物钳的容器盖，手持无菌持物钳上 1/3 处，闭合钳端，将钳移至容器中央，垂直取出，关闭容器盖（图 4-12）	盖闭合时不可从盖孔中取、放无菌持物钳取、放时，不可触及容器口边缘
（3）用钳	使用时保持钳端向下，在腰部以上视线范围内活动，不可倒转向上	保持无菌持物钳的无菌状态
（4）放回钳	使用后闭合钳端，打开容器盖，快速垂直放回容器中，盖好容器盖	防止无菌持物钳在空气中暴露过久而污染第一次使用，应记录打开日期、时间并签名，4 小时内有效

【评价】

（1）取放无菌持物钳时，未触及容器口边缘。

（2）使用时钳端始终向下。

【注意事项】

（1）无菌持物钳只能用于夹取无菌物品，不能夹取油纱布，以免油粘于钳端，影响消毒效果。不可用无菌持物钳换药或消毒皮肤，以防被污染。

（2）如需到远处夹取无菌物品，应连同容器一起搬移，就地取出使用，防止持物钳在空气中暴露过久而污染。

（3）无菌持物钳一旦污染或可疑污染应重新灭菌。

（4）干燥法保存时应 4 小时更换 1 次。

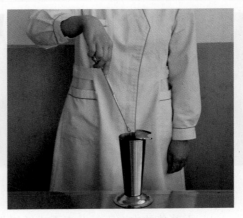

图 4-12　无菌持物钳的使用

（5）无菌持物钳如为湿式保存，除注意上述（1）～（3）外，还需注意：①无菌持物钳浸泡在盛有消毒液的大口有盖无菌容器内，消毒液面要浸没持物钳轴节以上 2～3cm 或镊子长度的 1/2，每个容器内只能放置一把无菌持物钳。②无菌持物钳及容器应每周清洁、消毒 2 次，同时更换消毒液。③使用频率较高的部门应每天清洁、灭菌（如门诊换药室、注射室、手术室等）。④取、放无菌持物钳时不可触及液面以上部分的容器内壁。⑤放入无菌持物钳时需松开轴节以利于钳与消毒液充分接触。

（二）无菌容器使用法

【目的】　无菌容器用于盛放无菌物品并保持其在无菌状态。

【评估】　无菌容器的种类及有效期。

【计划】

（1）护士准备：着装整洁，剪指甲，洗手，戴口罩。

（2）用物准备：盛有无菌持物钳的无菌罐、盛放无菌物品的容器。

无菌容器：常用的无菌容器有无菌盒、罐、盘等。无菌容器内盛灭菌器械、棉球、纱布等。

（3）环境准备：光线适宜，整洁、宽敞。

【实施】　见表 4-4。

表4-4　无菌容器使用法

操作程序	操作步骤	要点说明
（1）检查	检查并核对无菌容器名称、灭菌日期、失效期、灭菌标识	应同时查对无菌持物钳以确保在有效期内
（2）开盖	打开容器盖,平移离开容器,内面向上拿在手中或置于稳妥处（图4-13）	盖子不得在无菌容器上方翻转,以防灰尘落于容器内造成污染 拿盖时,手勿触及容器盖的边缘及内面,防止污染盖的内面
（3）取物	用无菌持物钳从无菌容器内垂直夹取无菌物品	无菌持物钳及物品不可触及容器边缘
（4）盖盖	取物后立即将盖翻转,使内面向下,由近向远或从一侧向另一侧盖严	避免容器内无菌物品在空气中暴露过久
（5）持无菌容器	手持无菌容器时（如无菌碗）应托住容器底部	手指不可触及容器边缘及内面 第一次使用,应记录开启日期、时间并签名,24小时内有效

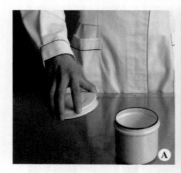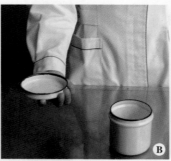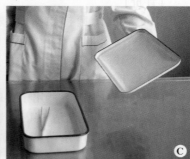

图4-13　无菌容器使用法

【评价】

（1）无菌盖的内面不触及桌面或任何非无菌区域。

（2）手指未触及容器边缘及内面。

（3）及时盖严无菌容器。

【注意事项】

（1）不可污染无菌容器的边缘及内面。

（2）无菌容器应定期消毒灭菌;一经打开,使用时间不超过24小时。

（三）取用无菌溶液法

【目的】　保持无菌溶液的无菌状态,供治疗护理用。

【评估】　操作环境,无菌溶液的名称及有效期。

【计划】

（1）护士准备:着装整洁,剪指甲,洗手,戴口罩。

（2）用物准备:无菌溶液、弯盘、无菌容器、无菌持物钳、消毒液、棉签、启瓶器、记录纸、笔等。

（3）环境准备:光线适宜,整洁、宽敞。

【实施】　见表4-5。

表4-5　取用无菌溶液法

操作程序	操作步骤	要点说明
（1）清洁	取盛有无菌溶液的密封瓶,擦净瓶外灰尘	
（2）核对、检查	核对瓶签上的药名、剂量、浓度、有效期,检查瓶盖有无松动,瓶身有无裂缝,对光检查溶液的澄清度,确定溶液无变色、无浑浊、无沉淀、无絮状物（图4-14A）	核对无误,溶液无浑浊、无变色、无沉淀,确信质量好方可使用

续表

操作程序	操作步骤	要点说明
（3）开瓶	用启瓶器撬开瓶盖，消毒瓶塞，待干后打开瓶塞	手不可触及瓶口及瓶塞的内面，防止污染
（4）冲洗瓶口	手握溶液瓶的标签面，倒出少量溶液于弯盘内（图4-14B）	避免沾湿标签，少量溶液冲洗瓶口
（5）倒溶液	由原处倒出所需溶液于无菌容器中（图4-14C）	瓶口不能接触容器，液体流出处应小于冲洗处
（6）盖瓶塞	倒液后立即塞好瓶塞（图4-14D）	必要时消毒后盖好，以防溶液污染
（7）记录	在瓶签上注明开瓶日期、时间并签名（图4-14E），放回原处	已打开过的无菌溶液瓶内的溶液只能保存24小时 余液只作清洁操作用
（8）处理	按要求整理用物并处理	

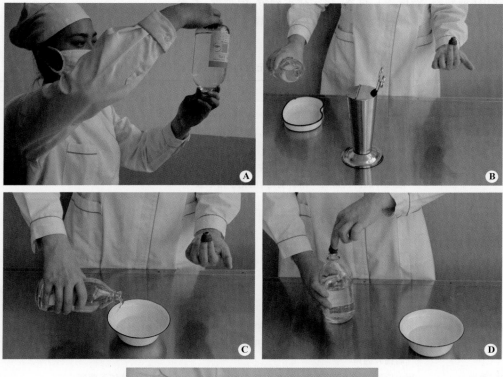

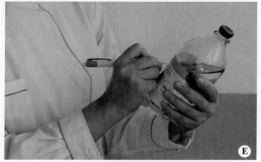

图4-14 取用无菌溶液法

【评价】

（1）无菌溶液未被污染。

（2）瓶签未浸湿，瓶口未污染，液体未溅到桌面。

【注意事项】

（1）任何物品不可伸入无菌溶液瓶内蘸取或直接接触瓶口倒液。

（2）已倒出的溶液不可再倒回瓶内。

（3）已开启的无菌溶液瓶内的溶液，24小时内有效，余液只作清洁操作用。

（四）无菌包使用法

【目的】　使包内无菌物品在规定时间内保持无菌状态，供无菌操作用。

【评估】　操作环境，操作台面，无菌包的名称及有效期。

【计划】

（1）护士准备：着装整洁，剪指甲，洗手，戴口罩。

（2）用物准备：无菌持物钳、无菌包、包布（质厚、致密、未脱脂的棉布制成双层纯棉布）、治疗巾（或敷料、器械等）、标签、化学指示胶带、记录纸、笔等。

（3）环境准备：光线适宜，整洁、宽敞、干燥。

【实施】　见表4-6。

表4-6　无菌包使用法

操作程序	操作步骤	要点说明
包扎法（图4-15）		
（1）放物	将物品、化学指示卡放在包布中央，玻璃物品先用棉垫包裹	以免玻璃物品碰撞损坏
（2）包扎	把包布一角盖住物品，然后折盖左右两角（角尖端向外翻折），最后一角折盖后，用化学指示胶带粘贴封包	避免开包时污染包布内面
（3）标记	挂上标签，注明物品名称、灭菌日期，送灭菌处理	
开包法		
（1）检查	检查并核对无菌包名称、灭菌日期、有效期、灭菌标识，无潮湿或破损	应同时查对无菌持物钳以确保在有效期内；如标记模糊或已过期，包布潮湿，则须重新灭菌
（2）打开包	将无菌包放在清洁、干燥处，撕开粘贴；用拇指和示指揭开包布外角，再揭开左右两角，最后揭开内角	手不可触及包布内面
（3）取物	用无菌钳取出所需物品，放在事先备好的无菌区内	操作时不可跨越无菌区
（4）还原	如包内用物未用完，按原折痕包好	
（5）记录	注明开包日期及时间并签名	已打开过的无菌包内物品只能保存24小时

注：手上开包法：需将小包内物品全部取出使用，可将包托在手上打开，另一手将包布四角抓住，稳妥地将包内物品放入无菌区域内（图4-16）。

一次性物品取用法：先查看无菌物品的名称、灭菌有效期，封包有无破损，核对无误后方可打开。

（1）打开一次性无菌注射器或输液器：在封包上特制标记处用手撕开（或用剪刀剪开），暴露物品后，可用手取。

（2）打开一次性无菌敷料或导管：用拇指和示指揭开双面粘合封包上下两层（或消毒封包边口后，再用无菌剪刀剪开），暴露物品后，用无菌持物钳夹取。也可根据不同物品的不同要求开启。

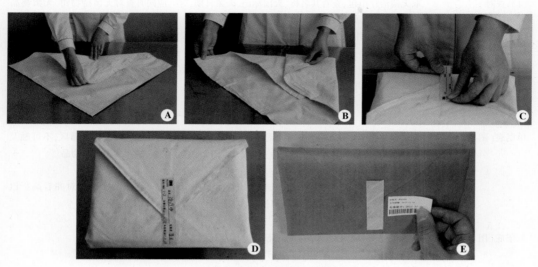

图 4-15　无菌包包扎法

【评价】

（1）包扎无菌包方法正确，松紧适宜。

（2）打开或还原无菌包时，手未触及包布内面及无菌物品。

（3）操作时，手臂未跨越无菌区。

（4）开包日期及时间记录准确。

【注意事项】

（1）打开无菌包时手只能接触包布四角的外面，不可触及包布内面，不可跨越无菌区。

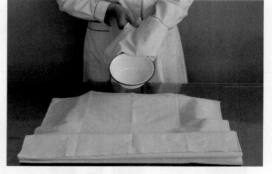

图 4-16　手上开包法

（2）包内物品未用完，应按原折痕包好，注明开包日期及时间，限 24 小时内使用。

（3）包内物品超过有效期、被污染或无菌包被浸湿，须重新灭菌。

（五）铺无菌盘法

【目的】　将无菌治疗巾铺在清洁干燥的治疗盘内，形成一无菌区，放置无菌物品，以供检查、治疗用。

【评估】　操作环境，检查与治疗项目，无菌物品有效期。

【计划】

（1）护士准备：着装整洁，剪指甲，洗手，戴口罩。

（2）用物准备：无菌持物钳、无菌包（内置无菌治疗巾）、治疗盘、无菌物品及容器、标签、弯盘、记录纸、笔等。

（3）环境准备：光线适宜,整洁、宽敞。

【实施】 见表4-7。

表4-7 铺无菌盘法

操作程序	操作步骤	要点说明
（1）查对	取无菌治疗巾包,查看其名称、灭菌标记、灭菌日期,有无潮湿、松散及破损	应同时查对无菌持物钳、无菌物品以确保在有效期内
（2）取巾	打开无菌包,用无菌持物钳取出一块无菌巾,放于清洁治疗盘内	治疗盘应清洁、干燥
	将剩余无菌治疗巾按原折痕包好无菌包,并注明开包日期、时间并签名	包内治疗巾可在24小时内有效
（3）铺巾		
1）单巾铺法		
单层底（图4-17）	双手捏住无菌巾一边外面两角,轻轻抖开,双折铺于治疗盘上,将上层向远端呈扇形4折于一侧,开口边向外暴露无菌区	治疗巾的内面为无菌区,不可触及衣袖及其他有菌物品
	放入无菌物品后,拉平扇形折叠层,盖于物品上,上下层边缘对齐。将开口处向上翻折两次,两侧边缘向下翻折一次,露出治疗盘边缘	上下层无菌巾边缘对齐后翻折以保持无菌
双层底（图4-18）	双手捏住无菌巾一边外面两角,轻轻抖开,从远到近,3折成双层底,上层呈扇形折叠,开口向外	
	放入无菌物品拉平扇形折叠层,盖于物品上,边缘对齐	
2）双巾铺法（图4-19）	双手捏住无菌巾一边外面两角,轻轻抖开,从对侧向近侧平铺于治疗盘上	
	放入无菌物品后,再取无菌巾一块,无菌面向下盖于物品上,上下两层边缘对齐。四周超出治疗盘部分向上翻折1次	
（4）记录	记录铺盘日期及时间并签名	保持盘内无菌,4小时内有效

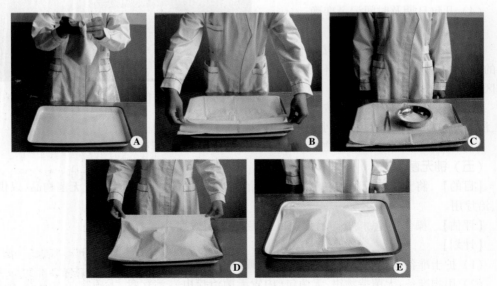

图4-17 单巾单层底铺法

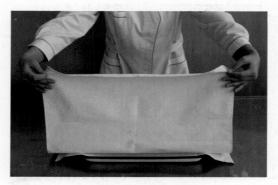

图4-18 单巾双层底铺法

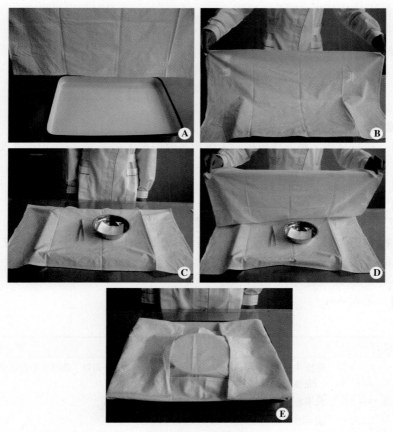

图4-19 双巾铺法

📖 **链接** :::::::: 无菌巾的折叠法（图4-20）

（1）纵折法：将治疗巾纵折两次，再横折两次，开口边向外。

（2）横折法：将治疗巾横折后再纵折，再重复一次。

（3）扇形折叠法：先纵向扇形折叠4折，再横向扇形折叠成16开长方形。

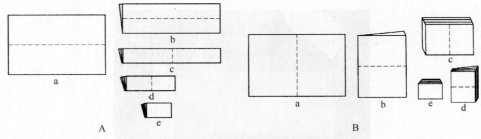

图4-20 无菌巾的折叠法示意图
A. 纵折法;B. 横折法

【评价】

(1) 无菌物品及无菌区域未被污染。

(2) 无菌巾上物品放置有序,使用方便。

【注意事项】

(1) 铺无菌盘的区域必须清洁、干燥,无菌巾避免潮湿。

(2) 手、衣物等非无菌物品不可触及无菌面。

(3) 铺好的无菌盘尽早使用,有效期不超过4小时。

(六) 戴脱无菌手套法

【目的】 执行某些无菌操作或接触无菌物品时需戴无菌手套,以保护患者及其操作者免受感染。

【评估】 操作环境,无菌手套的号码及有效期。

【计划】

(1) 护士准备:着装整洁,剪指甲,洗手,戴口罩。

(2) 用物准备:无菌手套、弯盘。无菌手套一般有两种类型:①天然橡胶、乳胶手套。②人工合成的非乳胶产品,如乙烯、聚乙烯手套。

(3) 环境准备:光线适宜,整洁、宽敞。

【实施】 见表4-8。

表4-8 戴脱无菌手套法

操作程序	操作步骤	要点说明
(1) 核对	检查并核对无菌手套袋外的号码、灭菌日期,包装是否完整、干燥	选择大小合适手套
(2) 打开手套袋	将手套袋平放于清洁、干燥的桌面上打开	
(3) 戴手套	图4-21	
①分次取戴法(图4-21A、B)	一手掀起手套袋开口处外层,另一手捏住手套翻折部分(即手套内面),取出手套,对准五指戴上	未戴手套的手不可触及手套的外面(无菌面)
	同法掀起另一袋口,已戴无菌手套的手指插入另一手套的翻折内面(即手套外面),取出手套,同法将手套戴好	已戴手套的手不可触及未戴手套的手或另一手套的内面
②一次取戴法(图4-21C、D)	两手同时掀起手套袋开口处外层,持手套翻折部分同时取出一双手套戴上	
	将两手套五指对准,一手捏住手套翻折部分,一手对准手套五指戴上;再以戴好手套的手指插入另一手套的翻折内面,同法将手套戴好	

续表

操作程序	操作步骤	要点说明
(4) 调整(图4-21E、F)	双手对合交叉调整手套的位置,然后将手套翻折扣套在工作衣袖外面 检查是否漏气	戴好手套的双手应保持在腰部以上视线范围内 不可强拉手套
(5) 脱手套(图4-22)	用戴手套的手捏住另一手套套口外面翻转脱下,已脱下手套的手指插入另一手套口内将其翻转脱下	勿使手套外面(污染面)接触皮肤 不可强拉手套边缘或手指部分以免损坏
(6) 处理	按要求整理用物并处理	弃置手套于黄色医疗垃圾袋内 洗手,脱口罩

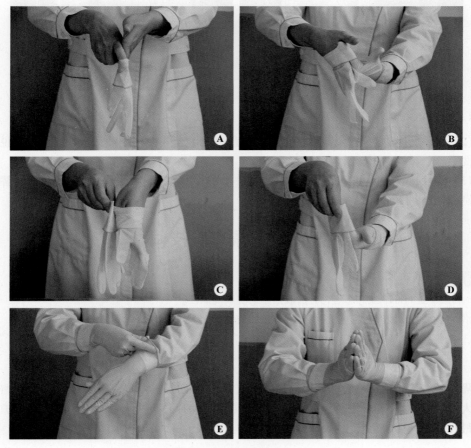

图4-21 戴无菌手套法

【评价】

(1) 无菌手套无污染。

(2) 戴、脱手套时未强行拉扯手套。

【注意事项】

(1) 戴手套后双手应始终保持在腰部或操作台面以上视线范围内的水平;如发现有破损或可疑污染应立即更换。

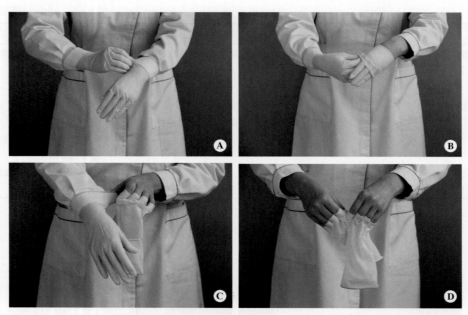

图4-22 脱手套

考点：无菌技术的基本操作法及注意事项

（2）脱手套时，应翻转脱下，避免强拉，注意勿使手套外面（污染面）接触到皮肤；脱手套后应洗手。

（3）诊疗护理不同患者之间应更换手套；一次性手套应一次性使用；戴手套不能替代洗手，必要时进行手消毒。

第4节 隔离技术

案例 4-2

一确诊甲型H1N1流感患者，男性，收治于医院隔离病区。

问题：作为该区护士为患者实施近距离操作时，如何做好个人防护？

一、概　　念

隔离是将传染源传播者和高度易感人群安置在指定的地点和特殊的环境中，暂时避免和周围人群接触，对前者采取传染源隔离，防止传染病病原体向外传播，对后者采取保护性隔离，保护高度易感人群免受感染。

二、隔离区域的设置和划分

（一）隔离区域的设置与隔离要求

1. 建筑与布局

（1）医院建筑区域划分：根据患者获得感染危险性的程度，应将医院分为4个区域（低危险区域、中等危险区域、高危险区域、极高危险区域）。各级综合性医院要设置隔离门诊、发热门诊，隔离留观室。指定收治SARS、甲型H1N1流感患者的医疗机构要设立相对独立的专门病区或病房。

（2）经呼吸道传播疾病患者的隔离病区：应设立两通道和三区之间的缓冲间，缓冲间两侧的门不应同时开启，以减少区域之间空气流通。经空气传播疾病的隔离病区，应设置负压病室。

（3）感染性疾病病区：应设在医院相对独立的区域，远离儿科病房、重症监护病房和生活区。设单独入、出口和入、出院处理室。

（4）门诊：如为普通门诊应单独设立出入口，设置问讯、预检分诊、挂号、候诊、诊断、检查、治疗、交费、取药等区域，流程清楚，路径便捷。儿科门诊应自成一区，出入方便，并设预检分诊、隔离诊查室等。

📖 **链接** :::::::::: **危险区域的划分**

　（1）**低危险区域**：包括行政管理区、教学区、图书馆、生活服务区等。
　（2）**中等危险区域**：包括普通门诊、普通病房等。
　（3）**高危险区域**：包括感染疾病科（门诊、病房）等。
　（4）**极高危险区域**：包括手术室、重症监护病房、器官移植病房等。

2. 隔离要求

（1）同一等级分区的科室相对集中，高危险区的科室宜相对独立，宜与普通病区和生活区分开，并远离食堂、水源和其他公共场所，相邻病区楼房相隔大约30m，侧面防护距离为10m，以防止空气对流传播，保证洁、污分开，防止因人员流程、物品流程交叉导致污染。

（2）病室内应有良好的通风设施，通风系统应区域化，防止区域间空气交叉污染。

（3）应按照《医务人员手卫生规范（WS/T313-2009）》的要求配备合适的手卫生设施。

（4）应严格服务流程和三区的管理。各区之间界线清楚，标识明显。不同种类的疾病患者应分室安置。受条件限制的医院，同种疾病患者可安置于一室，每间病室不应超过4人，两病床之间距离不少于1.1m。

（5）建立预检分诊制度，发现传染病患者或疑似传染病患者，应到专用隔离诊室或引导至感染疾病科门诊诊治，可能污染的区域应及时消毒。

（6）普通门诊、儿科门诊、感染疾病科门诊宜分开挂号、候诊。

（二）隔离区域的划分

1. **清洁区**（clean area）　指进行呼吸道传染病诊治的病区中不易受到患者血液、体液和病原微生物等物质污染及传染病患者不应进入的区域。包括医务人员的值班室、男女更衣室、卫生间、浴室以及储物间、配餐间等。

2. **潜在污染区**（potentially contaminated area）　也称半污染区，指进行呼吸道传染病诊治的病区中位于清洁区与污染区之间，有可能被患者血液、体液和病原微生物等物质污染的区域，包括医务办公室、治疗室、护士站、医疗器械等的处理室、患者用后的物品、内走廊等。

3. **污染区**（contaminated area）　指进行呼吸道传染病诊治的病区中传染病患者和疑似传染病患者接受诊疗的区域，包括被其血液、体液、分泌物、排泄物污染物品暂存和处理的场所。如病室、污物间、处置室以及患者入院、出院处理室等。

4. **两通道**（two passages）　指进行呼吸道传染病诊治的病区中的医务人员通道和患者通道。医务人员出入口、通道设在清洁区一端，患者出入口、通道设在污染区一端。

5. **缓冲间**（buffer room）　指进行呼吸道传染病诊治的病区中清洁区与潜在污染区之间、潜在污染区与污染区之间设立的两侧均有门的小室，为医务人员的准备间。

6. **负压病区**（negative pressure ward）　指通过特殊通风装置，使病区（病房）的空气按照由清洁区向污染区流动，使病区（病房）内的压力低于室外压力。负压病区（病房）排出的空气需经处理，确保对环境无害。

考点：隔离
区域的划分

三、隔离消毒原则

（一）一般消毒隔离

1. **工作人员** ①进入隔离单位须戴口罩、帽子,穿隔离衣。②穿隔离衣前,备齐所用物品,各种护理操作应有计划并集中操作。③穿隔离衣后,只能在规定范围内活动,一切操作要严格遵守隔离规程。④接触患者或污染物品后必须消毒双手,医务人员的手卫生应符合《医务人员手卫生规范(WS/T313-2009)》的要求。

2. **隔离区域及患者接触过物品** ①病室空气消毒可用紫外线照射每日一次,或用消毒液喷雾。②每日晨间护理后,用消毒液擦拭床、床旁桌椅。③患者接触过的医疗器械如血压计、体温计等,按规定消毒。④患者的用物、信件、票证等均须严格消毒后,才能带出病室。⑤患者的呕吐物、分泌物、排泄物及各种引流液按规定消毒处理后方可排放。⑥需送出病室处理的物品,应放入专用污物袋,污物袋外应有明显标志。

3. **病区管理** ①应根据国家的有关法规,结合本医院的实际情况,制定隔离预防制度并实施。②在新建、改建与扩建时,建筑布局应具备隔离预防的功能,区域划分应明确、标识清楚。③应采取有效措施,管理感染源、切断传播途径和保护易感人群。严格执行探视和陪伴制度,做好患者及探视者的宣教及解释工作。④应加强传染病患者的管理,包括隔离患者,严格执行探视制度。⑤隔离的实施应遵循"标准预防"和"基于疾病传播途径的预防"的原则。⑥传染性分泌物三次培养结果均为阴性或已渡过隔离期,经医生下达医嘱后,方可解除隔离。⑦了解患者的心理状况,尽量满足患者的心理需要,解除患者的恐惧感和因被隔离而产生的孤独、悲观等不良心理反应。

（二）终末消毒处理

1. **患者床单位消毒(bed unit disinfection)** 对患者住院期间、出院、转院、死亡后所用的床及床周围物体表面(表4-9)进行的清洁与消毒。如门窗、家具及地面、床旁桌抽屉、棉被、床垫、枕芯等。

表 4-9 传染病污染物品消毒法

类别	物品	消毒方法
病室	房间	2% 过氧乙酸溶液熏蒸
医疗用品	地面、墙壁、家具	0.2%~0.5% 过氧乙酸溶液,1%~3% 漂白粉澄清液喷洒或擦拭
	玻璃类、搪瓷类、橡胶类	0.5% 过氧乙酸溶液浸泡,高压蒸汽灭菌或煮沸消毒
	金属类	环氧乙烷熏蒸,0.2% 碱性戊二醛溶液浸泡
	血压计、听诊器、手电筒	环氧乙烷或甲醛熏蒸,0.2%~0.5% 过氧乙酸溶液擦拭
	体温计	1% 过氧乙酸溶液浸泡,75% 乙醇浸泡,碘伏(含 0.1% 有效碘)
日常用品	食具、茶杯、药杯	煮沸或微波消毒,环氧乙烷熏蒸,0.5% 过氧乙酸溶液浸泡
	信件、书报、票证	环氧乙烷熏蒸
被服类	布类、衣物	环氧乙烷熏蒸,高压蒸汽灭菌,煮沸消毒
	枕芯、被褥、毛织品	烈日下暴晒 6 小时以上或紫外线灯照射 60 分钟,环氧乙烷熏蒸,戊二醛熏蒸
其他	排泄物、分泌物	漂白粉或生石灰消毒,痰盛于蜡纸盒内焚烧
	便器、痰盂	3% 漂白粉澄清液或 0.5% 过氧乙酸溶液浸泡
	剩余食物	煮沸消毒 30 分钟后弃掉
	垃圾	焚烧

2. 患者的终末消毒处理　①患者转科或出院前洗澡，换清洁衣服，个人用物消毒后方能带出。②患者死亡后，用消毒液擦拭尸体，并用消毒液浸湿的棉球填塞口、鼻、耳、阴道、肛门等孔道，伤口更换敷料，然后用一次性尸单包裹尸体，送太平间。

四、隔离种类及措施

隔离种类按传播途径不同分以下几种，并按要求实行相应的隔离措施（表 4-10）。

表 4-10　隔离种类及措施

种类	适用范围	隔离措施
严密隔离	适用于经飞沫、分泌物、排泄物直接或间接传播的烈性传染病。如霍乱、鼠疫、传染性非典型肺炎（SARS）、人感染高致病性禽流感	①限制患者活动范围，离开隔离病房或隔离区域时，应戴外科口罩。严格限制探视者，如需探视，探视者应正确穿戴个人防护用品，并遵守手卫生规定 ②患者应减少转运，当需要转运时，医务人员应注意防护 ③接触患者时，必须穿隔离衣、鞋、戴口罩、帽子、手套，消毒措施必须严格。必要时穿防护服（如接触 SARS 患者）、长筒胶靴、隔离衣 2～3 层，并戴防护帽及护目镜。接触患者后，按要求脱去隔离衣等，并做好自身清洁 ④SARS 等高致病性传染病患者安置于有效通风的隔离病房或隔离区域内，必要时置于负压病房隔离；医务人员应经过专门的培训，掌握正确的防护技术，方可进入隔离病区工作；隔离区工作的医务人员应每日监测体温两次，体温超过 37.5 ℃ 及时就诊；医务人员应严格执行区域划分的流程，按程序做好个人防护，方可进入病区，下班前应沐浴、更衣后，方可离开隔离区；空气与物体表面的消毒应遵循《消毒技术规范》
空气传播的隔离	适用于接触经空气传播的疾病。如肺结核、水痘等，在标准预防的基础上采用	①患者无条件收治时，应尽快转送至有条件收治呼吸道传染病的医疗机构进行收治，并注意转运过程中医务人员的防护。当患者病情允许时，应戴外科口罩，定期更换，并限制其活动范围。对其环境应严格进行空气消毒 ②医务人员应严格按照区域流程，在不同的区域，穿戴不同的防护用品，离开时按要求摘脱，并正确处理使用过的物品；进入确诊或可疑传染病患者房间时，应戴帽子、医用防护口罩；进行可能产生喷溅的诊疗操作时，应戴护目镜或防护面罩，穿防护服；当接触患者及其血液、体液、分泌物、排泄物等物质时应戴手套
消化道隔离	适用于由患者的粪便直接或间接污染了食物或水源而引起传播的疾病。如伤寒、细菌性痢疾、甲型肝炎、戊型肝炎等	①不同病种患者最好分室居住，如条件不允许时，也可同住一室，但必须做好床边隔离，床边应加隔离标志，患者之间禁止交换物品 ②接触不同病种的患者时，应更换隔离衣，消毒双手 ③病室应有防蝇设备，保持无蝇、无蟑螂 ④患者的食具、便器各自专用，严格消毒，剩下的食物或排泄物均应消毒处理后再排放
接触隔离	适用于经接触传播疾病。如肠道感染、多重耐药菌感染、皮肤感染（破伤风、气性坏疽）的患者，在标准预防的基础上采用	①患者的隔离应限制患者的活动范围，且应减少转运，如需要转运时，应采取有效措施，减少对其他患者、医务人员和环境表面的污染 ②医务人员在接触隔离患者的血液、体液、分泌物、排泄物等物质时，应戴手套；离开隔离病室前，接触污染物品后应摘除手套，洗手和（或）手消毒。手上有伤口时应戴双层手套 ③进入隔离病室，从事可能污染工作服的操作时，应穿隔离衣；离开病室前，脱下隔离衣，按要求悬挂、清洗与消毒；使用一次性隔离衣，用后按医疗废物管理处置。接触甲类传染病应按要求穿脱防护服，按医疗废物管理要求进行处置。患者应住单间病室，不接触他人 ④凡患者接触过的一切物品，如被单、衣物、换药器械等均应先行灭菌处理，然后再行清洁、消毒、灭菌 ⑤污染敷料装袋标记后送焚烧处理

种类	适用范围	隔离措施
飞沫传播的隔离	适用于接触经飞沫传播的疾病。如百日咳、白喉、流行性感冒、病毒性腮腺炎、流行性脑脊髓膜炎等,在标准预防的基础上采用	①③同接触隔离①③ ②患者之间、患者与探视者之间相隔距离在1m以上,探视者应戴外科口罩 ④加强通风,或进行空气的消毒 ⑤与患者近距离(1m以内)接触,应戴帽子、医用防护口罩;进行可能产生喷溅的诊疗操作时,应戴护目镜或防护面罩,穿防护服;当接触患者及其血液、体液、分泌物、排泄物等物质时应戴手套。防护用品使用的具体要求应遵循有关规定
血液、体液隔离	适用于预防直接或间接接触传染性血液或体液传播的感染性疾病。如乙型肝炎、丙型肝炎、艾滋病、梅毒等	①同种病原体感染者可同室隔离,必要时单人隔离 ②为防止血液飞溅,应戴口罩及护目镜 ③若血液或体液可能污染工作服时,需穿隔离衣 ④接触血液或体液时应戴手套 ⑤注意洗手,若手被血液、体液、分泌物污染或可能被污染,应立即用消毒液洗手,接触另一个患者前也应洗手 ⑥被血液或体液污染的物品,应装入袋标记后送消毒或焚烧销毁,患者用过的针头应放入防水、防刺破并有标记的容器内,直接送焚烧处理 ⑦被血液或体液污染的室内表面物品表面,立即用5.25%次氯酸钠溶液消毒
昆虫隔离	适用于由昆虫传播的疾病。如乙型脑炎、疟疾、流行性出血热、斑疹伤寒等	病室内应有蚊帐及其他防蚊设施,如斑疹伤寒患者入院时,应经灭虱处理后,才能住进同种病室
保护性隔离(反向隔离)	适用于抵抗力低或极易感染的患者。如严重烧伤、早产儿、白血病及脏器移植患者等	①患者住单间病室或隔离单元内 ②接触患者前,戴帽子、口罩,穿隔离衣 ③病室内空气、地面、家具等均应严格消毒 ④患呼吸道疾病或咽部带病原菌者,避免接触患者。接触或护理患者前、后均应洗手。禁止探视患者

考点: 隔离种类及措施

五、隔离技术操作法

(一)帽子、口罩的使用法

【目的】

(1)帽子可防止工作人员的头发、头屑散落或被污染。

(2)使用口罩可保护患者和工作人员,避免互相传染,防止飞沫污染无菌物品、伤口或清洁物品。

【评估】 口罩种类、有效期,患者病情、目前采取的隔离种类。

【计划】

(1)护士准备:着装整洁,剪指甲,洗手。

(2)用物准备:备好清洁纱布口罩(用6~8层纱布制成)、外科口罩或一次性口罩(用过氯乙烯纤维滤纸制成,宽14cm,长16~18cm,带长30cm)、帽子或一次性帽子、污物袋。

(3)环境准备:整洁、宽敞。

【实施】 见表4-11。

表 4-11　口罩的使用法

操作程序	操作步骤	要点说明
戴帽子	戴清洁帽子,帽子应将头发全部遮住	
戴外科口罩		
(1) 戴口罩	将口罩罩住鼻、口及下巴,口罩下方带系于颈后,上方带系于头顶中部	
(2) 调整	将双手指尖放在鼻夹上,从中间位置开始,用手指向内按压,并逐步向两侧移动,根据鼻梁形状塑造鼻夹	不应一只手提鼻夹
	调整系带的松紧度	系带松紧要合适,不可用污染的手触摸口罩 口罩潮湿、受到患者血液、体液污染后,应及时更换
(3) 摘口罩	先洗手,解开口罩带子,用手仅捏住口罩的系带丢至医疗废物容器内	
医用防护口罩		医用外科口罩只能一次性使用
(1) 戴口罩	一手托住防护口罩,有鼻夹的一面背向外 将防护口罩罩住鼻、口及下巴,鼻夹部位向上紧贴面部 用另一只手将下方系带拉过头顶,放在颈后双耳下,再将上方系带拉至头顶中部	
(2) 调整	将双手指尖放在金属鼻夹上,从中间位置开始,用手指向内按鼻夹,并分别向两侧移动和按压,根据鼻梁的形状塑造鼻夹	每次佩戴医用防护口罩进入工作区域之前,应进行密合性检查
(3) 摘口罩	先解开下面的系带,再解开上面的系带 用手仅捏住口罩的系带丢至医疗废物容器内	口罩用后,立即取下,不可挂在胸前,取下时不可接触污染

【评价】

(1) 戴帽子、口罩方法正确。

(2) 取下的口罩放置妥当。

(3) 保持帽子口罩的清洁、干燥。

【注意事项】

(1) 应根据不同的操作要求选用不同种类的口罩。

(2) 一般诊疗活动,可佩戴外科口罩或纱布口罩;手术室工作或护理免疫功能低下患者、进行体腔穿刺等操作时应戴外科口罩,接触经空气传播或近距离接触经飞沫传播的呼吸道传染病患者时,应戴医用防护口罩。

(3) 纱布口罩应保持清洁,每天更换、清洁与消毒,医用防护口罩的效能持续应用 6 ~ 8 小时,遇污染或潮湿,应及时更换。使用一次性口罩不得超过 4 小时。

(4) 应正确佩戴口罩。

链接　·········　N95 口罩佩戴法

"N95 口罩"（图 4-23）是符合美国职业安全与健康研究所（NIOSH）制定标准的呼吸防护具。N 代表 not resistant to oil, 可用来防护非油性悬浮微粒。 95 表示最低过滤效率≥95%。"N95 口罩"可滤过直径小至 0.3 μm 的微粒。 测试中, 隔滤直径 0.075 μm 的微粒, 成功率为 95%。 传染性非典型肺炎（SARS）病毒的直径为 0.1 ~0.12 μm。"N95 口罩"的最大特点是可以预防由患者体液或血液飞溅引起的飞沫传染。

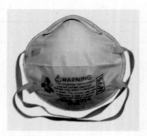

图 4-23 N95 口罩

如何正确佩戴"N95 口罩"?

1. 将口罩置于手心中,鼻梁夹朝向手指位置,头带自然下垂于手掌外。

2. 用单手将口罩置于下颌,鼻梁夹置于鼻梁位置固定不动,再分别将上头带与下头带拉至脑后及颈后。

3. 双手指尖沿着鼻梁夹,由中间至两边,慢慢向内按压,直至紧贴鼻梁。

4. 进行正压及负压测试。(正压测试:双手遮住口罩,大力呼气。如空气从口罩边缘溢出,说明佩戴不当,须再次调整头带及鼻梁夹。负压测试:双手遮住口罩,大力吸气。口罩中央会陷下,如有空气从口罩边缘进入,说明佩戴不当,须再次调整头带及鼻梁夹。)

(二)手的清洗与消毒法

1. 洗手(hand washing) 医务人员用肥皂(皂液)和流动水洗手,去除手部皮肤污垢、碎屑和部分致病菌的过程。

2. 卫生手消毒(antiseptic hand rubbing) 医务人员用速干手消毒剂揉搓双手,以减少手部暂居菌的过程。

3. 外科手消毒(surgical hand antisepsis) 外科手术前医务人员用肥皂(皂液)和流动水洗手,再用手消毒剂清除或者杀灭手部暂居菌和减少常居菌的过程。使用的手消毒剂可具有持续抗菌活性。

【目的】 除去手上的污垢及沾染的致病菌,避免污染无菌物品或清洁物品,防止感染和交叉感染。

【评估】 手污染的程度,患者病情,目前采取的隔离种类。

【计划】

(1)护士准备:着装整洁,剪指甲,洗手,取下手表。

(2)用物准备:流动洗手池设备(无此设备的可备消毒液,清水各一盆)、消毒刷、洗手液、干手器或纸巾、消毒小毛巾。

(3)环境准备:整洁、宽敞、干燥、安全。

【实施】 见表 4-12。

表 4-12 手的清洗与消毒法

操作流程	操作步骤	要点说明
卫生洗手法	七步洗手法	
(1)湿润双手	在流动水下,使双手充分淋湿	
(2)取洗手液	取适量肥皂(皂液),均匀涂抹至整个手掌、手背、手指和指缝	
(3)揉搓双手	认真揉搓双手至少 15 秒,应注意清洗双手所有皮肤,包括指背、指尖和指缝,具体揉搓步骤为(图 4-24):	揉搓时间不少于 10~15 秒
	1)掌心对掌心,手指并拢,相互揉搓	
	2)掌心对掌背,双手交叉指缝相互揉搓,交换	
	3)掌心相对,双手交叉指缝相互揉搓	
	4)弯曲手指使关节在另一手掌心旋转揉搓,交换进行	
	5)右手握住左手拇指旋转揉搓,交换进行	
	6)将五个手指尖并拢放在另一手掌心旋转揉搓,交换进行	
	7)螺旋式擦洗手腕,交替进行	

续表

操作流程	操作步骤	要点说明
（4）冲洗双手擦干	在流动水下彻底冲净双手，擦干，取适量护手液护肤	避免溅湿工作服 擦手毛巾应保持清洁、干燥，每日消毒
刷手法	（有洗手池设备）	
（1）湿润双手	打开水龙头，湿润双手	
（2）刷洗	用手刷蘸洗手液按前臂→腕部→手背→手掌→手指→指缝→指甲顺序彻底刷洗，每只手刷 30 秒，用流水冲净	手刷应每日消毒，如用肥皂液应每日更换 刷洗范围应超过被污染范围
（3）再刷洗	按上述顺序再刷洗一次（共刷 2 分钟）	
（4）关水	用手刷将水龙头关闭，如为脚踏或感应开关，则冲水后立即关闭水龙头	避免双手再接触水龙头
（5）擦干手	用纸巾、干手器、干净毛巾等擦干双手	
浸泡消毒法	（无洗手池设备）	
（1）浸泡	双手浸泡在消毒液中	消毒液浸没肘部及以下
（2）擦洗	用小毛巾或手刷按顺序反复擦洗 2 分钟	
（3）擦干	用清水洗净后擦干双手	
外科洗手消毒		
（1）湿润双手		洗手之前应先摘除手部饰物，并修剪指甲，长度应不超过指尖
（2）清洗	取适量的清洁剂清洗双手、前臂和上臂下 1/3，并认真揉搓 流动水冲洗双手、前臂和上臂下 1/3	清洁双手时，应注意清洁指甲下的污垢和手部皮肤的皱褶处
（3）擦干手	使用干手物品擦干双手、前臂和上臂下 1/3	
（4）消毒	取适量的手消毒剂涂抹至双手的每个部位、前臂和上臂下 1/3，并认真揉搓 2~6 分钟 用流动水冲净双手、前臂和上臂下 1/3，无菌巾彻底擦干（冲洗手消毒方法） 取适量的免冲洗手消毒剂涂抹至双手的每个部位、前臂和上臂下 1/3，并认真揉搓直至消毒剂干燥（免冲洗手消毒方法）	流动水应达到生活饮用水卫生标准的规定。特殊情况水质达不到要求时，手术医师在戴手套前，应用醇类手消毒剂再消毒双手后戴手套 手消毒剂的取液量、揉搓时间及使用方法遵循产品的使用说明

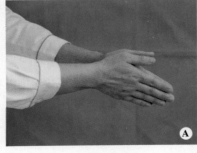
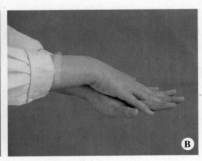

图 4-24　卫生洗手法（七步洗手法）

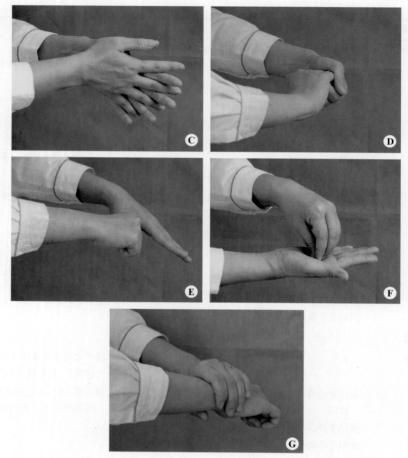

图 4-24　卫生洗手法(七步洗手法)(续)

　　【评价】　手的清洗和消毒方法正确,冲洗彻底,工作服未被溅湿。符合《医务人员手卫生规范(WS/T313-2009)》。

　　【注意事项】

　　(1)洗手时要反复搓擦使泡沫丰富。

　　(2)刷洗时,身体应与洗手池保持一定距离,以免隔离衣污染水池边缘或水溅到身上。

　　(3)流水冲洗时,腕部应低于肘部,使污水流向指尖,防止水流入衣袖,并避免溅湿工作服。

　　(4)在整个手消毒过程中应保持双手位于胸前并高于肘部,使水由手部流向肘部。

　　(5)术后摘除外科手套后,应用肥皂(皂液)清洁双手。

　　(6)洗手与消毒可使用海绵、其他揉搓用品或双手相互揉搓。

　　(三)避污纸的使用法

　　【目的】　用避污纸垫着拿取物品或做简单操作,保持双手或物品不被污染以省略消毒手续。如用清洁的手拿取污染物品或污染的手拿取清洁物品,均可使用避污纸。

　　【评估】　患者病情,目前采取的隔离种类。

　　【计划】

　　(1)护士准备:着装整洁,剪指甲,洗手,戴口罩。

（2）用物准备：避污纸（即清洁纸片）。

（3）环境准备：整洁、宽敞。

【实施】 见表4-13。

表4-13 避污纸的使用法

操作程序	操作步骤	要点说明
（1）使用时	取避污纸时应从页面抓取，不可掀页撕取（图4-25）	使用前应保持避污纸清洁
（2）使用后	避污纸用后丢入污物桶，定时焚烧	避污纸不可随意丢弃

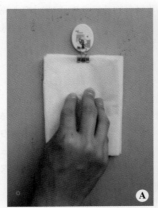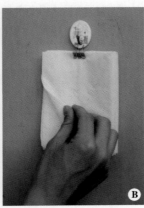

图4-25 取避污纸法

A. 正确；B. 错误

【评价】

（1）避污纸使用前未被污染。

（2）取避污纸的方法正确。

【注意事项】 取避污纸时，不可掀页撕取，以保持一面为清洁面。

（四）穿脱隔离衣法

【目的】 保护患者和工作人员，免受病原体的侵袭；防止病原体的传播，避免交叉传染。

【评估】 患者病情，目前采取的隔离种类。

【计划】

（1）护士准备：穿好工作服，洗手，戴隔离帽、口罩，取下手表，卷袖过肘（冬季卷过前臂中部）。

（2）用物准备：隔离衣、挂衣架、刷手及洗手设备、污物袋。

（3）环境准备：环境整洁、宽敞、干燥、安全，用物摆放合理。

【实施】 见表4-14。

表4-14 穿、脱隔离衣法

操作流程	操作步骤	要点说明
穿隔离衣法（图4-26）		
（1）取隔离衣	手持衣领取下隔离衣，清洁面面向自己，将衣领两端向外折齐，露出肩袖内口	衣领及隔离衣内面为清洁面
（2）穿衣袖	右手持衣领，左手伸入袖内，右手将衣领向上拉，使左手露出。换左手持衣领，右手伸入袖内，依上法使右手露出，举双手将袖抖上，露出手腕	衣袖勿触及面部、衣领

续表

操作流程	操作步骤	要点说明
（3）扣纽扣	两手持衣领，由领子中央顺着边缘向后将领扣（带）扣（系）好	系领子时注意污染的袖口不可触及衣领、帽子、面部和颈部
	扣肩扣、袖扣	此时手已被污染
（4）系腰带	将隔离衣一边（约在腰下5cm处）渐向前拉，见到边缘则捏住衣外面边缘，同法捏住另一侧边缘。双手在背后将边缘对齐，向一侧折叠。以手按住折叠处，另一手将腰带拉至背后，压住折叠处，将腰带在背后交叉，回到前面打一活结	手不可触及隔离衣内面 隔离衣应能遮盖背面的工作服，务使折叠处松散 穿上隔离衣后不得再进入清洁区
	扣上隔离衣后缘下部边缘的扣子	
脱隔离衣法（图4-27）		
（1）松腰带	解开隔离衣后缘下部边缘的扣子，解开腰带在前面打一活结	
（2）解袖扣	解开袖扣及肩扣，在肘部将部分衣袖塞入工作服衣袖下，露出双手	勿使衣袖外面塞入工作服袖内
（3）消毒手	用刷手法消毒双手并擦干	同上法擦干双手
（4）解领扣	解开领扣	保持衣领清洁
（5）脱袖	一手伸入一侧衣袖内，拉下衣袖过手，用衣袖遮盖着的手握住另一衣袖的外面将袖子拉下，双手轮换拉下袖子，渐从袖管中退至衣肩，再以一手握住两肩缝撒另一手	
（6）挂衣钩	双手握住衣领，将隔离衣两边对齐，挂在衣钩上。需更换的隔离衣，脱下后清洁面向外，卷好投入污衣袋中	挂在半污染区，隔离衣的清洁面向外。挂在污染区，则污染面向外

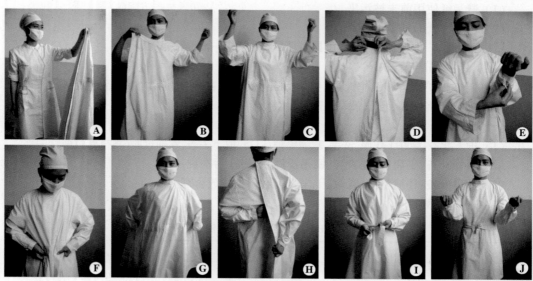

图4-26　穿隔离衣法

【评价】

（1）隔离观念强，操作者、环境、物品无污染。

（2）手的消毒方法正确，冲洗彻底，隔离衣未被溅湿。

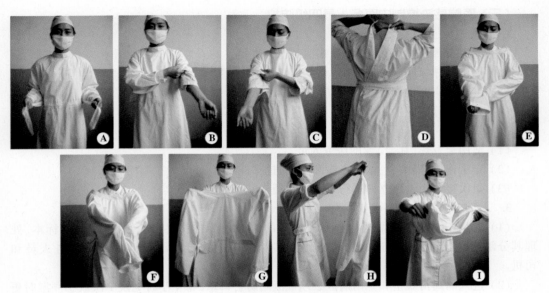

图 4-27 脱隔离衣法

【注意事项】

（1）穿隔离衣前，应将操作中所需一切用物备齐。

（2）隔离衣的长短要合适，需全部遮盖工作服，有破损时则不可使用。

（3）必须分清隔离衣的清洁面与污染面，保持清洁面不被污染。

（4）隔离衣应每天更换一次，如有潮湿或被污染时，应立即更换。

（5）穿隔离衣后，不得进入清洁区，只能在规定区域内活动。

考点： 穿脱隔离衣的方法和注意事项

六、职业防护

（一）概述

1. 标准预防　是针对医院所有患者使用的一种预防。将患者的血液、分泌物、体液、排泄物（不包括汗液）均视为具有传染性，在接触上述物质、黏膜与非完整皮肤时必须采取相应的隔离措施。

2. 基本特点

（1）既要防止血源性疾病的传播，也要防止非血源性疾病的传播。

（2）双向防护，既防止疾病从患者传至医务人员，又防止疾病从医务人员传至患者。

（二）标准预防的具体措施

（1）手的清洁与消毒是切断接触传播的重要措施，手的清洁与消毒应当符合《医务人员手卫生规范》的要求。

（2）接触血液、体液、排泄物、分泌物等物质以及被其污染的物品时应当戴手套。

（3）脱去手套后应立即洗手。

（4）医务人员的工作服、脸部及眼睛有可能被血液、体液、分泌物等物质喷溅污染时，应戴外科口罩、防护眼镜或者面罩，穿隔离衣或防水围裙。

（5）处理所有的锐器时应当特别注意安全，防止被刺伤。

（6）对患者用后的医疗器械、器具应当采取正确的消毒与灭菌措施。

（三）医院感染控制中医务人员四级防护

1. 一般防护

（1）适用于普通门（急）诊、普通病房的医务人员。

（2）严格遵守标准预防的原则。

（3）工作时应穿工作服、戴外科口罩。

（4）认真执行手卫生。

2. 一级防护

（1）适用于发热门（急）诊的医务人员。

（2）穿工作服、隔离衣，戴工作帽和医用防护口罩。

（3）每次接触患者后立即进行手清洗和消毒。

3. 二级防护

（1）适用于进入隔离留观室和专门病区的医务人员，接触从患者身上采集的标本、处理其分泌物、排泄物、使用过的物品和死亡患者尸体的工作人员，转运患者的医务人员和司机。

（2）进入隔离留观室和专门病区必须戴医用防护口罩（每4小时更换1次或感潮湿时更换），穿工作服、隔离衣、鞋套、戴手套、工作帽。

（3）每次接触患者后立即进行手清洗和消毒。

（4）对患者实施近距离操作时，戴护目镜。

（5）注意呼吸道及黏膜防护。

4. 三级防护

（1）适用于为患者实施吸痰、气管切开和气管插管、雾化治疗、诱发痰液的检查、支气管镜、高频振荡通气、复苏操作的医务人员。

（2）除二级防护外，还应加戴全面型呼吸防护器。

（四）穿、脱防护用品的程序

1. 穿戴防护用品应遵循的程序

1）清洁区进入潜在污染区：洗手→戴帽子→戴医用防护口罩→穿工作衣裤→换工作鞋后→进入潜在污染区（手部皮肤破损的戴乳胶手套）。

2）潜在污染区进入污染区：穿隔离衣或防护服→戴护目镜/防护面罩→戴手套→穿鞋套→进入污染区。

2. 脱防护用品应遵循的程序

1）医务人员离开污染区进入潜在污染区前：摘手套、消毒双手→摘护目镜/防护面罩→脱隔离衣或防护服→脱鞋套→洗手和（或）手消毒→进入潜在污染区，洗手或手消毒。

2）从潜在污染区进入清洁区前：洗手和（或）手消毒→脱工作服→摘医用防护口罩→摘帽子→洗手和（或）手消毒后，进入清洁区。

3）沐浴、更衣→离开清洁区。

案例4-2分析 医务人员对甲型H1N1流感的防护依据标准预防原则，并根据甲型H1N1流感的传播途径采取飞沫（咳嗽、喷嚏）隔离和接触隔离措施。医疗机构应当根据医务人员在工作时接触甲型H1N1流感疑似患者或确诊患者，按照导致感染的危险性程度采取分级防护（一、二、三级），严格遵守操作规程，防护措施应当适宜。如戴医用防护口罩，穿工作服、隔离衣、鞋套，戴手套、防护眼镜、工作帽，接触患者后立即对手进行清洗和消毒等。

重点提示

　　1. 医院感染分为外源性感染(交叉感染)和内源性感染(自身感染)。

　　2. 促发医院感染的因素有医务人员对医院感染的危害性认识不足、医院感染管理制度不健全、介入性诊治手段增多、大量新型抗生素的应用不当、环境污染严重、易感患者增加、医院布局不合理和隔离措施不健全等,护士应该采取有效的预防和控制措施,减少其发生。

　　3. 消毒是指用物理或化学的方法清除或杀灭除芽胞以外的所有病原微生物,使其数量减少到无害程度的过程;灭菌是指用物理或化学的方法杀灭全部微生物,即致病的和非致病的微生物,包括细菌芽胞的过程。

　　4. 消毒灭菌的方法有物理消毒灭菌法和化学消毒灭菌法。物理消毒灭菌法有燃烧灭菌法、煮沸消毒法、压力蒸汽灭菌法、光照消毒法。化学消毒灭菌法常用的化学消毒剂分灭菌剂、高效消毒剂、中效消毒剂、低效消毒剂。

　　5. 无菌技术是指在医疗、护理操作中,防止一切微生物侵入人体和防止无菌物品、无菌区域被污染的操作技术。无菌技术的基本操作法有无菌持物钳使用、无菌容器使用、取用无菌溶液、无菌包的使用、铺无菌盘、戴脱无菌手套。护士应掌握无菌技术的操作原则。

　　6. 隔离区域划分清洁区、潜在污染区、污染区、两通道、缓冲间、负压病区。护士应掌握隔离消毒原则以及各种隔离技术操作。

目 标 检 测

A_1 型题

1. 紫外线最佳杀菌波长是

　　A. 225nm　　　　　　　　B. 245nm

　　C. 254nm　　　　　　　　D. 257nm

　　E. 275nm

2. 使用无菌容器时不正确的方法是

　　A. 打开无菌容器盖后,盖内面须朝上

　　B. 无菌物品取出后,未用应立即放回

　　C. 手持无菌容器时应托住底部

　　D. 手不可触及无菌容器的内面

　　E. 无菌容器应每周消毒1次

3. 用紫外线消毒病室,错误的方法是

　　A. 卧床患者佩带墨镜　　B. 病室应先做清洁工作

　　C. 擦净灯管表面灰尘　　D. 照射40分钟

　　E. 灯亮后立即开始计时

4. 取用无菌溶液应首先检查

　　A. 瓶盖有无松动　　　　B. 瓶签是否符合

　　C. 溶液有无变质　　　　D. 瓶身有无裂缝

　　E. 溶液有无沉淀物

5. 以下哪些部分在穿脱隔离衣时要避免污染

　　A. 腰带以下部分　　　　B. 腰带及衣边

　　C. 袖子的后面　　　　　D. 衣领及里面

　　E. 胸前及背后

6. 铺无菌盘时不应

　　A. 用无菌持物钳夹取治疗巾

　　B. 注意使治疗巾边缘对齐

　　C. 治疗巾开口部分及两侧反折

　　D. 有效期不超过6小时

　　E. 避免潮湿和暴露过久

7. 纤维内窥镜的消毒灭菌宜用

　　A. 乙醇浸泡法　　　　　B. 戊二醛浸泡法

　　C. 紫外线照射法　　　　D. 高压蒸汽灭菌法

　　E. 煮沸法

8. 对手术器械最有效的灭菌法是

　　A. 燃烧法　　　　　　　B. 高压蒸汽灭菌法

　　C. 煮沸消毒法　　　　　D. 烤箱干热灭菌法

　　E. 微波消毒灭菌法

9. 有关使用无菌手套的叙述,不正确的是

　　A. 戴无菌手套时,应先将手洗净擦干

　　B. 戴手套前应核对手套外号码和灭菌日期

　　C. 手套有污迹,应先用自来水冲净,再脱下浸泡

　　D. 手套戴好后,两手置于腰以上、视线范围以内区域

　　E. 脱手套时,将手套口翻转脱下

10. 属于传染病房清洁区域的是

　　A. 病区内走廊　　　　　B. 病区化验室

　　C. 浴室、洗涤间　　　　D. 病室、厕所

　　E. 配餐室、更衣室

11. 应执行严密隔离的疾病是

　　A. 肺结核　　　　　　　B. 伤寒

　　C. 传染性肝炎　　　　　D. SARS

　　E. 流行性乙型脑炎

12. 高压蒸汽灭菌后的无菌物品,其有效保存期至少为

　　A. 12 小时　　　　　　　B. 24 小时

　　C. 1 天　　　　　　　　D. 7 天

　　E. 5 天

A_2 型题

13. 患者,王某,28 岁,因足底外伤,继而发热、惊

厥、牙关紧闭呈苦笑面容入院,诊断为破伤风。该患者换下的敷料应
- A. 先清洗后消毒
- B. 先灭菌后清洗
- C. 先清洗后暴晒
- D. 先暴晒后清洗
- E. 焚烧

14. 护生,赵某,在进行戴无菌手套的练习,老师应给予纠正的操作是
- A. 戴手套前先洗手,戴口罩和工作帽
- B. 核对标签上的手套号码和灭菌日期
- C. 戴上手套的右手持另一手套的内面戴上左手
- D. 戴上手套的双手置腰部水平以上
- E. 脱手套时,将手套翻转脱下

15. 患者,男,诊断为病毒性肝炎,其使用的票证、书信等物品宜采用的消毒方法是
- A. 喷雾法
- B. 压力蒸汽灭菌法
- C. 擦拭法
- D. 浸泡法
- E. 熏蒸法

A₃ 型题

(16 ~ 18 题共用题干)

张先生,38 岁。因发热、右上腹疼痛、巩膜黄染、食欲减退伴恶心呕吐 3 日就诊,初步诊断为病毒性肝炎,收入传染病区。

16. 对赵先生使用过的物品,不正确的消毒方法是
- A. 体温表用 1% 过氧乙酸溶液浸泡
- B. 信件、书报用熏蒸消毒
- C. 排泄物用漂白粉消毒
- D. 餐具、痰杯煮沸消毒
- E. 血压计、听诊器微波消毒

17. 护士小张为张先生进行注射,她使用过的隔离衣,清洁处应是
- A. 衣的肩部
- B. 衣的内面和衣领
- C. 两侧腰部
- D. 腰以下部分
- E. 背部

18. 张先生病愈出院,护士小张为其做终末消毒处理,不正确的操作是
- A. 嘱患者沐浴后将换下的衣带回清洗
- B. 病室地面用 3% 漂白粉液喷洒
- C. 床及桌椅用 0.2% 过氧乙酸溶液擦拭
- D. 被服类消毒后送洗衣房清洗
- E. 病室用 2% 过氧乙酸溶液熏蒸

(19、20 题共用题干)

李女士,30 岁,因发热、食欲减退、厌油烟、右上腹疼痛、巩膜黄染就诊,初步诊断为乙型病毒性肝炎收入传染病区。

19. 对李女士应实行
- A. 接触隔离
- B. 血液、体液隔离
- C. 肠道隔离
- D. 保护性隔离
- E. 严密隔离

20. 对李女士使用过的物品,消毒方法错误的是
- A. 信件、书报用环氧乙烷气体消毒
- B. 体温计用乙醇浸泡
- C. 排泄物用漂白粉浸泡
- D. 餐具、痰杯煮沸消毒
- E. 听诊器用 84 液擦拭

(21、22 题共用题干)

张女士,32 岁,因畏寒、发热、厌油、恶心呕吐、食欲不振、乏力就诊,诊断为甲型肝炎,收入院治疗

21. 采用哪种隔离
- A. 严密隔离
- B. 消化道隔离
- C. 飞沫传播的隔离
- D. 接触性隔离
- E. 保护性隔离

22. 患者采取的隔离措施哪项不妥
- A. 不同病种患者应分室居住
- B. 密切接触患者时须穿隔离衣
- C. 病室应有防蝇设备
- D. 不同病种患者书报可借阅
- E. 不同病种患者的食品不可交换

A₄ 型题

(23 ~ 27 题共用题干)

患者张先生,31 岁。主因近日高热、咳嗽伴有头痛、全身酸痛、不适、乏力等症候群,前来医院就诊,确诊为非典型性肺炎收住院。

23. 应将该患者安置于
- A. 隔离病房
- B. 手术室
- C. 普通病房
- D. ICU 病房
- E. 抢救病房

24. 对该患者采取隔离种类是
- A. 接触隔离
- B. 保护性隔离
- C. 空气传播的隔离
- D. 消化道隔离
- E. 严密隔离

25. 在隔离过程中,下列哪项隔离措施不妥
- A. 患者住多人房间
- B. 护士穿隔离衣
- C. 排泄物严格消毒处理
- D. 病室空气消毒每天一次
- E. 拒绝探视

26. 该患者呼吸困难进一步加重,进行了气管切开,被污染敷料应
- A. 煮沸
- B. 高压灭菌
- C. 焚烧
- D. 紫外线照射
- E. 浸泡

27. 经过治疗护理,患者病情仍进一步恶化死亡,护士对患者的尸体应进行
- A. 一般消毒处理
- B. 保护性处理
- C. 院外消毒处理
- D. 终末消毒处理
- E. 太平间美容处理

第5章 清洁护理技术

清洁是人类的基本需求之一,是人自理能力的一种体现,是保证身心健康的必要条件。人生病后,由于自理能力下降,在自我满足清洁需求方面存在一定缺陷,但对清洁的渴求并没有改变甚至比健康时更为强烈。此时,作为护理人员,应针对患者的病情,评估其清洁状况及清洁能力,根据不同的清洁需要提供帮助,以维持皮肤的健康,促进血液循环,减少感染,维持肌肉和关节的功能,增进舒适和睡眠,维护患者的自尊及自我形象,让患者和家属认识到清洁的重要性,从而建立良好的护患关系。

第1节 口 腔 护 理

案例 5-1

患者,男性,65岁,因高血压脑出血昏迷入院。入院第七天,患者仍处在浅昏迷状态,发现患者口腔黏膜有真菌感染。

问题:1. 为该患者进行口腔护理时选择哪种漱口溶液?
  2. 进行口腔护理时应注意哪些问题?

链接⋯⋯⋯⋯ 口腔内存在大量的细菌

口腔内存在的细菌种类有300多种,细菌总数上千亿个。口腔内之所以存在如此多的细菌,是因为口腔内具备细菌繁殖非常有利的三个条件:温度、湿度、食物残渣。口腔内的温度常维持在37℃左右。人在患病时,一旦忽略了口腔护理,除了导致口臭、口腔感染、龋齿外,还会导致腮腺炎、中耳炎,心脏病患者感染心内膜炎,使用人工呼吸机的患者感染肺炎。

【目的】

(1)保持口腔的清洁、湿润,让患者舒适,预防口腔感染。

(2)防止口臭、口垢,增进食欲,保持口腔的正常功能。

(3)观察口腔黏膜和舌苔的变化,其内有无特殊的气味,以提供病情的动态信息。如肝功能不全的患者,口腔有肝臭味,常是肝性脑病的先兆。

【评估】

(1)口腔状况的评估

1)口唇:颜色、润度,有无干裂、出血、疱疹。

2)口腔黏膜:颜色,有无出血、溃疡、感染。

3)牙和牙龈:牙的数量、颜色,有无义齿、龋齿,牙龈有无出血及其他。

4)舌和舌苔:颜色、厚薄,有无溃疡、肿胀等。

5)口腔有无异味。如烂苹果味、氨臭味。

(2)患者疾病状况及自理能力

1)疾病状况:意识状态、进食情况。

2)清洁口腔的自理能力。

（3）口腔保健知识

1）患者及家人对口腔卫生知识的了解程度。

2）能否掌握正确的清洁方法。

3）患者口腔卫生的习惯。

【计划】

（1）护士准备：着装整洁，洗手，戴口罩。

（2）用物准备

1）一般口腔护理：脸盆、毛巾、漱口杯、清水或漱口液、牙刷、牙膏。

2）特殊口腔护理：

治疗车上层：治疗盘内备治疗碗（内放口腔护理的棉球、镊子一把、弯血管钳一把）、压舌板、弯盘、杯子（内盛温开水）、吸水管、治疗巾或毛巾、手电筒、棉签、液状石蜡。必要时备张口器。治疗盘外备口腔外用药（按需准备，冰硼散或锡类散、西瓜霜喷剂、金霉素或制霉菌素甘油等）、手消毒剂。

治疗车下层备生活垃圾桶、医用垃圾桶。

3）常用漱口液（口腔护理液）及作用（表5-1），根据口腔pH和药理作用选用。

表5-1　口腔护理常用漱口液及作用

名称	作用	适用的口腔pH
0.9%氯化钠溶液	清洁口腔、预防感染	中性
复方硼砂溶液（朵贝尔液）	除臭、抑菌	中性
1%～3%过氧化氢溶液	抑菌、除臭	偏酸性
0.02%呋喃西林溶液	清洁口腔、广谱抗菌	中性
1%～4%碳酸氢钠溶液	用于真菌感染	偏酸性
2%～3%硼酸溶液	防腐、抑菌	偏碱性
0.08%甲硝唑溶液	用于厌氧菌感染	中性
0.1%醋酸溶液	用于铜绿假单胞菌感染	偏碱性

（3）环境准备：病室安静、整洁。

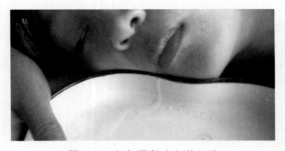

图5-1　患者顺利吐出漱口液

【实施】

（1）一般的口腔护理：适用于能自己完成口腔清洁的患者。

扶患者采取舒适体位，头偏向一侧，铺毛巾于患者颈下，置弯盘于口角旁，先让患者用清水漱口，并将漱口水吐入弯盘，将牙刷沾湿涂上牙膏，让患者自行刷牙，护士在一旁指导刷牙。刷牙结束后，移走弯盘，协助患者拭去口唇上的水渍（图5-1）。

（2）特殊的口腔护理（表5-2）：适用于高热、昏迷、禁食、口腔疾患、大手术后等自理能力差的患者。

表5-2　特殊口腔护理

操作流程	操作步骤	要点说明
（1）核对解释	携用物至患者床边，核对解释	意识不清者，向家属解释
（2）体位	取侧卧位或仰卧位、半坐位，头偏向护士	体位视情况而定
（3）垫巾、放弯盘	将毛巾围于患者颌下和胸前，置弯盘于口角旁	

续表

操作流程	操作步骤	要点说明
(4) 湿润口唇	用棉签蘸温水湿润患者口唇	防张口时干裂处出血、疼痛
(5) 观察口腔	嘱患者张口(对不能张口患者可用张口器) 护士一手用压舌板轻轻撑开颊部、一手拿手电筒观察口腔情况	有活动义齿者取下 注意有无出血、炎症、溃疡、真菌感染、特殊气味
(6) 漱口	协助患者用吸水管吸温水漱口	昏迷者禁忌漱口
(7) 擦洗口腔	牙外侧:嘱患者咬合上、下齿,一手用压舌板轻轻撑开左侧颊部,另一手用弯血管钳夹取含漱口液的棉球擦洗左外侧面,由内齿向门齿纵向擦洗。同法擦右外侧面 牙内侧:嘱患者张口,依次擦洗一侧牙齿的上内侧面→上咬合面→下内侧面→下咬合面→弧形擦洗一侧颊部。同法擦洗另一侧 舌面及硬腭:由内向外横向擦洗舌面及硬腭部	每个部位用1~2个棉球,棉球拧干不滴水 勿触及咽部,以免引起恶心
(8) 漱口	擦洗完毕,再次漱口,毛巾拭去患者口角处水渍	昏迷者除外 必要时协助佩戴义齿
(9) 观察涂药	再次观察口腔,如有溃疡等涂药于患处	口唇干裂者涂液体石蜡
(10) 整理	撤去弯盘及治疗巾,并协助患者取舒适卧位,整理床单位和用物 洗手,记录	询问患者的感受

考点:特殊口腔护理的适用对象、擦洗顺序

【评价】

(1) 患者感觉清洁、舒适、口气清新。

(2) 口腔感染减轻或痊愈。

(3) 患者及家属掌握了口腔卫生保健的知识和技能。

【注意事项】

(1) 擦洗动作应轻柔,对凝血功能差的患者,要防止碰伤黏膜及牙龈。

(2) 牙关紧闭及不能自行张口的患者,使用张口器时,应从臼齿处放入,不可用暴力助其张口。

(3) 昏迷患者禁忌漱口,擦洗时用血管钳夹紧棉球,每次一个,并在擦洗前后清点棉球的个数,棉球蘸口腔护理液不可过湿,以防患者将溶液吸入呼吸道。

考点:昏迷患者口腔护理时的注意事项

(4) 患者若有活动的义齿,应先取下再行操作。

(5) 传染病患者的口腔护理用物按隔离消毒原则进行。

📖 **链接** ┈┈┈┈ 口腔卫生指导

(1) 口腔卫生习惯:指导患者每日晨起、晚上临睡前刷牙、餐后漱口,睡前不进食对牙齿有腐蚀性和刺激性的食物。 少吃含糖多的食物,定期检查牙齿,预防龋齿发生。

(2) 口腔清洁用具:用牙刷、牙膏、牙线和牙签等。

1) 牙刷应选择刷头小、刷毛软硬适中,表面光滑的牙刷,刷毛软化、散开,弯曲时不应再使用。 牙刷一般3个月更换一次。 正确的刷牙方法是上下颤动刷牙法,将牙刷毛面轻放于牙齿外面及牙龈沟上,刷毛与牙齿成45°,快速环形来回刷动,每次只刷2~3颗牙,刷定一处再刷邻近部位。 对于内面的牙齿可用毛面的前端横刷或竖刷;刷咬合面时,刷毛与牙齿平行来回刷动,牙齿刷完后,再刷舌面(图5-2)。

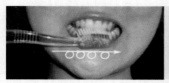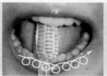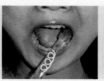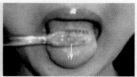

图 5-2 正确的刷牙方法

2）牙膏不选择有腐蚀性的，可根据需要选用药物牙膏，药物牙膏一般能抑制细菌的生长，预防龋齿和治疗牙过敏。 牙膏不宜常用一种，应选用多种轮换使用。

3）牙线剔牙：可用丝线、尼龙线、涤纶线做牙线材料（图 5-3）。

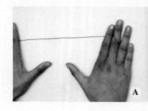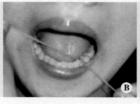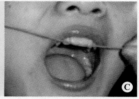

图 5-3 牙线剔牙法

A. 手置牙线法；B. 轻轻将牙线越过相邻牙接触点；C. 将线压入牙缝

（3）义齿的清洁与护理：使用义齿的患者，应白天佩戴晚上取下，使牙床得到保养、休息。 义齿取下刷净，浸泡于清水里，每天换水。 义齿不可浸在热水或乙醇中，以免变形、变色、老化，如义齿松动、脱落、破裂、折断，但未变形时，应将损坏部件保存好，请专业人员修复。

案例 5-1 分析

1. 此患者口腔护理选择的漱口溶液为 1%～4% 碳酸氢钠溶液。

2. 为此患者进行口腔护理时要注意禁忌漱口，擦洗时用血管钳夹紧棉球，每次只夹一个，并在擦洗前后清点棉球的个数，棉球蘸漱口溶液不可过湿，以防患者将溶液吸入呼吸道。

第 2 节　头 发 护 理

头部是人体皮脂腺分布最多的部位。皮脂、汗液伴灰尘常黏附于毛发、头皮中形成污垢。不干净的头发可散发难闻的气味，还可诱致脱发、皮肤感染、滋生头虱和虮。清洁、整齐的头发除可保护头皮外，还可促进毛囊的血液循环预防感染，并能增加自信、维护自尊，维持良好的外观。对于病情较重，自我完成头发护理受限的患者，护士应予以帮助。

一、床上梳发、洗发

【目的】

（1）按摩头皮，促进血液循环，预防头皮感染。

（2）使患者清洁、舒适、美观，促进身心健康。

（3）维护患者的自尊心和自信心。

【评估】

（1）头发状况评估：头发的生长状态、清洁度，有无头屑、虱虮，头皮有无皮疹、损伤、感染。

（2）患者状况评估

1）患者对头发护理知识了解程度，自行梳发、洗发的能力。

2）个人卫生习惯，患者对个人仪表的重视程度，心理反应。

【计划】

（1）护士准备：着装整洁，洗手，戴口罩。

（2）用物准备

1）床上梳发：治疗巾、30% 乙醇溶液、梳子（自备）、纸袋（放脱落头发）。

2）床上洗发：治疗盘内备：治疗巾、橡胶马蹄形垫或自制马蹄形垫（图5-4）、小橡胶单、大或中毛巾各一、别针、棉球2个（以不吸水棉为宜）、眼罩或纱布、洗发液、纸袋、梳子（自备）、镜子、护肤霜、电吹风机，治疗盘外备水盆（内盛40~45℃热水）、手消毒剂。

治疗车下层备水桶、生活垃圾桶、医用垃圾桶。

（3）环境准备：病室安静、整洁。

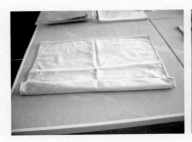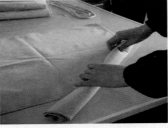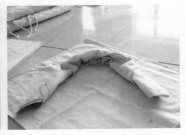

图5-4　自制马蹄形垫

【实施】

（1）床上梳发（表5-3）

表5-3　床上梳发

操作流程	操作步骤	要点说明
（1）核对、解释	携用物至床边，核对、解释	以取得合作
（2）铺巾	铺治疗巾于枕头上或围于患者的颈部	避免断发掉床上
（3）体位	协助患者取仰卧位、半坐卧位	视情况而定
（4）梳发	协助患者头转向一侧，先将头发从中间梳向两边 左手握住一股头发，由发稍一段段梳到发根 长发或遇有打结时，可将头发一股股绕在示指上慢慢梳理，避免强行梳拉 同法梳另一边	最好用圆钝齿梳子，以免损伤头皮 如头发很乱、纠结成团，可用30%乙醇湿润后，再小心梳顺
（5）整理	长发梳顺后可扎成束或编成辫 将脱落头发放于纸袋中撤去治疗巾 协助患者取舒适卧位，整理床单位 清理用物 洗手，记录	辫或束不能太紧 发型尽可能满足患者的爱好 传染病患者按隔离消毒原则进行

考点： 梳发时当患者头发纠结成团时，如何处理

（2）床上洗发（表5-4）

表5-4　床上洗发

操作流程	操作步骤	要点说明
（1）核对、解释	携用物至病床边，核对、解释	意识不清者，向家属解释
（2）关门窗、调室温	冬季关门窗，调节室温为22～26℃ 必要时使用屏风，按需给予便盆 移开床旁桌和椅	防着凉
（3）垫巾	先将小橡胶单和大毛巾铺于枕上 松开衣领，衣领向内反折，将中毛巾围于患者颈部，用别针固定	保护床单、枕头、衣服不被打湿
（4）体位	协助患者斜角仰卧，移枕于肩下，屈双膝，膝下垫膝枕	方便操作，使患者舒适
（5）置垫	将马蹄形垫（图5-5）或其他洗头槽，放于患者头下，使患者后颈部枕于突起处（后颈部垫毛巾），头部在槽中，槽出口下面放防水桶	
（6）塞耳、遮眼	用棉球塞两耳，用纱布或眼罩盖住双眼	防洗头水流入眼睛和耳朵
（7）洗发	松开头发，先用少许热水放于患者头部试温，询问患者感觉，待水温合适后，充分润湿头发 倒适量洗发液于手掌上，然后涂遍头发，用适当的力度，从发际到头顶部揉搓，并用指腹轻按摩头发 用壶中热水边搓边冲洗，直到冲净为止	揉搓中力度适当，避免指损伤头皮 用梳子除掉的落发放于纸袋中
（8）撤垫、擦干	洗发毕，解下颈部毛巾包住头发并擦干 取下遮眼的纱布或眼罩，取出耳道内的棉球 撤去马蹄形垫或槽，并将枕头从患者肩下移到患者头下，协助平卧	用患者自备毛巾擦干脸部
（9）再次擦干、梳理	解下包头的毛巾，并用吹风机吹干头发 梳理头发成患者习惯的发型，脱落的头发放于纸袋中	尊重患者的习惯 协助患者使用护肤霜
（10）整理	撤去枕头上的小橡胶单和大毛巾，协助患者取舒适卧位 整理床单位和用物 洗手，记录	询问患者感受

考点：床上洗发的操作步骤

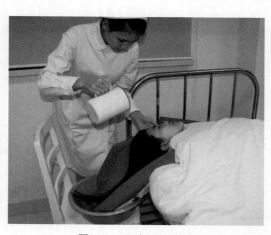

图5-5　马蹄形垫洗头

【评价】

（1）护士操作熟练、力度适当、方法正确。

（2）患者清洁、舒适、满意，安全。

【注意事项】

（1）梳头时不能强行梳拉，造成患者疼痛。

（2）操作过程中，注意观察患者的反应。尤其是洗头时注意室温、水温、防洗发水流入眼和耳中，避免打湿衣服和床铺，防患者着凉；若有面色、脉搏、呼吸出现异常，应立即停止操作。

（3）病情危重、衰弱患者不宜洗发。

链接 ::::::::::

1. 扣杯法洗头

用物：面盆 1 个，毛巾两条，搪瓷杯 1 个，橡胶管一根，污水桶。

方法：盆底放一块毛巾，倒扣搪瓷杯于盆底，杯上垫一块折叠的毛巾，毛巾上裹一层薄膜，让患者头部枕于毛巾上，移枕于患者肩下，面盆内置一橡胶管，利用虹吸原理，将污水引入污物桶内，如图 5-6 所示。

2. 洗头车洗头（图 5-7）

现在很多医院使用洗头车为患者进行床上洗头，此操作简单、方便、操作方法同马蹄形垫。

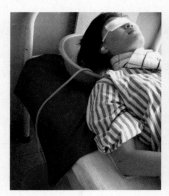 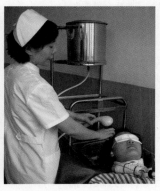

图 5-6　扣杯法洗头　　　　　图 5-7　洗头车洗头

二、头虱、虮除灭法

【目的】

（1）除去头虱和虮，使患者舒适。

（2）防止人群间相互传染上虱和虮。

（3）防皮肤感染和某些传染病，如流行性斑疹伤寒、回归热。

【评估】

（1）患者的病情，头发上虱、虮的分布。

（2）患者的心理状态，有无自卑。

（3）患者或家人对虱、虮有关知识的了解程度。

【计划】

（1）护士准备：着装整洁，戴手套、口罩、穿好隔离衣。

（2）用物准备

1）治疗盘内备：治疗巾 2～3 条、治疗碗（内盛灭虱药液）、纱布、帽子、隔离衣、布口袋或枕套、篦子（齿间嵌入少许棉花）、纸、清洁衣裤、被服。

2）治疗盘外备：灭虱药液——30% 百部酊（将百部 30g 放入瓶中，加入 50% 乙醇 100ml，100% 乙酸 1ml，盖严瓶盖，48 小时后即可使用）、手消毒液。

治疗车下层备水桶、生活垃圾桶、医用垃圾桶。

3）环境准备：屏风或在治疗室进行。

【实施】　见表 5-5。

表 5-5　灭头虱、虮法

操作流程	操作步骤	要点说明
(1) 核对、解释	携用物至床边,核对、解释 用屏风遮挡	尊重患者,取得合作 若病情许可,可在治疗室进行以维护患者自尊
(2) 患者准备	动员男患者或患儿剃去头发,女患者剪短头发	剪下头发用纸包裹焚烧
(3) 擦药	按洗头法做好准备,将头发分为若干小股 用纱布蘸上灭虱药液,按顺序擦遍头发,并用 　手揉搓,湿透全部头发 戴帽子包住全部头发	防药液沾污面及眼部 反复揉搓 10 分钟 注意用药后患者局部及全身反应情况 须包 24 小时
(4) 篦死虱、虮	24 小时后取下帽子,用篦子篦去死虱和虮 　子,并清洗头发	如发现仍有活虱、须重复灭虱药杀灭
(5) 更换衣、被	灭虱结束后,为患者更换上干净的衣裤、被服 污衣裤、被服放入布口袋或枕套内	扎好袋口送高压蒸汽灭菌
(6) 整理	整理床单位,清理用物 凡患者接触过的布类和隔离衣均应装入袋 　内,扎好袋口高压灭菌	篦子上除下的棉花用纸包好焚烧 梳子和篦子消毒后用刷子刷净

考点:灭虱药液的配制及患者接触过的布类、隔离衣消毒法

【评价】

(1) 灭虱、虮彻底,无虱虮传播。

(2) 患者舒适、满意、自尊心得到保护。

(3) 患者及家人掌握灭虱、虮的方法。

【注意事项】

(1) 操作中避免虱、虮传播。

(2)灭虱时尽量保护患者的自尊。

链接·········　其他灭虱药物

(1) 30%百部含酸煎剂:取百部 30g,加水 500ml 煎煮 30 分钟,用双层纱布过滤并挤出药渣中的药液,将药渣再加水 500ml 煮 30 分钟,过滤,挤出药液,将两次药液合并煎至 100ml,冷却后加纯乙酸 1ml(或食醋 30ml)即得。

(2) 市售灭虱香波:将灭虱香波涂遍头发,反复揉搓 10 分钟,再用清水洗净即可。 3 天后再按上法灭一次,直到头虱被彻底消灭止。

百部是一种中药,外用有杀虫、止痒、灭虱的功能。 乙酸能提高局部的溶解度,并可破坏虮的黏附性,使虮蛋白变性。 灭虱药液温度最好为 35℃,因为在 35℃时虮的发育速度最快。

第 3 节　皮肤清洁护理

案例 5-2

王某,男,37 岁,因车祸导致左大腿骨折。因天气炎热,出汗多,患者感觉周身不适。护士在晨间护理时发现其骶尾部皮肤呈紫红色,皮下有硬块,表皮有水泡形成。

问题:1. 该患者骶尾部出现了什么并发症? 如何处理?

　　2. 如何预防此并发症?

皮肤是人体最大的器官之一,由表皮、真皮、皮下组织和附属器组成。皮肤的面积为 1.5 ~ 2.0m²,重量占人体体重的 5% ~ 15%,厚度 0.5 ~ 4mm。完整的皮肤具有保护机体、调节体温、分泌、吸收、排泄、感觉等功能,并具有天然的屏障作用,可防止微生物入侵。

皮肤新陈代谢迅速,其代谢的废物如皮脂、汗液、脱落的表皮碎屑等,可以与外界细菌及尘埃结合成脏物,黏附于皮肤表面,如不及时清除,可刺激皮肤,破坏其屏障作用,将会引起皮肤炎症等,给人体带来不适。因此,皮肤的清洁护理对患者来说是非常重要的。

一、沐浴法

【目的】

(1) 去除皮肤的污垢,保持皮肤清洁,使患者舒适。

(2) 促进血液循环,增强皮肤排泄功能和对外界刺激的敏感性,预防并发症的发生。

(3) 观察和了解患者的一般情况,满足其身心需要。

【评估】

(1) 患者的病情及自行完成沐浴的能力。

(2) 患者皮肤的清洁度和皮肤的健康情况。

(3) 患者的皮肤清洁习惯,对皮肤清洁卫生知识的了解程度。

【计划】

(1) 护士准备:着装整洁,洗手,戴口罩。

(2) 用物准备:沐浴露或浴皂、毛巾 2 条、浴巾、清洁衣裤、拖鞋(防滑)、手消毒剂。治疗车下层备水桶、生活垃圾桶、医用垃圾桶。

(3) 环境准备:浴室内有信号铃、扶手。地面防滑、浴盆内防滑。

【实施】　见表 5-6。

表 5-6　淋浴、盆浴法

操作流程	操作步骤	要点说明
(1) 准备、交代	协助患者准备好沐浴用物 向患者交代有关事项	信号铃的使用方法,贵重物品的保存,若有不适,马上按铃 入浴室后,不要闩门,可挂"正在使用"的牌子
(2) 入浴室	携带用物,送患者入浴室 调室温 22 ~ 26℃,水温 40 ~ 45℃ 盆浴患者需扶其腋下进出浴盆	若患者不能自行完成沐浴时,护士一起进入浴室,协助完成沐浴 防滑倒,防着凉,防烫伤
(3) 浴中	护士不要离浴室太远,入浴时间过久应询问 盆浴时水位不可超过心脏水平 浴盆中浸泡时间不可超过 20 分钟	防止发生意外,若遇患者发生晕倒后迅速救治处理 避免引起胸闷 浸泡过久容易导致疲倦
(4) 浴后	患者淋浴或盆浴后,再次观察其一般情况 协助患者拿走沐浴用物	取下门上"正在使用"标记

考点:淋浴或盆浴的时间,室温,水温

【评价】

(1) 沐浴或盆浴后患者感到清洁、舒适。

(2) 沐浴过程中,患者安全无意外发生。

(3) 患者获得了有关皮肤护理方面的知识。

【注意事项】

(1) 饭后 1 小时才沐浴,以免影响消化。

(2) 妊娠 7 个月以上,禁用盆浴。

(3) 衰弱、创伤和心脏病患者需卧床休息者,不宜淋浴或盆浴。

(4) 防止患者出现受凉、烫伤、晕厥、滑跌等意外情况发生。

考点:盆浴和淋浴的注意事项

二、床上擦浴

适用于使用牵引、石膏绷带、衰竭,必须卧床等无法沐浴的患者。

【目的】 同沐浴法

【评估】

(1) 患者全身情况:病情、意识状态、肢体活动度、自理能力。

(2) 皮肤情况:清洁度、颜色、柔软度、温湿度,有无破损、水肿、斑点等。

(3) 心理状态:患者的心理反应,合作程度。

(4) 健康知识:清洁习惯,对床上擦浴的了解程度。

【计划】

(1) 护士准备:着装整洁,洗手,戴口罩。

(2) 用物准备

1) 治疗盘内备:毛巾 2 条、浴巾、沐浴液或浴皂、梳子(患者自备)、小剪刀、50% 乙醇、爽身粉。

2) 治疗盘外备:清洁衣裤、被服、面盆 2 个,水桶 2 个(一桶盛 50℃左右的热水,一桶盛污水)、手消毒剂。

3) 另备便盆、便盆巾、屏风。治疗车下层备水桶、生活垃圾桶、医用垃圾桶。

(3) 环境准备:病室安静、整洁,有屏风遮挡患者。

【实施】 见表 5-7。

表 5-7 床上擦浴

操作流程	操作步骤	要点说明
(1) 核对、解释	携用物至床边,核对、解释	意识不清者,向家属解释
(2) 擦浴前准备	关好门窗,调室温 22～26℃ 用屏风遮挡患者,按需给便盆 放平床头及床尾支架,放下床档,松开床尾盖被 将面盆放于床旁桌上,倒入热水2/3满,测试水温	防受凉 保护患者自尊 方便操作
(3) 洗脸、颈	将微温小毛巾叠成手套状(图5-8)为患者洗面部、颈部 眼:由内眦洗向外眦,洗完一侧再洗另一侧 脸、鼻、颈部:依次擦洗一侧额部、颊部、鼻翼、人中、下颌、颈部、耳后。同法擦另一侧	耳郭、耳后及颈部皮肤皱褶处要仔细擦洗
(4) 脱衣、垫巾	为患者脱下上衣,铺浴巾于一侧手臂下面	先脱近侧,后脱远侧,如有外伤,先脱健肢,后脱患肢 每擦一个部位都应在其下面垫浴巾,以免弄湿床铺 脱下的衣物不可放于地上,以免交叉感染
(5) 擦洗上肢	先用涂沐浴液的小毛巾由下至上擦洗,再用湿毛巾拭去浴液,直至无浴液为止,最后用大浴巾边按摩边擦干 同法擦另一侧	擦腋下时,抬高或外展手臂 擦洗时动作快捷,可适当用力,但不宜过重 天冷时,可在被内操作
(6) 换水、擦洗胸腹部	倒掉污水,换上干净并调好温度的水,将大毛巾铺于胸腹部 先擦胸部,再擦腹部 擦洗方法同上肢,擦时一手略掀起大毛巾	注意脐部和女性乳房下部的清洁

续表

操作流程	操作步骤	要点说明
(7) 擦洗背部	翻身侧卧,依次擦后颈→背部→臀部	必要时,擦洗后用 50% 乙醇按摩受压部位或抹上爽身粉
(8) 更衣、平卧	更换清洁上衣后,使患者平卧	先穿对侧,后穿近侧,或先穿患肢,后穿健肢
(9) 换水、脱裤	换上干净水并调好水温,脱下患者裤子并用毛巾覆盖	
(10) 铺巾、擦下肢	将浴巾铺于擦洗部位下面 露出近侧下肢,依次擦洗髋部,大腿及小腿 同法擦另一侧	注意擦净腹股沟
(11) 泡足	将盆移于患者足下,盆下先铺好浴巾 患者屈膝,将双脚同时或先后移入盆内清洗足部及趾部 取走足盆,两脚放于浴巾上,擦干	浴盆也可放于床旁椅上泡足 必要时在足跟、内外踝用 50% 乙醇按摩,再扑爽身粉
(12) 会阴部清洗	协助患者清洗会阴部 不能自行清洗的,做会阴部清洁护理	重新更换水、盆及毛巾
(13) 穿裤、修剪	更换上干净的裤子 根据需要修剪指(趾)甲、梳发	
(14) 整理	整好床单位 清理用物	必要时更换床单

考点: 床上擦浴时穿脱上衣的正确顺序

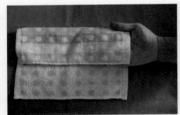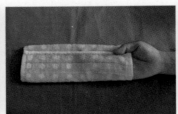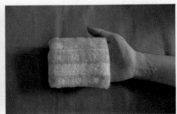

图 5-8　包小毛巾法

【评价】

(1) 患者感到清洁、舒适、身心愉快。

(2) 操作得当,患者安全、满意,无意外情况发生。

【注意事项】

(1) 操作过程中,护士应注意节力。

(2) 操作时,应注意保护患者的自尊,动作轻柔、敏捷,防止受凉。

(3) 注意观察患者情况,如出现寒战、脉速、面色苍白等,应立即停止擦洗。

📖 **链接**　⋯⋯⋯⋯　便盆使用法(图 5-9)

(1) 准备:便盆清洁、无破损,用便盆巾覆盖。 天冷时可用热水把便盆温热,将便盆携至床边,向患者解释,用屏风遮挡并将橡胶单、中单放于患者臀下,帮助患者脱裤、屈膝。

(2) 放置便盆:护士一手扶住患者的腰和骶尾部,另一手将便盆置于患者臀下,便盆低端朝头侧放置。 若患者不习惯平卧姿势排便,如病情允许可抬高床头。 便盆放置时,不可硬塞或硬拉。

(3) 患者排便:护士将卫生纸,呼叫器放于患者手边,暂离病室。 排便完毕,必要时帮助擦净肛门,护士一手抬高患者腰及骶尾部,一手取出便盆,遮上便盆巾。

(4) 通风观察:撤去屏风,观察粪便性状,以协助诊断和治疗。

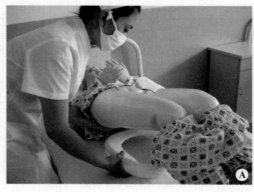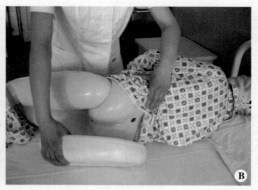

图 5-9　给便盆法

三、压疮的预防及护理

　　压疮是由于局部组织长期受压,导致血液循环障碍,局部持续缺血、缺氧、营养不良而致的软组织溃烂、坏死。

　　压疮最早被叫作"褥疮",来源于拉丁文"decub",意为"躺下"。容易使人误认为压疮是"由躺卧引起的溃疡"。实际上,压疮不仅可发生于长期卧床的患者,也可发生于长久坐位或其他的患者。因此,引起压疮最重要的因素是压力,故目前医学上倾向于将压疮改称为"压力性溃疡"。

　　压疮本身不是原发疾病,它大多数是由于某些疾病发生后患者没有得到很好的护理而造成的损伤。一旦发生压疮,不仅给患者带来痛苦,加重病情,严重时还可继发感染引起败血症而危及生命。

（一）压疮发生的原因

　　1. 局部组织长期受压　　卧床或坐位的患者长时间不改变体位,局部组织受压过久出现血液循环障碍。导致压疮的物理力是压力、摩擦力和剪切力,通常是 2 ~ 3 种力联合作用所致(图 5-10)。

　　（1）压力:引起压疮的最主要原因是局部组织承受持续性压力。单位面积承受的压力越大,组织发

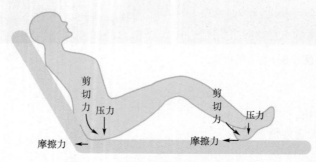

图 5-10　压力、摩擦力、剪切力示意图

生压疮所需时间越短。持续受压 2 小时以上就可引起组织不可逆的损害。

　　（2）摩擦力:当患者长期卧床或坐轮椅时、翻身时拖拉、床单轮椅有碎屑皱褶时,皮肤随时都可受床单或轮椅表面的逆行阻力摩擦,导致皮肤擦伤,擦伤的皮肤一旦受到汗、尿、粪等的浸渍时,更易发生压疮。

　　（3）剪切力:各层组织相邻表面间的滑行,产生进行性的相对移位而引起,是由压力和摩擦力共同作用的结果与体位密切相关。如患者靠坐在轮椅上时,身体会向下滑,在下滑的过程中,皮肤与椅面的摩擦力,加上皮肤垂直方面的压力,从而导致剪切力的产生。剪切力使这些组织拉开,血管被扭曲,导致血液循环障碍而发生压疮。

　　2. 潮湿因素　　皮肤经常受到汗液、大小便等排泄物、分泌物以及各种引流渗出液的刺激

使皮肤酸碱度改变,皮肤组织极易受损。另外,潮湿的皮肤有利于微生物滋生,还使皮肤变软,耐受性降低。

3. 医疗措施使用不当　使用石膏、绷带、夹板、约束带、牵引时,衬垫不当,松紧不适宜,致使局部血液循环不良,组织缺血、缺氧。

4. 机体营养不良　是压疮发生的内因。营养不良患者皮肤变薄,抵抗力减弱,受压后易破损,如水肿。长期营养不良者皮下脂肪减少甚至消失、肌肉萎缩,一旦受压,局部缺血、缺氧而发生压疮,如长期发热、恶病质等患者。

(二) 压疮的易发部位(图 5-11)

压疮易发生于受压和缺乏脂肪组织保护、无肌肉包裹或肌层较薄的骨骼隆起处,它与体位密切相关。体位不同,受压点不同,易发部位也不同。

(1) 仰卧位易发于:枕骨粗隆、肩胛骨、肘部、骶尾部、足跟。

(2) 侧卧位易发于:耳郭、肩峰、肘部、髋部、膝关节的内外侧、内外踝。

(3) 俯卧位易发于:耳郭、颊部、肩峰、女性乳房、肋缘突出部、男性生殖器、髂前上棘、膝部、足趾。

(4) 坐位易发于:肩胛骨、坐骨结节、足跟等处。

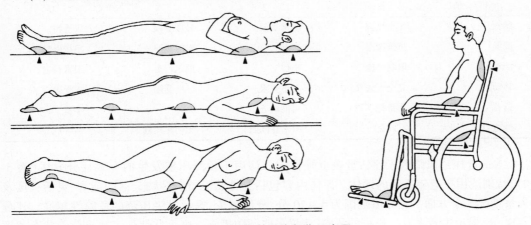

图 5-11　压疮的易发部位示意图

📖 **链接** ·········　防压疮的理想体位

(1) 侧卧位时,上半身倾斜 30°~40°,屈膝屈髋约 90°,两腿前后分开,两上肢放于身体两侧。左侧时,左臂与腋成 30°~40°,并向上屈肘约 90°,掌心朝上,右臂与腋成 30°~40°,并向下屈肘约 90°,掌心朝下;这种卧位可增大受压面积,消除局部受压并使身体稳定。

(2) 半卧位时,可使患者屈髋 30°,腘窝下垫软枕,或摇起膝下支架,这样可防止身体下滑扩大支持面。

(3) 平卧位时,如需抬高床头,高度一般不应超过 30°,防止产生剪切力和使骶部受压加重。

(三) 压疮的高危人群和危险因素的评估

1. 高危人群

(1) 昏迷、瘫痪者:自主活动丧失,长期卧床,身体局部组织长时间受压。

(2) 老年人:老年人机体活动减少,皮肤松弛、干燥,缺乏弹性,皮下脂肪萎缩、变薄,皮肤易损性增加。

(3) 身体肥胖和瘦弱者:肥胖者机体过重,承受的压力过大;瘦弱者营养不良,受压处缺乏肌肉组织和脂肪组织保护。

（4）水肿者：水肿时皮肤抵抗力降低，同时也增加了承重部位的压力。

（5）疼痛者：为避免疼痛而处于强迫体位，机体活动减少，局部组织受压过久。

（6）石膏固定者：翻身和活动受限，固定不恰当致受压部血液循环不良。

（7）大小便失禁者：皮肤经常受潮湿摩擦的刺激。

（8）发热患者：体温升高可致排汗增多，经常受潮湿的刺激。

（9）使用镇静剂者：自身活动减少，局部组织受压过久。

2. 危险因素　目前常用的危险因素评估表有 Braden 危险因素评估表、Norton 压疮风险因素评估量表。

Braden 危险因素评估表是用来预测压疮发生的较为常用的方法（表 5-8），对压疮高危人群具有较好的预测效果，且评估简便、易行。评估内容包括感觉、潮湿、活动力、移动力、营养、摩擦力和剪切力 6 个部分。总分值范围为 6～23 分，分值越少，提示发生压疮的危险性越高。评分≤18 分，提示患者有发生压疮的危险，建议采取预防措施。

表 5-8　Braden 危险因素评估表

项目/分值	4	3	2	1
感觉	完全受限	非常受限	轻度受限	未受损
潮湿	持续潮湿	潮湿	有时潮湿	很少潮湿
活动力	限制卧床	坐位	偶尔行走	经常行走
移动力	完全无法移动	严重受限	轻度受限	未受限
营养	非常差	可能缺乏	充足	丰富
摩擦力和剪切力	有问题	有潜在问题	无明显问题	——

Norton 压疮风险因素评估量表也是目前公认用于预测压疮发生的有效评分方法（表 5-9），特别适用于老年患者的评估。评估内容包括身体状况、精神状态、活动能力、灵活程度及失禁情况 5 个方面。总分值范围为 5～20 分，分值越少，提示发生压疮的危险性越高。评分≤14 分，提示患者有发生压疮的危险，建议采取预防措施。由于此评估表缺乏营养状态的评估，故临床使用时需补充相关内容。

表 5-9　Norton 压疮风险因素评估量表

项目/分值	4	3	2	1
身体状况	良好	一般	不好	极差
精神状态	思维敏捷	无动于衷	不合逻辑	昏迷
活动能力	可以走动	需协助	坐轮椅	卧床
灵活程度	行动自如	轻微受限	非常受限	不能活动
失禁情况	无失禁	偶有失禁	经常失禁	二便失禁

（四）压疮的预防

绝大多数压疮是可以预防的，关键在于消除发生的原因。因此，护理人员在工作中应做到"六勤"即：勤观察、勤翻身、勤擦洗、勤按摩、勤更换、勤整理。交接班时，对于易发人群要严格细致地交接局部皮肤情况及相应的护理措施。

1. 避免局部组织长期受压

（1）经常更换卧位：鼓励和协助卧床患者经常更换卧床姿势，经常翻身是预防压疮最有效的方法，它可使骨骼突起部位交替受压。翻身的间隔时间根据病情及受压处皮肤情况决定，一般每 2 小时翻身一次，必要时每小时翻身一次，并建立床头翻身记录卡（表 5-10），另外还可使用电动翻转床帮助患者变换卧位。

表 5-10　翻身记录卡

姓名：		床号：	
日期/时间	卧位	皮肤情况及备注	执行者

（2）保护骨突处和支持身体空隙处：患者体位安置妥当后，可在骨突处垫上海绵垫褥、水褥、气垫褥、羊皮垫等，或在身体空隙处垫软枕、海绵垫等使支撑身体重量的面积增大，从而降低骨突部位皮肤所受到的压强；羊皮垫还具有抵抗剪切力及高度吸收水蒸气的性能，适用于长期卧床患者；对易受压部位还可采用软枕、海绵垫等架空和保护架抬高被毯，来避免局部受压。为缓解压迫不宜使用可引起溃疡的圈状垫，如棉圈和橡胶气圈。即使使用了这些垫褥，仍须加强翻身，因压力虽减少，但时间过长，仍可阻碍血液循环，导致组织损伤。

（3）正确使用医疗用具：对使用石膏、绷带、夹板等固定的患者，衬垫应平整、柔软，若过紧或凹凸不平，立即通知医生，及时调整，并随时观察局部皮肤和肢端皮肤颜色，温度变化情况，仔细听取患者反应。

2. 避免潮湿、摩擦因素的刺激

（1）保持皮肤清洁干燥：大小便失禁、出汗及渗出液多的患者，应及时擦洗干净，局部皮肤涂凡士林软膏保护，不可让患者直接卧于橡胶单或塑料单上；要勤换尿布，被服污染要及时更换。

（2）床铺、被服应保持平整、无皱褶、无渣屑。

（3）协助患者翻身、更换床单衣服时，应将患者抬起，切忌拖、拉、推。

（4）不使用破损的便盆。患者若使用便盆，应抬高臀部，不可硬塞、硬拉。

3. 促进局部血液循环

（1）对长期卧床的患者：每日应进行主动或被动的全范围关节运动，以维持关节的活动性和肌肉的张力，促进肢体的血液循环。

（2）定期为患者温水擦浴，按摩受压部位。

1）局部按摩：手上蘸少许 50% 乙醇，以手掌大小鱼际部分紧贴皮肤，压力均匀地作向心方向按摩，由轻至重，再由重至轻，每次按摩 3～5 分钟，已发红的皮肤软组织禁忌按摩。

2）全背按摩：协助患者俯卧或侧卧，露出背部，先用热水擦洗，再将 50% 乙醇或润滑剂倒入手掌进行按摩（图 5-12）。按摩者斜站在患者右侧，左腿弯曲在前，右腿伸直在后，用双手手掌的大小鱼际，从患者骶尾部开始，沿脊椎旁向上按摩（力量要足够刺激肌肉组织），至肩部后（手法稍轻）向下至臀部及尾骨处，此时左腿伸直，右腿弯曲。如此反复有节奏地按摩数次。再用拇指指腹由骶尾部开始沿脊柱按至第 7 颈椎处。

3）电动按摩器按摩：电动按摩器是依靠电磁作用，使治疗器的头端振动来代替手法按摩。使用时手持按摩器，根据不同部位来选择合适的按摩头，紧贴患者皮肤进行按摩。

4. 改善机体的营养状况　营养不良既可导致压疮，又可影响压疮的愈合。蛋白质是机体组织修补所必需的物质，维生素 A、维生素 C 和矿物质锌也可促进伤口的愈合，因此在病情

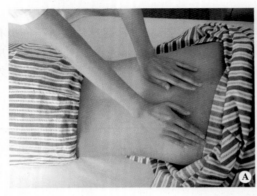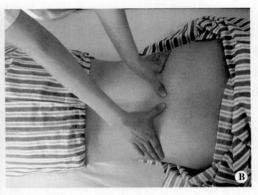

图 5-12　全背按摩

考点：压疮的预防 许可的情况下应给予患者高蛋白、高热量、高维生素饮食和适当补充硫酸锌,对不能进食的患者,可使用鼻饲或静脉营养。

（五）压疮的分期

根据压疮的发展过程和严重程度,可分为三期。

1. **淤血红润期**（图 5-13）　为压疮初期。局部皮肤组织受压或潮湿刺激后,出现红肿、热、麻木或触痛,30 分钟后不见消退。此期皮肤的完整性未破坏,如及时去除原因,可阻止压疮的发展。

2. **炎性浸润期**（图 5-14）　红肿部位继续受压,血液循环障碍未得到解除,静脉回流受阻,局部静脉淤血,受压部位皮肤颜色转为紫红色,压之不退色,皮下产生硬结,表皮有水疱形成。患者有痛感。此期不采取积极措施,压疮会继续发展。

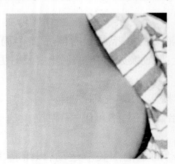

图 5-13　淤血红润期

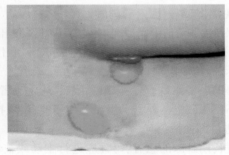

图 5-14　炎性浸润期

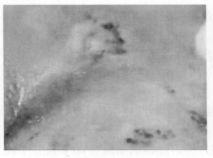

图 5-15　溃疡期

3. **溃疡期**（图 5-15）　静脉血液回流受到严重障碍,局部组织缺血缺氧进一步加重。此期可分为浅度溃疡期和坏死溃疡期。浅度溃疡期表现为表皮水疱破溃,创面渗出黄色的液体,后期流出脓液,溃疡形成,疼痛加剧。坏死溃疡期表现为局部组织坏死发黑,脓性分泌物增多,有臭味,感染向周围及深部扩展,可达骨骼甚至可引起败血症,造成全身感染,危及患者生命。

（六）压疮的护理

1. **淤血红润期**　此期的护理原则是及时解除危险因素,保护皮肤,避免压疮继续发展。主要的护理措施为增加翻身次数,避免摩擦、潮湿和

考点：压疮的概念,压疮产生的原因、分期、易发部位

排泄物的刺激,保持床铺的平整、干燥、无碎屑,采用湿热敷、红外线照射,加强营养的摄入。此期禁止按摩局部皮肤。

2. 炎性浸润期　此期的护理原则是保护皮肤,预防感染。除继续加强上述护理措施外,对未破的小水疱不要刺破,消毒后可直接粘贴透气性薄膜敷料或透水性敷料进行保护,让水疱自行吸收。大水疱可用无菌注射器抽出疱内液体,消毒局部皮肤,用无菌敷料包扎。

3. 溃疡期　此期护理原则是清除坏死组织,清洁创面,促进伤口愈合。

(1) 浅度溃疡期:疮面可用红外线、紫外线照射,如用鹅颈灯照射,距离 25cm,每日 1～2次,每次 10～15 分钟,照射后外科换药,还可采用纤维蛋白膜、骨胶原膜、鸡蛋内膜覆盖疮面治疗。

(2) 坏死溃疡期:轻者用 0.9% 氯化钠溶液、0.02% 呋喃西林溶液、1：5000 高锰酸钾溶液冲洗,再用无菌凡士林纱布及敷料包扎,还可用甲硝唑溶液湿敷创面;感染严重的,要清除坏死组织,用 3% 过氧化氢溶液冲洗和氧气疗法、中药膏剂、散剂等药物治疗。

考点：压疮各期的护理原则

📖 **链 接**·········　**家庭里防治压疮**

(1) 粟预防压疮:将棉布缝制成一些小布袋,装入粟子 1/2 或 2/3 满后封口,分别放在患者易受压部位,如枕部、足跟等处,并保持其干燥、清洁,每一次翻身时,都要整理、抚平。

(2) 云南白药、皮康霜治疗压疮:压疮的初期出现红、肿、热、麻时,可将云南白药粉溶于 75% 乙醇中调成糊状,用无菌棉签蘸取,涂抹在患处,每天 3～4 次。皮康霜涂抹在红肿处,3 次/日,1～2 天可治愈。

(3) 新鲜鸡蛋内膜治疗压疮:局部压疮形成的水疱破损,露出潮湿红润的疮面,可用新鲜鸡蛋内膜剪成邮票大小,平整贴于疮面,如内膜下有气泡,用无菌棉签轻轻挤压使之排除,再用无菌敷料覆盖,1～2 天更换 1 次,直至疮面愈合。

(4) 3%～5% 的碘酊溶液治疗压疮:压疮的表面有脓液覆盖,局部可涂 3%～5% 的碘酊。碘酊溶液具有杀菌,使组织脱水,促进疮面干燥的作用。

👤 **案例 5-2 分析**

1. 该患者骶尾部出现了压疮,属于炎性浸润期。此期要保护皮肤,预防感染。主要措施:增加翻身次数、经常更换衣服和被单、采用红外线照射等。对未破的小水疱不要刺破,消毒后可直接粘贴透气性薄膜敷料或透水性敷料进行保护,让水疱自行吸收。大水疱可用无菌注射器抽出疱内液体,消毒局部皮肤,用无菌敷料包扎。

2. 应做到"六勤"即:勤观察、勤翻身、勤擦洗、勤按摩、勤更换、勤整理。交接班时,对于易发人群要严格细致地交接局部皮肤情况及相应的护理措施。预防措施有:①避免局部组织长期受压;②保护骨突处和支持身体空隙处;③促进局部血液循环;④改善机体的营养状况。

第 4 节　会阴部护理

【目的】

(1) 去除会阴部异味,预防和减少感染。

(2) 防止皮肤破损,促进伤口愈合。

(3) 增进患者舒适。

【评估】

(1) 患者的年龄、病情、意识、心理状态、配合程度。

(2) 有无失禁或留置导尿管。

(3) 会阴部清洁程度、皮肤黏膜情况、有无伤口、流血及流液情况。

【计划】

(1) 护士准备：着装整洁，洗手，戴口罩。

(2) 用物准备

1) 治疗盘内备：毛巾、浴巾、清洁棉球、无菌溶液、大量杯、镊子、橡胶单、中单、一次性手套、浴毯、卫生纸。

2) 治疗盘外备：橡胶单、中单、水壶（内盛 50～52℃的温水）、便盆、手消毒液、屏风。治疗车下层备生活垃圾桶、医用垃圾桶。

(3) 环境准备：病室安静、整洁，有屏风遮挡患者。

【实施】 见表 5-11。

表 5-11 会阴部清洁护理

操作流程	操作步骤	要点说明
(1) 核对、解释	携用物至床边、核对解释	
(2) 遮挡	拉好隔帘或使用屏风，关闭门窗	保护患者隐私
(3) 体位	协助患者取仰卧位。将盖被折于会阴部以下，将浴毯盖于患者胸部	便于暴露会阴部保暖
(4) 戴手套	戴好一次性手套	预防交叉感染
(5) 暴露	暴露会阴部	便于操作
(6) 备水	脸盆内放温水，将脸盆和卫生纸放于床旁桌上，将毛巾放于脸盆内	合适的水温可避免会阴部烫伤
(7) 擦洗	擦洗会阴	
男性		
1) 擦洗大腿上部	将浴毯上半部反折，暴露阴茎部位。用患者衣服盖于患者胸部。清洗并擦干两侧大腿上部	保暖，保护患者隐私
2) 擦洗阴茎头部	轻轻提起阴茎，将浴巾铺于下方。由尿道口向外环形擦洗阴茎头部。更换毛巾，反复擦洗，直至擦净阴茎头部	擦洗方向为从污染最小部位至污染最大部位，防止细菌向尿道口传播力
3) 擦洗阴茎体部	沿阴茎体由上向下擦洗，特别注意阴茎下皮肤	力量柔和、适度，避免过度刺激
4) 擦洗阴囊部	小心托起阴囊，擦洗阴囊下皮肤皱褶处	轻柔擦拭，防止阴囊部位受压引起患者疼痛皮肤皱褶处容易有分泌物蓄积
女性		
1) 体位	协助患者取仰卧位，屈膝，两腿分开	
2) 擦洗大腿上部	将浴毯上半部反折，暴露会阴部，用患者衣服盖于患者胸部。清洗并擦干两侧大腿的上部	保暖，保护患者隐私
3) 擦洗阴唇部位	一手轻轻合上阴唇；另一手擦洗阴唇外黏膜部分，从会阴部向直肠方向擦洗（从前向后）	皮肤皱褶处容易存留会阴部分泌物，造成致病菌滋生和繁殖减少粪便中致病菌向尿道口传播的机会
4) 擦洗尿道口和阴道口部位	一手分开阴唇，暴露尿道口和阴道口。一手从会阴部向直肠方向轻轻擦洗各个部位，彻底擦净阴唇、阴蒂及阴道口周围部分	减少致病菌向尿道口传播每擦一处，更换毛巾的不同部位女性月经期或留置导尿时，可用棉球清洁

续表

操作流程	操作步骤	要点说明
(8) 置便盆	先铺橡胶单、中单于患者臀下,再置便盆于患者臀下	
(9) 冲洗	护士一手持装有温水的大量杯,一手持夹有棉球的大镊子,边冲水边擦洗会阴部。从会阴部冲洗至肛门部,冲洗后,将会阴部彻底擦干	将用过的棉球弃于便盆中
(10) 整理	撤去便盆、中单及橡胶单。协助患者放平双腿,取舒适卧位	增加舒适,减轻焦虑
(11) 取侧卧位	将浴毯放回原位,盖于会阴部位。协助患者取侧卧位	
(12) 擦洗肛门		特别注意肛门部位的皮肤情况。必要时在擦洗肛门前,可先用卫生纸擦净
(13) 涂软膏	如患者有大、小便失禁,可在肛门和会阴部位涂凡士林或氧化锌软膏	保护皮肤
(14) 整理用物	撤去浴毯和脏单,整理用物脱去一次性手套	将一次性手套弃于医用垃圾桶内
(15) 安置患者	协助患者穿好衣裤,协助患者取舒适卧位	促进患者舒适
(16) 观察	观察会阴部及其周围部位的皮肤状况	
(17) 记录	洗手,记录执行时间及护理效果	利于评价

【评价】
(1) 患者感觉会阴部清洁、舒适。
(2) 操作中减少暴露,保护了患者的隐私。
(3) 患者及其家属掌握了会阴部清洁方法。

【注意事项】
(1) 进行会阴部擦洗时,每擦洗一处需变换毛巾部位。如用棉球擦洗,每擦洗一处应更换一个棉球。
(2) 如患者有会阴部或直肠手术,应使用无菌棉球擦净手术部位及会阴部周围。
(3) 操作中减少暴露,注意保暖,并保护患者隐私。
(4) 留置导尿管者,由尿道口处向远端依次用消毒棉球擦洗。
(5) 女性患者月经期宜采用会阴冲洗。

第 5 节　卧有患者床整理及更换床单法

【目的】
(1) 使病床清洁、平整、舒适,预防压疮等并发症。
(2) 保持病室整洁美观。

【评估】
(1) 患者的病情、合作程度,身上有无各种导管及伤口,肢体活动度。
(2) 床单位的清洁程度。

【计划】
(1) 护士准备:着装整洁,洗手,戴口罩。

（2）用物准备

1）整理法:床刷及床刷套(略湿)。

2）更换床单法:护理车、大单、中单、被套、枕套、床刷及套(略湿)、污物袋、手消毒剂,需要时备清洁衣裤。

（3）环境准备:病室内无患者进餐或治疗。调节好室温。

【实施】

（1）卧有患者床整理法(表5-12)。

表5-12　卧有患者床整理法

操作流程	操作步骤	要点说明
（1）核对、解释	携用物至床边,核对、解释	
（2）移开桌椅	移开床旁桌距床约20cm,移椅至床尾,如病情许可,放平床头及床尾支架	便于操作
（3）松被和单	松开床尾盖被,协助患者翻身至对侧,背向护士,移枕,松开近侧各层单	防止患者坠床,注意患者身上的导管
（4）清扫各单	用床刷扫净中单、橡胶单后搭于患者身上,再从床头至床尾扫净大单上的渣屑	注意扫净枕下及患者身下的渣屑
（5）铺各单	依次将大单、橡胶中单、中单逐层拉平铺好	注意中线对齐
（6）整理对侧	协助患者翻身侧卧于铺好的一侧,转至对侧同法整理,协助患者平卧	安置好各种导管及输液管,观察皮肤
（7）整理盖被、枕头	整理好盖被叠成被筒,被尾内折与床尾齐取下枕头,拍松后放入患者头下	注意观察病情
（8）移回床旁桌、椅	根据需要支起床头、床尾支架、床档,移回床旁桌、椅	
（9）整理	整理床单位,清理用物。洗手	床刷及套清洗、消毒

（2）卧床患者更换床单法

1）侧卧更换床单法(表5-13、图5-16):适用于卧床不起,病情允许翻身侧卧患者。

表5-13　侧卧更换床单法

操作流程	操作步骤	要点说明
（1）核对、解释	携用物至床边,核对、解释	酌情关门窗,询问有何需要
（2）移开桌椅	移床旁桌距床约20cm,移椅至床尾,将清洁用物放于椅上	如病情许可,放平床头及床尾支架
（3）松盖被、翻身	松开床尾盖被,移枕至对侧。协助患者侧卧于床的对侧,背向护士	注意防止坠床 不宜过多翻动和暴露患者,以免疲劳、受凉
（4）松近侧单、扫床	松开近侧各层床单,将中单向内卷入患者身下,扫净橡胶中单,搭于患者身上 将污大单向上翻卷塞于患者身下,扫净床褥	从床头至床尾扫净渣屑 注意扫净枕下及患者身下的渣屑
（5）铺近侧各单	先铺清洁大单。将铺于对侧的一半大单塞于患者身下,按铺床法铺好近侧大单 放平橡胶中单 铺清洁中单于橡胶中单上,将一半中单向上卷入患者身下,近侧中单、橡胶中单一起塞入床垫下铺好 协助患者平卧,转向对侧	注意大单中线与床中线对齐 塞于身下的大单正面向内 橡胶中单有破损重新更换

操作流程	操作步骤	要点说明
(6) 移枕翻身	将枕头移至对侧,再协助患者侧卧于铺好的一边	背向护士 观察、询问患者有无不适
(7) 松、扫、撤、铺对侧各单	松开各层床单,取出污中单放在床尾	注意省力、节力
	扫净橡胶中单搭在患者身上	
	将污大单从床头卷至床尾(包污中单)放于护理车下层	污单不要丢在地上
	扫净床褥上渣屑,取下床刷套放于护理车下层	床刷放在护理车上层
	同法铺好各层床单	各层床单要展平
	协助患者平卧	
(8) 换被套(图5-17)	松开被筒,解开污盖被尾的带子。将清洁被套正面朝外平铺于原盖被上,并打开被尾1/3	注意被套中线对齐床中线
	将污被套内的棉胎竖叠三折后,再按"S"形折叠拉出	取出的棉胎不能接触污被套的外面
	将取出的棉胎放入清洁被套内,对好两上角将棉被两角压在患者的肩下或请患者抓住棉被上端拉平,铺好棉胎并系带	
	从床头至床尾撤出污被套,放于护理车下层	
	盖被两侧叠成被筒,被尾向内折与床尾齐	床尾多余盖被向内反折,便于患者足活动,防足部受压致足下垂
	盖被铺好后折成被筒	同备用床
(9) 换枕套	一手托起患者头颈部,另一手取出枕头,更换干净枕套后拍松,开口背门放于患者头下	使患者感觉舒适
(10) 整理	协助患者取舒适卧位	按需支起床头、床尾支架和床档
	移回床旁桌椅,清理用物,污被单送洗	
	洗手	

2) 仰卧更换床单法(表5-14):适用于病情不允许翻身侧卧的患者。

表5-14 仰卧更换床单法

操作流程	操作步骤	要点说明
(1) 核对、解释	同侧卧更换床单法	
(2) 移开桌椅	同侧卧更换床单法	
(3) 取枕、松单	一人托起患者头颈部,另一人迅速取出枕头放至床尾	两人操作,分别站在床的两侧
	松开床头大单和两侧各单	
	将污大单从床头开始向上翻卷至患者肩部	一手抬起头颈部,另一手翻卷
(4) 铺大单	将清洁大单放于床头,对齐床中线铺好床头	先将清洁大单横折成比较小的形状
	抬起患者的上半身,将污大单、中单、橡胶中单一起卷至患者臀下,同时将清洁大单拉至臀部	骨科患者可利用牵引架上拉手抬起身躯
	放下患者上半身,抬起臀部,迅速撤出各层污单,同时将清洁大单拉至床尾,展平铺好	污大单和中单放在护理车的下层,橡胶中单放在床尾椅背上

续表

操作流程	操作步骤	要点说明
（5）铺橡胶单、中单	先铺好一侧橡胶中单和中单，余下一半塞于患者身下，转至对侧或另一人将橡胶中单和中单拉出，展平铺好	
（6）更换被套、枕套	同侧卧更换床单法	

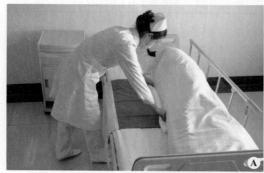
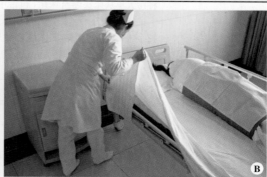
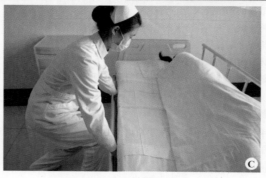

图 5-16　侧卧更换床单法

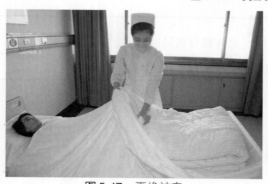

图 5-17　更换被套

【评价】

（1）患者清洁、舒适、安全、无并发症发生。

（2）操作轻、稳、节力，床单位整洁、美观。

【注意事项】

（1）保证患者安全、舒适，防受凉、坠床，防导管扭曲、脱落。

（2）随时观察病情，若有变化，应立即停止操作，并处理。

（3）扫床时应一床一套（巾），床头桌应一桌一抹布，用后消毒。

考点：卧床患者更换床单法的注意事项

（4）患者的床单，被套应每周更换一次，被血液、尿液等污染时，立即更换。

第6节　晨晚间护理

一、晨间护理

晨间护理是基础护理的一项重要内容，一般于清晨治疗工作前完成。

（一）目的

（1）使患者清洁舒适,预防压疮、肺炎等并发症的发生。

（2）保持病室整洁、美观。

（3）观察和了解病情,及时发现患者存在的问题。

（4）增进护患交流,满足患者的身心需要。

（二）内容

（1）协助患者排便、漱口（口腔护理）、洗脸、洗手、梳头、翻身。检查皮肤受压情况,擦洗背部后,用 50% 乙醇按摩骨隆突处。

（2）整理床铺,必要时更换衣服、床单、被套和枕套。

（3）观察患者病情,进行心理护理和健康教育。

（4）整理病室,酌情开窗通风。

二、晚 间 护 理

晚间护理也是基础护理的一项重要内容,应于每晚患者睡觉前完成。

（一）目的

（1）保持病室安静、整洁,使患者清洁、舒适,易于入睡。

（2）观察和了解病情,预防并发症的发生。

（二）内容

（1）协助患者刷牙或口腔护理、洗脸、洗手、擦洗背部和臀部、用热水泡脚,为女患者清洗会阴部。

（2）检查身体受压部位皮肤,按摩背部和骨隆突处。

（3）整理床铺,必要时给患者增加毛毯或盖被,寝前协助患者排尿。

（4）创造良好的睡眠环境

1）为患者创造安静、舒适的环境:如保持病室安静、无异味,注意床铺平整,棉被厚薄适宜,枕头高低适中;注意调节室内温度和光线,在通风换气后酌情关门窗,放下窗帘,关大灯,开地灯等;查房时应做到"四轻"。

2）减少疾病带给患者的痛苦与不适:如疼痛时酌情给予镇痛剂;因绷带和各种导管造成睡眠障碍时,应予重新调整;解除由于咳嗽、气喘、腹胀、尿潴留等带来的不适;因姿势不当影响睡眠时,可帮助改换卧位。

3）指导患者养成好的睡眠习惯:如临睡前不能吃得过饱、饮水不能过多、不喝浓茶与咖啡、不要过度兴奋;入睡前泡热水脚、喝一杯热牛奶可帮助入睡。

4）解除患者的心理压力:若患者是因为担忧、焦虑、顾虑等心理因素影响睡眠时,应给予疏导、开导、安慰。

考点: 护士可以采取哪些措施帮助患者入睡

重 点 提 示

1. 口腔护理分为一般口腔护理和特殊口腔护理。特殊口腔护理适用于高热、昏迷等患者,护理时要选择合适的漱口液和注意擦洗顺序;昏迷患者还要禁止漱口、棉球不能太湿,擦洗时要夹紧等。

2. 床上洗发的方法包括马蹄形垫法、扣杯法、洗头车法,洗发时要注意室温和水温,注意保护患者的眼睛和耳朵,注意观察患者的病情。衰弱患者不宜床上洗发。

3. 患者自行淋浴和盆浴时要特别注意安全。床上擦浴时注意擦洗的顺序,以及穿脱上衣的顺序。

4. 预防压疮是衡量护理质量的一个指标。护士在面对易发压疮的患者和易发部位时，要做到"六勤"，并能熟练操作背部、骨隆突处的按摩。对已发生压疮的患者，应做好护理。

5. 人的会阴部是较隐蔽的地方，如果不注意清洁就会造成感染。护士应该在减少患者暴露、保护隐私下，遵循擦洗的顺序，经常为患者进行会阴部清洁护理，使患者清洁、舒适。

6. 晨晚间护理是基础护理的重要内容。通过晨间护理主要是预防并发症的发生，通过晚间护理主要是给患者创造一个良好的睡眠环境。

目 标 检 测

A₁ 型题

1. 患病时，细菌在口腔内迅速繁殖是因为
   A. 口腔内温度的改变　　B. 致病菌的活力增强
   C. 口腔内湿度的改变　　D. 机体抵抗力降低
   E. 消化能力减弱

2. 为去除口臭，应选用的漱口液是
   A. 1%～4% 碳酸氢钠溶液
   B. 0.1% 醋酸溶液
   C. 0.08% 甲硝唑溶液
   D. 朵贝尔溶液
   E. 2%～3% 硼酸溶液

3. 护士应为下列哪个患者作特殊口腔护理
   A. 下肢骨折患者　　B. 急性胃炎患者
   C. 高热患者　　　　D. 阑尾炎术后患者
   E. 腹泻患者

4. 为昏迷患者进行特殊口腔护理时，不需准备的用物是
   A. 吸水管　　　　　B. 棉球
   C. 压舌板　　　　　D. 血管钳
   E. 张口器

5. 卧床患者的头发纠结成团时，可用何种溶液湿润梳顺头发
   A. 生理盐水　　　　B. 油剂
   C. 30% 乙醇溶液　　D. 过氧化氢溶液
   E. 0.1% 醋酸溶液

6. 用百部酊灭头虱时，涂擦药液后须包住头发
   A. 10 小时　　　　　B. 6 小时
   C. 12 小时　　　　　D. 24 小时
   E. 20 小时

7. 沐浴的目的不包括
   A. 去除皮肤污垢　　B. 消除皮炎
   C. 促进血液循环　　D. 保持皮肤清洁
   E. 预防压疮

8. 导致压疮发生的最主要原因是
   A. 局部组织受压过久　　B. 患者营养不良

C. 皮肤破损　　　　D. 皮肤受潮湿的刺激
E. 皮肤存在污垢

9. 压疮的易发部位不包括
   A. 仰卧—骶尾部　　B. 俯卧—腹部
   C. 侧卧—髋部　　　D. 坐位—坐骨结节
   E. 头高足低位-足跟部

10. 床上擦浴时的注意事项哪项是错误的
    A. 防止患者受冻　　　B. 动作敏捷轻柔
    C. 减少翻动和暴露　　D. 保护患者的自尊
    E. 患者出现寒战和面色苍白时应稍等片刻再擦

11. 压疮的炎性浸润期，处理表皮水疱错误的是
    A. 减少摩擦　　　　B. 剪去表皮
    C. 抽出水疱液体　　D. 涂以消毒液
    E. 无菌敷料包扎

12. 受压处局部按摩时，下列哪项是错误的
    A. 蘸少许 20% 乙醇溶液于手上
    B. 以手掌大小鱼际处紧贴皮肤
    C. 做压力均匀的环形按摩
    D. 由轻到重，由重到轻
    E. 每次 3～5 分钟

13. 患者换下的污被服应避免
    A. 放入污衣袋中　　B. 放床尾架上
    C. 直接放于地板上　D. 放于护理车下层
    E. 传染病患者的污被服先消毒后清洗

14. 护士为一昏迷患者更换床单，正确的操作是
    A. 松开床尾盖被、协助患者翻身侧卧，面向护士
    B. 将枕头和患者一起移向近侧，再移向对侧
    C. 从床尾至床头扫净垫褥上的渣屑
    D. 将污大单向上卷入患者身下
    E. 套好枕头后，开口向门放于患者头下

A₂ 型题

15. 患者，男，50 岁，右上臂外伤，护士为其更换上衣的合理顺序是
    A. 脱左侧后穿左侧　　B. 先脱右侧后穿左侧
    C. 先脱右侧后穿右侧　　D. 后脱右侧后穿右侧

E. 先脱右侧后穿左侧

16. 患者,女,60 岁,因"心肌梗死"卧床 3 周,在床上洗发时,患者突然感到胸痛、心悸、出冷汗,护士应
    A. 加快动作完成洗发
    B. 边洗发边通知医生
    C. 立即停止操作
    D. 劝说患者再坚持几分钟
    E. 请家属协助完成

17. 林老太因"中风"致右侧偏瘫,近日发现其骶尾部皮肤变为紫红色,有硬结、水疱,你判断是
    A. 压疮溃疡期　　　　B. 患者皮肤感染
    C. 压疮前期　　　　　D. 压疮淤血红润期
    E. 压疮炎性浸润期

18. 患者,男,30 岁,诊断为"血小板减少性紫癜",口腔黏膜有散在的瘀点,轻触牙龈有出血,为其进行口腔护理时应特别注意
    A. 夹紧棉球　　　　　B. 禁忌漱口
    C. 有义齿先取下　　　D. 动作轻柔
    E. 棉球不要太湿

19. 刘先生因患"败血症",接受了大量抗生素治疗。近日发现患者右侧颊部口腔黏膜创面上附有白色膜状物,用棉签拭去后,创面有少许出血。请问该患者口腔发生了什么情况
    A. 病毒感染　　　　　B. 维生素缺乏
    C. 真菌感染　　　　　D. 凝血功能障碍
    E. 厌氧菌感染

20. 患者,王某,女,63 岁,左侧胫骨骨折,体质虚弱,生活不能自理,为其做晨间护理的最佳顺序是
    A. 口腔护理—用便器—皮肤护理—扫床
    B. 扫床—用便器—皮肤护理—口腔护理
    C. 用便器—口腔护理—皮肤护理—扫床
    D. 用便器—皮肤护理—扫床—口腔护理
    E. 皮肤护理—扫床—用便器—口腔护理

A₃ 型题

(21、22 题共用题干)

李某,男,70 岁,因"心脏病"入院治疗。患者病情严重,自理能力差。需护士为其口腔护理和床上擦浴。

21. 如该患者有义齿,处理义齿的正确方法是
    A. 将义齿浸泡于乙醇中备用
    B. 将义齿浸泡于热水中备用
    C. 将义齿浸泡于清水中备用
    D. 先擦拭口腔,后取下义齿
    E. 不取下义齿完成口腔护理

22. 为该患者清洁眼睛,擦洗的方法是

A. 在眼睛周围环形擦洗
B. 由外眦向内眦擦洗
C. 由内眦向外眦擦洗
D. 由上眼睑擦向下眼睑
E. 由眼睑擦向上眼睑

(23、24 题共用题干)

患者,张某,长期卧床。近日其骶尾部皮肤出现 3cm×4cm 压疮,表现为脓性分泌物增多,坏死组织呈黑色,有臭味。

23. 此时患者压疮属于
    A. 淤血红润期　　　　B. 炎性浸润期
    C. 淤血期　　　　　　D. 溃疡期
    E. 浸润期

24. 护理措施为
    A. 用 50% 乙醇按摩创面
    B. 暴露创面,红外线照射
    C. 用生理盐水清洗后包扎
    D. 剪去坏死组织,用 0.02% 呋喃西林冲洗,放置引流条
    E. 创面敷新鲜鸡蛋内膜

A₄ 型题

(25~28 题共用题干)

患者,男性,73 岁,因脑出血入院。入院时患者神志不清,测体 T 39℃,P 100 次/分,R 24 次/分,BP 160/100mmHg。

25. 此患者最容易发生压疮的部位是
    A. 枕后　　　　　　　B. 骶尾部
    C. 肘关节　　　　　　D. 膝关节
    E. 足跟部

26. 给予此患者不妥的护理措施是
    A. 保持头高足低位　　B. 用床档保护患者
    C. 做好口腔护理　　　D. 对骶尾部进行按摩
    E. 为患者床上擦浴保持清洁

27. 2 天后,患者病情进一步恶化,检查时发现臀部皮肤红、肿、热,皮肤表面无破损,此时患者处于压疮的
    A. 淤血红润期　　　　B. 淤血坏死期
    C. 炎性浸润期　　　　D. 浅度溃疡期
    E. 坏死溃疡期

28. 针对患者出现的情况,哪项护理措施不妥
    A. 每 1 小时翻身一次
    B. 避免大小便刺激
    C. 每日 2 次用红外线照射局部皮肤
    D. 用鼻饲法为患者灌注蛋白粉
    E. 用 50% 乙醇按摩红肿的皮肤

第6章　生命体征的观察与护理

生命体征(vital signs)原是体温(temperature)、脉搏(pulse)、呼吸(respiration)和血压(blood pressure)的总称,1995年,全美保健机构评审联合委员会(the Joint Committee Health Organization，JCAHO)正式将疼痛确定为继体温、脉搏、呼吸、血压之后的第5生命体征。它是机体内在活动的一种主客观反映,是衡量机体身心状况的可靠指标。通过对生命体征的观察,护士可以了解疾病的发生、发展、转归以及护理对象心理状况的变化,为预防、诊断、治疗和护理提供依据。因此,掌握生命体征的观察及护理技术是临床护理工作的重要内容之一。

第1节　体温的观察与护理

案例 6-1

患者,女,30岁,发热1周,体温持续在39~40℃,以发热待查入院。入院时测体温39.7℃,脉搏118次/分,呼吸28次/分,血压120/80mmHg,皮肤潮红,口唇干裂,神志清楚。

问题:1. 根据病例分析,该患者可能的热型?

2. 如何为该患者测量体温? 测量时应注意什么?

3. 针对此患者的护理要点是什么?

体温(body temperature,T),也称体核温度(core temperature),是指人体内部胸腔、腹腔和中枢神经的温度,因受到神经、内分泌系统的精细调节,其相对稳定,且较皮肤温度高。皮肤温度也称体壳温度、体表温度(shell temperature),常受环境温度和衣着厚薄的影响,较不稳定,且低于体核温度。

一、体温的产生与调节

(一)体温的产生

人体不断进行着物质代谢,糖、脂肪、蛋白质三大营养物质在人体内通过氧化分解而释放能量。其总量的50%以上迅速转化为热能,用以维持体温,并不断以热能的形式散发到体外;其余不足50%的能量贮存于三磷腺苷(ATP)内,以供机体利用,经过能量的转换与利用,最终仍转化为热能散发到体外。

(二)产热与散热

1. **产热过程**　人体通过化学方式产热。机体产热的过程是细胞新陈代谢的过程,主要的产热器官是肝脏和骨骼肌。机体的总产热量主要包括基础代谢、食物特殊动力作用和肌肉活动所产生的热量。使产热增加的主要因素有:进食、骨骼肌运动、交感神经兴奋、甲状腺素分泌增多等;使产热减少的因素有:禁食、肌肉运动减少等。

2. **散热过程**　人体通过物理方式散热。散热的最主要器官是皮肤,占总散热量的70%,其余散热途径为呼吸和排泄。人体散热的方式主要有辐射、传导、对流、蒸发四种。当外界环境温度低于体温时,前三种散热方式发挥作用,当外界环境温度高于体温时,蒸发是人体唯一的散热方式。

(1)辐射:是指机体以热射线的形式经皮肤表面向周围散发热量的方式,是人体在安静状态下散热的最主要方式,约占总散热量的60%。影响辐射散热的主要因素有:皮肤与外界环境的温度差和机体有效辐射面积。临床工作中,为中暑患者降温时适当降低病室温度,就是利用此原理。

(2)传导:是指机体的热量直接传给予它接触的温度较低的物体的一种散热方式。影响传导散热的因素为所接触物体的导热性能。水的导热性好,故临床上采用冰袋、冷湿敷为高热患者物理降温,就是利用此原理。

(3)对流:是指通过气体或液体的流动来交换热量的一种散热方式,是传导散热的一种特殊形式。影响对流散热的因素是气体或液体流动速度,风速越大,散热越多。临床工作中,开窗通风就是利用对流原理,不但能散热,还能净化空气。

(4)蒸发:是指水分由液态转变为气态,同时带走大量热量的一种散热方式(每蒸发1g水可散失2.43kJ热量)。影响蒸发散热的主要因素为环境温度和湿度。临床工作中,对高热患者使用乙醇或温水拭浴,就是通过乙醇和水分的蒸发,起到降温作用。

(三)体温的调节

人体的体温调节方式有两种,生理性(自主性)体温调节和行为性体温调节。一般所说的体温调节是指生理性体温调节。

1. 生理性体温调节 是在下丘脑体温调节中枢控制下,通过发汗、寒战等一系列生理反应,调节机体的产热和散热,将体温维持在相对稳定水平(称为调定点)。

2. 行为性体温调节 是以生理性体温调节为基础,人们根据环境温度和个人对冷热的不同感觉,所产生的一种有意识的行为活动,如开窗通风、增减衣服、搓手跺脚等可随意控制的行为,达到调节控制体温的目的。

二、正常体温及其生理性变化

(一)正常体温

体核温度不易直接测量,临床上常通过测量口腔、直肠、腋下等部位的温度来代表体温。在三种测量方法中,直肠温度最接近于人体深部温度,而口腔、腋下测量体温更为方便、常用。体温可用摄氏温度(℃)和华氏温度(℉)来表示。摄氏温度和华氏温度的换算公式为:

$$℉ = ℃ × 9/5 + 32 \qquad ℃ = (℉ - 32) × 5/9$$

正常体温并不是一个固定的数值,而是在正常范围内有一定的波动。健康成人不同部位正常体温的范围见表6-1。

表6-1 成人正常体温平均值及波动范围

部位	平均值	正常范围
口腔	37.0℃(98.6℉)	36.3 ~ 37.2℃(97.3 ~ 99.0℉)
腋下	36.5℃(97.7℉)	36.0 ~ 37.0℃(96.8 ~ 98.6℉)
直肠	37.5℃(99.5℉)	36.5 ~ 37.7℃(97.7 ~ 99.9℉)

(二)生理性变化

人体体温可受多种因素影响而发生变化,但波动范围很小,一般不超过0.5 ~ 1℃。常见的因素有:

1. 昼夜差异 人的体温在24小时内呈节律性波动,一般清晨2时 ~ 6时最低,午后1时 ~ 6时最高。这种周期性的变化与机体昼夜活动的生物节律性有关,若长期从事夜间工作的人员,也可出现夜间体温上升、白天体温下降的现象。

2. 年龄　由于基础代谢水平不同,随着年龄的增长,体温有所降低,儿童略高于成年人,成年人略高于老年人。新生儿尤其是早产儿,由于体温调节中枢发育不完善,调节功能差,其体温变化易受外界环境的影响而发生变化,因此应当特别注意对新生儿进行防寒保暖的护理。

3. 性别　女性平均体温比男性约高 0.3℃,可能与女性皮下脂肪较厚、散热减少有关。成年女性排卵至经前期和妊娠早期由于体内激素水平改变,体温升高 0.2～0.5℃。

4. 活动　骨骼肌活动增强如运动时,产热增加,导致体温升高;情绪激动、精神紧张时,骨骼肌张力升高,也会引起体温升高。

考点:正常体温及生理变化

5. 饮食　进食后由于食物的特殊动力作用,体温会暂时升高。

6. 环境　环境温度高低会对体温有影响,在环境温度较高的夏季,体温比冬季时高。

7. 药物　麻醉药物可抑制体温调节中枢并能扩张血管,增加散热,使机体对寒冷环境的适应能力下降,因此手术患者在术中、术后应注意保暖。

三、异常体温的观察及护理

(一)体温过高

体温过高(hyperthermia)又称发热(fever)。是指机体在致热原的作用下,体温调节中枢的调定点上移,产热增加、散热减少,引起体温超出正常范围。发热的原因很多,根据致热原的性质和来源的不同,分为感染性发热和非感染性发热两大类。感染性发热较多见,主要由各种病原体感染引起,如细菌、病毒、真菌、螺旋体、支原体、寄生虫等;非感染性发热由病原体以外的各种物质引起,主要包括无菌性坏死物质的吸收所引起的吸收热、变态反应性发热、体温调节中枢功能紊乱引起的中枢性发热等。

1. 发热的程度　以口腔温度为例,发热程度可划分为:

低热 37.3～38.0℃ (99.1～100.4℉)

中等热 38.1～39.0℃ (100.6～102.2℉)

高热 39.1～41.0℃ (102.4～105.8℉)

超高热 41℃ 以上 (105.8℉以上)

人体能耐受的最高温度为 40.6～41.4℃(105.1～106.5℉),体温高达 43℃(109.4℉)则很少有人能够存活。直肠温度持续超过 41℃,可引起永久性脑损伤,高热持续 42℃以上 2～4小时可导致休克及严重并发症。

2. 发热的过程及症状　一般发热分为以下三个阶段。

(1)体温上升期:特点为产热大于散热,体温不断上升。主要表现是疲乏无力、皮肤苍白、畏寒、干燥无汗,严重者有寒战。体温上升有两种方式:骤升和渐升。骤升是指体温突然升高,数小时内即升至高峰,多见于肺炎球菌肺炎、疟疾等;渐升是指体温逐渐上升,数日内达到高峰,多无明显寒战,常见于伤寒等。体温上升期护理以保暖为主。

(2)高热持续期:特点为产热和散热趋于平衡,维持在比正常体温高的水平上。主要表现是皮肤灼热、颜面潮红,呼吸、脉搏加快,口唇干燥,头痛、头晕,食欲不振、全身不适、软弱无力。严重者可出现谵妄、昏迷。高热持续期可遵医嘱实施物理或药物降温措施。

(3)退热期:特点为散热大于产热,体温下降,直至恢复至正常水平。主要表现是大量出汗、皮肤温度降低。退热方式有骤退和渐退两种。骤退是指体温突然下降,在数小时内降至正常,多见于肺炎球菌肺炎、疟疾等,患者由于大量出汗,体液丢失过多,易出现血压下降、脉搏细速、四肢冰冷等虚脱或休克现象;渐退是指体温在数天内降至正常,多见于伤寒、风湿热等。在体温下降的过程中,应密切观察患者,配合医生及时给予处理,注意补充水分和电解质。

3. 常见热型　将不同时间内所测得的体温数值绘制在体温单上,各点相互连接,所构成的体温曲线,称为热型(fever type)。某些疾病具有其独特的热型,对协助疾病诊断和了解疾病转归有重要意义(图 6-1)。但由于目前抗生素的广泛使用(包括滥用)或由于不适当地使用解热药、肾上腺皮质激素等原因,使热型变得不典型。

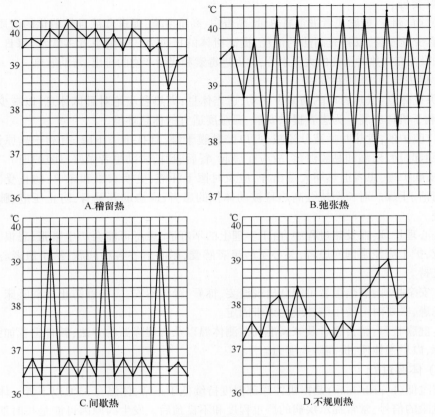

图 6-1　常见热型

(1) 稽留热(continuous fever):体温维持在 39~40℃,持续数天或数月,24 小时内波动范围不超过 1℃。多见于肺炎球菌肺炎、伤寒等。

(2) 弛张热(remittent fever):体温在 39℃ 以上,波动幅度大,24 小时内温差可达 2℃ 以上,体温最低时仍高于正常水平。多见于败血症、风湿热、严重化脓性疾病等。

(3) 间歇热(intermittent fever):体温骤然升至 39℃ 以上,持续数小时或更长,然后下降至正常或正常以下,经过一个间歇,体温再次升高。即高热期和无热期(间歇期)交替出现。多见于疟疾等。

(4) 不规则热(irregular fever):发热无一定规律。多见于流行性感冒,癌性发热等。

4. 伴随症状　在体温升高的同时,常有一些伴随症状,如淋巴结肿大、肝脾肿大、关节肿痛、出血现象、意识障碍等,应注意密切观察。

5. 发热患者的护理　发热是许多疾病的表现之一,它对机体的作用是双方面的:一方面发热促进血液中白细胞的吞噬作用,增强机体的防卫功能;另一方面,如果体温过高,持续时间过久,则会对机体产生不良影响,甚至直接损伤组织细胞。故应加强对高热患者的护理,防止并发症,具体措施如下。

（1）加强观察：高热患者应每 4 小时测量一次体温,待体温恢复正常 3 日后,改为每日 1~2 次。测量的同时注意观察患者面色、呼吸、脉搏以及出汗等体征,必要时监测血压。

（2）降温：遵医嘱选用物理降温或药物降温。物理降温有局部冷疗法和全身冷疗法（具体操作见第 12 章）。行降温措施 30 分钟后应测量体温 1 次,将所测得的体温绘制在体温单上,并做好交班。

（3）饮食调养：鼓励患者进食高热量、高蛋白、高维生素,促进食欲且易消化的流质或半流质食物,宜少量多餐,以补充高热的消耗,提高机体的抵抗力。鼓励患者多饮水,每日 2 500~3 000ml,以补充高热时消耗的大量水分,并促进毒素和代谢产物的排出,帮助散热。

（4）促进舒适、预防并发症

1）保证休息：低热者可酌情减少活动,适当休息；高热者应绝对卧床休息,以减少能量的消耗,有利于机体康复。为患者提供安静、温湿度适宜的休息环境。

2）口腔护理：发热时唾液分泌减少,口腔黏膜干燥,且抵抗力下降,有利于病原体生长、繁殖,易引起口腔疾病和黏膜溃疡,故应在晨起、餐后、睡前协助患者做好口腔护理。

3）皮肤护理：患者退热期大量出汗,应及时擦干汗液,更换衣服和床单,防止受凉,保持皮肤的清洁、干燥。对长期持续高热且被动体位的患者,应协助其翻身,防止压疮、肺炎等并发症出现。

（5）心理护理：在发热过程中,由于生理上的不舒适,患者可能会产生紧张、恐惧、焦虑等心理反应,护士应经常询问患者,关心了解患者感受,耐心解答各种问题,给予患者心理上的安慰和支持。

（6）安全护理：高热患者可能会出现谵妄、惊厥、躁动不安,应注意防止出现坠床、舌咬伤等安全隐患,必要时可使用床档或约束带固定。

考点：发热的过程、热型、护理

（7）健康教育：教会患者及家属准确监测体温以及物理降温的方法；教育患者加强营养、科学锻炼,以增强体质,提高防病能力。

（二）体温过低

体温过低（hypothermia）是指机体深部温度持续低于正常,体温在 35℃ 以下者。体温过低是一种危险的信号,常常提示疾病的严重程度和不良预后。发生的原因可能是长时期暴露在低温环境中,使机体散热过多、过快；在寒冷环境中大量饮酒,使血管过度扩张,热量散失；严重营养不良、极度衰竭,使机体产热减少；中枢神经系统功能不良,如颅脑外伤、脊髓受损、药物中毒等。

1. 症状与体征　体温过低的患者可出现皮肤苍白冰冷、呼吸减慢、心律不齐、脉搏细弱、血压下降、感觉和反应迟钝,严重者可出现昏迷。

2. 体温过低患者的护理

（1）提高环境温度：维持室温在 22~24℃,室内避免有对流的冷空气。

（2）给予保暖措施：给予毛毯、棉被、电热毯、热水袋、暖箱等保暖措施,给患者饮热饮,以提高机体温度,操作中注意防止烫伤。

（3）密切观察病情：持续监测体温的变化,至少每小时测量一次,直至体温恢复至正常且稳定,同时注意脉搏、呼吸、血压的监测及病情变化的观察。

（4）加强病因治疗：去除引起体温过低的原因,使体温恢复正常。

（5）做好心理护理：应经常巡视患者,了解患者感受,给予精神安慰。

（6）做好健康宣教：待患者好转后,向患者及家属讲解引起体温过低的原因,以及预防方法,防止再次出现。

📖 **链接** ········· 新生儿硬肿症

　　早产儿如若护理不当,易出现新生儿硬肿症,表现为哭声低弱或不哭,拒乳,反应差,体温较低,常低于35℃,重症患儿低于30℃。皮肤颜色由深红色逐渐转为暗红色,并逐渐变硬,按之如硬橡皮。需将患儿放入暖箱中,逐步复温。

四、体温测量技术

(一)体温计的种类

1. **水银体温计** 又称玻璃体温计,是最常用的体温计。它由一根真空毛细管,以及外侧带有刻度的玻璃棒构成;玻璃棒末端球部装有水银,当水银遇热膨胀时,会沿毛细管上升,其上升的高度与受热程度成正比;体温计毛细管的下端和球部之间有一凹陷,可防止水银柱遇冷时下降,保证数值准确并便于检视。

　　根据所测部位的特点,体温计有口表、肛表、腋表三种。口表和肛表的玻璃棒均呈三棱柱状,腋表的玻璃棒呈扁平状;口表和腋表的水银球部较细长,肛表的水银球部较粗短。口表可代替腋表使用(图6-2)。

　　根据温度的单位不同,体温计有摄氏体温计和华氏体温计两种。摄氏体温计的刻度是35~42℃,每1℃之间分成10小格,每小格为0.1℃,在0.5℃和1℃的刻度处用较长的线标记。在37℃刻度处则以红色表示,以示醒目。华氏体温计刻度94~108℉,每2℉之间分成10格,每小格0.2℉。

2. **电子(数字)体温计** 采用电子感温探头测量体温,测得温度由数字显示,直观读数,使用方便。为适应不同需要,有笔式(图6-3)、奶嘴式等。

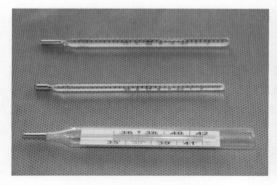

图6-2 玻璃体温计的种类

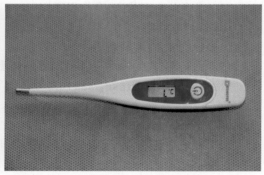

图6-3 电子体温计

3. **可弃式化学体温计** 是一含有对热敏感的化学指示点薄片,测温时点状薄片颜色随机体的温度而发生变化,当颜色从白色变成蓝色时,最后蓝点的位置即为所测温度。这种体温计为一次性用物,适用于测量口腔温度。

4. **红外体温监测仪** 红外测温的原理是用红外透镜组成光学系统,利用高灵敏度的红外探测器,监测人体某一部位的表面热辐射,再对探测器输出的电信号进行放大、处理、校准,最终显示出温度值。红外体温检测仪具有快速、安全、减少传染概率的特点。目前临床应用种类较多,有手持式和台式等,可测量额头、耳、手心、脸等部位的温度,因耳道深部温度接近人体深部温度且受影响因素少,故耳道红外测温仪(图6-4)较体表测温仪准确率高。

(二)体温计的消毒与检查法

1. **消毒方法** 为防止交叉感染,测量后的体温计应进行消毒处理。常用的消毒液有

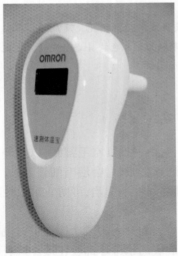

图 6-4 耳道红外测温仪

考点:体温计的消毒和检查方法

75% 乙醇溶液、1% 过氧乙酸溶液、0.5% 碘伏溶液等。操作方法:集体测温后将体温计全部放入消毒液中浸泡,5分钟后取出用清水冲洗,擦干,用离心机或腕部力量甩下水银至 35℃ 以下,再放入另一容器中进行第二次浸泡,30分钟后取出,用冷开水冲洗,擦干,放入清洁干燥容器中备用。消毒液应定时更换,盛放消毒液和体温计的容器应定期消毒。注意口表、腋表、肛表应分别清洗和消毒。

2. 检查方法 为确保测量体温的准确性,应定期对体温计进行检查。操作方法:将全部体温计的水银柱甩至 35℃ 以下,于同一时间放入已测好的 40℃(36～40℃)以下的水中,3 分钟后取出检视,凡误差在 0.2℃ 以上、玻璃棒有裂缝、水银自行下降等,则不能再使用。合格体温计用纱布擦干,放入清洁干燥容器内备用。

(三) 体温测量法

【目的】

(1) 判断体温有无异常。

(2) 监测体温变化,分析热型以了解疾病发生、发展及转归。

(3) 协助医生诊断,为预防、治疗及护理提供依据。

【评估】

(1) 患者年龄、病情、意识、治疗等情况,判断采用何种测体温方法。

(2) 患者在 30 分钟内有无影响测量体温准确性的因素存在。

(3) 患者的心理状态、合作程度。

【计划】

(1) 护士准备:着装整洁,洗手,戴口罩。

(2) 用物准备:治疗盘内备已消毒的体温计(根据患者数量准备体温计,清点体温计数目,并检查体温计是否完好、水银柱是否在 35℃ 以下),盛放污体温计的容器,消毒液纱布,秒表,记录本,笔,弯盘。若用电子体温计可省去上述用物,仅用电子体温计及一次性护套即可。若测肛温,另备润滑油、棉签、卫生纸。

(3) 环境准备:整洁、安静、安全,测肛温时应拉好床帘。

【实施】 见表 6-2。

表 6-2 体温测量法

操作流程	操作步骤	要点说明
(1) 核对、解释	备齐用物至床旁,核对解释	确认患者,取得合作
(2) 选择测量法		根据患者病情、年龄、意识状态等选择测量方法
口腔测量法(图 6-5)		方便准确,但易交叉感染
①测量部位	将体温计水银端斜放于舌下热窝处 嘱患者口唇紧闭,用鼻呼吸	舌下热窝位于舌系带的两侧,靠近舌动脉,是口腔中温度最高的部位 勿用牙咬体温计
②测量时间	测量 3 分钟	此时可测量脉搏、呼吸
③记录	取出体温计用消毒液纱布擦拭,读数,记录于记录本上	

续表

操作流程	操作步骤	要点说明
腋下测量法(图6-6)		安全易接受但准确性不高
①测量部位	擦干腋下汗液,将体温计放于腋窝处,紧贴皮肤,嘱患者屈臂过胸夹紧体温计	保证测量准确性
②测量时间	测量 10 分钟	此时可测量脉搏、呼吸
③记录	取出体温计用消毒液纱布擦拭,读数,记录于记录本上	
直肠测量法		准确但不方便。用于婴幼儿、昏迷、精神异常者
①测量体位	侧卧、俯卧、屈膝仰卧位	暴露测量部位
②插入深度	润滑水银端插入肛门 3～4cm	用肥皂液或油剂润滑
③测量时间	测量 3 分钟	此时可测量脉搏、呼吸
④记录	取出体温计用消毒液纱布擦拭,读数,记录于记录本上	
(3)整理	协助患者取舒适卧位	肛表取出后,用卫生纸擦拭肛门处遗留的润滑剂及污物
(4)消毒	按体温计消毒法进行消毒	防止交叉感染
(5)绘制	洗手,绘制于体温单上	

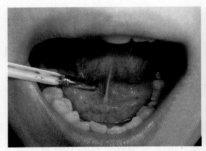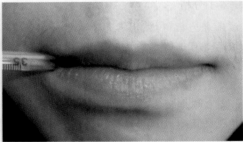

图 6-5　口腔测量法

【评价】

(1) 患者配合,能理解测量体温的意义。

(2) 患者了解体温的正常值及测量过程中的注意事项。

(3) 护士测量方法正确,测量结果准确,测量过程中患者有安全感。

【注意事项】

(1) 口腔测温法

1) 婴幼儿、精神异常、昏迷、口腔疾患、口鼻手术、呼吸困难的患者不宜采用口腔测量法。

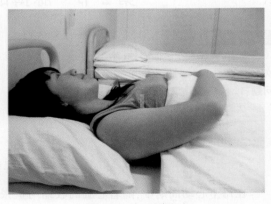

图 6-6　腋下测量法

2）进食冷热饮、吸烟、面部冷热敷者30分钟后方可测量口温。

3）如患者不慎咬碎体温计，首先应立即消除口腔内玻璃碎屑，防止损伤口腔、食管、胃肠道黏膜；然后口服蛋清液或牛奶以延缓汞的吸收；病情允许的情况下可服用粗纤维食物以促进汞的排泄。

（2）腋下测温法

1）腋窝部有创伤、手术、炎症、腋下出汗多、肩关节受伤或过度消瘦者不宜采用腋下测量法。

2）沐浴、腋窝局部冷热敷、剧烈运动患者安静休息30分钟后方可测量腋温。

（3）直肠测温法

1）直肠肛门部位疾病、手术，腹泻患者不宜测肛温。

2）温水坐浴或灌肠者30分钟后方可测量肛温。

考点：各种测量体温的方法及注意事项

3）心肌梗死患者不宜采用直肠测量法，因肛表插入会引起一过性迷走神经兴奋，导致心律不齐。

4）婴幼儿及意识不清者，护士应在旁守候，用手扶助固定肛表。

（4）发现体温与病情不符时，应重新测量并在床旁监测。

链接 ········· 非典型性肺炎

2003年我国出现的急性呼吸系统传染性疾病非典型性肺炎（简称非典），又称SARS，其首发症状即为发热，体温一般在38℃以上。为严密控制，防止爆发，国家出台了一系列的预防措施，如在机场、火车站、汽车站用红外体温监测仪监测乘客体温，一旦发现体温超过38℃，即作为非典疑似患者隔离，以减少传播。

案例6-1分析

1. 该患者为稽留热，因其体温始终持续在39～40℃，无较大波动。

2. 该患者可选择经口腔测量温度，将清洁口表放置于患者口腔内舌下热窝处，嘱患者口唇紧闭，用鼻呼吸，勿咬体温表。

注意要点：①测量前需明确有无影响测量结果准确性的因素存在，若有，静息30分钟后再测量。②为防止交叉感染，体温表须做好消毒隔离措施。

3. 护理要点：①加强病情观察。②遵医嘱给予降温措施。③做好饮食调养，补充足量水分。④保证充分休息，给予口腔护理和皮肤护理，预防并发症。⑤做好心理护理。⑥做好健康宣教。

第2节　脉搏的观察与护理

案例 6-2

患者，女，62岁。因心悸、胸闷、头晕、乏力，拟诊心房颤动入院。查体：脉搏102次/分，心率115次/分，第一心音强弱不等，心律绝对不规则。

问题：1. 心房颤动患者的脉搏特征如何？

　　　2. 如何正确测量心房颤动患者的脉搏？

　　　3. 如何记录测量结果？

一、脉搏的产生

在每个心动周期中，随着心脏的收缩与扩张，动脉内压力和容积发生周期性变化而导致动脉管壁发生周期性搏动，称为动脉脉搏，简称脉搏（pulse，P）。脉搏搏动沿着动脉管壁向小动脉传播，可用手指在体表触及。

二、正常脉搏及其生理性变化

正常情况下,脉率和心率是一致的,当脉率微弱难以测量时,应测听心率。脉搏与呼吸的比例为 4∶1～5∶1。

(一)脉率(pulse rate)

脉率指每分钟脉搏搏动的次数。正常成人在安静状态下脉率为 60～100 次/分。脉率的生理性波动受多种因素影响。

1. 年龄　一般新生儿、婴幼儿的脉率较快,随年龄增长而逐渐减慢,老年稍有增快(见表6-3)。

表 6-3　各年龄段的平均脉率

年龄组	平均脉率(次/分)	
出生至 1 个月	120	
1～12 个月	120	
1～3 岁	100	
3～6 岁	100	
6～12 岁	90	
	男	女
12～14 岁	85	90
14～16 岁	80	85
16～18 岁	75	80
18～65 岁	72	
65 岁以上	75	

2. 性别　同龄的女性脉率比男性稍快,平均每分钟快 7～8 次。
3. 体型　体表面积越大,脉率越慢,故身材细高者比矮胖者稍慢。
4. 活动　运动、进食后,情绪激动者脉率稍快,休息睡眠时稍慢。
5. 药物、食物影响　使用兴奋剂、饮浓茶或咖啡时可使脉率增快,使用镇静剂、洋地黄类药物可使脉率减慢。

(二)脉律(pulse rhythm)

脉律指脉搏的节律性,反映左心室收缩情况的。正常脉律跳动均匀规则,间隔时间相等。但正常儿童、青年和部分成年人可出现与呼吸周期有关的窦性心律不齐,表现为吸气时增快,呼气时减慢,一般无临床意义。

(三)脉搏的强弱(pulse force)

脉搏的强弱指触诊时血流冲击血管壁所产生力量强度的主观感觉。正常情况下每搏强弱相同。脉搏的强弱取决于每搏输出量、脉压和外周血管阻力,也与动脉壁的弹性有关。

考点:正常脉搏及生理变化

(四)动脉壁的情况(condition of arterial wall)

动脉壁的情况指触诊时主观感觉到的动脉壁情况。正常动脉管壁柔软、光滑、有弹性。

三、异常脉搏的观察及护理

(一)常见的异常脉搏

1. 脉率异常

(1)速脉(tachycardia):成人在安静状态下脉率超过 100 次/分,称为速脉或心动过速。常见于发热、甲状腺功能亢进、心力衰竭、血容量不足、疼痛等患者。一般体温每升高 1℃,成人脉率增加约 10 次/分,儿童增加约 15 次/分。

（2）缓脉（bradycardia）：成人在安静状态下脉率低于 60 次/分，称为缓脉或心动过缓。常见于颅内压增高、Ⅱ度以上房室传导阻滞、甲状腺功能减退等患者。

2. 节律异常

（1）间歇脉（intermittent pulse）：指在一系列正常均匀的脉搏中，出现一次提前而较弱的脉搏，其后有一较正常延长的间歇（代偿间歇），称间歇脉。如每隔一个正常脉搏后出现一次期前收缩，称为二联律；如每隔两个正常脉搏后出现一次期前收缩，称为三联律。发生机制是心脏异位起搏点过早发出冲动而引起的。常见于各种器质性心脏病，如心肌病、心肌梗死等，也可见于洋地黄中毒的患者。正常人在过度疲劳、精神兴奋、体位改变时也会偶尔出现间歇脉。

（2）脉搏短绌（deficient pulse）：指在单位时间内脉率少于心率，称为脉搏短绌，简称绌脉。触诊时脉搏细数，极不规则；听诊时心率快慢不一，心律完全不规则，心音强弱不等。发生机制是由于心肌收缩力强弱不等，有些心输出量少的心脏搏动可产生心音，但不能引起周围血管的搏动，导致脉率少于心率。常见于心房颤动的患者。绌脉越多，说明心律失常越严重，病情好转，绌脉可消失。

3. 强弱异常

（1）洪脉（full pulse）：当心输出量增加，周围动脉阻力较小，动脉充盈度高，脉压较大时，则脉搏变得强大有力，称为洪脉。常见于高热、甲状腺功能亢进、主动脉瓣关闭不全等患者。

（2）细脉（small pulse）：当心输出量减少，周围动脉阻力较大，动脉充盈度降低，脉压较小时，脉搏细弱无力，触之如细丝，称细脉，也可称丝脉（thready pulse）。常见于大出血、主动脉瓣狭窄、休克、全身衰竭的患者，是一种危险的脉象。

（3）交替脉（alternating pulse）：指节律正常而强弱交替出现的脉搏。主要由于心室收缩强弱交替出现而导致，是心肌受损的一种表现，为左心室衰竭的重要体征。常见于高血压性心脏病、冠状动脉粥样硬化性心脏病等患者。

（4）水冲脉（water hammer pulse）：指脉搏骤起骤落，犹如潮水涨落，急促而有力。主要由于心输出量大，收缩压偏高，舒张压偏低使脉压增大所致。常见于主动脉瓣关闭不全、先天性动脉导管未闭、甲状腺功能亢进等患者。触诊时，将患者手臂抬高过头，检查者用手紧握其手腕掌面，可明显感到急促有力的冲击。

考点：异常脉搏的特点及常见疾病

（5）奇脉（paradoxical pulse）：指在平静吸气时脉搏明显减弱或消失称为奇脉。产生机制是吸气时左心室的搏出量减少所致，是心包填塞的重要体征之一，常见于心包积液和缩窄性心包炎。

4. 动脉管壁的异常　正常脉搏用手指按压时，远端动脉管壁不能触及，若仍能触及，则提示动脉硬化。早期硬化时可触及动脉壁弹性消失，呈条索状；晚期时动脉迂曲呈结节状，触诊犹如按于琴弦之上。

（二）异常脉搏的护理

1. 密切观察　密切观察患者的脉搏情况及其他的生命体征值，指导患者按时服药，并观察反应。

2. 充分休息　嘱患者卧床休息，减少心肌的耗氧量。

3. 给予氧气　根据患者病情，可适当给予氧气吸入。

4. 急救准备　危重患者需备好急救设备及药品。

5. 健康教育　指导患者要保持情绪稳定，戒烟限酒，饮食宜清淡；教会患者及家属自我监测脉搏的方法，掌握简单的自救技巧等。

四、脉搏的测量

（一）测量部位

凡是靠近骨骼的表浅大动脉均可作为测量脉搏的部位（图 6-7），临床上最常选择的诊脉部位是桡动脉。

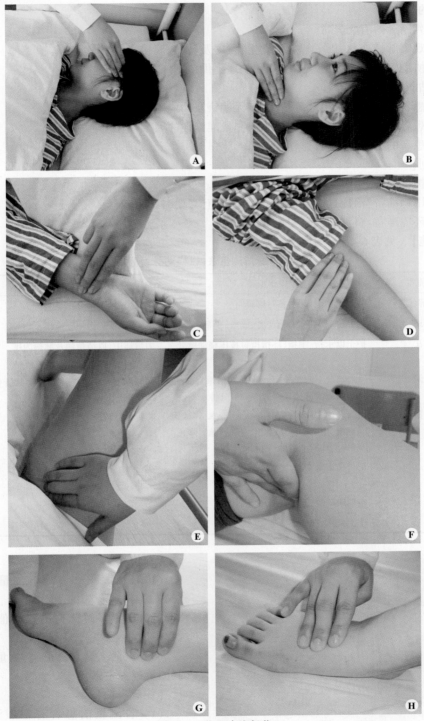

图 6-7 常用诊脉部位

A. 颞动脉测量；B. 颈动脉测量；C. 桡动脉测量；D. 肱动脉测量；E. 股动脉测量；F. 腘动脉测量；
G. 胫骨后动脉测量；H. 足背动脉测量

（二）测量方法

【目的】

（1）判断脉搏有无异常。

（2）观察脉搏变化,以了解疾病发生、发展及转归,间接了解心脏状况。

（3）协助医生诊断,为预防、治疗和护理提供依据。

【评估】

（1）患者年龄、病情、治疗等情况,有无偏瘫及功能障碍。

（2）患者在30分钟内有无影响脉搏测量准确性的因素存在。

（3）患者的心理状态、合作程度。

【计划】

（1）护士准备:着装整洁,洗手,戴口罩。

（2）用物准备:治疗盘内备秒表,记录本、笔,必要时备听诊器。

（3）环境准备:整洁、安静、安全。

【实施】 见表6-4。

表6-4 脉搏测量法（以桡动脉为例）

操作流程	操作步骤	要点说明
（1）核对、解释	备齐用物至床旁,核对解释	确认患者,取得合作
（2）体位舒适	取卧位或坐位,手腕伸展、放松,手掌向下	患者舒适,护士便于操作
（3）测量方法	护士以示指、中指、环指指腹按压桡动脉处	力量适中,以清楚触及脉搏为度
（4）测量时间	一般情况下测量30秒,测得数值乘以2;危重患者或脉搏异常者应测1分钟	同时注意脉律、脉搏强弱、动脉管壁弹性等情况
（5）绌脉测量	由两名护士同时测量,一人听心率,一人测脉率,由听心率者发出"开始"和"停止"口令,计时1分钟（图6-8）	将听诊器放于心尖部听心率
（6）记录	记录在记录本上	次/分 绌脉:心率/脉率/分
（7）整理	整理床单位,安置患者于舒适体位	
（8）绘制	洗手,绘制在体温单上	

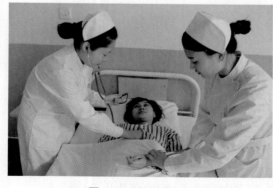

图6-8 绌脉测量法

【评价】

（1）患者配合,能理解测量脉搏的意义。

（2）患者了解脉搏的正常值及测量过程中的注意事项。

（3）护士测量方法正确,测量结果准确,测量过程中患者有安全感。

【注意事项】

（1）若测量前患者有剧烈活动,紧张、恐惧、哭闹等情况,待安静休息30分钟后再测。

（2）为偏瘫患者测量脉搏,应选择健侧肢体测量。

（3）不可用拇指诊脉，因拇指小动脉搏动明显，易与患者动脉搏动相混淆。

（4）测脉率时，应同时注意脉律、脉搏强弱、动脉壁弹性等情况。

（5）当脉搏细弱无法测量清楚时，可用听诊器听心率 1 分钟。

考点：脉搏的测量方法及注意事项

案例 6-2 分析

1. 心房颤动患者的脉搏特征是脉搏短绌，即单位时间内脉率少于心率。

2. 应 2 名护士同时测量，一人用听诊器听心率、一人测脉率，由听心率者发出"开始"和"停止"口令，计时 1 分钟。

3. 记录方法：心率/脉率/分。

第 3 节　呼吸的观察与护理

案例 6-3

祝先生，58 岁。2 型糖尿病病史 10 年。不规则用药，2 小时前赴宴后出现意识模糊，呼吸气味中有烂苹果味。

问题：1. 该患者最可能出现哪种呼吸异常？

2. 如何观察？

机体不断地从外界环境中摄取新陈代谢所需要的氧气，并排出自身产生的二氧化碳，这种机体与外界环境之间进行气体交换的过程，称为呼吸（respiration，R）。呼吸是维持机体生命活动所必需的基本生理过程之一，呼吸一旦停止，生命便将终结。

一、正常呼吸及其生理性变化

（一）呼吸的调节

呼吸运动是一种节律性活动，受呼吸中枢调节，由呼吸器官和辅助呼吸肌协同完成，具有随意性和自主性。

1. 呼吸中枢　指在中枢神经系统内，产生和调节呼吸运动的神经细胞群，它们分布于脊髓、延髓、脑桥、间脑、大脑皮质等部位。各级中枢的作用和地位有所不同，但又密切联系、相互协调，共同完成对节律性呼吸运动的形成和调控。延髓和脑桥是产生基本呼吸节律性的部位，而大脑皮质可随意控制呼吸运动。

2. 呼吸的化学性调节　动脉血氧分压（PaO_2）、二氧化碳分压（$PaCO_2$）和氢离子浓度[H^+]对呼吸运动产生的影响，称化学性调节。当血液中 $PaCO_2$ 升高，[H^+]升高，PaO_2 降低时，刺激化学感受器，从而作用于呼吸中枢，引起呼吸的加深加快，维持机体内环境中 PaO_2、$PaCO_2$ 和[H^+]的相对稳定。其中 $PaCO_2$ 在呼吸调节过程中发挥显著作用。

3. 呼吸的反射性调节

（1）肺牵张反射：当肺扩张时可引起吸气动作的抑制而产生呼气；当肺缩小时可引起呼气动作的抑制而产生吸气，这种反射称肺牵张反射。它的生理意义是使吸气不致过长、过深，促使吸气及时转换为呼气，以维持正常的呼吸节律，是一种负反馈调节机制。

（2）呼吸肌本体感受性反射：指呼吸肌本体感受器传入冲动引起的反射性呼吸变化。它的生理意义是当呼吸道阻力增加时，通过加强呼吸肌的收缩力量使呼吸运动也相应地增强。

（3）防御性呼吸反射：包括咳嗽反射和喷嚏反射。喉、气管和支气管黏膜上皮的感受器受到机械或化学刺激时，可引起咳嗽反射；鼻黏膜感受器受到刺激时，可引起喷嚏反射。此反射能排除呼吸道内有害刺激物和异物，对机体有保护作用。

（二）正常呼吸及生理性变化

1. 正常呼吸　正常成人在安静状态下呼吸为 16～20 次/分,节律规则,频率与深度均匀平稳,呼吸运动无声,不费力。呼吸与脉搏的比例为 1：4。男性、儿童以腹式呼吸为主,女性以胸式呼吸为主。

2. 生理性变化

（1）年龄:年龄越小,呼吸频率越快。新生儿呼吸可达 44 次/分。

（2）性别:同年龄的女性呼吸频率略快于男性。

考点: 正常
呼吸及生理
变化

（3）活动:剧烈活动可使呼吸运动加快加深;休息、睡眠时呼吸运动减慢。

（4）情绪:强烈的情绪波动,如恐惧、愤怒、悲伤等情绪可引起呼吸改变。

（5）其他:如高温环境、海拔增高可使呼吸加快加深,剧烈疼痛也会引起呼吸改变。

二、异常呼吸的观察与护理

（一）常见的异常呼吸

1. 频率异常

（1）呼吸过速(tachypnea):成人安静状态下呼吸频率超过 24 次/分,称为呼吸过速,也称气促。见于发热、疼痛、甲状腺功能亢进等。一般体温每升高 1℃,呼吸频率增加 3～4 次/分。

（2）呼吸过缓(bradypnea):呼吸低于 12 次/分,称为呼吸过缓。见于颅内压增高、麻醉剂或镇静剂过量等。

2. 节律异常

（1）潮式呼吸:又称陈-施呼吸(Cheyne-Stokes respiration)。其特点是呼吸由浅慢逐渐变为深快,然后再由深快逐渐变为浅慢,经过一段时间的呼吸暂停(5～20 秒)后,又开始重复如上变化的周期性呼吸,其形态就如潮水起伏。潮式呼吸的周期可达 30 秒至 2 分钟。产生机制是由于呼吸中枢的兴奋性降低,只有当缺氧严重,二氧化碳积聚到一定程度,才能刺激呼吸中枢,使呼吸恢复或加强,当积聚的二氧化碳呼出后,呼吸中枢又失去了有效的刺激,呼吸又再次减弱继而暂停,从而形成了周期性的变化。多见于中枢神经系统疾病,如颅内压增高、脑炎、脑膜炎及巴比妥类药物中毒和濒死患者。有些老年人在深睡时也可出现此种呼吸,是动脉硬化的表现。

（2）间断呼吸:又称毕奥呼吸(Biot's respiration)。其特点是有规律地呼吸几次后,突然停止呼吸,间隔一个短时期后又开始呼吸,如此反复交替,即呼吸和呼吸暂停现象交替出现。产生机制同潮式呼吸,但比潮式呼吸更为严重,预后更差,常在呼吸完全停止前发生。

（3）叹气样呼吸:其特点是在一段浅快的呼吸节律中出现一次深大的呼吸,并伴有叹息声。偶尔一次叹息属于正常情况,可扩张小肺泡。多见于精神紧张、神经衰弱的患者,若反复发作则是临终前的表现。

3. 深度异常

（1）深度呼吸:又称库斯莫呼吸(Kussmaul's respiration),表现为呼吸深大而规则。多见于糖尿病、尿毒症等引起的代谢性酸中毒的患者,由于[H^+]升高刺激化学感受器,通过深大呼吸以排出体内过多的二氧化碳来调节酸碱平衡。

（2）浅快呼吸:表现为呼吸浅表而不规则,有时呈叹息样。多见于呼吸肌麻痹、某些肺与胸膜疾病,如肺炎、胸膜炎、肋骨骨折等,也可见于濒死的患者。

4. 声音异常

（1）蝉鸣样呼吸(strident respiration):由于细支气管、小支气管阻塞,使空气进入困难,导致吸气时发出一种高音调的似蝉鸣样的声响。常见于喉头水肿、喉头异物等。

（2）鼾声呼吸(stertorous respiration):由于气管或支气管内有较多的分泌物积蓄,引起呼气时发出粗大的鼾声。多见于昏迷患者。

5. 形态异常

（1）胸式呼吸减弱，腹式呼吸增强：正常女性以胸式呼吸为主。当胸部或肺部发生病变时，如肺炎、胸膜炎、胸壁外伤等产生剧烈的疼痛，均可使胸式呼吸减弱，腹式呼吸增强。

（2）腹式呼吸减弱，胸式呼吸增强：正常男性及儿童以腹式呼吸为主。当腹腔内压力增高，如腹膜炎、大量腹水、肝脾极度肿大、腹腔内巨大肿瘤等，使膈肌下降受限，会造成腹式呼吸减弱，胸式呼吸增强。

6. 呼吸困难　呼吸困难是指呼吸频率、节律、深浅度均出现异常，患者主观上感觉空气不足，胸闷，客观上表现为呼吸费力，烦躁不安，可出现发绀、鼻翼扇动、端坐呼吸。临床上可分为：

（1）吸气性呼吸困难：其特点是吸气费力，吸气时间延长，有显著的三凹症（吸气时胸骨上窝、锁骨上窝、肋间隙出现凹陷）。主要原因是上呼吸道部分梗阻，气流进入肺部不畅而导致肺内负压极度增高所致。常见于气管内异物、喉头水肿等。

（2）呼气性呼吸困难：其特点是呼气费力，呼气时间延长。主要原因是下呼吸道部分梗阻，气流呼出不畅所致。常见于支气管哮喘、阻塞性肺气肿。

（3）混合性呼吸困难：其特点是吸气、呼气均感费力，呼吸表浅、呼吸频率增加。主要原因是广泛性的肺部病变使呼吸面积减少，影响换气功能所致。常见于肺部感染、广泛性肺纤维化、大片肺不张、大量胸腔积液、气胸等。

考点： 异常呼吸的特点及常见疾病

正常呼吸和异常呼吸的形态及特点见表 6-5。

表 6-5　正常呼吸和异常呼吸的形态及特点

呼吸名称	呼吸形态	特点
正常呼吸	吸气　呼气	规则、平稳
呼吸过速		规则、快速
呼吸过缓		规则、缓慢
深度呼吸		深大而规则
潮式呼吸		潮水般起伏
间断呼吸		呼吸和呼吸暂停交替出现

（二）异常呼吸的护理

1. 密切观察　密切观察患者的呼吸状况,及时发现异常情况。
2. 环境舒适　调节病室内温度和湿度,增强患者舒适感。
3. 充分休息　病情严重者卧床休息,以减少耗氧量,可根据病情取半坐卧位或端坐位。
4. 气道通畅　及时清除呼吸道内分泌物,保持呼吸道通畅,根据病情给予氧气吸入。
5. 心理护理　消除患者的紧张情绪,主动配合治疗及护理。
6. 急救准备　危重患者需备好急救设备和药品。
7. 健康教育　指导患者戒烟限酒,教会患者正确呼吸及有效咳嗽的方法。

三、呼吸的测量

【目的】
（1）判断呼吸有无异常。
（2）观察呼吸变化,以了解患者呼吸状况。
（3）协助医生诊断,为预防、治疗和护理提供依据。
【评估】
（1）患者年龄、病情、治疗等情况。
（2）患者在30分钟内有无影响测量呼吸准确性的因素存在。
【计划】
（1）护士准备:着装整洁,洗手,戴口罩。
（2）用物准备:治疗盘内备秒表,记录本、笔,必要时备棉花。
（3）环境准备:整洁、安静、安全。
【实施】　见表6-6。

表6-6　呼吸测量法

操作流程	操作步骤	要点说明
（1）核对	备齐用物至床旁,核对患者	确认患者,但避免让患者察觉护士在测量其呼吸
（2）体位舒适	护士测脉搏后手仍然保持诊脉姿势	患者自然呼吸
（3）测量方法	观察胸部或腹部起伏(一起一伏为一次)	
（4）测量时间	一般情况测量30秒,测得数值乘以2;危重患者、小儿或异常呼吸者应测1分钟	同时注意节律、深浅度、声音、形态,以及有无呼吸困难
（5）微弱呼吸的测量	将少许棉花放于患者鼻孔前,观察棉花纤维被吹动的次数,计数1分钟	
（6）记录	先记录在记录本上	次/分
（7）整理	帮助患者取舒适卧位	
（8）转记	洗手,将呼吸值转记到体温单上	体温、脉搏、呼吸均测量时,测完呼吸后洗手

【评价】　护士测量方法正确,测量结果准确。
【注意事项】

考点：呼吸的测量方法及注意事项

（1）若测量前患者有剧烈活动,情绪波动、哭闹等情况,待安静休息30分钟后再测。
（2）由于呼吸受意识控制,故测量时要分散患者注意力,使其呼吸状态自然,以保证测量的准确性。

案例 6-3 分析　1. 最可能出现的呼吸异常是:酸中毒大呼吸(库斯莫呼吸)。

2. 观察要点:①呼吸深度:呼吸加深加大。②呼吸节律:较规律。③呼吸频率:随着病情的加重,呼吸逐渐由深而快转为深而慢。

第 4 节　血压的观察与护理

案例 6-4

　　左先生,50 岁。高血压病史 6 年,血压维持在 160 ~ 179/100 ~ 109mmHg。断续服药,时常饮酒、量较大,不吸烟,体态肥胖。医嘱:定时测量血压。

问题:如何正确测量血压?

　　血管内流动的血液对单位面积血管壁的侧压力称血压(blood pressure,BP)。血压分为动脉血压和静脉血压,一般说的血压是指动脉血压,通常指的是上臂测得的肱动脉血压。

　　在一个心动周期中,动脉血压随着心室的收缩和舒张发生规律性的变化。当心室收缩时,动脉内的血液对动脉管壁所形成的最大压力,称为收缩压。当心室舒张时,动脉内的血液对动脉管壁所形成的最小压力称为舒张压。收缩压与舒张压之差称为脉压。在一个心动周期中,动脉血压的平均值称为平均动脉压,约等于舒张压+1/3 脉压或 1/3 收缩压+2/3 舒张压。

一、正常血压及其生理性变化

(一)血压的形成

　　循环系统内有足够的血液充盈是形成血压的前提条件,其次心脏射血和外周阻力是形成血压的两个基本因素,此外大动脉的弹性对血压的形成也有重要的作用。在外周阻力存在的情况下,心室收缩所释放的能量约 1/3 以动能的形式推动血液在血管内流动,其余 2/3 暂时以势能的形式贮存在主动脉和大动脉内,形成对血管壁的侧压力,导致血管扩张,形成较高的收缩压。在心舒期,主动脉和大动脉管壁发生弹性回缩,将一部分贮存的势能转变为动能,推动血液继续流动,同时维持一定高度的舒张压。

(二)影响血压的因素

　　1. 每搏输出量　在心率和外周阻力不变时,每搏输出量增大,射入主动脉内的血量增多,则收缩压明显升高,而舒张压升高不明显,故脉压增大。因此收缩压的高低主要反映每搏输出量的多少。

　　2. 心率　在其他因素不变时,心率加快,则心脏舒张期缩短,在心舒期内流向外周的血量减少,而主动脉内存留的血量增多,故舒张压明显升高。由于动脉血压升高可使血流速度加快,因此心缩期内仍有较多的血液从主动脉流向外周,故收缩压升高的程度相对较小,脉压也就减小。因此心率主要影响舒张压。

　　3. 外周阻力　在心输出量不变时,如果外周阻力增加,血液向外周流动的速度减慢,舒张期主动脉内存留的血流量增多,因而舒张压明显升高。由于动脉血压升高使血流速度加快,在心脏收缩期内仍有较多的血液流向外周,因此收缩压升高的幅度比舒张压小,脉压相应减小。因此,舒张压的高低可以反映外周阻力的大小。

　　外周阻力的大小受阻力血管(小动脉和微动脉)口径和血液黏稠度的影响,若阻力血管口径变小,血液黏滞增加,外周阻力则增大。

　　4. 主动脉和大动脉管壁的弹性　大动脉管壁的弹性扩张可缓冲血压。老年人由于动脉管壁出现硬化,管壁的弹性纤维减少而胶原纤维增多,导致血管顺应性降低,大动脉的弹性贮器作用减弱,对血压波动的缓冲作用也就随之减弱,因而收缩压增高而舒张压降低,脉压明显增大。

5. 循环血量和血管容积 正常情况下,循环血量和血管容积相适应,才能使血管足够地充盈,产生一定的体循环充盈压。如果循环血量减少或血管容积增大,则会造成血压下降。

为方便讨论分析,上述对血压的影响因素,都是在假设其他因素不变的情况下,分析其中某一因素对血压的影响。实际上,在不同的生理状况下,血压可能会同时受到多种因素的影响,其变化是各种因素相互作用的综合结果。

(三)正常血压及其生理性变化

1. 正常血压 以肱动脉血压为标准。正常成人在安静状态下的血压范围为:收缩压90~139mmHg(12.0~18.5kPa),舒张压60~89mmHg(8.0~11.8kPa),脉压30~40mmHg(4.0~5.3kPa)。

mmHg 和 kPa 换算公式:1kPa=7.5mmHg;1mmHg=0.133kPa。

2. 生理性变化 正常人的血压保持相对的恒定,可在一定范围内出现波动。在生理情况下,很多因素都可影响血压的变化,其中多以收缩压改变为主。常见影响血压的因素有以下几个方面。

(1)年龄:血压会随着年龄的增长而增高,其中收缩压的升高比舒张压的升高更为显著(表6-7)。

表6-7 各年龄组的平均血压值

年龄组	血压 mmHg(kPa)
1个月	84/54(11.2/7.2)
1岁	95/65(12.7/8.7)
6岁	105/65(14.0/8.7)
10~13岁	110/65(14.7/8.7)
14~17岁	120/70(16.0/9.3)
成年人	120/80(1.0/10.7)
老年人	140~160/80~90(18.7~21.3/10.7~12.0)

(2)性别:女性在更年期前,血压低于男性;更年期后,血压升高,与男性差别不大。

(3)昼夜和睡眠:血压呈现明显的昼夜波动。夜间血压最低,清晨起床活动后血压迅速升高。大多数人的血压凌晨2~3时最低,上午6~10时和下午4~8时各有一个高峰,晚上8时后血压就逐渐下降,表现为"双峰双谷",这一现象称动脉血压的日节律。在老年人这种血压的日夜高低现象更为显著,有明显的低谷与高峰。睡眠不佳、过度劳累时血压稍有升高。

(4)温度:遇冷时,外周血管收缩,血压可略有升高;遇热时,血管扩张,血压可略有下降。故冬天血压值略高于夏天,长时间泡热水澡易使血压下降。

(5)体型:通常高大、肥胖者血压偏高。

(6)体位:通常情况下,卧位血压小于坐位血压,坐位血压小于立位血压,此与重力代偿机制有关。对于长期卧床或使用某些降压药物的患者,若突然由卧位改为立位时,可出现眩晕、血压下降等体位性低血压的表现。

考点:正常血压及生理变化

(7)部位:一般情况下,两上肢血压并不完全相等,右上肢高于左上肢,因为右侧肱动脉来自主动脉弓的第一大分支无名动脉,而左侧肱动脉来自主动脉的第三大分支左锁骨下动脉,由于能量消耗,使得右侧血压比左侧高10~20mmHg(1.33~2.67kPa)。下肢血压高于上肢20~40mmHg(2.67~5.33kPa),因为股动脉的管径较肱动脉粗,血流量大。

(8)其他:剧烈运动、剧烈情绪波动、吸烟、饮酒、摄盐过多、疼痛、药物等对血压也有影响。

二、异常血压的观察及护理

（一）常见的异常血压

1. 高血压（hypertension）　指在未使用降压药物的情况下，成人收缩压≥140mmHg和（或）舒张压≥90mmHg。中国高血压分类标准（2010 版）（表 6-8）。

2. 低血压（hypotension）　指血压低于90/60mmHg（12.0/8kPa）。常见于大量失血、休克、急性心力衰竭等疾病。

3. 脉压异常

（1）脉压增大：脉压>40mmHg（5.3kPa）。常见于主动脉硬化、主动脉瓣关闭不全、甲状腺功能亢进等疾病。

（2）脉压减小：脉压<30mmHg（3.9kPa）。常见于心包积液、缩窄性心包炎、末梢循环衰竭等疾病。

表 6-8　中国高血压分类标准（2010 版）

分级	收缩压 mmHg	舒张压 mmHg
正常血压	<120	<80
正常高值	120～139	80～89
1 级高血压（轻度）	140～159	90～99
2 级高血压（中度）	160～179	100～109
3 级高血压（重度）	≥180	≥110
单纯收缩期高血压	≥140	<90

注：患者收缩压和舒张压属于不同分级时，应按两者中较高的级别分类。

（二）异常血压的护理

1. 心理护理　消除患者紧张情绪，主动配合治疗和护理。

2. 密切观察　密切观察患者的血压变化，指导患者按时服药，并观察用药反应。

3. 充分休息　血压过高或过低者需暂时减少活动，充分休息，根据病情取适当体位，保证足够的睡眠。

4. 环境适宜　提供整洁、安静、舒适的休息环境。

5. 合理饮食　高血压患者应进食低盐、低脂、低胆固醇、高维生素、高纤维素饮食，避免辛辣刺激性食物。应减少钠盐的摄入，逐步降至世界卫生组织（WHO）推荐的每人每日 6g 食盐的要求。

6. 健康教育　指导患者要按时服药，学会自我监测血压，学会观察药物的不良反应；保持情绪稳定，戒烟戒酒，饮食清淡，保持大便通畅，注意保暖，避免冷热刺激，养成良好的生活规律。肥胖者需控制体重，适当运动。

三、血压的测量

血压的测量可分为直接测量血压法和间接测量血压法。直接测量法是指在主动脉内插管，导管末端接监护测压系统，可显示血压数值，直接监测主动脉的压力。此方法精确可靠，但操作复杂，且有创伤性，仅适用于危重和大手术患者。

临床上应用广泛的是血压计间接测量血压法。血压计是根据血液通过狭窄的血管形成涡流时发出响声而设计的。此方法简单易行，无创伤，适用于任何患者。

（一）血压计的种类与构造

1. 血压计种类　常用血压计有水银血压计、无液血压计和电子血压计三种（图 6-9）。水银血压计又称汞柱式血压计，分为台式和立式两种。

2. 血压计构造　血压计主要由三部分组成：

（1）输气球和调节压力活门。

（2）袖带：为长方形扁平的橡胶袋，外层有布套。袖带的宽度和长度要符合要求，一般要求宽度比被测肢体的直径宽 20%，长度以能完全包绕肢体并固定为度。一般上肢袖带长

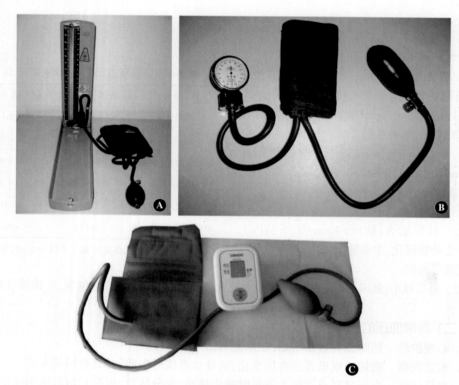

图6-9 常用血压计
A. 水银血压计；B. 无液血压计；C. 电子血压计

24cm，宽12cm。下肢袖带长约135cm，比上肢袖带宽2cm。小儿袖带：新生儿袖带长5～10cm，宽2.5～4cm；婴儿袖带长12～13.5cm，宽6～8cm；儿童袖带长17～22.5cm，宽9～10cm。橡胶袋上有两根橡胶管，一根与输气球相连，另一根与压力表相通。

（3）测压计

1）水银血压计：由玻璃管、标尺、水银槽三部分组成。在血压计盒盖内面固定一根玻璃管，管面上标有双刻度（标尺）0～300mmHg和0～40kPa，每小格为2mmHg和0.5kPa，玻璃管上端盖以金属帽和大气相通，下端和水银槽（贮有水银60g）相通。水银血压计的优点是测得数值准确可靠，但体积较大，且玻璃管部分易碎裂，携带较不方便。水银血压计应定期校验，准确定标。

2）无液血压计：又称弹簧式血压计、压力表式血压计。外形呈表状，正面盘上标有刻度，表上的指针指示血压数值。其优点是携带方便，但欠准确。

3）电子血压计：袖带中的传感器收集血压声音，将信号经数字化处理，在显示屏上直接显示收缩压、舒张压、脉搏数值。此种血压计操作方便，清晰直观，不用听诊器，但欠准确。

（二）测量方法

【目的】

（1）判断血压有无异常。

（2）监测血压变化，间接了解循环系统的功能状况，以了解疾病的情况。

（3）协助诊断，为预防、治疗和护理提供依据。

【评估】

（1）患者年龄、病情、治疗等情况，有无偏瘫及功能障碍。

（2）患者在 30 分钟内有无影响测量血压准确性的因素存在。

（3）患者的心理状态、合作程度。

【计划】

（1）护士准备：着装整洁，洗手，戴口罩。

（2）用物准备：血压计，听诊器（检查血压计的袖带宽窄是否合适，水银是否充足，玻璃管有无裂缝，玻璃管上端是否和大气相通，橡胶管和输气球有无漏气；听诊器是否完好），记录本、笔。

（3）环境准备：整洁、安静、安全。

【实施】　见表 6-9。

表 6-9　血压测量法

操作流程	操作步骤	要点说明
（1）选择血压计	根据年龄选择合适的血压计	袖带的宽窄会影响测得的血压数值
（2）核对、解释	备齐用物至床旁，核对解释	确认患者，取得合作
上肢血压测量法		
①体位正确	患者取坐位或仰卧位。坐位时手臂平第四肋，仰卧位时平腋中线	使被测肢体的肱动脉与心脏位于同一水平，手臂位置不正确，会影响测得的血压数值
②准备肢体	一般选择右上臂。卷袖（必要时脱袖），露出上臂，肘部伸直，掌心向上，自然放置	袖口不宜过紧，以免阻断血流，影响测得的血压值
③准备血压计	放妥血压计，开启水银槽开关	血压计"0"点应与肱动脉、心脏位于同一水平
④缠袖带	驱尽袖带内空气，平整地缠于上臂中部，其下缘距肘窝 2～3cm，松紧以能塞入一指为宜（图 6-10）	袖带过松过紧可影响测得的血压值
⑤置听诊器	将听诊器胸件放于肱动脉搏动最明显处，一手稍加固定，一手握输气球，关闭压力活门（图 6-11）	不可将胸件塞于袖带内 听诊器胸件的整个膜部要与皮肤紧密接触，但不可压得太重
下肢血压测量法		
①体位正确	患者取仰卧位、俯卧位或侧卧位	
②准备肢体	脱去一侧裤腿，露出大腿部	
③准备血压计	放妥血压计，开启水银槽开关	
④缠袖带	将袖带缠于大腿下部，其下缘距腘窝 3～5cm，松紧以能塞入一指为宜	
⑤置听诊器	将听诊器胸件放于腘动脉搏动最明显处	
（3）输气	充气至动脉搏动音消失后再升高 20～30mmHg（2.6～4.0kPa）	动脉搏动音消失说明袖带内压力大于心脏收缩压，血流阻断 充气不可过快过猛
（4）放气	缓慢放气，以每秒 4mmHg（0.5kPa）的速度为宜，双眼平视汞柱所指水银刻度并注意动脉搏动音的变化	视线与水银柱弯月面保持同一水平
（5）测得血压	当听到第一声搏动音，此时水银柱所对应刻度即为收缩压；随后搏动逐渐减弱，当搏动音突然减弱明显或消失，此时水银柱所对应刻度即为舒张压	第一声搏动音出现表示袖带内压力已降至与心脏收缩压相等，血流能通过受阻的肱动脉 WHO 规定舒张压以动脉搏动音的消失作为判断标准

续表

操作流程	操作步骤	要点说明
(6)整理	测量结束,驱尽袖带内空气,整理袖带放入盒内,将血压计右倾45°,关闭水银槽开关,盖盒,放妥 协助患者穿衣,取舒适体位	防止玻璃管碎裂 使得水银全部流回槽内
(7)记录	分数式记录:收缩压/舒张压 mmHg(kPa)	当变音与消失音两者之间有差异时,两个读数都应记录:收缩压/变音/消失音 mmHg(kPa)如:120/80/60mmHg 下肢血压记录时应注明
(8)转记	洗手,将血压值转记在体温单上	

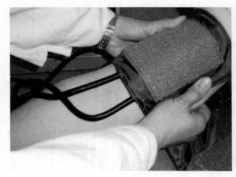

图 6-10　袖带与手臂位置　　　　图 6-11　听诊器胸件位置

【评价】

(1)患者配合,能理解测量血压的意义。

(2)患者及家属了解血压的正常值及测量过程中的注意事项,学会测量血压的方法。

(3)护士测量方法正确,测量结果准确,测量过程中患者有安全感。

【注意事项】

(1)需密切观察血压者,测血压应做到"四定":定时间、定部位、定体位、定血压计。

(2)若测量前患者有剧烈活动,剧烈情绪波动,吸烟、进食等情况,待安静休息30分钟后再测。若患者膀胱充盈,请其排空膀胱后再测。

(3)偏瘫、肢体有损伤的患者测血压时应选择健侧肢体。避免选择静脉输液一侧肢体,以免影响液体输入。

(4)排除影响血压准确性的外界因素

1)设备原因:袖带过宽,大段血流受阻,测得血压值偏低;袖袋过窄,须加大力量才能阻断动脉血流,测得血压值偏高。此外橡胶管过长、水银量不足也可使测得血压值偏低。

2)操作原因:①患者体位:肱动脉位置高于心脏水平,由于重力原因,会使得测得血压值偏低;反之则偏高。②袖带松紧:袖带缠得过紧,未充气前血管已受压,会使得测得血压偏低;袖带缠得过松,呈气球状,有效面积变窄,测得血压值偏高。③视线水平:测量者视线高于水银柱弯月面,使得测得血压值偏低;反之则偏高。④放气速度:放气速度太慢,静脉充血时间长,使得测得舒张压偏高;放气太快,不易看清数字,读数不准。

考点:血压的测量方法及注意事项

(5)当血压听不清或有异常需重新测量时,须将袖带内气体驱尽,待水银降至"0"点,稍候片刻再测量,一般连续测量2~3次,取其最低值。

案例 6-4 分析

1. 评估有无影响测量值准确性的因素存在,如有应去除,测量前让患者安静休息30分钟。

2. 测量时做到"四定":定时间、定部位、定体位、定血压计。

3. 操作熟练准确,排除影响血压准确性的外界因素

(1)选择合适的血压计(成人血压计即可)。

(2)操作准确:①给患者摆正体位,使肱动脉、心脏、血压计"0"点位于同一水平面。②袖带松紧合适,以塞入一指为宜。③放气时速度适宜,以每秒钟4mmHg速度放气。④读数时视线与水银柱弯月面平行。

第5节 疼痛的观察与护理

案例 6-5

患者,男,70岁,退休干部,诊断"肺癌晚期"入院。入院后患者诉说胸疼难忍,眉头紧锁,咳嗽频繁并有气喘,沉默寡言,难以交流。

问题:1. 评估该患者的疼痛程度,一般选用哪种评估方法?

2. 影响该患者疼痛的主观因素有哪些?

3. 对该患者进行疼痛护理时应遵循哪些原则?

疼痛是临床上常见症状之一,也是第5生命体征,是人的一种主观感受。疼痛的发生,提示着个体的健康受到威胁。2004年国际疼痛研究学会(the international association for the study of pain,IASP)将10月11日确定为"世界镇痛日",并提出了"免除疼痛是患者的基本权利"的口号。护士必须熟知疼痛的相关理论知识,才能对疼痛患者实施有效的护理。

一、疼痛的概述

(一)疼痛的概念

1979年IASP将疼痛定义为"疼痛是一种令人不快的感觉和情绪上的感受,伴随着现有的或潜在的组织损伤"。疼痛有双重含义,痛觉和痛反应。痛觉是一种意识现象,是个体的主观知觉体验,受个体的心理、性格、经验、情绪和文化背景的影响,表现为痛苦、焦虑。痛反应是机体对疼痛刺激所产生的一系列生理病理变化和心理变化,如血压升高、呼吸急促、出汗,心理痛苦、焦虑和抑郁等。疼痛是机体对有害刺激的一种保护性防御反应,具有保护和防御的功能。

(二)疼痛的原因及发生机制

1. 疼痛的原因

(1)温度刺激:过高或过低的温度作用于体表,均会引起组织损伤而释放组胺等化学物质,刺激神经末梢导致疼痛。如高温可致灼伤,低温会引起冻伤。

(2)化学刺激:化学物质如强酸、强碱,可直接刺激神经末梢,导致疼痛。化学灼伤还可使受损组织释放化学物质,再次作用于痛觉感受器,使疼痛加剧。

(3)物理损伤:如刀切割、针刺、碰撞、身体组织受牵拉、肌肉受压、挛缩等,均可使局部组织受损,刺激神经末梢而引起疼痛。大部分物理损伤引起的缺血、淤血、炎症等都促使组织释放化学物质,而使疼痛加剧,疼痛时间延长。

(4)病理改变:疾病造成的体内某些管腔堵塞,组织缺血、缺氧,空腔脏器过度扩张,平滑肌痉挛或过度收缩,局部炎性浸润等均可引起疼痛。

(5)心理因素:情绪紧张或低落、愤怒、悲痛、恐惧等都能引起局部血管收缩或扩张而导致

疼痛。神经性疼痛常因心理因素引起。此外,疲劳、睡眠不足、用脑过度等可导致功能性头痛。

2. 疼痛的发生机制　疼痛发生的机制非常复杂,迄今为止,尚无一种学说能全面合理地解释疼痛发生的机制。有关研究认为痛觉感受器是游离的神经末梢,当各种伤害性刺激作用于机体并达到一定程度时,可引起受损部位的组织释放某些致痛物质,如组胺、缓激肽、5-羟色胺、乙酰胆碱、前列腺素、H^+、K^+等,这些物质作用于痛觉感受器,产生痛觉冲动,并迅速沿传入神经传导至脊髓,再通过脊髓丘脑束和脊髓网状束上行,传至丘脑,投射到大脑皮质的一定部位而引起疼痛。

人体痛觉感受器在身体各部位的分布密度不同,对疼痛刺激的反应以及敏感度也有所不同。痛觉感受器在角膜、牙髓的分布最为密集,皮肤次之,肌层内脏最为稀疏。根据其分布情况,可分为表层痛觉感受器、深层痛觉感受器和内脏痛觉感受器,分布于皮肤的表层痛觉感受器受到伤害性刺激时,对痛觉比较敏感;分布于肌腱、肌层与筋膜深层的痛觉感受器受到伤害性刺激时,就会造成不同程度的深部疼痛,但不易定位;分布于内脏器官的内脏痛觉感受器受到伤害性刺激时,对缺血、缺氧、痉挛、机械牵拉及炎症的感受很敏感,但对烧灼、切割等刺激不敏感。

牵涉痛是疼痛的一种类型,表现为患者感到身体体表某处有明显痛感,而该处并无实际损伤。这是因为有病变的内脏神经纤维与体表某处的神经纤维会合于同一脊髓段,传入神经纤维经脊髓上传达大脑皮质,引起内脏疼痛外,还会传导和扩散到相应的体表部位而引起疼痛。这些疼痛多发生于内脏缺血、机械牵拉、痉挛和炎症。如阑尾炎可先出现脐周及上腹疼痛,再转移至右下腹;心肌梗死的疼痛发生在心前区,但可放射至左肩及左上臂等。

目前比较有代表性的关于疼痛产生的3大学说是:特异学说、型式学说和闸门控制学说。

📖 **链 接** :::::::::: **3 种疼痛学说的核心观点**

（1）特异学说:主要观点是每种感觉都有自己特有的感受器,痛觉感受器是一种游离的神经末梢,其发放的冲动经痛纤维和痛通路投射到脑的痛中枢,引起疼痛。

（2）型式学说:也称模式学说。主要论点在于产生疼痛的神经冲动具有特殊的型式。认为任何刺激只要达到足够强度就可产生疼痛。

（3）闸门控制学说:主要观点是认为脊髓背角内存在一种类似闸门的神经机制,能减弱和增强从外周传向中枢神经的冲动,减弱和增强的程度由粗纤维和细纤维的相对活动以及脑的下行性影响所决定。认为疼痛的产生取决于刺激所兴奋的传入纤维种类和中枢的功能结构特征。

（三）疼痛的分类

1. 按疼痛病程分类

（1）急性痛(acute pain):突然发生,有明确的开始时间,持续时间较短,以数分钟、数小时或数天之内居多,用镇痛方法一般可以控制。

（2）慢性痛(chronic pain):疼痛持续 3 个月以上,具有持续性、顽固性和反复性的特点,临床上较难控制。

2. 按疼痛程度分类

（1）微痛:似痛非痛,常无其他感觉复合出现。

（2）轻痛:疼痛程度轻微,范围局限,个体能正常生活,睡眠不受干扰。

（3）甚痛:疼痛明显、较重,合并痛反应,睡眠受干扰。

（4）剧痛:疼痛程度剧烈,痛反应剧烈,不能忍受,睡眠受到严重干扰,可伴有自主神经紊乱或被动体位。

3. 按疼痛性质分类

（1）钝痛(dull pain):酸痛、胀痛、闷痛等。

（2）锐痛(sharp pain):刺痛、切割痛、灼痛、绞痛、撕裂样痛等。

（3）其他:如跳痛、压榨样痛、牵拉样痛等。

4. 按疼痛起始部位及传导途径分类

（1）皮肤痛（dermatodynia）：疼痛刺激来自体表，多因皮肤黏膜受损而引起。其特点为"双重痛觉"，即受到刺激后立即出现定位明确的尖锐刺痛（快痛）和 1~2 秒之后出现的定位不明确的烧灼痛（慢痛）。

（2）躯体痛（somatalgia）：是指肌肉、肌腱、筋膜和关节等深部组织引起的疼痛。由于这些组织的神经分布不同，因而对疼痛刺激的敏感性也不同，其中以骨膜的神经末梢分布最密，痛觉最敏感。机械性和化学性刺激均可引起躯体痛，肌肉缺血是引起躯体痛的主要原因。

（3）内脏痛（visceralgia）：是因内脏器官受到机械性牵拉、扩张、痉挛、炎症、化学性刺激等引起。其发生缓慢而持久，疼痛性质多为钝痛、烧灼痛或绞痛，定位常不明确。

（4）牵涉痛（referred pain）：内脏痛常伴有牵涉痛，如胆囊疼痛可牵涉至右肩，胰腺疼痛可牵涉至左腰背部等。

（5）假性痛：指去除病变部位后仍感到相应部位疼痛，如截肢患者仍感到已不存在的肢体疼痛。其发生可能与病变部位去除前的疼痛刺激在大脑皮质形成兴奋灶的后遗影响有关。

（6）神经痛（neuralgia）：为神经受损所致，表现为剧烈的灼痛和酸痛。

5. 按疼痛的部位分类　最常见的有头痛、胸痛、腹痛、腰背痛、关节痛、肌肉痛、骨痛等。

（四）疼痛对个体的影响

个体疼痛时出现精神心理、生理和行为方面的改变。

1. 精神心理方面的改变　疼痛时大多数患者出现不良的心理反应，其中以抑郁和焦虑最为常见，有相当一部分患者会出现愤怒和恐惧等负性的情绪反应。

（1）抑郁：慢性疼痛与抑郁的发生关系密切，彼此互为因果。在评估患者是否因疼痛发生抑郁时，一定要加以鉴别是不是原发病本身和治疗所致，如癌症患者在使用化疗药物治疗中，也可能使患者出现抑郁状态。

（2）焦虑：焦虑与急性损伤性疼痛关系密切，慢性疼痛患者也会发生焦虑，并常和抑郁伴随出现。表现为：①精神焦虑症状，如坐立不安、心情紧张、注意力不集中、易激动等。②躯体焦虑症状，如呼吸困难、心悸、胸痛、眩晕、呕吐、肢端发麻、面部潮红、出汗、尿频、尿急等。③运动性不安，如肌肉紧张、颤抖、搓手顿足、坐立不安等。

（3）愤怒：长期的慢性疼痛，会使患者失去信心和希望，会因一些小事而大发脾气，以此宣泄其愤怒情绪，甚者会损坏物品或袭击他人。

（4）恐惧：是身患绝症患者较常见的心理问题。引起恐惧的原因，除了即将来临的死亡以外，还有可能来自疾病所导致的各种不良后果。

2. 生理反应

（1）血压升高：急性疼痛伴随的血压升高是由于交感神经系统的过度兴奋所致。

（2）心率增快：机体通过增加可用的氧气和循环体液来促进损伤组织的修复。

（3）呼吸增快：是心脏和循环耗氧量增加的结果。

（4）神经内分泌及代谢反应：由于交感神经和肾上腺髓质兴奋使血糖上升，机体呈负氮平衡；另外，体内促肾上腺皮质激素、皮质醇、醛固酮、血管升压素（抗利尿激素）的升高使甲状腺素的生成加快，机体处于分解代谢状态。

（5）生化反应：有研究证明，慢性疼痛和剧烈疼痛的患者机体内源性镇痛物质减少，而抗镇痛物质和致痛物质增加，导致激素、酶类和代谢系统的生化紊乱，使病理变化向更广泛、复杂、严重的方向发展。

3. 行为反应

（1）语言反应：语言是患者对疼痛最为可靠的反映。因此，医务人员要依靠患者对疼痛的语言表述对其疼痛做出适当的判断。但对于不能进行语言交流的患者,如学语前儿童,认知损伤的患者等,就很难提供关于疼痛的各种信息。

(2)躯体反应:躯体反应主要表现为机体在遭受伤害时所做出的躲避、逃跑、反抗、防御性保护或攻击等整体行为,常带有强烈的情绪色彩。局部反应指仅局限于受刺激部位对伤害性刺激做出的一种简单反应,轻度疼痛只引起局部反应,当疼痛加重时可出现肌肉收缩、肢体僵硬、强迫体位等。

二、影响疼痛的因素

个体对疼痛的感受和耐受力存在很大的差异,同样性质、强度的刺激可引起不同的疼痛反应。个体所能感觉到的最小疼痛称为疼痛阈。个体所能忍受的疼痛强度和持续时间称为疼痛耐受力。对疼痛的感受和耐受力受客观因素和主观因素的影响。

(一)客观因素

1. 年龄　婴幼儿对疼痛的敏感程度低于成人,随着年龄增长,对疼痛的敏感性也随之增加,老年人对疼痛的敏感性又逐步下降。故对于不同年龄组的疼痛患者应采取不同的护理措施,尤其是儿童和老年人,更应注意其特殊性和个体差异。

2. 宗教信仰与文化　宗教信仰与文化可影响个体对疼痛的认知评价和对疼痛的反应。持有不同人生观、价值观的个体对疼痛的反应和表达方式不同,如个体生活在鼓励忍耐和推崇勇敢的文化背景中,往往更能够耐受疼痛。个体的文化教养也会影响其对疼痛的反应和表达方式,如在一些文化模式中,把忍受疼痛作为一种美德,并且通常认为男性比女性更能忍受疼痛。健康促进者应该尊重个人的文化信仰,不应把自己的观点强加于患者身上。

3. 环境变化　环境因素如噪声、温度和光线等可影响疼痛。持续的刺激性噪声,可增加肌肉的张力和应激性,加剧疼痛;舒适的环境可以改善个体的情绪,从而减轻疼痛。

4. 社会支持　良好的社会支持,如家属或亲人陪伴,可以减少其孤独感和恐惧感,从而减轻疼痛。此外,鼓励和赞扬可促使患者有信心应对即将到来的疼痛并增加患者的控制感。

5. 行为作用　患者可以通过一系列的行为来控制疼痛。如看电视、和朋友、同事以及家人进行交谈等都可以分散患者对疼痛的注意力控制疼痛。娱乐可以提高机体内啡肽的释放,从而缓解疼痛。充足的睡眠与休息后疼痛感觉减轻,反之则加剧。个体对疼痛的反应,如持续性的肌肉紧张、过激行为都可能会导致疼痛的加剧,如患儿由于害怕打针而大哭、肌肉紧张,这些都可能会加剧疼痛。

6. 医源性因素　许多治疗和护理操作都有可能使患者产生疼痛的感觉,如注射、输液等。护士在进行操作时,应尽可能以轻柔、熟练的动作来完成,并尽量满足患者的生理和心理需求,用言语安慰患者。

来自于护理人员方面的因素也会影响疼痛,如护士掌握的疼痛理论知识与实践经验,可影响其对疼痛的正确判断与处理。

(二)主观因素

1. 以往的疼痛经验　个体对任何一种单独刺激所产生的疼痛,都会受到以前类似疼痛经验的影响,如经历过手术疼痛的患者对即将再次进行的手术会产生不安的心情,会使他对痛觉格外敏感。

2. 注意力　个体对疼痛的注意程度会影响其对疼痛的感觉。当注意力高度集中于其他事物时,痛觉可以减轻甚至消失。如运动员在竞技场上受伤后不感觉疼痛,是由于其注意力完全集中于比赛。某些精神疗法治疗疼痛,如松弛疗法等就是利用分散患者对疼痛的注意力,从而减轻疼痛。

3. 情绪　消极的情绪可使人的痛阈降低,从而使疼痛加剧;积极的情绪可以提高痛阈,使疼痛减轻。因此情绪的调整在患者疼痛管理中有重要的作用。

4. 对疼痛的态度　个体对疼痛的态度会影响个体对疼痛的反应,从而直接影响其行为表现。在疼痛面前认为自己无能为力的患者往往会消极地对待所发生的一切,不能利用现有的资源来处理疼痛,从而导致恶性循环。

三、疼痛的护理

疼痛护理是疼痛管理的重要内容之一,在疼痛管理中护士扮演着疼痛患者的评估者、镇痛措施的实施者、与其他专业人员的协作者、患者及其家属的教育指导者和权益维护者等角色。因此护士必须具备与疼痛相关的知识和技能,才能为疼痛患者提供良好的护理,从而达到有效疼痛管理的目的。

(一)疼痛的护理评估

疼痛评估是进行有效疼痛控制的首要环节,不仅可以判断疼痛是否存在,还有助于评价镇痛治疗的效果。疼痛与其他 4 项生命体征(体温、呼吸、脉搏和血压)不同的是,它不具备客观地评估依据,而且引起疼痛的原因和影响疼痛的因素较多,加之个体差异的存在,每个人对疼痛的描述又不尽相同。护士应以整体的观点对疼痛患者进行个体化的评估;要根据患者的实际情况,选用合适的评估工具,方便患者对疼痛进行描述。只有对患者进行全面正确的评估,才能保证对患者实施有效的疼痛管理。因此,护士要掌握疼痛的评估内容、评估方法及评估的记录。

1. 评估内容　对疼痛的评估应采用综合性评估。除患者的一般情况(性别、年龄、职业、诊断、病情等)和体格检查外,应评估疼痛病史、社会心理因素、医疗史及镇痛效果等。

(1)疼痛病史:包括疼痛的部位、发作的方式、程度、性质、伴随症状、开始时间和持续时间等;患者自身控制疼痛的方式、对疼痛的耐受性;疼痛发生时的表达方式;引起或加重疼痛的因素;其他伴随症状;目前处理和疗效情况、目前的功能水平和目前已确定的应激源、既往的镇痛治疗及减轻疼痛的方法等。

(2)社会心理因素:家属和他人的支持情况;镇痛药物使用不当或滥用的危险因素,包括患者自身因素和环境、社会因素;精神病史和精神状态;镇痛不足的危险因素等。

(3)医疗史:目前和既往的疾病史和治疗史,药物滥用史,其他重大疾病及状况,既往所患的慢性疼痛情况等。

(4)镇痛效果的评估:对疼痛程度、性质和范围的再评估。对镇痛效果评估的主要依据是患者的主诉,但在临床实践中,患者的具体情况有时会给疼痛评估带来障碍,如不报告疼痛或表达有困难等,此时评估要注意患者的客观指征,如呼吸、躯体变化等。

2. 评估方法

(1)交谈法:主要是询问疼痛病史,包括现病史和既往史。护士认真听取患者的主诉,询问疼痛的部位、牵涉痛的位置以及疼痛有无放射;过去 24 小时和当前、静息时和活动时的疼痛程度;疼痛对睡眠和活动等方面的影响(从 0~10 代表从无影响到极度影响);疼痛的发作时间、持续时间、过程、持续性还是间断性,加重和缓解因素及其他相关症状;已采用过的减轻疼痛的措施,目前的疗效,包括疼痛缓解程度,患者对药物治疗计划的依从性,药物不良反应情况等;了解患者过去有无疼痛经历,以往疼痛的特征,既往的镇痛治疗、用药原因、持续时间、疗效和停药原因等情况。在询问时,护士应避免根据自身对疼痛的理解和经验对患者的疼痛强度给予主观判断。

(2)观察与临床检查:主要观察患者疼痛时的生理、行为和情绪反应。观察患者身体活动可判断其疼痛的情况,如静止不动常见于四肢或外伤疼痛者;无目的乱动常见于在严重疼痛时;规律性动作或按摩动作是为了减轻疼痛的程度;保护动作常是患者对疼痛的一种逃避性反射。此外,疼痛发生时,患者常发出各种声音,如呻吟、喘息、尖叫、呜咽、哭泣等,应注意观察其音调的大小、快慢、节律、持续时间等。临床检查主要包括检查患者疼痛的部位、局部肌肉的紧张度,测量呼吸、脉搏、血压及动脉血气有无改变等。

(3)评估工具的使用:可视患者的病情、年龄和认知水平选择相应的评估工具。

1)数字评分法(numeric rating scale, NRS):用数字 0~10 代替文字来表示疼痛的程度(图 6-12)。0 分表示无痛,10 分表示剧痛,中间次序表示疼痛的不同程度。此评分法宜用于疼痛治疗前后效果测定的对比。

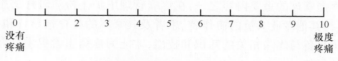

图 6-12 数字评分法

2)文字描述评定法(verbal descriptor scale, VDS):把一条直线等分成 5 段,每个点均有相应的描述疼痛程度的文字,从"没有疼痛"、"轻度疼痛"、"中度疼痛"、"重度疼痛"、"非常严重的疼痛"到"无法忍受的疼痛"(图 6-13)。请患者按照自身疼痛程度选择合适的描述其疼痛的文字。

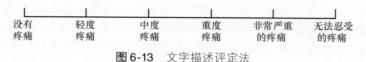

图 6-13 文字描述评定法

3)视觉模拟评分法(visual analogue scale, VAS):用一条直线,不作任何划法分,仅在直线的两端分别注明"不痛"和"剧痛",请患者根据自己对疼痛的实际感觉在直线上标记疼痛的程度。这种评分法使用灵活方便,患者有很大的选择自由,不需要仅选择特定的数字或文字。适合于任何年龄的疼痛患者,且没有特定的文化背景或性别要求,易于掌握,不需要任何附加设备。对于急性疼痛的患者、儿童、老年人及表达能力丧失者尤为适用。该法也有利于护士较为准确地掌握患者疼痛的程度以及评估控制疼痛的效果。

4)面部表情疼痛评定法(face pain scale, FPS):采用面部表情来表达疼痛程度,从左到右六张面部表情,最左边的脸表示无疼痛,依次表示疼痛越来越重,最右边的脸表示极度疼痛。请患者立即指出能反映他/她疼痛的那张面部表情图。此评估方法适用于 3 岁以上的儿童(图 6-14)。

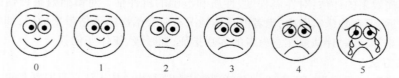

图 6-14 面部表情疼痛测量图

5)按 WHO 的疼痛分级标准进行评估,疼痛分为 4 级:

0 级:指无痛。

1 级(轻度疼痛):平卧时无疼痛,翻身咳嗽时有轻度疼痛,但可以忍受,睡眠不受影响。

2 级(中度疼痛):静卧时痛,翻身咳嗽时加剧,不能忍受,睡眠受干扰,要求用镇痛药。

3 级(重度疼痛):静卧时疼痛剧烈,不能忍受,睡眠严重受干扰,需要用镇痛药。

6)Prince-Henry 评分法(Prince-Henry score):主要适用于胸腹部大手术后或气管切开插管不能说话的患者,需要在术前训练患者用手势来表达疼痛程度。此法简单、可靠,使用方便。可分为 5 个等级,分别赋予 0~4 分的分值以评估疼痛程度,其评分方法为:

0 分：咳嗽时无疼痛。

1 分：咳嗽时有疼痛发生。

2 分：安静时无疼痛，但深呼吸时有疼痛发生。

3 分：静息状态时即有疼痛，但较轻微，可忍受。

4 分：静息状态时即有剧烈疼痛，并难以忍受。

另外，对无语言表达能力的患者的疼痛评估，除了用特定评估工具的方法外，建议通过多种途径进行疼痛评估，包括：直接观察、家属或护士的描述以及对镇痛药物和非药物治疗效果的评估等。

3. 评估的记录　记录疼痛的方法有许多种，大致可分为两类：即由护士完成的住院患者的护理记录和由门诊患者完成的自我护理记录。护士在护理病历中的相关记录单上记录患者的疼痛情况，记录内容应突出疼痛的时间、疼痛程度、部位、性质、镇痛方法和时间，疼痛缓解程度及疼痛对睡眠和活动的影响等方面。有些疾病的疼痛记录需要有一定的连续性，如癌痛、风湿性疼痛等；有些疾病的疼痛记录需要短期的评估和记录，如术后、创伤后、产后疼痛等。

（二）疼痛的护理原则

1. 全面、准确、持续地评估患者的疼痛　是控制疼痛的基础。动态观察病情变化和评估用药后疼痛的缓解程度是决定进一步实施护理的依据。

2. 消除和缓解疼痛　是对疼痛患者护理的主要目标。提高疼痛患者的舒适度，帮助患者得到充分的休息，对疼痛患者提供及时有效的护理能改善和提高患者对疼痛控制的满意度。

3. 协助病因治疗和及时正确用药　是彻底消除疼痛的方法。密切观察病情，协助查找病因，及时正确给药，评估并记录用药后患者疼痛的变化，监测和防治药物的不良反应是有效控制疼痛的基础。

4. 社会心理支持和健康教育　是提高疼痛控制满意度和患者疼痛信念的基础。护士及时提供帮助可以控制患者的疼痛，使患者满意；护士适时地对患者和家属讲解疼痛的相关知识，可以增强患者的疼痛信念。

（三）疼痛的护理措施

疼痛管理的目标是控制疼痛，以最小的不良反应缓解最大限度的疼痛。而有效的护理措施是实现疼痛管理目标的重要保证。

1. 减少或消除引起疼痛的原因　首先应设法减少或消除引起疼痛的原因，避免引起疼痛的诱因。如外伤所致的疼痛，应酌情给予止血、包扎、固定、处理伤口等措施；胸腹部手术后，患者会因咳嗽或呼吸引起伤口疼痛，术前应对其进行健康教育，指导术后深呼吸和有效咳嗽的方法，术后可协助患者在按压伤口后，进行深呼吸和咳痰。

2. 合理运用缓解或解除疼痛的方法

（1）药物止痛：药物治疗是治疗疼痛最基本、最常用的方法。护士在用药前要了解相关的药理知识。在用药过程中应注意观察病情，把握好用药时机，正确用药。在用药后应评估并记录使用镇痛药的效果及其不良反应。

镇痛药物主要分为阿片类镇痛药，如吗啡、哌替啶、芬太尼、阿芬太尼、美沙酮（美散痛）、喷他左辛（镇痛新）、羟氢可待酮等；非阿片类镇痛药，如水杨酸类药物、苯胺类药物，非甾体抗炎药等；其他辅助类药物，如激素、解痉药、维生素类药物、局部麻醉药和抗抑郁类药物等。镇痛药物的常见给药途径有口服给药法、直肠给药法、经皮肤给药法、舌下含服给药法、肌内注射给药法、静脉注射给药法、皮下注射给药法等。

对于癌性疼痛的药物治疗，目前临床上普遍采用 WHO 所推荐的三阶梯镇痛疗法。其目的是逐渐升级，合理应用镇痛剂来缓解疼痛。

链接 ········· 三阶梯镇痛疗法

基本原则：包括口服给药、按时给药、按阶梯给药、个体化给药、密切观察药物不良反应及宣教。口服给药不良反应小，将药物的耐受性和依赖性减到最低限度；按时给药是按照规定的间隔时间给药，下一次剂量应在前次给药效果消失之前给予，不能用"痛了就吃，不痛就不吃"的按需给药方式；按阶梯给药是选用药物应由弱到强，逐渐升级，最大限度减少药物依赖的发生；个体化给药是用药的剂量要根据每个人的疼痛程度、既往用药史、药物药理学特点等来确定和调整；密切观察及宣教的目的是使患者获得最佳疗效并减轻不良反应。

内容：①第一阶梯：使用非阿片类镇痛药物，主要适用于轻度疼痛的患者。常用药物有阿司匹林、对乙酰氨基酚、布洛芬、吲哚美辛、萘普生等，酌情加用辅助药。主要给药途径是口服。②第二阶梯：选用弱阿片类镇痛药物，主要适用于中度疼痛的患者。常用药物有可待因、右旋丙氧酚、氧可酮、曲马朵等，加非阿片类镇痛药物，酌情加用辅助药。给药途径中，除了可待因可以口服或肌内注射外，其他均为口服。③第三阶梯：选用强阿片类镇痛药物，主要用于重度和剧烈癌痛的患者。常用药物有吗啡、美沙酮、氧吗啡等，加非阿片类镇痛药物，酌情加用辅助药。给药途径中，吗啡和美沙酮均可以口服或肌内注射，氧吗啡采用口服给药。

在癌痛治疗中，常采取联合用药的方法，即加用一些辅助药物，目的是减少主药的用量和不良反应。

链接 ········· 自控镇痛泵的应用

患者自控镇痛泵（patient control analgesia, PCA）的运用是指患者疼痛时，通过由计算机控制的微量泵主动向体内注射设定剂量的药物，符合按需镇痛的原则，既减少了医务人员的操作，又减轻了患者的痛苦和心理负担。PCA泵的工作过程是按照负反馈的控制技术原理设计的。医生视患者病情设定合理处方，利用反馈调节，患者自己支配给药镇痛，最大限度地减少错误指令，确保疼痛控制系统在无医务人员参与时关闭反馈环，以保证患者安全。

（2）物理止痛：指应用各种人工的物理因子作用于患病机体，引起机体的一系列生物学效应，使疾病得以康复。如可以用冰袋、冷湿敷或热湿敷、温水浴、热水袋等物理止痛，也可以采用理疗、按摩及推拿等物理止痛方法。

（3）针灸止痛：根据疼痛的部位，针刺相应的穴位，使人体经脉疏通、气血调和，以达到止痛的目的。一般认为，针刺镇痛的机制是来自穴位的针刺信号和来自疼痛部位的痛觉信号，在中枢神经系统不同水平上相互作用、进行整合。在整合过程中，既有和镇痛有关的中枢神经的参与，又有包括内源性阿片肽和5-羟色胺在内的各种中枢神经递质的参与。

（4）经皮神经电刺激疗法：经皮肤将特定的低频脉冲电流输入人体，利用其所产生的无损伤性镇痛作用，来治疗疼痛为主疾病的电刺激疗法称为经皮神经电刺激疗法（transcutaneous electrical nerve stimulation, TENS）。主要用于治疗各种头痛、颈椎病、肩周炎、神经痛、腰腿痛等病症。

3. 提供社会心理支持　对疼痛患者提供社会心理支持十分重要，尤其是对癌痛患者。护士应：①告知患者及家属对疼痛有情绪反应是正常的，而且这将作为疼痛评估和治疗的一部分。②对患者及家属提供情感支持，让他们认识到疼痛是一个需要讲出来的问题。③告知患者及家属总会有可行的办法来充分地控制疼痛和其他令人烦恼的症状。④必要时帮助患者获得治疗并提供相关信息，教会患者应对技巧以缓解疼痛，增强个人控制能力。

4. 恰当地运用心理护理方法及疼痛心理疗法

（1）心理护理方法：①减轻心理压力：护士应以同情、安慰和鼓励的态度支持患者，与患者建立相互信赖的友好关系，患者才会无保留地把自己疼痛时的感受及其对适应疼痛所做的努力告诉护士，护士应尊重患者对疼痛的行为反应，并帮助患者及家属接受其行为反应。②转移注意力和放松练习：组织患者参加其感兴趣的活动如唱歌、玩游戏、看电视、愉快地交谈、下棋、绘画等；根据患者的不同个性和喜好，选择不同类型的音乐；有节律地进行按摩；指导患者进行有节律地深呼吸,用鼻深吸气,然后慢慢从口中呼气,反复进行;指导患者集中注意力想象自己置身于一个意境或一处风景中等,这些都有利于减轻疼痛。

（2）疼痛的心理疗法:是应用心理学的原则与方法,通过语言、表情、举止行为,并结合其他特殊的手段来改变患者不正确的认知活动、情绪障碍和异常行为的一种治疗方法。疼痛作为一种主要感觉,受心理社会因素影响较大,多数研究证实,心理性成分对疼痛性质、程度和反应以及镇痛效果均会产生影响。疼痛常用的心理治疗方法,包括安慰剂治疗、催眠疗法、暗示疗法、松弛疗法与生物反馈疗法、认知疗法、行为疗法、认知一行为疗法、群组心理治疗等。

5. 积极采取促进患者舒适的措施　通过护理活动促进舒适是减轻或解除疼痛的重要护理措施。比如鼓励患者阐述自我感受、提供舒适整洁的病床单位、良好的采光和通风设备、适宜的室内温湿度等都是促进舒适的必要条件。此外,在进行各项护理活动前,进行恰当的解释、把护理活动安排在镇痛药物显效时限内等都可减轻患者的焦虑,从而有利于减轻疼痛。

6. 健康教育　根据患者实际情况,选择相应的健康教育内容。一般应包括:说明疼痛的定义、疼痛能被缓解、疼痛对身心的损害作用;解释疼痛的原因和诱因;教导使用评估疼痛工具交流疼痛情况、与医生和护士谈疼痛的情况、用预防方法控制疼痛、减轻或解除疼痛的各种技巧等。

案例 6-5 分析

1. 选用文字描述评定法、视觉模拟评分法、按 WHO 的疼痛分级标准进行评估。
2. 影响其患者疼痛的主观因素有:以往的疼痛经验、注意力、情绪、对疼痛的态度。
3. 对该患者进行疼痛护理时应遵循的原则:全面、准确、持续地评估患者的疼痛;消除和缓解疼痛;协助病因治疗和及时正确用药;社会心理支持和健康教育。

重 点 提 示

1. 生命体征 T、P、R、BP,是反映人体生命状态的客观指标。正常情况下,四者维持在一定的范围内,在病理情况下,能极其敏感地发生变化。疼痛是继 T、P、R、BP 之后的第 5 生命体征,是人的一种主观感受,与疾病的发生、发展与转归有着密切的联系。

2. 生命体征 T、P、R、BP 的监测是护理工作重要职责之一,作为护理人员在熟练掌握人体的正常的 T、P、R、BP 情况下,必须熟练掌握测量方法,并明确在测量的过程中的很多影响因素,保证测量结果的准确性,为预防、诊断、治疗和护理提供正确依据。同时根据 T、P、R、BP 的异常做出准确判断,给予正确的护理措施。

3. 临床上很多疾病都会引起人的疼痛,护士应清楚疼痛发生的原因、对个体的影响以及疼痛护理评估的内容和方法,能够正确理解疼痛的护理原则,并能够结合疼痛患者的实际情况,采取有针对性及有效地控制疼痛的护理措施。

目 标 检 测

A_1 型题

1. 对疼痛的护理评估不包括
   A. 疼痛的部位　　　B. 疼痛的性质
   C. 疼痛的既往史　　D. 疼痛的伴随症状
   E. 疼痛的家族史

2. 疟疾常见的热型是
   A. 间歇热　　　　　B. 不规则热
   C. 体温过低　　　　D. 稽留热
   E. 弛张热

3. 可选择通过口腔测量体温的患者是
   A. 昏迷患者　　　　B. 精神异常患者
   C. 呼吸困难患者　　D. 腹泻患者
   E. 婴幼儿

4. 短细脉正确的记录方式是
   A. 心率/脉率/分　　B. 脉率/心率/分
   C. 心率/脉率/秒　　D. 脉率/心率/秒
   E. 脉率/心率

5. 患者,女,20 岁,蹲在地上找东西,突然站起感

到眼发黑,护士为患者测量血压时,血压计袖带下缘距肘窝的距离应为

A. 1～1.5cm   B. 2～3cm

C. 1～1.5mm   D. 2～3mm

E. 4～5cm

6. 为观察患者的血压,测量血压时应尽量做到四定即

A. 定时间,定部位,定体位,定血压计

B. 定时间,定部位,定血压计,定护士

C. 定时间,定部位,定体位,定记录式

D. 定时间,定部位,定体位,定听诊器

E. 定时间,定部位,定体位,定袖带

7. 人体体温24小时内最低的时间是

A. 凌晨2～6时   B. 上午8～11时

C. 中午12时   D. 下午4～8时

E. 凌晨1～2时

8. 呼吸过缓是指成人呼吸频率少于

A. 18次/分   B. 16次/分

C. 14次/分   D. 12次/分

E. 10次/分

9. 大叶性肺炎的常见热型是

A. 间歇热   B. 稽留热

C. 双峰热   D. 弛张热

E. 不规则热

10. 流行性感冒常表现为

A. 稽留热   B. 弛张热

C. 间歇热   D. 不规则热

E. 波浪热

11. 对高热患者的观察中以下错误的一项是

A. 每天测体温4次

B. 脉搏、呼吸、血压的变化

C. 有无淋巴结肿大

D. 面色有无改变

E. 物理降温后的效果

12. 以下不宜测量口腔温度的是

A. 面部做冷湿敷30分钟后

B. 饭后30分钟

C. 呼吸困难者

D. 截瘫患者

E. 瘘管喂食者

13. 截肢后大多数患者觉得实际上已被截去的肢体发生疼痛,这种疼痛称为

A. 皮肤痛   B. 躯体痛

C. 假性痛   D. 神经痛

E. 牵涉痛

14. 测口温患者不慎咬破体温计,处理方法是应立即

A. 催吐或洗胃   B. 口服蛋白水或牛奶

C. 服解毒药物   D. 大量补液,冲洗毒物

E. 清除口腔内玻璃碎片

15. 测量肛温时,将肛表插入肛门的深度为

A. 1～2cm   B. 4～5cm

C. 2～3cm   D. 5～6cm

E. 3～4cm

16. 以下属感染性发热的疾病是

A. 中暑   B. 安眠药中毒

C. 恶性肿瘤   D. 脑震荡

E. 败血症

17. 使用水银体温计不妥的方法是

A. 昏迷、小儿、呼吸困难者不测口腔温度

B. 腹泻、肛门手术患者不可由直肠测温

C. 发现口腔温度与病情不相符时改测腋下温度

D. 患者不慎咬破体温计时尽快清除口腔内的玻璃碎屑

E. 测量时间:口腔3分钟,腋下10分钟,直肠3分钟

18. 正常成人安静状态下脉搏为

A. 50～70次/分   B. 60～100次/分

C. 70～110次/分   D. 80～110次/分

E. 80～120次/分

19. 间歇脉可见于

A. 心动过速   B. 心动过缓

C. 窦性心律不齐   D. Ⅰ度房室传导阻滞

E. 洋地黄中毒患者

20. 脉搏短绌可见于

A. 房室传导阻滞   B. 心室颤动

C. 心房颤动   D. 窦性心律不齐

E. 阵发性心动过速

21. 丝脉常见于

A. 脑卒中   B. 缩窄性心包炎

C. 肺水肿   D. 甲状腺功能亢进

E. 休克

22. 呼吸和呼吸暂停交替出现称为

A. 潮式呼吸   B. 毕奥呼吸

C. 库斯莫呼吸   D. 浮浅式呼吸

E. 鼾声呼吸

23. 潮式呼吸的特点是

A. 呼吸暂停,呼吸减弱,呼吸增强反复出现

B. 呼吸减弱,呼吸增强,呼吸暂停反复出现

C. 呼吸浅慢,逐渐加快加深再变浅慢,短暂呼吸暂停后,周而复始

D. 呼吸深快,呼吸暂停,呼吸浅慢,三者交替出现

E. 呼吸深快,逐步浅慢,以至暂停,反复出现

24. 蝉鸣样呼吸常见于

    A. 颅内感染　　　　B. 喉头水肿

    C. 呼吸中枢衰竭　　D. 安眠药中毒

    E. 大叶性肺炎

25. 测量脉搏后再测量呼吸,护士的手仍置于患者脉搏部位的目的是

    A. 表示对患者的关心

    B. 将脉率与呼吸频率对照

    C. 便于看表计时

    D. 测量脉搏估计呼吸频率

    E. 转移患者的注意力

26. 测量血压时袖带缠得过紧可使测得的血压值

    A. 偏低　　　　　　B. 脉压增大

    C. 偏高　　　　　　D. 无影响

    E. 脉压减小

27. 测量血压时,以下错误的一项是

    A. 血压计要定期检查

    B. 打气不可过快过猛

    C. 听不清应立即重测

    D. 长期测量者应做到"四定"

    E. 测完后袖带内空气要放尽、平卷

28. 用成人血压计袖带给幼儿测血压时,其测量的数值

    A. 偏低　　　　　　B. 脉压大

    C. 脉压小　　　　　D. 偏高

    E. 无大影响

29. 血压计的水银不足,测出的血压值

    A. 偏高　　　　　　B. 偏低

    C. 无大影响　　　　D. 脉压小

    E. 脉压大

30. 血压的生理性变化,错误的描述是

    A. 中年以前女子略低于男子

    B. 白天高于夜间

    C. 寒冷环境血压上升

    D. 睡眠不佳时血压可稍升高

    E. 高热环境中血压可以上升

A₂ 型题

31. 王某,女,36 岁,因发热入院 5 天,每日体温波动在 37.8 ~ 40℃,请判断其热型为

    A. 间歇热　　　　　B. 弛张热

    C. 波浪热　　　　　D. 稽留热

    E. 不规则热

32. 患者,王某,女性,50 岁。诊断为"菌痢"。护

士测量体温时得知其 5 分钟前饮过热开水,为此应

    A. 嘱其用冷开水漱口后再测

    B. 参照上次测量值记录

    C. 暂停测一次

    D. 改测直肠温度

    E. 告知患者 30 分钟后再测口腔温度

33. 患者,许某,女性,35 岁。下午 4:00 体温为 39.8℃,施行物理降温后应隔多少时间测量体温进行观察

    A. 15 分钟　　　　　B. 20 分钟

    C. 50 分钟　　　　　D. 30 分钟

    E. 60 分钟

34. 患者,王某,女性,体温 39.8℃,护士为其冰敷。这种散热方式是

    A. 传导　　　　　　B. 对流

    C. 蒸发　　　　　　D. 辐射

    E. 化学降温

35. 护士小王,为一垂危患者测量呼吸时,因其呼吸微弱,不易观察,此时护士应采取何种方法观察

    A. 耳朵贴近患者口鼻处,听其呼吸声音

    B. 手背置患者鼻孔前,以感觉气流

    C. 测脉率除以 4 为呼吸次数

    D. 手按胸腹部,观察其起伏次数

    E. 用少许棉花置患者鼻孔前,观察棉花飘动次数

36. 患者,赵某,女性,62 岁。有高血压、冠心病史 5 年,入院时血压 26. 1/18. 1kPa(196/136 mm-Hg),经治疗后稍有下降,但时有波动,患者精神较紧张,护理中不妥的一项是

    A. 测得的血压值偏高时应保持镇静

    B. 测后与原基础血压对照后向患者解释

    C. 向患者介绍高血压的保健知识

    D. 将血压计刻度面朝向患者以便观察

    E. 安慰患者,保持稳定乐观情绪

37. 护士小张正在为高血压患者进行健康教育,讲述测量血压的注意事项时,下列概念错误的一项是

    A. 测量血压要做到四定

    B. 偏瘫患者要测健肢

    C. 吸烟会影响血压的测量

    D. 袖带过松血压偏低

    E. 剧烈运动后休息半小时再测

38. 护士王某,在为患者做健康教育时,讲述增加机体产热的主要因素,以下哪项是错误的

    A. 进食　　　　　　B. 骨骼肌运动

C. 交感神经兴奋　　D. 环境温度升高

E. 饥饿

39. 护士小红,为偏瘫患者李某测量血压时,以下哪一种操作方法是错误的
    A. 选健侧肢体测量
    B. 坐位时手臂平第四肋骨
    C. 仰卧时手臂平腋中线
    D. 驱尽袖带内空气,平整缠于上臂中部
    E. 听诊器塞在袖带内的肱动脉处

A₃ 型题

(40～42 题共用题干)

患者,男,51 岁,因心房颤动入院,患者表现为心悸、胸闷、头晕、乏力,听诊音强弱不等。

40. 心房颤动患者的脉搏特征是
    A. 间歇脉　　　　　B. 洪脉
    C. 交替脉　　　　　D. 绌脉
    E. 丝脉

41. 测量脉搏的首选部位是
    A. 颞动脉　　　　　B. 桡动脉
    C. 肱动脉　　　　　D. 足背动脉
    E. 颈动脉

42. 为心房颤动患者测量的正确方法是
    A. 一人先听心率后测脉率,各计时 1 分钟
    B. 一人听心率和测脉率,另一人计时 1 分钟
    C. 一人测脉率,一人听心率,同时计时 1 分钟
    D. 一人测脉率,另一人报告医生
    E. 一人同时测量脉率和心率,医生再测

(43～45 题共用题干)

李老太,75 岁,发热 2 日。测体温 39.7℃,皮肤潮红,脉搏加快,已用药物退热。

43. 应鼓励患者多饮
    A. 白开水　　　　　B. 茶水
    C. 果汁水　　　　　D. 糖盐水
    E. 矿泉水

44. 患者大量出汗时应给予的皮肤护理措施是
    A. 评估出入量　　　B. 擦干汗液,更换衣服
    C. 测体温　　　　　D. 写护理记录单
    E. 降低室温

45. 退热时,为防止虚脱的发生应重点观察有无以下症状
    A. 皮肤苍白、寒战
    B. 头晕、出汗、疲倦
    C. 脉搏、呼吸渐慢、出汗
    D. 脉速、面部潮红、头晕

E. 脉细数、四肢湿冷、出汗

A₄ 型题

(46～48 题共用题干)

张先生,65 岁。因脑栓塞,右侧偏瘫而入院。

46. 在测量血压时应选择左上肢是因为
    A. 右侧肢体循环不良
    B. 患者能配合活动
    C. 护士操作便利
    D. 右侧肢体行动不便
    E. 右侧肢体肌张力增高,不能真实反映血压情况

47. 因左上肢输液,护士选择左下肢测量血压,操作中错误的方法是
    A. 取仰卧位或俯卧位
    B. 袖带长约 135cm,比上肢袖带宽 2cm
    C. 袖带上缘距腘窝 3～5cm
    D. 将听诊器胸件放于腘动脉搏动处
    E. 测得的血压值与上肢相比偏高

48. 在测量血压过程中,发现血压的搏动音听不清时,应重新测量,错误的方法是
    A. 将袖带内气体驱尽
    B. 使汞柱降至"0"点
    C. 稍等片刻,再测第二次
    D. 一般测量 2～3 次
    E. 嘱患者坐起来测

(49～51 题共用题干)

李某,男性,36 岁,主因饮酒后剧烈腹痛 2 小时门诊以十二指肠溃疡并发穿孔收入院。入院后急诊行胃空肠吻合术,术后第 2 天主诉安静时无疼痛,但一咳嗽刀口就疼痛。

49. 术前患者的剧烈腹痛属于
    A. 皮肤痛　　　　　B. 躯体痛
    C. 内脏痛　　　　　D. 神经痛
    E. 牵涉痛

50. 此患者术后疼痛按照 Prince-Henry 评价法评价疼痛的程度是
    A. 0 分　　　　　　B. 1 分
    C. 2 分　　　　　　D. 3 分
    E. 4 分

51. 为了减轻该患者的术后疼痛,应该为患者采取的卧位是
    A. 平卧位　　　　　B. 侧卧位
    C. 半坐卧位　　　　D. 头低足高位
    E. 头高足低位

第7章 饮食护理技术

饮食与营养的重要意义不仅在于维持人的生命,更重要的意义是如何在不同条件下获得食物,满足人体对营养的需要,保持正常生理功能,使人能够精力充沛地从事各种工作、学习和劳动。

食物是营养的来源,营养是人类赖以生存的物质。人体需要的营养素有六大类:蛋白质、脂肪、糖类、矿物质、微量元素、维生素和水。蛋白质、脂肪、糖类三大营养素称为供热营养素,按中国营养学会推荐的标准,我国成年男子每日的热能供给量为 10.0 ~ 17.5MJ,成年女子为 9.2 ~ 14.2MJ。

科学而合理、均衡的饮食可维持机体正常的生理功能,促进组织修复,提高机体免疫力,还能提高人的生命质量,使人延年益寿。不合理的饮食导致相关疾病如缺铁性贫血、佝偻病等。合理调配饮食不但能预防疾病,与药物起协同作用,还可帮助诊断和治疗疾病。因此护士必须具备饮食与营养方面的知识,正确评估患者营养状况,指导患者选择合理饮食,实施护理技术满足患者的饮食和营养的需要。

第1节 医 院 饮 食

案例 7-1

患者,男性,48 岁,因"肝硬化上消化道出血"入院。给予上消化道止血,查体:患者面色苍白,精神差,T 36.5℃,P 62 次/分,R 26 次/分,BP 82/60mmHg,HB 70g/L,拟行硬化剂治疗,请责任护士为患者制订一份饮食计划。

问题: 1. 该患者应选择何种饮食?

　　2. 配制该饮食时应注意什么?

医院饮食的种类可分为三大类:基本饮食、治疗饮食、试验饮食。

一、基 本 饮 食

基本饮食适用范围较广,是其他饮食的基础,可分为普通饮食、软质饮食、半流质饮食、流质饮食(表 7-1)。

表 7-1　基本饮食

类别	适用范围	饮食原则	用法
普通饮食	不需饮食限制者,消化功能正常,体温基本正常,病情较轻或疾病的恢复期患者	营养素平衡,美观可口;易消化,无刺激性的食物	每日 3 餐,总热量在 9.2 ~ 10.8MJ/d,蛋白质为 70 ~ 80g/d
软质饮食	消化功能差,低热、咀嚼不便者,老人、幼儿及术后恢复期的患者	营养均衡,食物以软、烂、碎为原则,易咀嚼、易消化、少油炸、少油腻、少用粗纤维及刺激性食物,如软饭、面条,切碎、煮烂的菜肉等	每日 3 ~ 4 餐,总热量在 8.5 ~ 9.5MJ/d,蛋白质为 70g/d

续表

考点: 各类基本饮食的适用范围和饮食原则

类别	适用范围	饮食原则	用法
半流质饮食	消化道疾患、发热、口腔疾患、吞咽、咀嚼困难及术后患者	少食多餐，无刺激性，易咀嚼、吞咽和消化，纤维素少，营养丰富，食物呈半流质状，如面条、馄饨、粥等。对伤寒、腹泻等胃肠功能紊乱者禁用含纤维和产气的蔬菜；痢疾患者不应给牛奶、豆浆和过甜的食物	每日 5~6 餐，总热量在 6.5~8.5MJ/d，蛋白质为 50~70g/d
流质饮食	病情危重、高热、口腔疾患、各种大手术后、急性消化道疾病患者	食物呈液状，易吞咽，易消化，无刺激性，如乳类、豆浆、米汤、果汁等。因含热量和营养素不足，只能短期使用	每日 6~7 餐，每次 200~300ml，总热量在 3.5~5.0 MJ/d，蛋白质为 40~50g/d

二、治疗饮食

治疗饮食是在基本饮食的基础上，根据病情的需要，调整某一种或几种营养素的摄入量，以适应病情需要，从而达到治疗目的的一类饮食（表 7-2）。

表 7-2 治疗饮食

考点: 各类治疗饮食的适用范围、饮食原则和用法

饮食种类	适用范围	饮食原则及用法
高热量饮食	用于热能消耗较高的患者，如甲状腺功能亢进、结核病、大面积烧伤、高热及产妇等患者	在基本饮食的基础上加餐两次，可进食牛奶、豆浆、鸡蛋、巧克力及甜食等，总热量在 12.5MJ/d
高蛋白饮食	长期消耗性疾病，如结核病、严重贫血、营养不良、烧伤、大手术后及癌症晚期、肾病综合征等患者	增加蛋白质的含量，按体重计算 1.5~2g/kg/d，但每日总量不超过 120g，总热量为 10.46~12.55MJ/d
低蛋白饮食	限制蛋白质摄入者，如急性肾炎、尿毒症、肝性昏迷等患者	应补充蔬菜和含糖高的食物，维持正常热量，成人饮食中蛋白质不超过 40g/d，根据病情需要，也可 20~30g/d，肾功能不全者应摄入动物性蛋白，忌用豆制品，而肝性昏迷者应以植物性蛋白为主
低脂肪饮食	肝胆胰疾患、高脂血症、动脉硬化、冠心病、肥胖症及腹泻等患者	食物应清淡、少油，禁用肥肉、蛋黄、脑。高脂血症及动脉硬化者不必限制植物油（椰子油除外）。每日脂肪量<50g，肝胆胰疾患者<40g，尤其要限制动物脂肪的摄入
低胆固醇饮食	高胆固醇血症、动脉硬化、高血压、冠心病等患者	胆固醇摄入量<300mg/d，少食用胆固醇含量高的食物，如动物内脏、脑、饱和脂肪酸、蛋黄、鱼子等
低盐饮食	心脏病、急慢性肾炎、肝硬化腹水、先兆子痫、重度高血压水肿较轻的患者	成人每日进食盐量<2.0g（含钠 0.8g），不包括食物内自然含钠量，禁用腌制品，如咸菜、香肠、皮蛋等
无盐低钠饮食	同低盐饮食的范围，但水肿较重的患者	无盐饮食，除食物内自然含钠量外，不放食盐烹调，食物中含钠量<0.7g/d；低钠饮食，除无盐外还应控制食物中自然存在的含钠量（<0.5g/d），禁用腌制品；对无盐低钠者还应禁用含钠的食物和药物，如油条、挂面、汽水、碳酸氢钠药物等
高膳食纤维饮食	便秘、肥胖、高脂血症、糖尿病等患者	选择含膳食纤维多的食物，如韭菜、卷心菜、芹菜、豆类、粗粮等
少渣饮食	伤寒、肠炎、痢疾、腹泻、食管静脉曲张等患者	膳食纤维含量少且少油，如蛋类、嫩豆腐等。不可用强烈调味品、坚果、带碎骨的食物

三、试验饮食

试验饮食是指在特定的时间内,通过调整饮食的内容来协助诊断疾病和提高实验室检查的正确性。

1. 隐血试验饮食 用于协助诊断消化道有无出血。

常用联苯胺蓝法进行检验。试验期为3天,试验期间禁食肉、肝、血类,含铁丰富的药物和食物以及绿色蔬菜,以免产生假阳性。可进食豆制品、花菜(西兰花除外)、土豆、白菜、牛奶、米饭、馒头等,第4天开始留取粪标本作隐血试验。

2. 胆囊造影饮食 用于需要行造影检查有无胆囊、胆管、肝胆管结石或炎症。

(1) 检查前1天中午进高脂肪餐,刺激胆囊排空,有助于显影剂进入胆囊;晚餐进无脂肪、低蛋白、高糖类饮食;晚餐后服造影剂,禁食、禁饮、禁烟至次晨上午。

(2) 检查当日早晨禁食,第一次拍片,胆囊显影良好,可进高脂肪餐(油煎荷包蛋2只或奶油巧克力40~50g,脂肪含量25~50g),半小时后第二次拍片观察。

3. 甲状腺^{131}I试验饮食 用于协助检查甲状腺功能。

协助同位素检查甲状腺的功能,排除外源性摄入碘对检查结果的干扰,明确诊断。

试验期为2周。试验期间应排除外源性摄入碘对检查结果的干扰,所以应禁食含碘食物如海带、海蜇、紫菜、卷心菜、鱼、虾、加碘食盐等,禁用碘酊消毒皮肤。2周后作^{131}I功能测定。

4. 肌酐试验饮食 可协助检查、测定肾小管的滤过功能。

试验期为3天。在试验期间禁食肉类、禽类、鱼类,忌饮茶和咖啡。全天主食在300g以内,还应限制蛋白质的摄入,蛋白质供给量<40g/d,以排除外源性肌酐影响。蔬菜、水果、植物油不加限制,热量不足可补充含糖量高的食物。第三天测尿肌酐清除率及血浆肌酐的含量。

5. 尿浓缩功能试验饮食 亦称干饮食,用于检查肾小管的浓缩功能。

考点:各类试验饮食的试验目的和饮食指导

试验期为1天。全天饮食中,水分摄入总量控制在500~600ml,可选择进食含水量少的食物,如米饭、面包、土豆、豆腐干等,烹调时尽量不加水或少加水;避免食用过甜、过咸的食物;蛋白质摄入量在1g/kg·d;禁饮水及摄入含水量高的食物,如糖类、粥、水果、白菜、冬瓜、豆腐等。

案例7-1分析

1. 该患者应给予半流质、高蛋白饮食。

2. 饮食配制上应注意:①食物呈半流质状,易消化、无刺激、易咀嚼、易吞咽。营养素齐全,膳食纤维含量少。②少量多餐,添加如肉类、鱼类、蛋类、乳类、豆类等食物。③蛋白质的供给量为1.5~2g/kg·d,但每日总量不超过120g,总热量在10.46~12.55MJ/d。

第2节 饮食护理

案例 7-2

患者张某,男,70岁,因脑血管意外入院,入院3天一直处于浅昏迷状态,颅内压增高,生命体征尚可,心肾功能良好。需给予鼻饲饮食。

问题:1. 对该患者插管需特别注意什么?怎样才能顺利插入?

2. 证实胃管插入胃内的方法有哪些?鼻饲液的温度、量、间隔时间?灌入食物时注意什么?如药物是片剂怎么办?

3. 护理上应采取哪些措施?

对患者进行合理的饮食护理,是整体化护理的重要组成部分,护士应掌握营养方面的知识,通过对患者饮食与营养的全面评估,发现患者在营养方面的问题,如营养失调:高于机体需要量;营养失调:低于机体需要量;营养失调:潜在高于机体需要量等,从而制订护理计划,实施护理活动,改善患者营养状况,促进患者康复。

一、饮食与营养的评估

(一)影响因素的评估

影响饮食与营养的主要因素有生理因素、心理因素、病理因素及社会文化因素,了解这些影响因素,有利于护理人员根据患者具体情况,制订切实可行的饮食护理计划。

1. 生理因素

(1)年龄:年龄不同,对食物的喜好和选择不同,每日所需的食物量和特殊营养素也不相同。婴幼儿及青少年生长发育速度快,需摄入足够的蛋白质、维生素和微量元素;老年人由于新陈代谢减慢,每日所需热量减少,但对钙的需求增加。此外,由于胃肠功能、咀嚼功能减弱,味觉改变等因素均可影响营养素的摄取。

(2)身高和体重:一般情况下,体格健壮、高大的人对营养需要量较高。

(3)特殊生理阶段:女性在妊娠期、哺乳期对营养的需求明显增加,并可能出现饮食习惯的改变。

(4)活动量:职业不同,活动量不同,对热能及营养素的需求量也不相同。活动量大的人其每日所需热能及营养素超过活动量小的人。

2. 心理因素 不良的情绪,如焦虑、烦躁、紧张、恐惧、悲哀等均可抑制胃肠蠕动,影响食欲,可出现食欲降低、厌食等;轻松愉快的心理状态则可促进食欲。进食的环境、餐具、食物的色、香、味等都可影响人的心理状态,增进食欲。

3. 病理因素

(1)疾病与外伤:疾病与外伤均可影响患者的食欲、食物摄取以及食物在体内的消化吸收。疾病可给人带来焦虑、恐惧、悲哀等不良的情绪反应,还可引起疼痛等不良的感觉而导致食欲不佳。一些代谢性、消耗性疾病,如发热、伤口愈合期所需营养素高于平时。

药疗过程中,一些药物可促进或抑制食欲,影响消化吸收功能。如果患者自尿液、血液或引流液中流失大量的蛋白质、体液、电解质等,应及时增加所需营养。

(2)食物过敏:有些人对某些食物(如牛奶、海产品、韭菜等)过敏,食入后易发生腹泻、哮喘等过敏反应,可影响营养素的摄入和吸收。

4. 社会文化因素

(1)经济状况:经济条件的好坏会直接影响人对食物的购买力,从而影响人的营养状况。经济条件好,能满足人对饮食的需求,可发生营养过剩;经济状况差,只能解决温饱问题,会影响饮食质量,可发生营养不良等问题。

(2)饮食习惯:一方水土养育一方人,形成一方饮食文化习惯。不同的文化背景、宗教信仰、地理位置、生活方式等均会影响一个人的饮食习惯,可影响饮食和营养素的摄入与吸收,甚至还可导致疾病的发生。不同的地域、不同的饮食文化及特点与人的健康有着密切的关系,随着社会节奏加快,接受快餐、速冻食品的人也越来越多。

(3)营养知识:营养知识可影响人对饮食习惯的培养和食物的选择、摄入。

(二)饮食的评估

1. 一般饮食的型态,如用餐时间及长短,摄入食物的种类、量、方式、规律,是否使用补品及其种类、剂量、服用时间,有无食物过敏,有无特殊喜好或厌恶等。

2. 食欲有无增减及其时间和原因等。

3. 有无其他影响因素,如咀嚼不便、吞咽困难、口腔疾患等。

（三）身体评估

1. 身高、体重、皮褶厚度的评估 通过测量身高、体重、皮褶厚度等数值并与标准值做比较,进行营养状况评估。

（1）身高和体重:身高、体重综合反映机体的营养状况,常用的方法是:计算实测体重与标准体重的差值占标准体重值的百分数,公式为:

$$\frac{实测体重-标准体重}{标准体重}\times100\%$$

百分数在 ±10% 之内为正常,增加 10%～20% 为过重,超过 20% 为肥胖;减少 10%～20% 为消瘦,低于 20% 为明显消瘦。

我国常用的标准体重的计算公式为 Broca 公式改良式:

男性:标准体重（kg）= 身高（cm）-105

女性:标准体重（kg）= 身高（cm）-105-2.5

（2）皮褶厚度:皮褶厚度可反映人体皮下脂肪的厚度,常用的测量部位是三头肌,其标准值为:男性 12.5mm,女性 16.5mm。

2. 身体征象的评估 从皮肤、毛发、指甲、肌肉等方面初步评估护理对象的营养状况(表7-3)。

表 7-3 营养不良与营养良好的身体征象

评价项目	营养良好	营养不良
皮肤	有光泽、弹性好	干燥、弹性差、肤色过浅或过深
毛发	浓密、有光泽	缺乏光泽,干燥、稀疏、易脱落
指甲	粉色、坚实	粗糙、无光泽、易断裂
肌肉和骨骼	肌肉结实,皮下脂肪丰满、有弹性	肌肉松弛无力,皮下脂肪菲薄、肋间隙、锁骨上窝凹陷,肩胛骨和髂骨嶙峋突出
面部	肤色一致,平滑、无肿胀	肤色无光泽,面色暗淡、弹性差、肿胀

（四）生化评估

生化评估包括血、尿、粪常规检查,血清蛋白、血清转铁蛋白、血脂、血清钙的测定等,测量血、尿中营养素或其他代谢产物的含量是评价人体营养状况的客观指标。

二、患者的一般饮食护理

在评估患者营养的基础上,确定护理诊断,制订护理计划,实施护理措施,对患者进行良好的饮食护理。

（一）病区的饮食管理

患者入院后,由病区主管医生在长期医嘱上开出饮食种类,护士填写饮食通知单送交营养室,并填写病区饮食单,同时应将饮食种类填写在患者床尾卡上,作为分发饭菜的依据。

病情需要更换饮食种类时,由医生开出医嘱,护士根据医嘱填写饮食更改通知单或饮食停止通知单,送交营养室作相应处理。

（二）患者进食前的护理

1. 做好患者饮食教育 护士根据患者的饮食种类向患者进行讲解和指导,说明使用此类饮食的意义、与治疗疾病的关系、饮食的原则等,使患者对饮食计划有所了解,主动遵循饮食原则,配合饮食计划的执行。

2. 安排舒适的进食环境 为患者创造一个清洁、整齐、空气清新、轻松愉快的进食环境。

（1）进食前整理床旁用物,去除一切不良气味及视觉印象,如通风、移去便器等。

（2）进食前暂停非紧急的治疗、检查及护理工作。

（3）病区如有病危、痛苦呻吟的患者,应用屏风遮挡,以免对他人造成影响。

（4）有条件者可鼓励同室患者共同进餐或到病区餐厅进餐,相互交流,促进食欲。

3. 保证患者感觉舒适

（1）进食前按需要给予便器,使用后及时撤除。

（2）协助患者洗手、漱口,为重症患者做好口腔护理。

（3）协助患者采取舒适的体位,病情许可采取半坐卧位,放好跨床小桌。卧床患者取侧卧位或仰卧头偏向一侧,头部垫高并给予适当的支托。

（4）去除不舒适的原因:止痛、物理降温、心理疏导。

（5）经患者同意将餐巾围于胸前,保护衣服、被单,做好进餐准备。

（三）患者进食时的护理

1. 及时分发食物

（1）护士着装整洁,洗手,戴口罩,查看饮食本。

（2）根据饮食单协助配餐人员及时将饭菜发放给患者。对禁食者,应告知患者原因,在床尾挂上标记并做好口头及书面交班。

2. 鼓励、协助患者进餐

（1）巡视病房,观察患者进食情况,检查治疗饮食、试验饮食实施情况,给予指导和督促。征求患者意见及时反馈给营养室,以提高饭菜质量。

对家属送来的饭菜需经护士检查,符合饮食原则的方可食用。适时进行健康教育,及时解答患者的饮食问题,纠正不良的饮食习惯。

（2）协助患者进餐:为患者提供必要的帮助,对于不能进餐者,应给予喂食。应根据患者的习惯耐心喂食,每次用汤勺盛 1/3 满的食物,温度要适宜、速度要适中,固体食物和液体食物交替喂食,液体食物可用吸管吸吮。

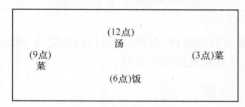

图7-1 时钟平面图

（3）对双目失明或眼睛被遮盖的患者,除遵守上述喂食要求外,应告知食物的种类,让其嗅饭菜的香味以增加食欲。如患者要自己进食,可设计时钟平面图放置食物,并告知方向、位置、名称,利于患者进食(图 7-1)。

（四）患者进食后的护理

1. 及时撤去餐具,清理食物残渣,整理床单位,协助患者饭后洗手、漱口,为重症患者做好口腔护理。

2. 进餐后根据需要做好记录,如进食的种类、量、患者的反应等,以评价患者的饮食是否达到营养需求。

3. 对暂禁饮食、延缓进食的患者应做好交班。

三、患者的特殊饮食护理

对于病情危重、消化道疾病(如肿瘤、食管狭窄、颅脑外伤)以及不能由口进食或不愿正常进食的患者,为保证患者对营养素的摄取、消化、吸收,维持、改善患者营养状态,促进康复,根据患者的病情,临床上多采用经肠进行营养饮食。

（一）管饲饮食

管饲饮食是通过导管将营养丰富的流质饮食或营养液、水和药物注入胃肠内的方法。根据导管插入的途径不同可分为:口胃管(导管由口插入胃内)、鼻胃管(导管由鼻腔插入胃内)、鼻肠管(导管由鼻腔插入小肠内)、胃造瘘管(导管经胃造瘘口插入胃内)、空肠造瘘管

（导管经空肠造瘘口插至空肠内）。下面主要以鼻胃管为例，介绍管饲饮食的操作方法。

鼻饲法是指将导管经鼻腔插入胃内，从管内灌注流质食物、水分和药物的方法。

考点：鼻饲法的定义和目的

【目的】　保证患者摄入足够的热能和蛋白质等多种营养素，以满足其对营养的需求，促进早日康复。常用于不能由口进食者，如昏迷、口腔疾患、口腔手术后的患者；早产儿；病情危重的患者；拒绝进食的患者。

【评估】

（1）患者的病情及治疗情况。

（2）患者的心理状态与合作程度，有无鼻饲的经历，是否愿意配合。

（3）患者鼻腔黏膜有无炎症、肿胀，有无鼻中隔偏曲、鼻息肉等。

【计划】

（1）护士准备：着装整洁，洗手，戴口罩。

（2）用物准备：治疗车上层放半铺半盖无菌治疗盘。无菌巾内备：治疗碗、消毒胃管（或一次性胃管）、镊子、压舌板、50ml 注射器；无菌巾外备：治疗巾、液体石蜡棉球、纱布、棉签、胶布、橡皮圈、别针、听诊器、手电筒、弯盘、流质饮食（38～40℃）、温开水。拔管时治疗盘内置治疗碗（内有纱布）、松节油、乙醇、棉签、弯盘、治疗巾。治疗盘外备手消毒剂。

治疗车下层备水桶、生活垃圾桶、医用垃圾桶。

（3）环境准备：病室整洁、安静、光线明亮。

【实施】　见表7-4。

表 7-4　鼻饲法

操作流程	操作步骤	要点说明
（1）核对、解释	携用物至床旁，认真核对患者，向患者解释操作目的、配合方法	确认患者，取得合作 解除紧张情绪，使患者获得安慰
（2）安置卧位	取下活动义齿，根据病情协助患者采取半坐卧位或坐位，病情较重者采取右侧卧位	防止义齿脱落、误咽 半坐卧位可减轻插管时的不适 右侧卧位可借解剖位置使胃管易于插入
（3）铺治疗巾	将治疗巾围于患者颌下，弯盘放在便于取用处	
（4）清洁鼻腔	观察鼻腔、选择通畅一侧，用湿棉签清洁鼻腔，准备好胶布	
（5）测量长度	测量插管长度（图7-2），作一标记	插入长度一般为前额发际至剑突的距离，或鼻尖经耳垂至剑突的距离，成人 45～55cm
（6）润滑胃管	用镊子夹液体石蜡棉球润滑胃管前段	可减少摩擦阻力
（7）插胃管	一手持纱布托住胃管，一手持镊子夹持胃管轻轻插入一侧鼻孔 插至 10～15cm（咽喉部） 嘱患者做吞咽动作，顺势将胃管向前推进，插至预定长度 插管过程中若出现恶心、呕吐可暂停插入，嘱患者做深呼吸；出现呛咳、发绀、呼吸困难，表示误入气管，应立即拔出，休息片刻后重新插入 昏迷患者插管前先让患者去枕头向后仰，当胃管插入15cm 时，左手将患者头部托起，使下颌靠近胸骨柄，缓缓插至预定的长度（图7-3）	插入动作应轻稳 吞咽动作可助胃管迅速插入食管，护士可让患者随"咽"的口令边咽边插，必要时可让患者饮少量温开水 深呼吸可缓解紧张 插管不畅时检查口腔，了解胃管是否盘在口腔内，若有应抽回一段，再小心插入 头向后仰可避免胃管误入气管 下颌靠近胸骨柄，可增加咽后壁的弧度，提高插管成功率

操作流程	操作步骤	要点说明
（8）确定胃管入胃	确定胃管是否到达胃内，方法有三： ①注射器连接胃管回抽 ②将听诊器放于胃部，用注射器经胃管向胃内注入 10ml 空气 ③将胃管末端放在水中	 有胃液抽出 能听到气过水声 无气泡逸出
（9）固定胃管	证明胃管在胃内后，用胶布固定胃管于鼻翼及同侧颊部	防止胃管滑出
（10）灌注	连接注射器于胃管末端，缓慢注入少量温开水 缓慢灌注鼻饲液或药物，药片应研碎溶解后灌入 鼻饲完毕，再注入少量温开水	温开水可润滑胃管，防止鼻饲液附着于管壁 注入过程中应询问患者感受以调节注入速度 避免注入空气 冲净胃管，避免鼻饲液存积管腔中变质，引起胃肠炎
（11）处理管末端	将胃管末端反折，用纱布包好，橡皮圈系紧，用别针固定于枕旁（图 7-4）	防止胃管脱落
（12）整理	协助患者清洁面部，整理床单位，使患者处于舒适卧位 冲洗注射器，放于治疗盘内，用纱布盖好备用。洗手	鼻饲用物应每日更换、消毒
（13）记录	记录鼻饲饮食的种类、量、患者的反应	
（14）拔管		
①核对、解释	携用物至床旁，核对、解释，置弯盘于患者颌下，揭去胶布，反折胃管末端	用于停止鼻饲或长期鼻饲需更换胃管时
②拔管	用纱布包裹近鼻孔处胃管，嘱患者深呼吸，在患者呼气时拔管，边拔边擦胃管，至咽喉处快速拔出，擦净口鼻	以免液体滴入气管
③整理	置胃管于弯盘内，撤去弯盘 清洁口腔、面部，擦去胶布痕迹，协助漱口，安置舒适体位，整理床单位，清理用物	可用松节油擦净胶布痕迹，再用乙醇擦除松节油
④记录	洗手，记录拔管时间和患者反应	

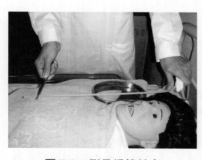

图 7-2　测量插管长度

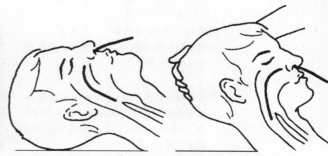

图 7-3　为昏迷患者插胃管示意图

【评价】

（1）患者理解插管的目的，能主动配合，胃管插入顺利。

（2）患者通过鼻饲获得需要的营养、水分及药物。

（3）护士操作熟练、正确，无损伤及并发症出现。

【注意事项】

（1）操作动作要轻稳，注意食管解剖特点（三个狭窄），避免损伤食管黏膜。

（2）食管静脉曲张、食管梗阻的患者禁忌使用鼻饲法。

（3）每次灌食前应先确定胃管在胃内，检查胃管是否通畅。并用少量温水冲管后再进行喂食，鼻饲完毕后再次注入少量温开水，防止鼻饲液凝结。

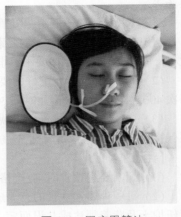

图7-4 固定胃管法

考点：鼻饲法插管的长度，验证胃管在胃内的方法，鼻饲法的注意事项

（4）鼻饲液温度应保持在38～40℃，避免过冷或过热；每次鼻饲量不超过200ml，间隔时间不少于2小时；果汁与奶液分别灌注，防止产生凝块；药片应研碎溶解后注入。

（5）长期鼻饲者应每天进行口腔护理，并定期更换胃管，普通胃管每周更换一次，硅胶胃管每月更换一次，于晚间末次饲食后拔出，次晨再从另一侧鼻孔插入。

链接 胃管种类

1. 橡胶胃管由橡胶制成，管壁厚，管腔小，质量重，对鼻咽黏膜刺激性强。可重复灭菌使用，价格便宜。可用于留置时间短于7天、经济困难的一般胃肠道手术患者。

2. 硅胶胃管由硅胶制成，质量轻，弹性好，无异味，与组织相容性好；管壁柔软，刺激性小；管壁透明，便于观察管道内情况；管道前端侧孔较大。价格较低廉。可用于留置胃管时间较长的患者。

3. DRW胃管是由无毒医用高分子材料精制而成，前端钝化，经硅化处理，表面光滑，无异味，易顺利插入，不易损伤食管及胃黏膜；管壁显影、透明，刻度明显，易于掌握插入深度；尾端有多用接头，可与注射器、吸引器等紧密连接。置管时间可达15天。

（二）要素饮食

要素饮食是一种人工合成的化学精制食物，含有人体所需的全部营养素，如游离氨基酸、单糖、主要脂肪酸、维生素、无机盐、微量元素等。分为以水解蛋白为氮源的要素饮食和以氨基酸为氮源的要素饮食两种。其特点是营养价值高，营养成分明确、全面、平衡，不含纤维素，无须经过消化过程，可直接被肠道吸收。

【目的】

用于临床营养治疗，可提高危重患者的能量及氨基酸等营养素的摄入，促进伤口愈合，改善营养状况，达到辅助治疗的目的。适用下列患者。

（1）严重烧伤及创伤、严重化脓性感染、多发性骨折等患者。

（2）外科手术前后需营养支持者。

（3）肿瘤或其他消耗性疾病引起的营养不良患者。

（4）肠炎及其他腹泻、消化道瘘、急性胰腺炎等患者。

（5）其他，如脑外伤、免疫功能低下患者。

【评估】 评估患者的病情及对营养的需求，供给患者适宜浓度和剂量的要素饮食。

【实施】 可经口服、鼻饲、经胃或空肠造瘘口滴入的方式摄入。

1. 口服法 口服剂量由50ml/次渐增至100ml/次，依病情可6～8次/日，可添加橘子汁、菜汤等。

2. 鼻饲、经胃或空肠造瘘处滴入法

（1）分次注入法：将配好的要素饮食或成品用注射器通过鼻胃管或造瘘口注入胃肠内，4～6次/日，每次 250～400ml，主要用于非危重患者、经胃管或造瘘管喂养者。

（2）间歇滴入法：将配好的要素饮食或成品放入吊瓶内经输注管缓缓注入，4～6 次/日，每次 400～500ml，每次输注时间 30～60 分钟，多数患者都可耐受。

（3）连续滴注法：装置和间歇滴注相同，在 12～24 小时内持续静脉滴注，可用微量输液泵保持恒定的滴速，多用于经空肠喂养的危重患者。

【注意事项】

（1）配制要素饮食时，应严格执行无菌操作原则。

（2）每一种要素饮食的营养成分、浓度、用量、滴入的速度等应根据患者的病情，由医生、责任护士及营养师达成共识而定。一般原则应由低、少、慢开始，逐渐增加，待患者耐受后再稳定配餐标准。

（3）已配好的溶液应放在 4℃ 以下冰箱内冷藏并保证在 24 小时内用完，防止污染、变质。

（4）要素饮食的口服液温度一般为 37℃，经鼻饲及造瘘口注入温度为 41～42℃。

（5）要素饮食滴注前后都应用温开水冲净管腔。

（6）滴注的过程中应经常巡视，如有恶心、腹泻，应查明原因，按情况进行调整，反应严重者应暂停滴入。

（7）应用要素饮食期间，要定期检查血糖、尿素氮、肝功能等，做好营养评估。

（8）要素饮食停用时应逐渐减量，以防引起低血糖。长期使用者应补充维生素和矿物质；消化道出血患者、三个月内婴儿应禁用；糖尿病患者、胃切除术后患者应慎用。

（9）要素饮食停用时需逐渐减量，以防骤停引起低血糖反应。

📖 **链接** ┈┈┈┈┈┈ **肠内营养泵**

肠内营养泵是一种肠内营养输注系统，是通过鼻胃管或鼻肠管连接泵管及其附件，以微电脑精确控制输注的速度、剂量、温度、输注总量等的一套完整、封闭、安全、方便的系统。常用于昏迷或需要准确控制营养输入的管饲饮食患者。该系统可以按照需要定时、定量对患者进行肠道营养液输入，达到维持生命、促进术后康复的目的。

肠内营养泵的功能：①可以根据要求设定输入营养液的总量、流速、温度等参数，并且在运行过程中可以任意修改；②根据指令，自动检测和控制营养液的流量和流速；③根据设定营养液的温度，自动检测和控制营养液的温度；④在营养液的温度、流量和流速出现异常时，发出报警信号；⑤动态显示已经输入营养液的数量、温度、流量和流速，便于随时查看。

肠内营养泵可能出现的问题有：①管道堵塞：多因营养液黏附管壁所致，应在持续滴注时每 2～4 小时用 37℃ 左右的 0.9% 氯化钠溶液或温开水冲洗管道。②营养泵报警：其原因除管道堵塞外，还可能是滴管内液面过高或过低、液体滴空、电源不足等，应及时排除引起营养泵报警原因，以使输注畅通。③鼻胃（肠）管因质硬造成消化道穿孔或营养管插入深度不够而误置入气管。应严格遵守操作规程，同时可选用较柔软的鼻胃（肠）营养管。

👶 **案例 7-2 分析**

1. 对该患者插管时动作应轻柔，防止误入气管导致患者呛咳或引起窒息。为确保插管顺利，插管前先协助患者去枕头向后仰，当胃管插入 15cm 时，左手将患者头部托起，使下颌靠近胸骨柄，缓缓插至预定的长度。

2. 证实胃管是否到达胃内，方法有三种：

（1）注射器连接胃管回抽，有胃液抽出。

（2）将听诊器放于胃部,用注射器经胃管向胃内注入 10ml 空气,能听到气过水声。

（3）将胃管末端放在水中,无气泡逸出。

3. 鼻饲液温度为 38～40℃,每次饲入量不超过 200ml,间隔时间不少于 2 小时。饲食时,新鲜果汁应与奶液分别灌注,防止产生凝块。如需要用药物时,应将药片研碎溶解后再注入。

重 点 提 示

1. 医院饮食可分为基本饮食、治疗饮食、试验饮食三大类。基本饮食适用范围较广,可分为普通饮食、软质饮食、半流质饮食、流质饮食;治疗饮食是在基本饮食的基础上,根据病情的需要,调整某一种或几种营养素的摄入量,以适应病情需要,从而达到治疗目的的一类饮食,如高热量饮食、高蛋白饮食、低蛋白饮食、低脂肪饮食、低盐饮食、少渣饮食等;试验饮食是指在特定的时间内,通过调整饮食的内容来协助诊断疾病和提高实验室检查的正确性有隐血试验饮食、胆囊造影饮食、甲状腺^{131}I 试验饮食、肌酐试验饮食、尿浓缩功能试验饮食等。

2. 对于不能由口进食、不能张口、早产儿以及病情危重的患者常采用鼻饲法供给营养。要素饮食是一种无须经过消化、直接被肠道吸收的人工合成的化学精制食物,含有人体所需的全部营养素,可提高危重患者的能量及氨基酸等营养素的摄入,促进伤口愈合,改善营养状况,达到辅助治疗的目的。

目 标 检 测

A₁ 型题

1. 下列饮食中用于治疗的饮食是
   A. 普通饮食　　　　B. 高脂肪饮食
   C. 低蛋白饮食　　　D. 忌碘饮食
   E. 半流质饮食

2. 低蛋白饮食成人每日膳食中蛋白质供给总量为
   A. 10～15g　　　　B. 15～20g
   C. 40～45g　　　　D. 45～50g
   E. 40g 以下

3. 大便隐血试验期宜选用的菜谱是
   A. 菠菜粉丝汤　　　B. 卷心菜牛肉汤
   C. 大蒜炒猪肝　　　D. 土豆炒肉丝
   E. 蛋白炒银鱼

4. 下列哪类患者应给予鼻饲饮食
   A. 婴幼儿　　　　　B. 经常呕吐者
   C. 拒绝进食者　　　D. 食欲低下者
   E. 拔牙者

5. 测量鼻饲管插入长度的方法为
   A. 耳垂到鼻尖的长度
   B. 鼻尖到胸骨的长度
   C. 鼻尖到耳垂到剑突的长度
   D. 鼻尖到剑突的长度
   E. 口唇到剑突的长度

6. 为增加烧伤患者组织修补能力,应给予
   A. 高纤维饮食　　　B. 高脂肪饮食
   C. 高蛋白饮食　　　D. 低盐饮食
   E. 半流质饮食

7. 鼻饲插管过程中,患者发生呛咳、呼吸困难时应
   A. 停止片刻　　　　B. 氧气吸入
   C. 拔管重插　　　　D. 嘱做深呼吸
   E. 缓慢插入

8. 给昏迷患者插胃管至 15cm 时,应托起头部,使下颌贴近胸骨柄,其目的是
   A. 减少食道黏膜损伤
   B. 减轻患者不适
   C. 增大咽喉部通道弧度
   D. 防止空气进入胃内
   E. 顺利通过气管分叉处

A₂ 型题

9. 患者,男,50 岁,因怀疑上消化道出血而入院,需做隐血试验,试验前三天可进食
   A. 动物血　　　　　B. 豆制品
   C. 肉类　　　　　　D. 绿色蔬菜
   E. 牛肉

10. 患者,高女士,34 岁,体温 38.2℃,口腔糜烂,疼痛难忍,根据高女士的病情,应该给予哪种饮食
    A. 软食　　　　　　B. 半流质饮食

C. 流质饮食　　　　D. 高热量饮食

E. 高蛋白饮食

11. 患者,女,45 岁,诊断为"重症肝炎",为减轻其肝脏负担,应采用

A. 高蛋白饮食　　　B. 高脂肪饮食

C. 低脂肪饮食　　　D. 低盐饮食

E. 高膳食纤维饮食

12. 王某,男,36 岁,因食物中毒导致腹泻,每日排便 7 ~ 10 次,宜采用

A. 高热量饮食　　　B. 高膳食纤维饮食

C. 低盐饮食　　　　D. 少渣饮食

E. 低蛋白饮食

13. 患者,刘某,因意外使双侧角膜损伤,并及时实施了角膜的移植术。下列关于饮食的护理,错误的是

A. 主动告知饮食的内容

B. 可根据患者的进食习惯喂食

C. 不能让患者自己进食

D. 可允许患者按钟平面图摄取食物

E. 喂食时,每次汤匙应盛 1/3 满食物

14. 患者,江某,口腔术后鼻饲,插胃管时出现呛咳,发绀,其可能的原因是

A. 插入速度过快

B. 选择的体位不妥

C. 胃管盘绕在咽喉部

D. 有液体滴入气管

E. 胃管误插入气管

A₃ 型题

(15、16 题共用题干)

患者,男,24 岁,因受精神创伤后出现紧张性木僵状态,三天未进食,现遵医嘱给予鼻饲饮食。

15. 该患者胃管插入的深度为

A. 15 ~ 20cm　　　　B. 25 ~ 30cm

C. 35 ~ 40cm　　　　D. 45 ~ 55cm

E. 55 ~ 65cm

16. 鼻饲操作错误的是

A. 注入少量温开水,证实胃管是否在胃内

B. 药片研碎溶解后灌入

C. 检查胃管是否通畅

D. 每次鼻饲量不超过 200ml

E. 拔管应夹紧胃管末端快速拔出

A₄ 型题

(17 ~ 19 题共用题干)

患者,张某,65 岁,于 3 天前因心前区疼痛入院,诊断为冠心病。

17. 根据病情,应给予何种饮食为宜

A. 低胆固醇饮食　　B. 少渣饮食

C. 低纤维素饮食　　D. 高热量饮食

E. 高蛋白饮食

18. 护理人员给予饮食指导时下列哪项不妥

A. 胆固醇每日摄入量低于 300mg

B. 少食动物内脏

C. 少食动物脂肪

D. 少食鱼子

E. 少食高纤维素饮食

19. 嘱患者不宜饱餐是为了

A. 减少消化道出血　　B. 增加胃液分泌

C. 减少消化和吸收　　D. 防止心绞痛发作

E. 增加交感神经兴奋性

第8章 排泄护理技术

排泄(excrete)是机体将新陈代谢所产生的废物排出体外的生理过程,是人体的基本生理需要之一,是维持生命活动的必要条件。人体排泄废物的途径有皮肤、呼吸道、消化道及泌尿道,其中消化道和泌尿道是主要的排泄途径。某些因素直接或间接地影响人体的排泄活动时,机体就会出现健康问题。因此,护士应掌握与排泄有关的护理知识和技术,帮助或指导人们维持正常的排泄功能,满足其排泄的需要。

第1节 排尿的护理

案例 8-1

患者,女,52岁。行胃大部切除术后8小时未排尿。主诉下腹部剧烈胀痛,有尿意,但排尿困难。检查:耻骨联合上膨隆,可触及一囊性包块,叩诊呈实音,有压痛。

问题: 1. 该患者可能发生了什么情况?

2. 促进该患者排尿的护理措施有哪些?

排尿是一个自然过程,通过尿液将人体代谢的终末产物排出体外,同时调节水、电解质及酸碱平衡,维持人体内环境的相对稳定。

肾脏是生成尿液的器官,尿液的形成主要经过肾小球滤过、肾小管和集合管重吸收、肾小管和集合管分泌与排泄三个连续过程。当尿液形成后,肾脏中肾单位形成的尿液汇集于肾盂,经过输尿管的运输,贮存在膀胱里。尿道是从膀胱通向体外的通道。男性尿道的特点是"一长、二弯、三狭窄":尿道长18～20cm;两个弯曲为耻骨下弯和耻骨前弯,耻骨下弯固定无变化,耻骨前弯可随阴茎位置不同而变化,如将阴茎向上提起,耻骨前弯即可消失;三狭窄即尿道内口、膜部和尿道外口。女性尿道较男性尿道短、直、粗,富有扩张性,长4～5cm,起于尿道内口,尿道外口位于阴蒂下方,因与阴道口、肛门相邻,容易发生逆行性感染。

尿液的形成是连续不断的,尿的排出是间歇的。排尿反射是由脊髓初级中枢和大脑皮质高级中枢共同控制的,当膀胱里的尿液贮存达到一定量时,刺激膀胱壁的牵张感受器,兴奋冲动沿盆神经传入脊髓的排尿中枢,同时也上传到达大脑排尿反射高级中枢,产生尿意。小儿由于大脑发育不完善,对初级排尿中枢的控制能力较弱,所以小儿排尿次数较多且易发生夜间遗尿。排尿时,膀胱肌肉收缩,尿道括约肌放松,尿液就从膀胱中流出,经过尿道排出体外。在排尿时,腹肌、膈肌、尿道海绵体肌的收缩均有助于尿液的排出。如果环境不适宜,外括约肌仍收缩,排尿反射将受到抑制。

一、排尿活动的评估

(一)影响排尿因素的评估

1. 生理因素

(1)液体和饮食的摄入:如果其他影响体液平衡的因素不变,液体的摄入量和种类将直接影响尿量和排尿的频率。进水量多时可使尿量增多。茶、酒类饮料及咖啡有利尿作用。有些食物,如含水量多的水果、蔬菜等可增加液体摄入量,使尿量增多;含钠盐量多的食物可致机体水钠潴留,使尿量减少。

(2)年龄:婴儿因大脑发育不完善,排尿不受意识控制,从而造成遗尿。老年人肾脏浓缩尿液功能降低,摄入少量水分即可生成一定尿液。并且老年人盆底部肌肉松弛、膀胱括约肌萎缩、膀胱弹性差,容积减小,较少的尿量便可引起较强的尿意,出现夜间尿频。

(3)个人习惯:大多数人在潜意识里会形成一些排尿的习惯,如早晨起来第一件事情先排尿,晚上睡觉前也要排空膀胱。从小养成的排尿姿势、排尿环境等也会影响排尿活动的完成。

2. 心理因素 过度的焦虑和紧张,会促使排尿而出现尿频、尿急;有时也会抑制排尿而出现尿潴留。排尿还受暗示的影响,任何听觉、视觉或其他身体感觉的刺激均可诱发排尿,如有人听见流水声就想排尿。

3. 社会因素

(1)排尿训练的经验:儿童期排尿训练的经验也会影响其成年后的排尿习惯。

(2)文化因素:排尿应该在一种隐蔽的场所进行,如排尿的环境缺乏隐蔽,就会产生压力,从而影响排尿活动的进行。

4. 疾病因素 神经系统的损伤和病变,使排尿反射的神经传导和排尿的意识控制障碍,出现尿失禁;肾脏的病变使尿液的生成障碍,出现少尿或无尿;泌尿系统的结石、肿瘤或狭窄也可导致排尿障碍,出现尿潴留。

5. 其他因素

(1)气候变化:夏季气温高时人体大量出汗,尿量减少。冬季寒冷,血管收缩,循环血量增加,体内水分相对增多,反射性地抑制抗利尿激素的分泌,尿量增加。

(2)体内激素的变化和解剖位置的改变:在月经周期中,行经前大多数妇女有体液潴留故尿量减少,行经开始,尿量增加;孕妇可因增大的子宫压迫膀胱使排尿次数增多。

(3)医源性因素:手术外伤可致失血、失液,若补液不足机体处于脱水状态,尿量可减少。手术中使用麻醉剂可干扰排尿反射,致尿潴留。某些药物如利尿剂可阻碍肾小管的重吸收作用而使尿量增加;镇痛剂因影响神经传导也可影响排尿。

考点:影响排尿的因素

(二)尿液的评估

正常情况下,排尿是受意识支配,无痛苦,无障碍,可自主随意进行。

1. 正常尿液

(1)尿量与次数:一般成人每次尿量为 200～400ml,24 小时尿量为 1000～2000ml,平均为 1500ml 左右。一般成人白天排尿 3～5 次,夜间 0～1 次。

(2)颜色:正常新鲜尿液呈淡黄色或深黄色,是由于尿胆原和尿色素所致,这些物质都是机体新陈代谢的产物。当尿液浓缩时,可见量少色深。饮水少或出汗多时,尿量减少,尿液浓缩,尿色变为深黄。大量饮水时尿量增加,尿液稀释,尿色变浅甚至透明。尿液的颜色受某些食物和药物的影响,如进食大量胡萝卜、服用维生素 B 时尿呈深黄色。

(3)透明度:正常新鲜尿液清澈透明,放置后可出现微量絮状沉淀物,系黏蛋白、核蛋白、盐类及上皮细胞凝结而成。尿液中含蛋白时不影响其透明度,但振荡时可产生较多且不易消失的泡沫。新鲜尿液发生浑浊主要是由于含有大量尿盐时,冷却后可出现浑浊,加热、加酸或加碱后,尿盐溶解,尿液即可澄清。

(4)气味:正常尿液的气味来自尿内挥发性酸,尿液静置后,因尿素分解产生氨,故有氨臭味。

(5)酸碱度:正常人尿液呈弱酸性,pH 为 4.5～7.5,平均为 6。尿液的酸碱性受饮食种类的影响,如进食大量蔬菜水果时,尿可呈碱性;进食大量肉类时,尿可呈酸性。

(6) 比重:尿比重高低主要取决于肾脏的浓缩功能,它与尿内所含溶质多少成正比,与尿量成反比。成人正常情况下,尿比重波动在 1.015～1.025 之间。成人尿比重可因饮食和饮水、出汗和排尿等情况的不同而有较大的波动。婴儿的尿比重多低于成人。

2. 异常尿液

(1) 尿量与次数:尿量是反映肾脏功能的重要指标之一。肾脏的病变使尿液的生成障碍可出现少尿或无尿,泌尿系统的结石或肿瘤可导致排尿障碍,出现尿潴留,而膀胱炎症或机械性刺激可引起尿频。

(2) 颜色:①肉眼血尿呈红色或棕色,见于急性泌尿系感染、膀胱肿瘤、输尿管结石。②血红蛋白尿呈酱油色或浓茶色,见于急性溶血、恶性疟疾和血型不合的输血反应。③黄褐色尿,见于因肝内或肝外的胆道炎症、肿瘤或结石堵塞所致的胆红素尿。④乳白色尿,多见于丝虫病所引起的乳糜尿。泌尿系统化脓性炎症,如肾盂肾炎、膀胱炎、尿道炎或肾结核,尿液可呈现乳白色。

(3) 透明度:尿中有脓细胞、红细胞以及大量的上皮细胞、黏液、管型等时,新鲜尿液即呈白色絮状混浊,此种尿液在加热、加酸或加碱后,其浑浊度不变。

(4) 气味:新鲜尿液有氨臭味,疑有泌尿道感染;如有烂苹果味,见于糖尿病酮症酸中毒,尿内有丙酮所致;尿液带粪臭味,考虑膀胱直肠瘘。

(5) 酸碱度:①尿液呈酸性,见于酸中毒或应用氯化铵等酸性药物。②尿液呈碱性,见于碱中毒或应用碳酸氢钠等碱性药物。

(6) 比重:①尿比重增高:提示尿液浓缩,见于急性肾炎、蛋白尿、糖尿病、高热、大汗、脱水等。②尿比重减低,提示肾浓缩功能减退,见于尿崩症、慢性肾炎、精神性多饮多尿症等。若尿比重经常为 1.010 左右,提示肾功能严重障碍。

考点:对异常尿液的评估

(三) 排尿活动的异常

1. 多尿(polyuria) 是指 24 小时尿量超过 2500ml。生理性多尿多发生在饮用大量液体,妊娠晚期等情况。病理情况下由于内分泌代谢障碍,肾小管浓缩功能不全引起。见于糖尿病、尿崩症、肾衰竭等患者。

2. 少尿(oliguria) 是指 24 小时尿量少于 400ml 或每小时尿量少于 17ml。多因发热、液体摄入过少等原因使体内血容量不足所致。多见于心、肾、肝功能衰竭和休克的患者。

3. 无尿(anuria)或尿闭(urodialysis) 是指 24 小时尿量少于 100ml 或 12 小时内无尿者。多见于严重休克、急性肾衰竭、药物中毒的患者。

4. 膀胱刺激征 尿频、尿急、尿痛且每次尿量减少称为膀胱刺激征。尿频(frequent micturition)指单位时间内排尿次数增多。尿急(urgent micturition)指患者突然有强烈尿意,不能控制需立即排尿。尿痛(dysuria)指排尿时膀胱区及尿道疼痛。膀胱刺激征常伴随有血尿出现。产生膀胱刺激征的主要原因是有膀胱及尿道感染和机械性刺激所致。

5. 尿潴留(retention of urine) 是指尿液大量存留在膀胱内而不能自主排出。膀胱高度膨胀,容积达 3000～4000ml 时膀胱可至脐部。患者有下腹胀痛,排尿困难的症状。体检可见耻骨上膨隆,扪及囊性包块,叩诊呈实音,有压痛。引起尿潴留的原因很多,常见:

(1) 机械性梗阻:如前列腺增生、尿道狭窄、膀胱或尿道结石、肿瘤等疾病,阻塞了膀胱颈或尿道而发生尿潴留。

(2) 动力性梗阻:即膀胱和尿道并无器质性病变,尿潴留是由排尿功能障碍引起的。如脑肿瘤、脑外伤、脊髓肿瘤、脊髓损伤、周围神经疾病以及手术和麻醉等均可引起尿潴留。

(3) 其他:各种原因引起的不能用力排尿或不习惯排尿方式改变,如有些患者术后需要绝对卧床而导致无法正常排尿。

考点:尿潴留的概念

6. 尿失禁(incontinence of urine) 是指排尿不受意识控制,尿液不自主地流出。尿失禁可分为四类:

(1) 真性尿失禁:膀胱完全不能贮存尿液,处于持续滴尿状态。原因是脊髓初级排尿中枢与大脑皮质之间联系受损,排尿反射活动失去大脑皮质的控制,膀胱逼尿肌出现无抑制性收缩。手术、分娩所致的膀胱括约肌损伤或支配括约肌的神经损伤,病变所致膀胱括约肌功能不良。膀胱与阴道之间有瘘管。多见于昏迷、截瘫的患者。

(2) 假性尿失禁(充溢性尿失禁):膀胱内贮存部分尿液,当膀胱充盈到一定压力时,即可不自主地溢出少量尿液。当膀胱内压力降低时,排尿即行停止,但膀胱仍呈胀满状态而不能排空。原因是脊髓初级排尿中枢活动受抑制,膀胱充满尿液,内压增高,迫使少量尿液流出。创伤感染、肿瘤所致的神经性排尿功能障碍以及膀胱以下的尿路梗阻所致。

考点:*尿失禁的概念*

(3) 压力性尿失禁:当咳嗽、喷嚏或运动,使腹压升高时,尿液不由自主地溢出。原因是膀胱括约肌张力减退,骨盆底肌肉及韧带松弛,多见于中老年女性。

(4) 先天性尿失禁:见于各种先天性尿路畸形。

二、排尿活动异常的护理

(一)尿失禁患者的护理

【护理目标】

1. 患者心理压力减轻,有康复的信心。
2. 患者皮肤完整,局部皮肤清洁、干燥。
3. 患者无泌尿系感染。
4. 患者掌握膀胱功能训练和盆底肌肉锻炼的方法。

【护理措施】

1. 心理护理 尿失禁给患者造成很大的心理压力,如精神苦闷、抑郁、丧失自尊等,他们期待得到理解和帮助。护士应尊重理解患者,给予安慰和鼓励,使其树立信心,积极配合治疗和护理。

2. 皮肤护理 保持局部皮肤清洁、干燥,经常用温水清洗会阴部皮肤,勤换尿垫、衣裤、床单,减少异味;床上铺橡胶中单和中单(或一次性尿垫);勤翻身,适当按摩受压部位,防止压疮的发生。

3. 引流尿液 女性患者可用女式尿壶紧贴外阴接取尿液;男性患者可用尿壶接尿,也可用阴茎套连接引流袋接尿,如长期使用,需每天定时取下阴茎套和尿袋,清洗会阴部和阴茎并将局部暴露于空气中。

4. 留置导尿 对长期尿失禁的患者,可行导尿术留置导尿,避免尿液刺激皮肤,发生皮肤破溃。定时开放尿管,锻炼膀胱壁肌肉张力。

5. 健康教育

(1) 向患者及家属介绍尿失禁的原因,配合护理的方法,使之树立康复的信心。

(2) 向患者解释饮水与排尿的关系,解除其思想顾虑,增加液体摄入量,如果患者无心肺疾患、肾衰竭等,保证每天摄入液体量为 2000～3000 ml,促进排尿反射,预防泌尿系感染。尽量在日间完成摄入计划,夜间相对限制饮水,以免影响患者休息。

(3) 帮助重建正常排尿功能:①膀胱功能训练:定时使用便器,建立规则的排尿习惯,刚开始白天每隔 1～2 小时提供便盆一次,夜间 4 小时一次,并逐渐延长时间间隔,刺激其排尿反射。使用便器时,可用手按压膀胱协助排尿,注意力度适宜。每次试行排尿的时间以 15～20 分钟为宜。②盆底肌锻炼:患者取立、坐或卧位,试做排尿动作,先慢慢收缩盆底肌肉,再缓慢放松,每次 10 秒左右,连续 10 遍,每日进行数次,以不疲劳为宜。病情许可时可做抬腿运动或下床活动,增强腹部肌肉力量。

(二) 尿潴留患者的护理

【护理目标】

1. 患者情绪稳定,能积极配合治疗与护理。

2. 患者及家属能描述尿潴留发生的原因和预防措施。

【护理措施】

1. 心理护理　安慰患者,消除焦虑和紧张情绪。

2. 提供隐蔽的排尿环境　关闭门窗,屏风遮挡。适当调整治疗、护理时间,使患者安心排尿。

3. 调整体位和姿势　协助患者取适当体位,病情允许应尽量以习惯姿势排尿。对需绝对卧床休息或某些手术的患者,事先应有计划地训练床上排尿,以避免术后不适应排尿姿势的改变而发生尿潴留。

4. 诱导排尿　利用条件反射,如听流水声,用温水冲洗会阴或温水坐浴,以诱导排尿。

5. 按摩、热敷、针灸　按摩、热敷可解除肌肉紧张,促进排尿。如病情允许,可用手按压膀胱协助排尿,但不可强行按压,以防膀胱破裂。①轻揉大腿内侧。②按摩膀胱,轻揉 10 ~ 20 次,一手掌自膀胱向尿道方向推移按压,另一手掌按压内关穴、中极穴,促进排尿。③针刺中极、曲骨、三阴交穴或艾灸等穴位刺激排尿。

6. 药物治疗　按医嘱肌内注射卡巴胆碱等。

7. 健康教育　指导患者养成及时、定时排尿的习惯,教会患者自我放松的正确方法。

8. 经上述处理无效时,可根据医嘱采用导尿术。

考点:排尿活动异常的护理

三、与排尿有关的护理技术

(一) 导尿术

导尿术(catheterization)是指在严格无菌操作下,用无菌导尿管经尿道插入膀胱引出尿液的方法。导尿术容易引起医源性感染,操作不当可造成膀胱、尿道黏膜的损伤;导尿物品被污染;操作过程中违反无菌原则均可导致泌尿系统的感染。所以导尿操作必须严格遵守无菌操作原则。

【目的】

(1) 为尿潴留患者引出尿液,以解除痛苦。

(2) 协助临床诊断,如留取未受污染的尿标本作细菌培养;测量膀胱容量、压力及检查残余尿、进行尿道或膀胱造影等。

(3) 治疗膀胱和尿道的疾病,为膀胱肿瘤患者进行膀胱化疗。

【评估】

(1) 患者的病情、意识状态、排尿及治疗情况。

(2) 患者的心理状态、对导尿的认识及合作程度。

(3) 患者膀胱的充盈程度及会阴部皮肤、黏膜情况。

【计划】

(1) 护士准备:着装整洁,洗手,戴口罩。

(2) 用物准备

1) 治疗车上层:一次性导尿包,包内置有初步消毒用物(图 8-1):方盘、塑料镊子、纱布、碘伏消毒棉球、单只手套;导尿用物(图 8-2):球囊导尿管、导管夹子、塑料镊子、碘伏消毒棉

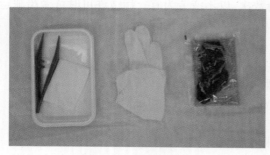

图 8-1　初步消毒用物

球、一次性使用引流袋、12mm×75mm 塑料试管、注射器(内装无菌水)、脱脂纱布数块、孔巾、外包治疗巾、医用乳胶手套、润滑剂、方盘。另备小橡胶单和治疗巾(或一次性尿垫)、弯盘、浴巾、手消毒剂。

导尿管的种类:单腔导尿管(用于一次性导尿)、双腔导尿管(用于留置导尿)、三腔导尿管(用于膀胱冲洗或向膀胱给药)三种(图 8-3)。

2) 治疗车下层:便盆及便盆巾,生活垃圾桶,医用垃圾桶。

3) 按需准备屏风。

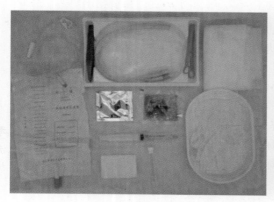

图 8-2　导尿用物

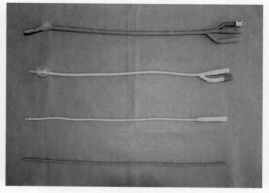

图 8-3　导尿管的种类

(3) 环境准备:酌情关闭病室门窗,室温适宜,光线充足或有足够的照明。劝退家属,屏风遮挡患者,注意保护患者隐私。

【实施】　见表 8-1。

表 8-1　导尿术

操作流程	操作步骤	要点说明
(1) 核对、解释	携用物至床旁,认真核对患者并做好解释 关门窗、屏风遮挡。便盆放床尾床旁椅上, 打开便盆巾	确认患者,取得合作 保护患者自尊
(2) 清洗外阴	自行清洗外阴,不能自理者协助清洗 帮助患者脱对侧裤,盖在近侧腿部并盖上浴 巾,对侧腿用盖被遮住	床上清洗者不要打湿衣被 保暖,避免过多暴露患者
(3) 摆放体位	取屈膝仰卧位,两腿略外展,暴露外阴	便于操作
(4) 垫巾	小橡胶单与治疗巾垫于臀下,弯盘置于会阴 处,消毒双手,核对检查并打开导尿包,取 出初步消毒用物	防止污染床单
(5) 消毒、导尿		

操作流程	操作步骤	要点说明
女患者导尿术		
①初步消毒	操作者一只手戴上手套,将消毒液棉球倒入小方盘内,然后另一只手持镊子夹消毒棉球初步消毒阴阜、大阴唇,戴手套的手分开大阴唇,消毒小阴唇和尿道口。污棉球置弯盘内。消毒完毕,脱下手套置弯盘内,并将弯盘及小方盘移至床尾	每个棉球限用一次,消毒顺序由外向内,自上而下 消毒外阴达尿道口、阴道口、肛门至无分泌物
②打开导尿包	消毒手后,取无菌导尿包置于患者两腿之间,按无菌要求打开治疗巾	嘱患者保持原有体位,以免污染无菌区
③戴手套铺巾	戴无菌手套,铺孔巾于患者的外阴处,暴露会阴部,使孔巾与治疗巾内层形成一连续无菌区域	扩大无菌区域,利于操作,避免污染
④整理用物、润滑导尿管	按操作顺序排列好用物,取出导尿管,润滑导尿管前端,根据需要将导尿管和引流袋的引流管连接,取消毒液棉球放于弯盘内	润滑尿管可减轻尿管对黏膜的刺激和插管时的阻力
⑤再次消毒	弯盘置于外阴处,一手拇指与示指分开并固定小阴唇,一手持镊子夹取消毒液棉球,依次消毒尿道口、两侧小阴唇、尿道口。污棉球、弯盘、镊子放床尾弯盘内	消毒顺序是内→外→内,自上而下依次消毒。消毒尿道口时停留片刻,使消毒液与尿道口黏膜充分接触,达到消毒的目的 松开固定小阴唇的手视为污染尿道口 充分暴露尿道口,便于插管
⑥插尿管	将方盘置于孔巾口旁,嘱患者张口深呼吸,用另一镊子夹持导尿管轻轻插入尿道4～6cm(图8-4),见尿后再插入1～2cm	张口深呼吸可减轻腹肌和尿道黏膜肌的紧张,便于插管 老年女性尿道口回缩,插管时应仔细观察、辨认
⑦导尿	松开固定小阴唇的手下移固定导尿管,将尿液引流到引流袋或方盘内,如做尿培养用无菌标本瓶接取中段尿液5ml	方盘内尿液放满需及时倒入便盆内,询问病情,观察患者反应
男患者导尿术		
①初步消毒	操作者一只手戴上手套,将消毒液棉球倒入小方盘内,然后另一只手持镊子夹消毒棉球初步消毒阴阜、阴茎背侧、阴茎腹侧、阴囊。用戴手套的手取无菌纱布裹住阴茎将包皮向后推,暴露尿道外口,自尿道口向外向后旋转擦拭消毒尿道口,龟头及冠状沟数次。污棉球、纱布置弯盘内。消毒完毕,脱下手套至弯盘内,并将弯盘及小方盘移至床尾	每个棉球限用一次 自阴茎根部向尿道口擦拭 包皮和冠状沟易藏污垢,应注意彻底消毒,预防感染
②打开导尿包	消毒手后,取无菌导尿包置于患者两腿之间,按无菌要求打开治疗巾	嘱患者保持原有体位,以免污染无菌区
③戴手套铺巾	戴无菌手套,铺孔巾于患者的外阴处,暴露阴茎,使孔巾与治疗巾内层形成一连续无菌区域	扩大无菌区域,利于操作,避免污染
④整理用物、润滑导尿管	按操作顺序排列好用物,取出导尿管,润滑导尿管前端,根据需要将导尿管和引流袋的引流管连接,取消毒液棉球放于弯盘内	润滑导尿管可减轻尿管对黏膜的刺激和插管时的阻力

操作流程	操作步骤	要点说明
⑤再次消毒	弯盘置于外阴处，一手用纱布包住阴茎将包皮向后推，以暴露出尿道口。另一只手持镊子夹取消毒液棉球如前法再次消毒尿道口、龟头及冠状沟数次。污棉球、弯盘、镊子放床尾弯盘内	消毒顺序由内向外，消毒尿道口时停留片刻，使消毒液与尿道口黏膜充分接触，达到消毒的目的 每个棉球限用一次
⑥插尿管	一手继续用无菌纱布裹住阴茎并提起，使之与腹壁呈60°角（图8-5），一手将方盘置孔巾口旁，嘱患者张口呼吸，用另一镊子夹持导尿管前端，对准尿道口轻轻插入20～22cm，见尿流出后，再插入1～2cm	阴茎上提，使耻骨前弯消失，利于插管 男性尿道较长，有三个狭窄，插管时略有阻力，在插管过程中受阻时，稍停片刻，嘱患者深呼吸，以减轻尿道括约肌的紧张，再缓缓插入导尿管，切忌用力过快过猛而损伤尿道黏膜
⑦导尿	将尿液引流入引流袋或方弯盘内，如做尿培养用无菌标本瓶接取中段尿液5ml	方盘内尿液放满需及时倒入便盆内，询问病情，观察患者反应
（6）拔管整理	导尿毕，拔出导尿管，撤去孔巾，擦净会阴，收拾导尿用物弃于医用垃圾桶内，撤出患者臀下的小橡胶单和治疗巾放于治疗车下层 脱去手套，消毒双手，协助患者穿裤，整理床单位 清理用物，测量尿量，尿标本贴标签送检	保护患者隐私 标本及时送检，保证检验结果的准确性
（7）记录	洗手，记录	

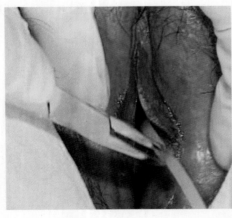

图8-4 女患者导尿

【评价】

（1）患者痛苦减轻，感觉舒适、安全。

（2）护士操作方法正确，符合无菌操作要求，达到导尿的目的。

（3）保护患者自尊，满足患者生理需要，护患沟通良好。

【注意事项】

（1）严格执行无菌操作，预防泌尿系感染。

（2）操作过程中注意保护患者隐私，采取适当措施防止着凉。

（3）插管时动作要轻柔，以免损伤尿道黏膜。

（4）为女患者导尿时，如误入阴道应立即拔出，重新更换无菌导尿管后再插。老年女性尿道口回缩，容易误入阴道，插管过程中要仔细观察、辨认，避免误入阴道。

考点：男、女患者导尿术插管深度、两次消毒的方法以及导尿术的注意事项

（5）对膀胱高度充盈并极度衰弱的患者，第一次放尿量不可超过1000ml。因大量放尿，可使腹腔内压力突然降低，大量血液滞留于腹腔血管内，引起血压突然下降产生虚脱；也可因膀胱内压突然降低，导致膀胱黏膜急剧充血而引起血尿。

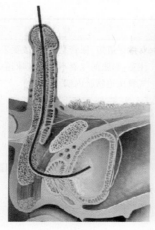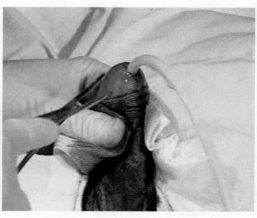

图8-5 男患者导尿

（二）导尿管留置术

导尿管留置术（retention catheterization）是指在导尿后，将导尿管保留在膀胱内以引流尿液的方法。

【目的】

（1）用于抢救危重、休克患者时能正确记录尿量、测量尿比重，以观察病情变化。

（2）盆腔手术患者术前留置导尿管，引流出尿液，以保持膀胱空虚，避免术中误伤。

（3）某些泌尿系统疾病手术后留置导尿管，便于引流及冲洗，还可以减轻手术切口的张力，促进伤口的愈合。

（4）尿失禁、昏迷、会阴或肛门附近有伤口不宜自行排尿者，留置导尿管可引流尿液，以保持局部清洁、干燥。

（5）为尿失禁患者可进行膀胱功能的训练。

【评估】

（1）患者的病情、意识状态、治疗情况。

（2）患者的意识状态、生命体征、心理状态、自理能力及对导尿术的认识程度。

（3）患者膀胱充盈度及会阴部皮肤黏膜情况。

【计划】

（1）护士准备：着装整洁，洗手，戴口罩。

（2）用物准备：同导尿术

（3）环境准备：关门窗，调室温，屏风遮挡，请无关人员回避。

【实施】 见表8-2。

表8-2 导尿管留置术

操作流程	操作步骤	要点说明
（1）核对、解释	同导尿术	
（2）安置体位	同导尿术	
（3）清洗外阴	清洗外阴	
（4）插管	同导尿术	

操作流程	操作步骤	要点说明
(5)固定尿管	插入导尿管后,见尿再插入5～7cm,再根据导尿管上注明的气囊容积,向气囊内用无菌注射器注入等量0.9%无菌氯化钠注射液(图8-6),轻拉导尿管有阻力感,证明导尿管已固定	女性尿道短,尿管易滑出,故要妥善固定 注意:膨胀的气囊不宜卡在尿道内口,以免气囊压迫膀胱内壁
(6)撤孔巾	排出尿液后,夹住导尿管尾端,脱去无菌手套,移去洞巾	
(7)连接引流袋	将导尿管尾端与引流袋相连接后,开放导尿管。用别针将引流管固定在床单上	引流管要有足够的长度,以防因翻身牵拉不慎将导尿管拉出
(8)固定引流袋	将引流袋固定于低于膀胱与耻骨的高度(图8-7)	防止尿液逆流引起逆行感染
(9)整理	协助患者穿裤,取舒适卧位,整理床单位 整理用物	
(10)记录	洗手,记录	

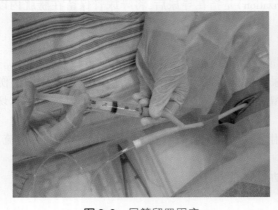
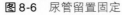

图8-6 尿管留置固定

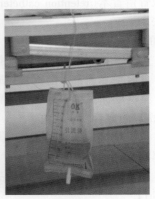

图8-7 引流袋固定

【评价】

(1)患者留置导尿管期间,导尿管固定,尿液引流通畅,未发生泌尿系感染。

(2)护士操作正确,符合无菌操作要求,达到导尿的目的。

(3)护患沟通有效,患者及家属认识留置导尿管的意义,能配合操作。

(4)拔管后患者能自行排尿,无不适感。

【注意事项】

(1)双腔气囊导尿管固定应注意膨胀气囊不能卡在尿道内口,以免压迫膀胱壁使黏膜损伤。

(2)应向患者及家属解释留置导尿管的意义和护理方法,使其充分认识预防泌尿道感染的重要性。

(3)保持引流通畅,避免导尿管受压、扭曲、堵塞。

(4)防止逆行感染:①保持尿道口清洁:女患者用消毒液棉球擦拭外阴及尿道口;男患者用消毒液棉球擦拭尿道口、龟头及包皮,每天1～2次。②每日定时更换、排空引流袋,并记录尿量。③每周更换导尿管一次,硅胶导尿管可酌情延长更换周期。④患者离床活动时,妥善固定引流袋及导尿管,引流袋不能高于膀胱,以防尿液逆流。⑤如病情允许,应鼓励患者多饮水,保持尿量在2000ml以上,勤变换卧位,通过增加尿量,达到自然冲洗尿道的目的,预防尿路感染和结石的发生。

（5）注意倾听患者的诉说，并经常观察尿液，每周查一次尿常规。若发现尿液浑浊、沉淀或出现结晶，应及时进行膀胱冲洗。

（6）训练膀胱功能：采用间歇性夹管方式，阻断引流，一般每 3～4 小时开放一次，使膀胱定时充盈和排空，促进膀胱功能的恢复。每周检查尿常规 1 次。

考点：导尿管留置术的目的以及如何防止逆行感染

（三）膀胱冲洗术

膀胱冲洗术（bladder irrigation）是应用三通导尿管，将溶液灌入到膀胱内，利用虹吸原理将灌入的液体引流出来的方法。

【目的】

（1）保持留置导尿管患者尿液引流通畅。

（2）清除膀胱内的血凝块、黏液、细菌等异物，预防感染。

（3）治疗某些膀胱疾病，如膀胱炎，膀胱肿瘤等。

（4）泌尿外科的术前准备和术后护理。

【评估】

（1）患者的病情、意识状态、排尿情况及尿液性质。

（2）患者的自理能力，对膀胱冲洗操作的理解及合作程度。

【计划】

（1）护士准备：着装整洁，洗手，戴口罩。

（2）用物准备

1）开放式膀胱冲洗：①治疗车上置无菌治疗盘。无菌治疗盘内置：治疗碗 2 个、镊子 1 把、75% 乙醇棉球数个、纱布 2 块、弯盘 1 个、无菌膀胱冲洗装置 1 套、止血钳 1 把。②治疗车上备弯盘，治疗车下备便盆及便盆巾，生活垃圾桶，医用垃圾桶。

2）密闭式膀胱冲洗：①治疗车上置无菌治疗盘。无菌治疗盘内置：治疗碗 1 个、镊子 1 把，75% 乙醇棉球数个、启瓶器、输液调节器、输液瓶套、无菌膀胱冲洗装置 1 套、止血钳 1 把。②治疗车下放便盆及便盆巾、生活垃圾桶、医用垃圾桶。

3）常用冲洗溶液：0.9% 氯化钠溶液、0.02% 呋喃西林溶液、3% 硼酸溶液、氯已定溶液、0.1% 新霉素溶液。溶液的温度为 38～40℃。前列腺肥大摘除术后患者，用 4℃ 左右的 0.9% 氯化钠溶液。

（3）环境准备：关门窗，调节室温，必要时屏风遮挡。

【实施】　见表 8-3。

表 8-3　膀胱冲洗术

操作流程	操作步骤	要点说明
（1）核对、解释	携用物至床旁，认真核对患者并做好解释 关门窗，屏风遮挡	确认患者，取得合作 保护患者自尊
（2）排空膀胱	按导尿术插入无菌导尿管，连接留置管并固定，排空膀胱	便于冲洗液顺利滴入膀胱，有利于药液与膀胱内壁充分接触，并保持有效浓度
（3）冲洗膀胱		
开放式膀胱冲洗		
①消毒	分开导尿管与引流管接头连接处，用75% 的乙醇棉球分别消毒导尿管口和引流管接头，并用无菌纱布包裹	防止导尿管和引流管接头污染

续表

操作流程	操作步骤	要点说明
②注液冲洗	取膀胱冲洗器吸取冲洗液,接导尿管,缓缓注入膀胱,注入一定量后取下冲洗器,让冲洗液自行流出或轻轻抽吸。如此反复冲洗直至流出液澄清为止。若流出量少于灌入量,应考虑是否有血块或脓液阻塞,可增加冲洗次数或更换导尿管	避免压力过大使患者不适 抽出的液体不得再注入膀胱 若患者感觉不适,应减缓冲洗或停止冲洗,密切观察,通知医生
密闭式膀胱冲洗		
①溶液准备	按无菌要求取出无菌溶液,打开膀胱冲洗装置,将针头插入瓶塞,挂冲洗瓶于输液架上(瓶内液平面距床高约60cm)排气后用血管钳夹住冲洗管	
②分离连接	分开导尿管与引流袋连接处,消毒导尿管口和引流管接头,与"Y"形管连接,主管连接冲洗导管,其余两管分别与导尿管和引流管相连接(图8-8)	应用三腔管导尿时,可免用"Y"形管
③放液冲洗	夹住引流管,开放冲洗管,调节滴速(60~80滴/分)。患者有尿意或滴入溶液200~300ml后,关闭冲洗管,开放引流管,灌洗液全部引流出来后,夹住引流管,如此反复冲洗至澄清为止	如系治疗用药须在膀胱内保留30分钟再引出 不宜过快,以防患者尿意强烈,膀胱收缩迫使冲洗液从导尿管侧溢出尿道外 每天冲洗3~4次,每次冲洗量500~1000ml 如系注入药物,可根据治疗需要,注药毕拔除导尿管
(4)观察	在冲洗过程中,经常询问患者感受,观察患者反应及引流液性状	若患者出现不适或有出血情况,应立即停止冲洗,并联系医生
(5)整理	冲洗完毕,取下冲洗管,消毒导尿管口和引流管接头并连接。清洗外阴,固定好导尿管	
(6)记录	协助患者取舒适卧位,整理床单位,清理物品。洗手 记录冲洗液名称、冲洗量,引流量、引流液性质,冲洗过程中患者的反应等	

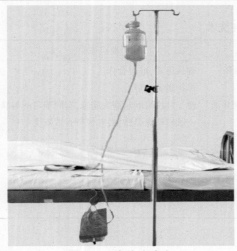

图8-8　膀胱冲洗术

【评价】

(1)患者了解操作目的,能配合操作,无感染发生。

(2)护士操作正确,引流通畅,冲洗过程中密切观察病情变化。

【注意事项】

(1)严格执行无菌技术操作,防止医源性感染。

(2)冲洗过程中要严密观察病情,如引流量少于灌入量应考虑阻塞,可增加冲洗次数或更换导尿管。冲洗过程中应嘱患者深呼吸,尽量放松,如患者出现腹痛、腹胀、膀胱剧烈收缩等,应立即停止冲洗并报告医生。如患者出现冲洗后出血较多或血压下降也应停止冲洗报告医生,并注意记录冲洗量及性状。

(3)避免操作过程中用力回抽造成黏膜损伤。冲洗速度不可过快,压力不宜太大,排出的液体不能再注入膀胱。

(4)"Y"形管位置应低于耻骨联合,有利于引流,连续冲洗时冲洗管与引流管24小时更换一次。

(5)注入药物时,药物必须在膀胱内保留30分钟后再引流。

案例 8-1 分析

1. 该患者发生了尿潴留。

2. 促进该患者排尿的护理措施有:

(1)心理护理:安慰患者,消除焦虑和紧张情绪。

(2)提供隐蔽的排尿环境。

(3)诱导排尿:利用条件反射,如听流水声,用温水冲洗会阴或温水坐浴,以诱导排尿。

(4)调整体位和姿势。

(5)按摩、热敷、针灸。

(6)经上述处理无效时,可根据医嘱采用导尿术。

第 2 节 排便的护理

案例 8-2

患者,男性,55 岁,因进行性吞咽困难 1 个月入院,入院后诊断为"食管癌"。术前医嘱:灌肠。

问题:1. 护士应该为该患者采取的灌肠类型是什么? 目的是什么?

2. 对患者实施灌肠时应注意什么?

当食物经口进入胃和小肠进行消化吸收后剩余残渣贮存于大肠内,一部分水分被大肠吸收后,其余经细菌发酵和腐败作用形成粪便。护士可根据粪便的性质、形状、气味、颜色以及患者的排便情况发现和鉴别消化道疾患,并采取适宜的治疗和护理措施。

人体参与排便运动的主要器官是大肠,全长 1.5 米,分为盲肠、结肠、直肠和肛管四部分,结肠又可分为升结肠、横结肠、降结肠和乙状结肠。直肠全长约 16cm。肛管下止于肛门,长约 4cm。

正常人直肠没有粪便,当肠蠕动将粪便推入直肠内,刺激直肠壁内的感受器,兴奋冲动经神经传至脊髓腰骶段的初级排便中枢,同时上传至大脑皮质,引起便意和排便反射。

一、排便活动的评估

(一)影响排便的因素

1. 生理因素

(1)年龄:2~3 岁以下的婴幼儿,由于神经肌肉系统发育不全,不能控制排便。老年人随年龄的增加,腹部肌肉张力下降,肠蠕动减弱,肛门括约肌松弛等导致肠道控制能力下降,易发生排便功能的异常。

(2)排便习惯:通常个体在排便时间、环境、姿势等方面都有自己的习惯,如发生改变,可影响正常排便。每日定时排便有助于形成规律的排便习惯。

2. 心理因素 心理因素对于排便活动的影响非常重要。精神抑郁导致身体活动减少,肠蠕动减慢,可能表现出便秘的症状;情绪紧张焦虑导致迷走神经兴奋性增强,肠蠕动增加,造成腹泻。

3. 社会文化因素　人们普遍认为排便属个人隐私,当个体因排便问题需要求助于他人而丧失自尊时,个体就可能压抑排便的需要而引起排便功能异常。

4. 饮食与活动　合理饮食可以建立规则的排便反射。摄取富含膳食纤维的食物,促进肠蠕动,减少水分的重吸收,使粪便柔软利于排出。如果摄入量过少,食物中缺少膳食纤维或食用高蛋白质、高糖类的食物,可使排便反射减弱;液体摄入不足或丢失过多,可导致粪便干硬不易排出。某些种类的食物也可对排便造成影响,如巧克力对某些人就可造成便秘或腹泻;牛奶和奶制品会引起某些人便秘或腹泻;其他许多食物也可能对排便形态造成不良的影响等。适当的活动可维持肌肉的张力,刺激肠蠕动,以维持正常的排便功能。如患者长期卧床,可因缺乏活动导致排便困难。

5. 药物与疾病　缓泻药可刺激肠蠕动,减少肠道水分吸收,促进排便;麻醉剂或止痛药,抑制中枢神经系统的活动,因此肠运动能力减弱而导致便秘。肠道感染时,肠蠕动增加可导致腹泻。肛周疾病如痔疮患者以及腹部盆腔和会阴部手术后患者可能因为疼痛不适或手术部位水肿的阻塞作用,影响排便形态。

考点: 影响排便的因素

6. 诊断性检查　某些检查会影响个体的排便活动,胃肠 X 线检查常需灌肠或服用钡剂,若钡剂存留在结肠内,会变硬,以致填塞或阻塞肠道,影响排便。

(二) 大便的评估

1. 排便次数　排便次数因人而异。一般成年人每日排便 1～3 次,婴幼儿每日排便 3～5 次。成人每日排便超过 3 次或每周少于 3 次均为排便异常。

2. 排便量　排便量的多少根据食物摄入量、种类、液体摄入量、排便次数和消化器官的功能状态而不同。成年人一般每日平均量为 150～200g。进食肉类及高蛋白质者粪便量较少,进食大量蔬菜、水果等粗粮者粪便量较多。当消化器官功能紊乱时也可出现排便量的改变。

3. 形状与软硬度　粪便形状可分为成形、不成形。软硬度可分为硬便、软便、稀便、水样便。正常成人的粪便是成形的软便。消化不良或急性肠炎时,排便次数可增多,且粪便呈糊状或水样;便秘时,因粪便滞留在肠内时间过长,水分被吸收,粪便干结、坚硬、呈栗子样;直肠狭窄或肠道部分梗阻,粪便呈扁条形或带状。

4. 颜色　正常成人粪便呈黄褐色或棕黄色;婴幼儿粪便为黄色或金黄色。大便颜色与饮食有关,如食用动物血或铁剂,粪便呈无光样黑色。如排除饮食的影响因素,大便颜色发生改变则表示消化系统存在病理变化,上消化道出血时,粪便呈漆黑光亮的柏油样便;胆道完全阻塞时,呈白色陶土样便;下消化道出血时,呈暗红色便;阿米巴痢疾或肠套叠时,呈果酱样便;粪便表面粘有鲜血或便后滴血,见于肛裂或痔疮出血;白色米泔水样便见于霍乱、副霍乱。

5. 气味　气味是由食物残渣与结肠中细菌发酵而产生,并与食物种类及肠道疾病有关。肉食者味重,素食者味轻。严重腹泻患者因未消化的蛋白质与腐败菌的作用,粪便呈碱性,气味恶臭;上消化道出血的柏油样便呈腥臭味;下消化道溃疡、恶性肿瘤者,粪便呈腐败臭;消化不良者粪便呈酸臭味。

考点: 粪便的评估

6. 内容物　粪便中的内容物包括食物的残渣、细菌、大量脱落的肠上皮细胞及机体代谢后的废物。粪便中混有大量的黏液见于肠道炎症;伴有脓血者常见于痢疾和直肠癌等;肠道寄生虫感染者,粪便中可查见蛔虫、蛲虫、绦虫节片等。

(三) 排便活动的异常

1. 便秘(constipation)　是指排便次数减少、无规律性,粪便干燥坚硬,且排便不畅、困难。

(1) 症状和体征:腹痛、腹胀、消化不良、食欲缺乏、疲乏无力、头痛等症状。便秘者由于粪便干硬,触诊腹部硬实且紧张,有时可触及包块,肛诊触及坚硬的粪块。

(2)常见原因:患者精神紧张;排便习惯不良;饮食中水分或纤维摄入量不足;长期卧床缺乏活动;环境或生活习惯的突然改变;滥用缓泻剂造成药物依赖等。此外,各类直肠肛门手术后以及器质性改变,如肠梗阻、神经系统疾病、全身性疾病及肛周疾病等,均可抑制肠道功能而导致便秘的发生。

2. 腹泻(diarrhea)　是指排便次数增多,粪便稀薄不成形,甚至水样便。早期短时的腹泻是机体一种保护性反应,可帮助排出刺激性物质和有害物质。持续严重的腹泻可使机体大量水分和胃肠液丢失,导致水、电解质和酸碱平衡紊乱。

(1)症状和体征:腹痛、恶心、呕吐、肠鸣,患者有急于排便和难以控制的感觉。粪便松散稀薄或呈液体状。

(2)常见原因:饮食不当(如进食过冷、过油腻、不洁或致敏的食物),药物作用,情绪紧张、焦虑,消化道功能紊乱,胃肠道炎症,营养障碍或吸收不良综合征,免疫力降低等。

3. 排便失禁(fecal incontinence)　是指由于肛门括约肌不受意识控制而不自主地排便。

(1)症状和体征:患者不由自主的排便。

(2)常见原因:任何引起肛门括约肌功能完整性受损的情况均可导致大便失禁。常见的原因如神经系统功能障碍、胃肠道疾患、情绪失调等。

4. 肠胀气(flatulence)　是指胃肠道内有过多的气体积聚而不能排出。一般情况下,胃肠道内的气体只有150ml左右。胃内的气体可通过口腔嗳出,肠道内的气体部分在小肠被吸收,其余的可通过肛门排出,不会产生不适。

(1)症状和体征:患者常有腹胀、腹痛、嗳逆等不适。患者可表现腹部膨隆,叩诊呈鼓音。肠胀气压迫膈肌和胸腔时,可出现气急和呼吸困难。

(2)常见原因:肠胀气常见的原因是肠道功能异常,摄入过多产气性食物,肠梗阻及肠道手术后,药物的不良反应等。

二、排便活动异常的护理

(一)便秘患者的护理措施

1. 心理护理　针对患者紧张不安的情绪,给予解释、指导,稳定患者情绪,消除其紧张心理。

2. 提供排便环境　提供隐蔽的排便环境,如排便时,用屏风或拉窗帘以遮挡患者,并给患者留有足够的排便时间;避开查房、治疗及进餐时间,以消除紧张情绪,利于排便。

3. 选择适宜的排便姿势　在病情允许的情况下,协助患者下床上厕所排便。手术患者,术前有计划训练床上使用便盆。床上使用便盆时,如无特殊禁忌,最好采取蹲式或抬高床头,利用重力作用增加腹内压,促进排便。

4. 腹部按摩　可按升结肠、横结肠、降结肠的顺序,自右向左做环行按摩,以刺激肠蠕动,增加腹压,使降结肠的内容物向下移动,促进排便。也可用手指轻压肛门后端刺激排便。

5. 按医嘱给予口服缓泻剂,如蓖麻油、植物油、番泻叶、硫酸镁等,指导患者使用并观察药物疗效。缓泻药可使粪便中的水分含量增加,加快肠道蠕动,而起到导泻的作用。但长期或滥用缓泻剂会导致慢性便秘的发生,用药时应按照正确的用药指导使用。

6. 指导或协助患者使用简易通便剂,如开塞露或甘油栓等。必要时给予灌肠、人工取便。

7. 健康教育

(1)帮助患者及家属正确认识维持正常排便习惯的意义。

(2)生活规律,定时排便。最好选择在进食后(早晨后)排便效果较好,每天固定在此时间排便,并坚持下去。

（3）合理安排膳食,多摄蔬菜、水果、粗粮等高纤维素食物,多饮水,病情允许时每天可饮水 2000ml 以上。

（4）鼓励患者适当运动,如散步、做操、打太极拳等,卧床患者可进行床上活动。指导患者进行增强腹肌和盆底肌的运动,增加肠道蠕动,促进排便。

（二）腹泻患者的护理措施

1. 去除病因　停止进食被污染的食物,对肠道感染的患者可遵医嘱给予抗生素治疗。

2. 卧床休息　以减少体力消耗。提供安静、舒适的休息环境,并注意患者的保暖。

3. 饮食护理　鼓励患者多饮水,酌情给予低脂少渣、清淡的流质或半流质饮食,腹泻严重时可暂时禁食。

4. 防治水电解质紊乱　按医嘱给药,如止泻剂、抗感染药物并补充电解质,如口服补液盐或静脉滴注等,以免出现水、电解质紊乱。

5. 肛周皮肤护理　每次便后用软纸轻擦肛门,用温水清洗,并在肛门周围涂油膏,以保护局部皮肤。

6. 观察排便情况　观察并记录排便的性质、颜色、次数等,必要时留标本送检,疑为传染病时,按肠道隔离原则护理患者。

7. 心理护理　主动关心、安慰、帮助患者,消除焦虑不安的情绪,协助做好清洁护理,使其身心舒适。

8. 健康教育　指导患者注意饮食卫生,养成良好的饮食卫生习惯,选择合理的饮食。向患者及家属解释引起腹泻的原因及预防和护理腹泻的有关知识。

（三）排便失禁患者的护理措施

1. 心理护理　排便失禁患者常感自卑和忧郁,护士应尊重理解患者,给予安慰和鼓励,帮助其树立信心,配合治疗和护理。

2. 皮肤护理　床上铺橡胶中单或一次性中单。每次便后用温水洗净肛周及臀部皮肤,保持局部皮肤清洁干燥。必要时肛周皮肤涂油膏保护,以防皮肤破损感染。

3. 排便功能训练　建立条件反射,重建正常的排便功能,帮助患者恢复对粪便的控制能力。①观察排便的习惯,定时给予便器,帮助患者按时自己排便。②选定排便时间,帮助建立条件反射。③无规律可循者,可每隔 2~3 小时让患者试行排便,每次试行排便时间限制在 15~20 分钟。

4. 健康教育

（1）合理饮食,适当摄入液体,进食富含粗纤维的食物,进行可行的运动。

（2）指导患者进行盆底肌收缩锻炼,试行排便,先慢慢收紧,再缓缓放松,每次 10 秒左右,连续 10 遍,每天 5~10 次,以逐步恢复肛门括约肌的控制能力。

（3）如果患者病情允许,保证患者每天摄入足量的液体。

5. 及时更换患者的床褥和衣服,保持清洁。定时开窗通风,去除室内不良气味。

（四）肠胀气患者的护理措施

1. 指导患者养成良好的饮食习惯,如细嚼慢咽。

2. 去除引起肠胀气的原因,如勿食产气食物和饮料,积极治疗肠道疾患等。

3. 适当活动,协助患者下床活动如散步。卧床患者可做床上活动或变换体位,以促进肠蠕动,减轻肠胀气。

考点: 排便活动异常的护理

4. 轻微肠胀气时,可腹部热敷或腹部按摩、针刺疗法;严重肠胀气时,遵医嘱给予药物治疗或行肛管排气。

三、与排便有关的护理技术

灌肠法（enema）是将一定量的液体由肛门经直肠灌入结肠，以帮助患者清洁肠道、排便、排气或由肠道供给药物或营养，达到确定诊断和治疗目的的方法。

根据灌肠的目的可分为不保留灌肠和保留灌肠。不保留灌肠又根据灌入的液量分为大量不保留灌肠和小量不保留灌肠。为了达到清洁肠道的目的而反复进行的大量不保留灌肠称为清洁灌肠。

考点：灌肠法定义以及灌肠的分类

（一）大量不保留灌肠

【目的】

（1）软化和清除粪便，解除便秘及肠胀气。

（2）清洁肠道，为某些手术、检查或分娩做准备。

（3）稀释并清除肠道内的有害物质，以减轻中毒。

（4）为高热患者降温。

【评估】

（1）患者的病情、意识状态、排便及治疗情况。

（2）患者的心理、对灌肠的认识及合作程度。

（3）患者的生命体征，肛周皮肤、黏膜情况。

【计划】

（1）护士准备：着装整洁，洗手，戴口罩。

（2）用物准备

1）治疗车上层：治疗盘内备灌肠筒一套（橡胶管连接玻璃接管，全长约120cm，筒内盛满灌肠液）、肛管、血管钳（或液体调节开关）、润滑剂、棉签、弯盘、卫生纸、橡胶单、治疗巾、水温计、一次性手套。也可使用一次性灌肠包。治疗盘外备手消毒剂。

2）治疗车下层：便盆及便盆巾，生活垃圾桶，医用垃圾桶。

3）灌肠溶液：常用0.1%～0.2%的肥皂液、0.9%氯化钠溶液。成人每次用量为500～1000ml，小儿200～500ml。溶液温度一般为39～41℃，降温时用28～32℃，中暑者用4℃的0.9%氯化钠溶液。

（3）环境准备：关门窗，调室温，必要时屏风遮挡，请无关人员回避。

【实施】 见表8-4。

表8-4 大量不保留灌肠

操作流程	操作步骤	要点说明
（1）核对、解释	携用物至床旁，认真核对患者并做好解释 请无关人员回避，关门窗，屏风遮挡	确认患者，取得合作 保护患者自尊
（2）安置体位	取左侧卧位，双腿屈膝，脱裤至膝部，臀部移至床边	该体位使乙状结肠和降结肠处于下方，利用重力作用使灌肠液顺利流入 不能控制排便的患者，取仰卧位，便盆垫于臀下
（3）垫巾	垫橡胶单和治疗巾于臀下，弯盘置于臀边。盖好被子，只暴露臀部	保暖，维护患者隐私，使其放松
（4）挂筒	将灌肠筒或袋挂于输液架上，筒内液面距肛门40～60cm，戴手套（图8-9）	压力过大，液体流入速度过快，不易保留，而且易造成肠道损伤
（5）润管、排气	连接肛管，润滑肛管前端，排尽管内气体，夹紧橡皮管（图8-10）	防止气体进入直肠

操作流程	操作步骤	要点说明
(6)插管	一手分开臀部显露肛门,嘱患者深呼吸,另一手将肛管轻轻插入7～10cm,小儿插入深度为4～7cm(图8-11)	顺应肠道解剖结构,勿用力,以免损伤肠黏膜 如插入受阻,可退出少许,旋转后缓缓插入
(7)灌液	固定肛管,松开血管钳使溶液缓缓流入直肠	溶液流入受阻,必要时检查有无粪块阻塞
(8)观察	密切观察筒内液面下降情况和患者反应(图8-12、图8-13)	如液面下降过慢或停止,多由于肛管前端被阻塞,可移动肛管或挤捏肛管,可使堵塞管孔的粪块脱落 如患者感觉腹胀或有便意时嘱深呼吸以放松腹肌,并适当降低灌肠筒高度以减慢流速 如患者出现脉速、面色苍白、出冷汗、剧烈腹痛、心慌气促,应立即停止灌肠,与医生联系,给予处理
(9)拔管	溶液将流完时夹紧橡胶管,用卫生纸包裹肛管轻轻拔出放入弯盘内,擦净肛门,脱手套,弯盘移至护理车下	避免空气进入肠道及灌肠液、粪便随管拔出
(10)安置患者	协助患者取舒适卧位,嘱其尽量保留5～10分钟再排便 对不能下床的患者,给予便盆,协助患者排便 排便后,取出便盆、橡胶单、治疗巾	使粪便充分软化
(11)整理	协助患者穿裤,整理床单位,开窗通风 观察大便性状、颜色、量 清理用物	保持病室整齐,去除异味 询问患者有无其他需要 必要时留取标本送检 防止交叉感染
(12)记录	洗手,在体温单内记录结果	灌肠后排便一次记为1/E;灌肠后无大便0/E

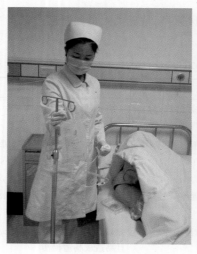

图8-9　挂筒

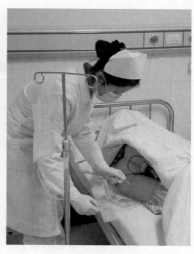

图8-10　肛管排气

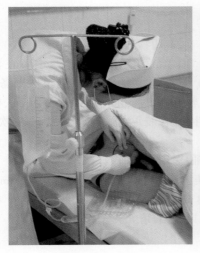

图 8-11　插管

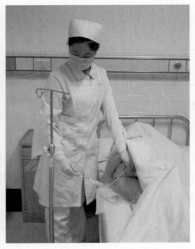

图 8-12　观察液面

【评价】

（1）患者及家属认识灌肠的意义，能配合操作，达到了灌肠的目的。

（2）护士操作正确，护患沟通良好，患者及家属满意。

【注意事项】

（1）保护患者自尊，尽可能减少患者的肢体暴露，并防止受凉。

（2）根据医嘱准备灌肠溶液，掌握溶液的温度、浓度、压力和液量。为伤寒患者灌肠时，灌肠筒液面不得高于灌肠筒 30cm，液量不得超过 500ml；肝性脑病患者禁用肥皂水灌肠，以减少氨的产生与吸收；充血性心力衰竭和水钠潴留的患者，禁用 0.9% 氯化钠溶液灌肠，以减少钠的吸收。

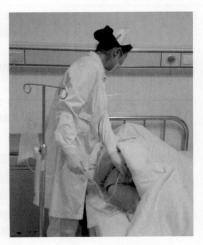

图 8-13　观察患者

（3）灌肠过程中注意观察病情，若患者出现面色苍白、出冷汗、剧烈腹痛、脉速、心慌气急，应立即停止灌肠，并及时通知医生进行处理。

（4）降温灌肠时，应保留 30 分钟后再排出，排便后 30 分钟再测体温，并作记录。

（5）妊娠、急腹症、严重心血管疾病、消化道出血等患者禁忌灌肠。

（二）小量不保留灌肠

适用于腹部或盆腔手术后的患者及危重患者、年老体弱者、小儿及孕妇等。

【目的】

（1）软化粪便，解除便秘。

（2）排除肠道内的气体，减轻腹胀。

【评估】

（1）患者病情及治疗情况，肛周皮肤及黏膜状况。

（2）患者心理状态，对灌肠的理解及合作程度。

（3）患者的意识状态、生命体征和排便情况。

【计划】

（1）护士准备：着装整洁，洗手，戴口罩。

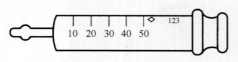

图8-14 注洗器示意图

（2）用物准备

1）治疗车上层：治疗盘内备注洗器（图8-14）、量杯或小容量灌肠筒、遵医嘱备灌肠液、肛管、温开水5~10ml，血管钳、润滑剂、棉签、弯盘、卫生纸、橡胶单、治疗巾、水温计、一次性手套等。治疗盘外备手消毒剂。

2）治疗车下层：便盆及便盆巾，生活垃圾桶，医用垃圾桶。

3）常用灌肠液："1、2、3"溶液（50%硫酸镁溶液30ml、甘油60ml、温开水90ml）；油剂：甘油或液体石蜡50ml加等量温开水；各种植物油120~180ml。溶液温度为38℃。

（3）环境准备：关门窗，调室温，必要时屏风遮挡，请无关人员回避。

【实施】 见表8-5。

表8-5 小量不保留灌肠

操作流程	操作步骤	要点说明
（1）核对、解释	携用物至床旁，认真核对患者并做好解释 请无关人员回避，关门窗，屏风遮挡 嘱患者排尿	确认患者，取得合作 保护患者自尊
（2）安置体位	取左侧卧位，双膝屈曲，脱裤至膝部，臀部移至床沿	利用重力作用使灌肠溶液顺利灌入乙状结肠
（3）垫巾	垫橡胶单和治疗巾于臀下，弯盘置于臀边。盖好被子，只暴露臀部	保暖，维护患者隐私，使其放松
（4）吸药	用注洗器抽吸溶液，戴一次性手套	
（5）润管、排气	连接肛管，润滑肛管前端，排尽管内气体，夹紧	防止气体进入直肠
（6）插管	一手分开臀裂显露肛门，嘱患者深呼吸，另一手将肛管轻轻插入7~10cm	使患者放松，便于插入肛管 如插入受阻，可退出少许，旋转后缓缓插入
（7）注液	固定肛管，松开血管钳，缓缓注入溶液，注毕夹管，取下注洗器再吸溶液，松夹后再注入。如此反复直至溶液注完	注入速度不宜过快过猛，防止刺激肠黏膜，引起排便反射 如用小量不保留灌肠筒，液面距肛门距离小于30cm
（8）注入温开水	注入温开水5~10ml，抬高肛管尾端，使管内溶液全部流入	
（9）拔管	夹管或反折肛管尾端，用卫生纸包住肛管轻轻拔出置弯盘内，擦净肛门，脱手套，弯盘移至护理车下	
（10）安置患者	协助患者取舒适卧位，嘱其尽量保留10~20分钟后再排便 对不能下床的患者，给予便盆，协助患者排便 排便后，取出便盆、橡胶单、治疗巾	充分软化粪便，有助于排便 询问患者有无其他需要
（11）整理	协助患者穿裤，整理床单位，开窗通风，清理用物	保持病房的整齐，去除异味 防止交叉感染
（12）记录	洗手，记录	记录灌肠时间，灌肠液的种类、量以及患者的反应

【评价】

（1）患者及家属认识灌肠的意义,能配合操作,达到了灌肠的目的。

（2）护士操作正确,护患沟通有效,患者保健知识增强。

【注意事项】

（1）正确选用灌肠溶液,掌握溶液的温度、浓度和液量。

（2）注入灌肠液的速度不得过快,以免刺激肠黏膜,引起排便反射。压力宜低,如为小容量灌肠筒,筒内液面距肛门的距离应低于30cm。

（3）每次抽吸灌肠液时,应反折肛管,以防空气进入肠道,造成腹胀。

（三）清洁灌肠

清洁灌肠是反复多次进行大量不保留灌肠的方法。

【目的】　彻底清除肠道内粪便,为直肠、结肠X线摄片检查和手术前做肠道准备。排尽体内毒素。

【常用溶液】　0.1%~0.2%的肥皂液、0.9%氯化钠溶液。

【方法】　同大量不保留灌肠。第一次用肥皂液灌肠,进行排便,然后用0.9%氯化钠溶液灌肠多次,直至排出的液体澄清无粪块为止。每次灌肠溶液的量在500ml左右,液面距肛门高度不超过40cm。

【注意事项】

（1）每次灌肠后让患者休息片刻。

（2）禁忌清水反复灌洗,以防水、电解质紊乱。

> 📖 **链 接**　高渗口服溶液清洁肠道（灌肠法）
>
> 1. 目的　利用高渗溶液在肠道内不被吸收而形成的高渗环境,使肠道内水分大量增加,从而软化粪便,刺激肠蠕动,加速排便,达到清洁肠道的目的。
>
> 2. 方法
>
> （1）甘露醇法:患者术前3天进半流质饮食,术前1日进流质饮食,术前1日下午2时至4时口服甘露醇溶液1500ml（20%甘露醇500ml+5%葡萄糖1000ml混匀）。一般服用15~20分钟后即反复自行排便。2~3小时内一般可排便2~5次。
>
> （2）硫酸镁法:患者术前3天进半流质饮食,每晚口服50%硫酸镁10~30ml。术前1日进流质饮食,术前1日下午2时至4时,口服25%硫酸镁200ml（50%硫酸镁100ml+5%葡萄糖盐水100ml）,然后再口服温开水1000ml。一般服后15~30分钟,即可反复自行排便,2~3小时内可排便2~5次。
>
> 服药速度不宜过快,以免引起呕吐。服药中护士应观察患者的一般情况,注意排便次数及粪便性质,确定是否达到清洁肠道的目的并记录。

（四）保留灌肠

保留灌肠是自肛门灌入药物,保留在直肠或结肠内,通过肠黏膜吸收达到治疗的目的。

【目的】　常用于镇静、催眠和治疗肠道内感染等。

【评估】

（1）患者的意识状态、生命体征、心理状态及合作程度。

（2）患者肠道病变部位、治疗情况。

【计划】

（1）护士准备:着装整洁,洗手,戴口罩。

（2）用物准备

1）同小量不保留灌肠:应选择较细的肛管（20号以下）,另备抬高臀部的小垫枕。

考点:各种不保留灌肠的目的、常用溶液、量、温度、压力、插管深度、保留时间、注意事项

2）常用溶液：药物及剂量遵医嘱准备。镇静催眠用10%水合氯醛；治疗肠道抗感染用2%小檗碱、0.5%~1%新霉素及其他抗生素等；灌肠溶液量一般不超过200ml，溶液温度38℃。

（3）环境准备：关门窗，调室温，必要时屏风遮挡，请无关人员回避。

【实施】 见表8-6。

表8-6 保留灌肠

操作流程	操作步骤	要点说明
（1）核对、解释	携用物至床旁，认真核对患者并做好解释	确认患者，取得合作
	请无关人员回避，关门窗，屏风遮挡	保护患者自尊
	嘱患者排便、排尿	减轻腹压、清洁肠道，便于药物保留及吸收
（2）安置体位	根据病情选择不同卧位，慢性细菌性痢疾病变部位多在直肠或乙状结肠，取左侧卧位；阿米巴痢疾病变部位多在回盲部，取右侧卧位以提高疗效	肠道抗感染以晚上睡眠前灌肠为宜，因此时活动减少药液易于保留吸收，达到治疗目的
	协助患者脱裤至膝部，双腿屈膝，臀部移至床边，用小垫枕将臀部抬高10cm，以利于药物保留。将橡胶单和治疗巾或一次性尿布垫于臀下，弯盘置臀边	为保留药液，减少刺激，要做到肛管细、插入深，注入药液速度慢、量少，液面距肛门不超过30cm
	用注洗器抽吸溶液，戴一次性手套	抬高臀部防止药液溢出
（3）润管、排气	连接肛管，润滑肛管前端，排尽管内气体，夹紧	
（4）插管	同小量不保留灌肠，轻轻插入肛管15~20cm	
（5）注液	固定肛管，松开血管钳，缓缓注入溶液，反复吸液、注液，直至药液全部注入	
（6）注入温开水	注入温开水5~10ml，抬高肛管末端，使管内溶液全部流入	使药液充分被吸收，达到治疗目的
（7）拔管	拔管，用卫生纸在肛门处轻轻按揉，协助患者取舒适卧位，嘱其尽可能保留药液在1小时以上	使粪便充分软化
（8）整理	脱手套，整理床单位，清理用物	
（9）记录	观察患者反应，洗手，记录	记录灌肠时间，灌肠液的种类、量，患者的反应

【评价】

（1）患者及家属认识灌肠的意义，能配合操作，达到了灌肠的目的。

（2）护士操作正确，护患沟通有效，患者及家属均满意。

【注意事项】

（1）灌肠前需了解灌肠目的和病变部位，以便确定适当的卧位和肛管插入的深度。

（2）为提高疗效，保留灌肠在晚间睡眠前灌入为宜。灌肠前先嘱患者排便、排尿，并选择较细的肛管，插管要深，液量要少，压力要低，速度要慢，使药液保留时间越长越好，有利于肠黏膜的吸收。

（3）肛门、直肠、结肠等手术后及大便失禁的患者，均不宜保留灌肠。

考点：保留灌肠的卧位、插管深度、保留时间、注意事项

（五）简易通便法

【目的】 使用简易通便剂，通过软化粪便，润滑肠壁、刺激肠蠕动而促进排便。简易通便

法简单易行,经济有效,通便剂通常为高渗液和润滑剂所制成。适用于老人、体弱和久病卧床患者。

【评估】

(1) 患者的病情、排便情况。

(2) 患者的意识状态、自理能力。

【计划】

(1) 护士准备:着装整洁,洗手,戴口罩。

(2) 用物准备:通便剂、卫生纸、剪刀。必要时戴一次性手套。

(3) 环境准备:关门窗,调室温,必要时屏风遮挡,请无关人员回避。

【实施】

(1) 开塞露法:开塞露是由 50% 甘油和少量山梨醇制成,装在塑料容器内。用量为 20ml。使用时将封口端剪去,先挤出少许液体润滑开口处。患者取左侧卧位,放松肛门外括约肌,将开塞露的前端轻轻插入肛门后再将药液全部挤入直肠内,保留 5～10 分钟后排便。

(2) 甘油栓法:甘油栓是用甘油和明胶制成的栓剂。使用时,手垫纱布或戴手套捏住甘油栓底部,轻轻插入肛门至直肠内,抵住肛门处轻轻按摩,保留 5～10 分钟后排便。

(3) 肥皂栓法:将普通肥皂削成圆锥形(底部直径约 1cm、长 3～4cm)使用时,手垫纱布或戴手套,将肥皂栓蘸热水后轻轻插入肛门。注意:有肛门黏膜溃疡、肛裂及肛门剧烈疼痛者,不宜使用肥皂栓通便。

【评价】

(1) 患者了解操作目的,配合操作。

(2) 护士操作正确,护患沟通良好,患者及家属满意。

【注意事项】

(1) 操作时,手法要轻柔,避免损伤肠黏膜或引起肛门旁水肿。

(2) 对大便嵌塞者,经灌肠或通便后仍无效时,可采取人工取便法,以解除患者痛苦。

(3) 发现患者面色苍白、出汗、疲倦等不适时,应暂停操作,并报告医生处理。

(六) 肛管排气法

肛管排气法是将肛管从肛门插入直肠,排除肠腔内积气的方法。

【目的】　排除肠腔积气,以减轻腹胀。

【评估】

(1) 患者的意识状态、生命体征及心理状态。

(2) 患者的病情、腹胀情况。

【计划】

(1) 护士准备:着装整洁,洗手,戴口罩。

(2) 用物准备

1) 治疗车上层:治疗盘内备肛管、玻璃接头,橡胶管、玻璃瓶(内盛水 3/4 满),瓶口系带(图 8-15),润滑油、棉签、胶布(1cm×15cm)、别针、卫生纸、弯盘、一次性手套。治疗盘外备手消毒剂。

2) 治疗车下层:生活垃圾桶,医用垃圾桶。

3) 屏风。

(3) 环境准备:安全隐蔽,根据季节调整室温。必要时屏风遮挡。

【实施】　见表 8-7。

表 8-7　肛管排气法

操作流程	操作步骤	要点说明
(1)核对、解释	携用物至床旁,认真核对患者并做好解释 请无关人员回避,关门窗,屏风遮挡	确认患者,取得合作 保护患者自尊
(2)安置体位	取左侧卧位,注意遮盖患者,暴露肛门并将臀部移至床边	保暖,维护患者隐私
(3)系瓶	将玻璃瓶系于床边,橡胶管一端插入玻璃瓶液面下,另一端与肛管相连	防空气进入直肠内,加重腹胀,并可观察排气情况
(4)润管插管	戴手套,润滑肛管前端,嘱患者张口呼吸,将肛管轻轻插入直肠 15~18cm,用胶布交叉固定肛管于臀部,将橡胶管留出足够长度,用别针固定在床单上	减少肛管对直肠的刺激 便于患者翻身、活动
(5)观察	观察和记录排气情况,如排气不畅,帮助患者更换体位或按摩腹部	
(6)拔管	保留肛管不超过 20 分钟,拔出肛管,清洁肛门,脱手套	若有气体排出,瓶内有水泡逸出
(7)整理	协助患者取舒适体位,询问患者腹胀是否减轻,整理床单位,清理用物	
(8)记录	洗手,记录	记录排气时间及效果,患者的反应

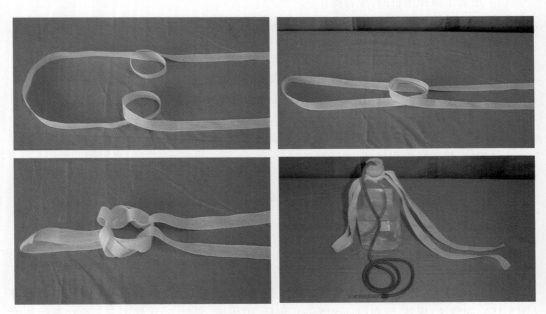

图 8-15　瓶口系带法

【评价】

(1)患者了解操作目的,配合操作,腹胀减轻。

(2)护士操作正确,护患沟通良好,患者及家属满意,患者保健知识增强。

【注意事项】

(1)插管时要防止外界空气进入直肠,以免加重腹胀。

考点：肛管排气插入深度、注意事项

（2）保留肛管时间一般不超过20分钟。因为长时间留置肛管,会降低肛门括约肌的反应,甚至导致肛门括约肌永久性松弛。必要时可间隔2~3小时,再重复插管排气。

案例8-2分析

1. 护士采取清洁灌肠。目的是彻底清除肠道内粪便,为食管癌手术前做肠道准备。

2. 对患者实施灌肠时应注意:

（1）保护患者自尊,尽可能减少患者的肢体暴露,并防止受凉。

（2）根据医嘱准备灌肠溶液,掌握溶液的温度、浓度、压力和液量。灌肠时压力要低,液面距肛门高度不超过40cm。

（3）灌肠过程中注意观察病情,若患者出现面色苍白、出冷汗、剧烈腹痛、脉速、心慌气急,应立即停止灌肠,并及时通知医生进行处理。

（4）每次灌肠后应让患者休息片刻。

（5）禁忌清水反复灌洗,以防水、电解质紊乱。

重点提示

1. 对尿液的量、次数、颜色、气味、比重、透明度等,对粪便的次数、颜色、气味等进行评估,以判断尿液和粪便的正常与异常。

2. 人的排泄功能发生障碍后,可出现尿失禁、尿潴留、大便失禁、腹泻、便秘、肠胀气等情况,应正确分析其原因,并采取适当的护理措施予以防治。

3. 女患者导尿术的要点:初步消毒的原则是自上而下,由外向内;再次消毒的原则是由上而下,由内向外;导尿管插入深度是4~6cm,见尿液流出后再插1~2cm。男患者导尿术的要点:初步消毒和再次消毒均是以尿道口为中心向外螺旋式消毒;导尿时阴茎上提,使耻骨前弯消失,利于插管;导尿管插入深度20~22cm,见尿流出后再插入1~2cm。

4. 临床上根据灌肠的目的不同分为不保留灌肠和保留灌肠,不保留灌肠又因量和目的的不同分为大量不保留灌肠、小量不保留灌肠和清洁灌肠,护士要掌握各种灌肠法灌肠液的种类、量、温度,灌肠时插入深度、压力、保留时间,灌肠的注意事项等。

目标检测

A₁型题

1. 针对尿失禁患者的护理措施,错误的是
   A. 酌情留置导尿管　　　B. 加强皮肤护理
   C. 酌情膀胱引流　　　　D. 减少饮水
   E. 注意锻炼膀胱的反射性排尿功能

2. 胆道完全阻塞的患者,大便呈
   A. 黄绿色　　　　　　　B. 暗红色
   C. 陶土色　　　　　　　D. 淡黄色
   E. 黄褐色

3. 大量不保留灌肠当液体灌入200ml时,患者感觉有便意,护士应
   A. 停止灌肠　　　　　　B. 协助患者平卧
   C. 嘱患者张口呼吸　　　D. 转动肛管
   E. 减低灌肠筒的高度

4. 关于便秘患者的健康教育,错误的是
   A. 定时排便　　　　　　B. 多吃蔬菜

C. 每天摄入液体1500ml　D. 卧床患者少活动
E. 适当食用油脂类食物

5. 为男患者行导尿术时,提起阴茎与腹壁成60°角是使
   A. 耻骨前弯扩大　　　　B. 耻骨下弯扩大
   C. 耻骨前弯消失　　　　D. 耻骨下弯消失
   E. 尿道膜部扩大

6. 为做肠道术前准备,行大量不保留灌肠时,灌肠液温度常为
   A. 4℃　　　　　　　　 B. 28~32℃
   C. 35~39℃　　　　　　D. 39~41℃
   E. 41~45℃

7. 为高热患者降温,行大量不保留灌肠时,灌肠液温度常为
   A. 4℃　　　　　　　　 B. 28~32℃
   C. 35~39℃　　　　　　D. 39~41℃

E. 41 ~ 45℃

8. 肛管排气时,肛管插入直肠深度为
   A. 5 ~ 7cm
   B. 7 ~ 10cm
   C. 10 ~ 15cm
   D. 15 ~ 18cm
   E. 18 ~ 25cm

9. 清洁灌肠时,肛管插入直肠深度为
   A. 5 ~ 7cm
   B. 7 ~ 10cm
   C. 10 ~ 15cm
   D. 15 ~ 18cm
   E. 18 ~ 25cm

10. 0.5% 新霉素保留灌肠时,肛管插入直肠深度为
    A. 5 ~ 7cm
    B. 7 ~ 10cm
    C. 15 ~ 20cm
    D. 15 ~ 18cm
    E. 18 ~ 25cm

A₂ 型题

11. 患者,男性,35 岁,体温 39.5℃,遵医嘱行灌肠降温时,下列操作不妥的是
    A. 灌肠液选用等渗盐水
    B. 溶液温度为 28 ~ 32℃
    C. 灌入液量 500 ~ 1000ml
    D. 液面距肛门为 40 ~ 60cm
    E. 嘱患者保留溶液 30min 再排便,便后 1 小时测体温并记录

12. 患者,男性,68 岁,因尿失禁留置导尿管,在护理该患者时,下列措施不妥的是
    A. 观察引流管是否通畅,不受压,不扭曲
    B. 引流袋位置低于耻骨联合
    C. 记录每次倾倒的尿量
    D. 每两天更换一次引流袋
    E. 每周更换一次导尿管

13. 某患者,盆腔手术后肠胀气,给予小量不保留灌肠,下述正确的做法是
    A. 灌肠液可以用"1.2.3"液
    B. 患者取右侧卧位
    C. 肛管插入 15 ~ 18cm
    D. 液面距离肛门 50cm
    E. 灌肠完毕,嘱患者尽量保留 5 ~ 10 分钟后再排便

14. 某患者,因患慢性阿米巴痢疾,用 2% 小檗碱灌肠治疗,下列哪项护理措施是错误的
    A. 在晚间睡眠前灌入
    B. 灌肠前嘱患者先排便
    C. 灌肠时患者采取左侧卧位
    D. 灌入药液量少于 200ml

E. 灌入后嘱患者保留 1 小时以上

A₃ 型题

(15 ~ 17 题共用题干)

某女性患者,乳腺癌术后 12 小时不能自行排尿,查体发现耻骨上部膨隆,叩诊呈实音,有压痛,考虑尿潴留。

15. 为该患者提供的护理措施不妥的是
    A. 安慰患者,解除紧张心理
    B. 提供良好的排尿环境
    C. 调整体位,协助患者排尿
    D. 用力按压患者下腹部,将尿液逼出
    E. 温水冲洗会阴以诱导排尿

16. 如果为该患者行导尿术,打开导尿包前的消毒顺序应为
    A. 外—内,上—下
    B. 内—外,上—下
    C. 内—外,下—上
    D. 外—内,下—上
    E. 内-外-内,上-下

17. 为该患者导尿,第一次放尿不得超过
    A. 200ml
    B. 400ml
    C. 600ml
    D. 800ml
    E. 1000ml

A₄ 型题

(18 ~ 21 题共用题干)

患者,李某,男性,55 岁,因外伤瘫痪导致尿失禁,遵医嘱为该患者进行留置导尿术。

18. 导尿时,患者采取的体位是
    A. 左侧卧位
    B. 去枕仰卧位
    C. 膝胸卧位
    D. 头低足高位
    E. 屈膝仰卧位

19. 导尿管插入尿道深度为
    A. 12 ~ 14cm
    B. 14 ~ 16cm
    C. 16 ~ 18cm
    D. 18 ~ 20cm
    E. 20 ~ 22cm

20. 为此患者进行留置导尿的主要目的是
    A. 正确记录每小时尿量
    B. 便于引流和冲洗
    C. 保持会阴部的清洁干燥
    D. 测量尿比重
    E. 排空膀胱

21. 在留置导尿过程中,出现尿色黄、浑浊、沉淀,护理时应注意
    A. 及时清洗尿道口
    B. 观察尿量并记录
    C. 促进膀胱功能恢复
    D. 进行膀胱冲洗
    E. 及时更换导尿管

第9章 给药技术

药物治疗是目前医疗措施中最普遍的一种治疗方法,它有预防疾病、维持正常生理功能、协助诊断、治疗疾病、减轻痛苦和不适的目的。护士是药物治疗的直接执行者,也是用药后的监护者。为了保证每位患者合理、安全、有效地用药,护士必须了解患者的用药史,药物的用途、不良反应、剂量、给药途径和配伍禁忌,掌握正确的给药技术,及时评价药物疗效和反应,才能正确地指导患者用药。

第1节 给药的基本知识

案例 9-1

患者,男,70 岁,因患慢性支气管炎并发肺水肿,收入某医院内科 9 病区 6 床。于住院后第 6 天下午 5 时许,值班护士做治疗时,未认真进行"三查七对",误将同房间 8 床患者的青霉素 80 万 U 给 6 床患者肌内注射。推药大约 0.1ml 时,发现给药错误,立即停止注射,护士既未向值班医师汇报,又未采取补救措施,接着又给别的患者做治疗。2～3 分钟后,6 床患者诉心前区不适,发现有发绀、呼吸困难等症状,护士立即呼叫医师抢救。经抢救无效,于当晚 6 时死亡。

问题: 护士违反了操作规程造成此医疗事故,请指出护士的错误? 你如何吸取教训?

一、药物的种类、领取和保管原则

(一) 药物的种类

1. **内服药** 有片剂、胶囊、溶液、酊剂、合剂、丸剂、散剂、纸型等。
2. **注射药** 有水剂、粉剂、油剂、结晶、混悬液等。
3. **外用药** 有软膏、滴剂、酊剂、洗剂、搽剂、栓剂、涂膜剂等。
4. **其他类** 如新颖剂型粘贴敷片、植入慢溶片、胰岛素泵等。

由于药物的制剂不同,生物利用度不同,药物作用的强度和速度也不同,一般情况下,注射剂>溶解剂>散剂>颗粒剂>胶囊>片剂。

(二) 药物的领取

药物的领取各医院规定不同,一般情况应遵循由护士凭医生处方领取的原则。

1. 口服药可由中心药房负责配药,核对,病区护士领回后再次核对,无误后再发药。
2. 病区内设有药柜,存放一定基数的常用药物,如注射剂、抢救药品、口服药等,有专人负责,根据消耗量填写领取药单,到药房领药补充。

📖 **链接** ┈┈┈┈┈ 中心(住院部)药房

很多医院设有中心(住院部)药房,主要负责全院各个病区住院患者日间用药的发放,口服药配药。 病区药疗护士每天查房后,将药盘或药车及小药卡一起送到中心(住院部)药房,由专人负责配药(一天量)及核对。 病区药疗护士取回后再次核对无误后,分发给患者。 患者的药费也由住院处每天结一次账,这样既不会造成药品的积压和浪费,又不增加患者的经济负担,确保患者能及时得到有效的治疗。 设置中心药房还能节约药品,集中使用,减少病区领药、退药和药物保管等工作。

3. 剧毒药、麻醉药(如吗啡、哌替啶),病区内有一定基数,用后凭医生处方和空安瓿领取,补充原基数,有专人保管,应班班交接,并定期清点。

4. 患者使用的贵重药或特殊药物,凭医生处方领取。

(三) 药物的保管

1. 药品应在药柜内贮存　药柜放置于通风、干燥处,避免阳光的直射,保持整洁。有专人负责,定期检查药品的质量,保证用药安全。

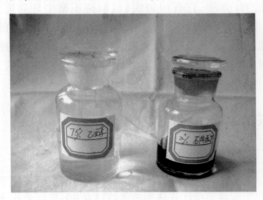

图9-1　药瓶的标签

2. 药品应分类放置　药柜内药品应按内服、外用、注射、剧毒分类摆放,并按药物有效期的先后顺序有计划的使用,以免失效。剧毒药、麻醉药应有明显标记,加锁保管并做好交班。

3. 药瓶标签明显　不同的药物选择不同的标签,内服药用蓝色边,外用药用红色边,剧毒药、麻醉药用黑色边。标签上注明药物的名称(中外文对照)、剂量、浓度(图9-1)。无标签或标签模糊,字迹不清的药物应禁止使用。

4. 保证药品质量　药品使用前要认真检查药品质量和有效期,如有浑浊、沉淀、发霉、异味、变色、潮解、超过有效期,均不可再使用(图9-2)。

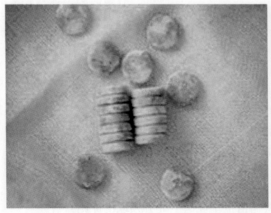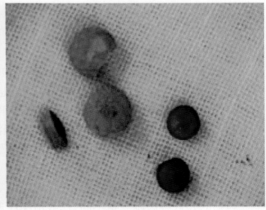

图9-2　变质的药物

5. 根据药物性质妥善保管

(1) 易被热破坏的生物制品、胰岛素、疫苗、抗生素等药物应置于2~10℃冷藏处保存。

(2) 易氧化和光解的药物应避光保存,口服药装入有色瓶内盖紧,如维生素C、氨茶碱;注射剂放置在有遮光纸的盒内,如盐酸肾上腺素。

(3) 易挥发、潮解、风化的药物须密封,装瓶盖紧,如过氧乙酸、乙醇、乙醚、酵母片和有糖衣的药物。

(4) 易燃、易爆炸的药物应密闭单独存放,放于远离明火,阴凉低温处,以防意外,如环氧乙烷、乙醚、乙醇。

(5) 各类中药须防霉,放置在阴凉干燥处,芳香类中药须密盖保存。

考点:剧毒药、麻醉药的领取和保管;不同性质的药物妥善保管

（6）患者专用药物应单独存放，注明床号、姓名。

二、药疗原则

药疗原则是一切用药的总则，给药中必须严格遵守。

（一）根据医嘱给药

给药是一种非独立性的护理操作。因此，给药中护士必须严格按医嘱执行，不得擅自更改，如有疑问，应向医生了解清楚后方可给药，避免盲目执行医嘱。发现给药错误，应及时报告医生，予以处理。

（二）严格执行查对制度

1. "三查" 操作前查、操作中查、操作后查（查"七对"内容）。

2. "七对" 对床号（或住院号）、姓名、药名、浓度、剂量、方法、时间（有些药物要求对批号）。

3. 严格检查药物质量，确保药物不变质，并在有效期内。

（三）正确安全合理给药

1. 做到五准确 即给药时间准确、给药剂量准确、给药浓度准确、给药途径准确和患者准确。

2. 药物备好后及时分发使用，避免久置引起药物污染或药效降低。

3. 对易发生过敏反应的药物，给药前应了解用药史、过敏史，按需做药物过敏试验，使用中加强观察。

4. 两种或两种以上药物配伍使用时，要注意配伍禁忌，避免发生药源性疾病。

（四）观察用药反应

观察用药后的疗效及药物的不良反应，对易引起过敏反应及毒副作用较大的药物，更应加强用药前的询问和用药后的观察，并做好记录。

考点：药疗原则

（五）指导患者用药

给药前护士应向患者解释，以取得合作。在执行药物疗法过程中应用熟练的技术，减轻患者的痛苦，并向患者介绍有关的用药知识，增强科学用药意识和自我保护的措施。

链接 "三查七对"在临床护理工作中的具体应用（以静脉滴注为例）

1. 操作前查：持输液卡核对医嘱，检查核对药物，评估患者情况。

2. 操作中查：备好药物后来到患者床前，核对患者的床头（尾）卡，排气后进针前再一次核对患者和药物。

3. 操作后查：输液后再次核对医嘱、药物和患者。

操作前、中、后所查为"七对"内容，确保患者用药安全。

三、给药途径

给药途径依据药物的性质、剂型、机体对药物的吸收情况和用药目的的不同而定。常用的给药途径有：口服、舌下含服（图9-3）、吸入、注射（皮内、皮下、肌内和静脉注射）、直肠给药（图9-4）、皮肤外敷。

不同的给药途径吸收速度不同，一般规律为：静脉>吸入>舌下>肌内>皮下>直肠>口服>皮肤。

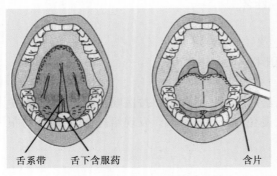

图9-3 舌下含服药的放置位置

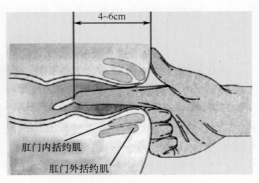

图9-4 栓剂直肠插入

四、给药次数和时间间隔

给药的次数和时间间隔是根据药物的半衰期而定,选择能维持有效的血药浓度和发挥最大药效为最佳时间间隔,同时要兼顾药物的特性和人体的生理节奏。如抗结核药异烟肼(INH),半衰期为6小时,每日给药4次;磺胺嘧啶(SD)半衰期是13小时,每日给药2次。医疗护理工作中常用外文缩写来表示用药次数和时间间隔,医院常用外文缩写及中文译意(表9-1)和临床一般药物的给药时间安排(表9-2)。

表9-1 常用外文缩写及中文译意

外文缩写	中文译意	外文缩写	中文译意
qh	每1小时一次	st	立即
q2h	每2小时一次	DC	停止
q4h	每4小时一次	Po	口服
q6h	每6小时一次	ID	皮内注射
qd	每日一次	H	皮下注射
bid	每日两次	IM 或 im	肌内注射
tid	每日三次	IV 或 iv	静脉注射
qid	每日四次	IV gtt	静脉滴注
qod	隔日一次	OD	右眼
biw	每周两次	OS	左眼
qn	每晚一次	OU	双眼
qm	每晨一次	AD	右耳
am	上午	AS	左耳
pm	下午	AU	双耳
12n	中午12点	aa	各
12mn	午夜12点	gtt	滴
ac	饭前	prn	需要时(长期)
pc	饭后	sos	必要时(限用一次,12小时内有效)
hs	睡前		

考点:常用外文缩写及中文译意

表 9-2 医院常用给药次数和时间安排

给药次数缩写	给药时间安排
qm	6:00
qd	8:00
bid	8:00，4:00
tid	8:00，12:00，16:00
qid	8:00，12:00，16:00，20:00
q2h	6:00，8:00，10:00，12:00，……
q4h	8:00，12:00，16:00，20:00，……
q6h	8:00，14:00，20:00，2:00，……
qn	20:00

五、影响药物疗效的因素

（一）药物的因素

1. 药物在体内的过程　药物进入机体经过吸收、分布、代谢、排泄等体内过程，才能发挥药效。

（1）药物的吸收：药物的分子大小、化学性质和解离度、药物剂型、给药途径和给药部位生理状态影响着药物的吸收速度和量，进而影响药效的发挥。如小分子药物和脂溶性高、极性低的药物容易透过细胞膜而被吸收；水溶液制剂比油剂、混悬剂或固体剂型吸收快；静脉给药药物直接进入血循环，疗效发挥最快。

（2）药物的分布：药物在体内的分布受血浆蛋白、器官的血流量、吸收部位的血循环、pH等的影响。

（3）药物的代谢：大部分药物在肝脏代谢，少部分在肾脏、肠系膜、血浆代谢。肝肾功能不良者影响药物的代谢过程。

（4）药物的排泄：药物主要是经肾脏，其次是消化道、呼吸道、胆道、汗腺、乳腺、唾液腺排出。排泄器官功能障碍会影响药物的排泄，造成蓄积性中毒。

2. 给药途径　给药途径不同直接影响药物的作用，如硫酸镁肌内注射可有镇静和降血压的作用；口服产生导泻、利胆的作用；外敷则可消肿。

3. 给药时间　给药间隔的时间取决于药物的半衰期，抗生素类药物应注意维持药物在血中的有效浓度，若肝肾功能不良者可适当调整给药间隔时间，避免蓄积中毒。为了更好发挥疗效和减少不良反应，不同的药物给药时间不同。如助消化口服药饭前服用，对胃黏膜有刺激的药物饭后服用。

4. 药物用量　给药剂量与疗效存在一定的规律关系，在一定的范围内剂量增加，疗效也随着增强，但药物毒性也增大。当药物作用达到最大效应后，若继续加大药物剂量，其疗效不会增强，反而会导致药物中毒。药疗护士应了解一般成人的药物常用量，这是执行药物疗法的最基本的条件和要求。

5. 联合用药　指为了达到治疗目的而采取两种或两种以上药物同时或先后应用。若联合用药后使原有的效应增强称为协同作用；若联合用药后使原有的效应减弱称为拮抗作用。如异烟肼和乙胺丁醇合用可增强抗结核作用；但维生素 C 与磺胺合用会降低药效。联合用药的目的是为了增强疗效，减少不良反应。因此，给药中应注意药物的配伍禁忌，合理用药。

（二）患者自身的因素

1. 生理因素

（1）年龄与体重：日常所说的"常用量"是针对 14～60 岁的人而言。老年人的器官尤其是肝肾功能减退，使药物在体内的代谢与排泄过程减慢，对药物的耐受性降低。儿童的神经系统、内分泌系统以及肝肾等脏器功能发育尚不完善，而组织血流灌注良好，新陈代谢旺盛，因此儿童对药物的敏感性比成人高，故儿童和老年人的用药剂量应适当减少。

（2）性别：性别不同，对药物感受性也不同。一般女性对药物较男性敏感，在女性特殊的生理状态下，如月经期、妊娠期，子宫对泻药、子宫收缩剂和刺激性较强的药物敏感，易造成月经过多、流产、早产。有些药物通过胎盘影响胎儿可能会致畸胎，还有些药物经乳汁排出进入婴儿体内引起中毒。所以女性在妊娠期、哺乳期用药要慎重。

2. 病理因素
在病理因素中，肝肾功能具有特别的意义。肝肾功能受损，药物代谢缓慢，易致中毒，并可加重损伤肝肾功能。常见引起肝毒性的药物有：氯丙嗪、苯妥英钠、水杨酸类等；常见引起肾毒性的药物有：头孢唑啉、氨基糖苷类、四环素类抗生素、磺胺类药物。

3. 心理因素
患者的情绪、对药物的信任程度、医务人员的语言暗示作用非常重要。如"安慰剂"有镇静、镇痛的作用，患者情绪愉快、乐观，则药物发挥疗效好，患者对药物信赖，则可提高药物疗效。

（三）饮食对药物作用的影响

1. 干扰药物吸收和降低疗效
补充钙剂时不宜同时吃菠菜，因菠菜中含有大量的草酸，草酸与钙结合成不易吸收的草酸钙，影响钙的吸收。

2. 促进药物吸收与增加疗效
酸性食物可增加铁剂的溶解度，促进铁剂的吸收；粗纤维食物促进肠道蠕动，增强驱虫药的疗效。

考点：影响药物疗效的因素

3. 改变尿液的 pH 影响药物疗效
豆制品、蔬菜等素食在体内代谢产生碱性物质，动物性脂肪在体内代谢产生酸性物质，它们的排出会影响尿液的 pH，从而影响药物疗效。如呋喃妥啶、氨苄西林在酸性尿液中杀菌力强，因此使用这类药物治疗泌尿系感染时，宜多吃荤菜，使尿液呈酸性，增强杀菌效果。应用磺胺类、氨基苷类、头孢菌素类药物时，应多选用素食，以碱化尿液，增强药效。

案例 9-1 分析　患者突然死亡的原因，是青霉素过敏性休克所致。护士缺乏责任心，违反了药疗原则，操作前不认真查对，错将 8 床患者青霉素针剂给 6 床患者注射，是造成事故的直接责任者。更为严重的是当她发现用错药后，不及时向医师汇报，因而拖延了对患者采取应急治疗的时机，以致造成无可挽回的不良后果，情节实属严重，定为一级医疗事故。我们应以此为鉴，药疗时严格执行"三查"、"七对"，防止差错事故的发生。

第 2 节　口服给药法

案例 9-2

患者，王某，女，38 岁，主诉：腹痛、呕吐一次、腹泻三次，经血液及粪便检查诊断为急性胃肠炎。体检：T 37.5℃，P 88 次/分，R 22 次/分。医嘱：黄连素（小檗碱）0.3g，po，tid；吗丁啉（多潘立酮）10mg，po，tid。藿香正气水 5ml，po，bid。
问题：护士该如何指导患者正确服药？

口服给药法是将药物经口服后，被胃肠道吸收、利用，起到局部或全身作用，以达到防治和诊断疾病目的的方法。为最常用、最方便而且较安全的给药法，但口服给药吸收慢，故不适用于急救,对意识不清、呕吐不止、禁食等患者也不适用此法给药。

【目的】 减轻症状、协助诊断、预防和治疗疾病。

【评估】

(1) 患者病情、病史、用药史和过敏史,治疗情况,肝肾功能情况。

(2) 患者意识状态,药物相关知识,合作程度,对服药的心理反应。

(3) 患者有无吞咽困难、呕吐,有无口腔、食道疾患。

【计划】

(1) 护士准备:着装整洁、洗手,戴口罩。

(2) 用物准备:服药本、小药卡、药盘、药杯、药匙、量杯、滴管、研钵、湿纱布、吸水管、治疗巾、温开水(图9-5)。

(3) 环境准备:环境清洁,光线适宜,用物放置整齐。

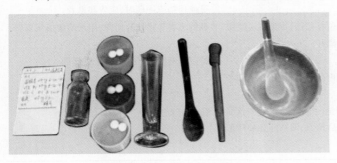

图9-5 配口服药的用物

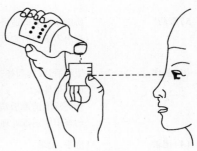

图9-6 倒药液法示意图

【实施】 见表9-3。

表9-3 口服给药法

操作流程	操作步骤	要点说明
(1)备药		
1)备物核对	核对医嘱、服药本和小药卡,按床号顺序将小药卡插入药盘内,放好药杯,备好用物	严格执行查对制度
2)规范配药	核对服药本、小药卡,无误后配药	配好一个患者的药后,再配另一患者的药物
配固体药	药片、药粉、胶囊等固体药用药匙取出所需药量,放入药杯。同一患者的多种药片放入同一药杯内	药粉、含化及特殊要求的药物须用纸包好
配液体药	取量杯,一手拇指置于所需刻度,使其与护士视线平齐,另一手持药瓶,瓶签向上,倒药液至所需刻度处(图9-6)	水剂先摇匀 瓶签向上,以免药液沾污瓶签 不同药液倒入不同的药杯内
	将药液倒入药杯,用湿纱布擦净瓶口,盖好倒取不同药液须清洗量杯	防止更换药液发生化学反应
	油剂或不足 1ml 的药液(1ml 按 15 滴计算),用滴管吸取,滴于事先加入少量冷开水的药杯内	防止药液黏附杯内,影响剂量 滴药时可使滴管稍倾斜,使药量准确
	不宜稀释的药物,可用滴管直接滴入患者口中	
3)再次核对	配药完毕,须将药物、服药卡、医嘱本重新核对,盖上治疗巾备用	

操作流程	操作步骤	要点说明
4) 整理用物	整理、清洁药柜及用物,洗手	
(2) 发药	按规定时间发药	
1) 核对	发药前须经两人再次核对药物(图9-7)	确保用药安全
2) 备物	洗手后携服药本、发药盘、备好温开水等至患者床旁	
3) 核对	核对床号、姓名、药名、浓度、剂量、用法、时间	为确保发药无误,核对后并呼唤患者名字,得到准确应答后才发药
4) 发药	按床号顺序将药发送给患者 解释用药的目的及注意事项	同一患者的所有药物应一次取出,以免发生错漏 更换药物或停药时,应告知患者
5) 服药	协助患者取舒适卧位及服药,重患者应喂服 视患者服药后方可离开	鼻饲患者须将药片研碎,用水溶解后从胃管内注入 特别是麻醉药、催眠药、抗肿瘤药
(3) 整理	服药后,收回药杯,再次核对,协助患者取舒适卧位休息 药杯浸泡消毒后清洁,再消毒备用,一次性药杯集中消毒处理后销毁,清洁药盘和药车	防止交叉感染
(4) 记录	洗手,记录	

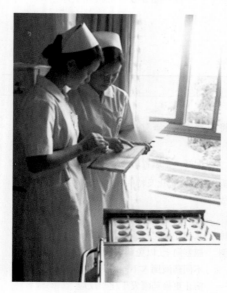

图9-7 两人核对

【评价】

(1) 患者了解安全用药的知识,能主动配合,服药后达到预期疗效。

(2) 护士安全给药,无差错及不良反应发生。

【注意事项】

(1) 发药时遇患者不在病室或因特殊检查、手术不能服药者,暂不发药并做好交班。

(2) 患者对药物有疑问时,应重新核对,确认无误,向患者解释后再发药。

(3) 指导患者正确合理用药

1) 需吞服药物通常用40~60℃温开水服药,不要用茶水服药。

2) 缓释片、肠溶片、胶囊吞服时不可嚼碎;舌下含化应放于舌下或两颊黏膜与牙齿之间待其溶化。

3) 健胃药及增进食欲的药物宜饭前服用;对胃黏膜有刺激的药物及助消化的药物宜饭后服,减少药物对胃黏膜的刺激,减轻胃肠道的不良反应。

考点:口服给药的注意事项

4) 对牙齿有腐蚀作用或使牙齿染色的药物,如铁剂服药时采用吸管,避免药物与牙齿接触,服药后立即漱口。

5) 止咳糖浆对呼吸道黏膜有安抚作用,服后不宜饮水;同时服用多种药物时,止咳糖浆应最后服用。

6) 服磺胺类药物和解热药物应多饮水,磺胺药物由肾脏排出,尿少时易析出结晶,阻塞肾小管损伤肾脏功能;解热药多饮水以增加发汗,有利于降温。

7)服用强心甙类药物应先测脉率(或心率)及心律,脉率低于60次/分或节律异常,应停止服药,报告医生处置。

📖 **链接** ┈┈┈┈┈ 婴幼儿喂药法

1. 婴儿:可用塑胶滴管或塑胶注射器给药。抬高婴儿头及肩,用拇指压其下颌以使口张开,将滴管或注射器置于舌中央,轻滴药物于舌上,给药速度宜慢避免哽塞;也可以将婴儿抱起放在两膝之间喂药;婴儿哭时不可喂药,以免呛入气管及呕吐。不可将药与乳汁混合哺喂。

2. 幼儿:可直接用药杯或汤匙喂药,从患儿嘴角顺口颊方向慢慢倒入,如患儿不合作,可将小匙留在口中片刻,待咽下后再取出,或轻轻捏动双颊,使之吞咽。切勿捏住双侧鼻孔喂药,以免药液吸入呼吸道,造成气管内异物,甚至发生窒息。也可让患儿自己握住药杯,自行服药。无禁忌证的情况下,服药后可给患儿喜爱的饮料。

📖 **链接** ┈┈┈┈┈ 老年人服药法

我国已进入老年型社会,约80%的老年人患有一种以上的慢性疾病,25%以上的老年人同时使用4~6种药物,用药种类多,持续时间长,用药知识缺乏是老年患者用药的共同特点。由于老年人的肝脏、肾脏功能逐渐减退,使很多药物代谢速度减慢,分解能力降低,药物清除缓慢,致使血液中药物浓度增高,易蓄积而致毒性作用。故老年患者用药应个体化,根据年龄、体重和体质情况而定,宜从小剂量用起,一般60~80岁的老年人用药剂量为年轻人的3/5~4/5,大于80岁者应为年轻人剂量的1/2;对每次服用药物种类较多的老人要协助其分次吞服,防止发生误咽;服药时以站立位、坐位或半坐卧位为好,药物借助自身重力和水的冲力迅速进入胃中;在联合用药时尤应注意用药后的疗效及不良反应,指导老年人严格遵医嘱用药,确保治疗安全有效。

👩‍⚕️ **案例9-2分析** 患者神志清醒,配合治疗。护士应告诉患者用温开水按时按量服药,吗丁啉宜饭前服,黄连素、藿香正气水宜饭后服,服水剂时应摇匀。

第3节 雾化吸入疗法

案例 9-3

患者,陈某,女,28岁,咳嗽、咳痰、咽喉肿痛来就诊,诊断为上呼吸道感染。医嘱:庆大霉素16U,α-糜蛋白酶5mg,地塞米松5mg,0.9%氯化钠溶液30ml,雾化吸入治疗,bid。

问题:1. 雾化吸入有哪些作用?

2. 如果选用超声雾化吸入法时应注意什么?

雾化吸入疗法是将药液以气雾状喷出,由呼吸道吸入以达到局部或全身治疗目的的方法。由于雾化吸入法药物可直接作用于呼吸道局部,对呼吸道疾病疗效快,所以临床应用广泛。常用的方法有超声波雾化吸入法、氧气雾化吸入法、压缩气体雾化吸入法等。

一、目 的

1. **湿化呼吸道** 常用于呼吸道湿化不足者,痰液黏稠,气道不畅,也作为气管切开术后常规治疗手段。

2. **预防和治疗呼吸道感染** 消除炎症,减轻呼吸道黏膜水肿,稀释痰液,帮助祛痰。常用于咽喉炎、支气管扩张、肺炎、肺脓肿、肺结核及胸部手术前后等患者。

3. **改善通气功能** 解除支气管痉挛,保持呼吸道通畅。常用于支气管哮喘等患者。

4. **治疗肺癌** 应用抗肿瘤药物治疗肺癌。

二、常用药物

1. 抗生素类药物　常用庆大霉素、卡那霉素、红霉素和头孢类药物等。
2. 解除支气管痉挛药物　常用氨茶碱,沙丁胺醇(舒喘灵)等。
3. 湿化呼吸道,稀释痰液药物　常用碳酸氢钠溶液、α-糜蛋白酶、乙酰半胱氨酸(痰易净)等。
4. 减轻呼吸道黏膜水肿药物　常用地塞米松等。

考点: 雾化吸入的目的和常用药物

📖 **链 接** 雾化液药物成分的选择要求
　　药物的有效成分为水溶性,无毒、无刺激;不引起过敏反应;药液 pH 值应接近中性;应能适应组织的胶体渗透压,有较好的雾化效果与稳定性。

三、常用方法

(一)超声波雾化吸入法

超声波雾化吸入法是应用超声波声能,使药液变成细微的气雾,随患者吸气进入呼吸道的方法。

1. **超声波雾化吸入法的特点**　雾量大小可调,雾滴小而均匀,药液可随深而慢的吸气到达终末支气管和肺泡,能对药液加温使患者感觉舒适。

2. **超声波雾化吸入器的结构**　超声波雾化吸入器由超声波发生器、水槽、晶体换能器、雾化罐、透声膜、螺纹管和口含嘴(或面罩)组成。

3. **超声波雾化吸入治疗的作用原理**　超声波发生器通电后输出的高频电能通过水槽底部晶体换能器转换为超声波声能,声能透过雾化罐底部的透声膜,作用于罐内的液体,使药液表面的张力和惯性受到破坏,成为细微雾滴,通过螺纹管随患者深而慢的吸气进入呼吸道。

【评估】
(1)患者病情、治疗用药情况。
(2)患者的意识状况、对治疗的认识,心理反应及合作程度
(3)患者的呼吸道有无感染水肿,有无支气管痉挛及痰液情况,面部、口腔黏膜有无感染和溃疡。

【计划】
(1)护士准备:着装整洁,洗手,戴口罩。
(2)用物准备:治疗车上放超声波雾化吸入器一套。治疗盘内放置药液、冷蒸馏水、水温计、量杯、50ml 注射器、弯盘、棉签、砂轮、乙醇。
(3)环境准备:病室整洁、安静,空气新鲜,根据季节调节室温。

【实施】　见表9-4。

表9-4　超声波雾化吸入法

操作流程	操作步骤	要点说明
(1)连接装置	将雾化器主机与各附件连接,选择口含管	检查雾化器各部件完好,无松动脱落现象
(2)水槽加水	水槽内加入冷蒸馏水约 250ml,水量应浸没雾化罐底部的透声膜	水槽内不可加温水或热水,水槽无水时不可开机,以免损坏机器
(3)罐内加药	将药液稀释至 30～50ml 加入雾化罐内,将雾化罐放入水槽,盖紧水槽盖	检查无漏液

续表

操作流程	操作步骤	要点说明
(4)核对解释	将用物携至床旁,确认患者,解释目的,协助患者取舒适卧位	严格执行查对制度,防止差错
(5)开机调节	接通电源,打开电源开关,预热 3~5 分钟,打开雾化开关,调节流量、设定治疗时间	根据需要调节雾量,一般定时 15~20 分钟
(6)雾化吸入	当气雾喷出时,将口含管(面罩)放入患者口中,进行雾化吸入(图9-8)	嘱患者做深而慢的呼吸,使气雾进入呼吸道深部
(7)巡视观察	观察患者治疗及装置情况	发现水槽内水温超过 50℃ 或水量不足应关机更换或加入冷蒸馏水
(8)结束雾化	治疗毕,取下口含管,关雾化开关,再关电源开关	连续使用需间隔30分钟
(9)整理用物	协助清洁口腔,擦干患者面部,安置舒适卧位	
	放掉水槽内的水擦干,雾化罐、螺纹管、口含管浸泡消毒液中	防止交叉感染 浸泡1小时后,再洗净晾干备用
(10)记录	洗手,记录	

【评价】

(1)患者呼吸道炎症消除或减轻;痰液能顺利咳出;呼吸困难缓解或消除。

(2)操作正确,机器性能良好,护患沟通有效。

【注意事项】

(1)水槽底部晶体换能器和雾化罐底部的透声膜膜薄质脆,清洗时勿用力按压,以免损坏。

(2)水槽和雾化罐内切忌加温水或热水,使用时注意测量水槽内水温,超过 50℃ 时应关机更换冷蒸馏水。水槽内无水时不可开机,以免损坏机器。

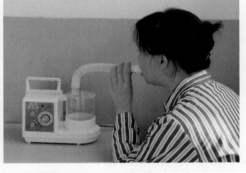

图9-8 超声波雾化吸入法

考点:超声波雾化吸入的特点、原理和注意事项

(3)连续使用时应间隔 30 分钟,以免过热损坏机器。

(4)治疗中密切观察患者有无呛咳、支气管痉挛等不适反应。如需加入药液时,不必关机,直接从盖上的小孔内注入药液即可。

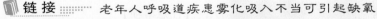

链接 老年人呼吸道疾患雾化吸入不当可引起缺氧

1. 超声波雾化气雾中水分含量高,氧含量相对降低,导致缺氧。吸入气体含氧量低于正常空气中的氧含量,导致缺氧。

2. 超声雾化雾滴温度低于体温,大量冷空气的刺激使呼吸道痉挛进一步加重,可导致缺氧。

3. 特别是慢性阻塞性肺部疾病患者,肺通气和换气功能障碍,大量超声雾化不仅影响正常氧气进入,同时不利于二氧化碳的排出而引起缺氧。

因此老年呼吸道疾病患者需要雾化时,雾化量调节应采用渐进式,雾化时间不宜过长,同时还要密切观察有无缺氧表现。

(二)氧气雾化吸入法

氧气雾化吸入法是利用高速氧气气流,使药液形成雾状,随呼吸进入呼吸道的方法。

1. 氧气雾化器结构　是由输气管、喷嘴、贮液瓶、T型接头、吸嘴等组成。

2. 氧气雾化器原理　氧气雾化吸入法的基本原理是借助高速气流通过毛细管并在管口产生负压,将药液由接邻的小管吸出,所吸出的药液又被毛细管口高速的气流撞击成细小的雾滴,呈气雾喷出。

【评估】　同超声波雾化吸入法

【计划】

（1）护士准备:着装整洁,洗手,戴口罩。

（2）用物准备:雾化吸入器一套,治疗盘内放置药液、10ml 注射器、弯盘、棉签、砂轮、乙醇。

（3）环境准备:病室整洁、安静,空气新鲜,根据季节调节室温。

【实施】　见表9-5。

表9-5　氧气雾化吸入法

操作流程	操作步骤	要点说明
（1）准备用物	按医嘱将药液稀释至5ml注入雾化器内	使用前要检查雾化吸入器、氧气装置完好
（2）核对、解释	将用物携至床旁,确认患者,解释,嘱患者取坐位或半坐位,漱口	严格执行查对制度 教会患者使用氧气雾化器
（3）连接氧气	连接雾化器的接气口与氧气装置的橡皮管口,调节氧流量 6～8L/min	各部件连接紧密,勿漏气
（4）雾化吸入	嘱患者手持雾化器,将吸嘴放入口中,紧闭嘴唇深吸气,用鼻呼气,如此反复直至药液吸完(图9-9)	指导患者深长吸气,使药液充分进入支气管和肺内,屏气1～2秒再轻松呼气
（5）巡视观察	观察患者治疗及装置情况	操作中严禁烟火和易燃品
（6）结束雾化	治疗毕,取下雾化器,再关氧气开关	
（7）整理用物	协助清洁口腔,擦干患者面部,安置舒适卧位整理床单位,清理用物	防止交叉感染,一次性雾化器按规定消毒处理备用
（8）记录	洗手,记录	

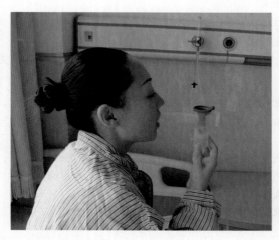

图9-9　氧气雾化吸入法

【评价】

（1）患者能正确配合,达到预期疗效,无不良反应。

（2）护士操作正确,护患沟通有效,用氧安全。

【注意事项】

（1）治疗前检查雾化器连接氧气处是否漏气,雾化吸入过程中,嘱患者严禁接触烟火和易燃物品,以确保用氧安全。

（2）雾化吸入时指导患者做深吸气动作,呼气时,需将手指移开,以防药液丢失。

（3）氧气湿化瓶内不加水,以免降低药液浓度,影响药物疗效。

（三）压缩雾化吸入疗法

压缩雾化吸入法是利用压缩气体,使药液形成细微的雾状,随吸气进入呼吸道达到治疗的方法。

1. 压缩雾化吸入器的结构(图9-10) ①压缩机:面板上有电源开关、过滤器及导管接口。②喷雾器:下端有空气导管接口与压缩机相连,上端可安装进气活瓣(如使用面罩,则不用安装进气活瓣),中间部分为药皿,用以盛放药液。③口含器:带有呼气活瓣。

2. 压缩雾化吸入器的原理 空气压缩机通电后输出的电能将空气压缩,压缩空气作用于喷雾器药液,使药液表面张力破坏而形成细微雾滴,通过口含器随患者的吸气进入呼吸道。

3. 压缩雾化吸入器的特点 压缩雾化器所产生的雾量能够满足人的潮气量;气雾量可以自动调节,与患者的呼吸容量相匹配;可安全用药并能确保药物疗效,操作简单方便。目前已在临床广泛应用。

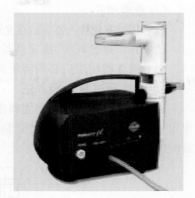

图9-10 压缩雾化吸入器

【评估】 同超声波雾化吸入法。

【计划】

（1）护士准备:着装整洁,洗手,戴口罩。

（2）用物准备:雾化吸入器一套;治疗盘内放置药液、10ml注射器、弯盘、棉签、砂轮、乙醇、电源插座。

（3）环境准备:病室整洁、安静,空气新鲜,根据季节调节室温。

【实施】 见表9-6。

表9-6 压缩雾化吸入法

操作流程	操作步骤	要点说明
（1）连接装置	连接压缩机空气导管 取下喷雾器的上半部分和进气活瓣,注入药液2~8ml后再安装好 喷雾器与压缩机上空气导管相连接	使用前认真检查机器性能,正确连接
（2）核对、解释	将用物携至床旁,确认患者,解释目的,协助患者取舒适卧位	严格执行查对制度,防止差错 教会患者使用压缩雾化器
（3）雾化吸入	打开压缩机开关,指导患者手持雾化器,紧闭双唇含住口含管,进行呼吸	嘱患者进行深而慢地呼吸 喷雾器冒出的雾气变得不规则时,立即停止治疗
（4）巡视观察	观察患者治疗及装置情况	
（5）结束雾化	当听到指示信号响,表明药物雾化完毕,取下口含管,关电源开关,拔下空气导管	
（6）整理用物	协助清洁口腔,擦干患者面部,帮助患者取舒适体位,并协助排痰 拆开压缩雾化器的所有部件,口含管放入消毒液内浸泡	防止交叉感染 浸泡1小时后,再洗净晾干备用
（7）记录	洗手,记录	

【评价】

(1) 患者能正确配合,达到预期疗效,无不良反应。

(2) 护士操作正确,护患沟通有效。

【注意事项】

(1) 压缩雾化吸入器应放在光滑、稳定的平坦处,防止粗糙的表面堵塞压缩机底部的通风口。

(2) 在治疗过程中,指导患者深呼吸,在慢慢深吸气后,屏气 1～2 秒,再缓慢呼气。

(3) 喷雾器使用后必须清洗消毒后,用清洁无绒的干布擦拭,晾至完全干燥后组装备用。

(四) 手压式雾化吸入法

手压式雾化吸入法是利用拇指按压雾化器顶部(图 9-11),使药液从喷嘴喷出,形成雾滴作用于口腔及咽部气管、支气管黏膜而被吸收的治疗方法。适用于支气管哮喘、喘息性支气管炎的对症治疗。

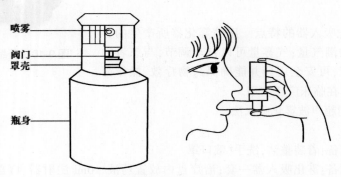

图 9-11 手压式雾化吸入器及吸入法示意图

【评估】 同超声波雾化吸入法。

【计划】

(1) 护士准备:着装整洁,洗手,戴口罩。

(2) 用物准备:按医嘱准备手压式雾化吸入器(内含药物)。

(3) 环境准备:病室整洁、安静,空气新鲜,根据季节调节室温。

【实施】 见表 9-7。

表 9-7 手压式雾化吸入法

操作流程	操作步骤	要点说明
(1) 准备用物	按医嘱准备手压式雾化吸入器(内含药物)	使用前要检查雾化吸入器完好
(2) 核对、解释	将用物携至床旁,确认患者,解释,嘱患者取舒适体位	严格执行查对制度 教会患者使用手压式雾化器
(3) 雾化吸入	将雾化器倒置,接口端放入双唇间,平静呼气吸气开始时按压气雾瓶顶部,使之喷药,深吸气、屏气、呼气,反复 1～2 次	紧闭嘴唇 尽可能延长屏气时间(最好能维持 10 秒左右),然后呼气
(4) 结束雾化	治疗毕,取下雾化器	
(5) 整理用物	协助清洁口腔,擦干患者面部,安置舒适卧位	雾化器使用后放在阴凉处(30℃ 以下)保存。其塑料外壳应定期用温水清洁
(6) 记录	洗手,记录	

【评价】

(1) 患者能正确配合,达到预期疗效,无不良反应。

(2) 护士操作正确,护患沟通有效。

【注意事项】

(1) 雾化器使用后应放置阴凉处保存,外壳定期清洁。

(2) 使用前检查雾化器各部件是否完好,有无松动、脱落等异常情况。

(3) 药液随着深吸气的动作经口腔吸入,尽可能延长屏气时间,然后呼气。

(4) 每次1~2喷,两次使用间隔时间不少于3~4小时。

案例9-3分析

1. 雾化吸入作用有:湿化呼吸道,稀释痰液,帮助祛痰,消除炎症,减轻呼吸道黏膜水肿。

2. 注意:

(1) 水槽底部晶体换能器和雾化罐底部的透声膜膜薄质脆,清洗时勿用力按压,以免损坏。

(2) 水槽和雾化罐内切忌加温水或热水,使用时注意测量水槽内水温,超过50℃时应关机更换冷蒸馏水。水槽内无水时不可开机,以免损坏机器。

(3) 连续使用时应间隔30分钟,以免过热损坏机器。

(4) 治疗中密切观察患者有无呛咳、支气管痉挛等不适反应。如需加入药液时,不必关机,直接从盖上的小孔内注入药液即可。

第4节 注 射 法

案例 9-4

患者,李先生,男,70岁,2型糖尿病患者,给予普通胰岛素治疗,近半个月以来,患者出现左侧前臂疼痛,皮肤有轻度麻木感,经检查,为糖尿病并发周围神经病变。医嘱:维生素 B_{12} 0.5mg 肌内注射 qd。

问题:1. 护士如何合理执行给药?

2. 护士为患者注射药物应遵守哪些操作规程?

3. 护士应做好哪些注射前的准备工作?

注射法是将无菌的药液或生物制剂注入体内,达到预防、诊断、治疗疾病的目的。注射给药具有吸收快,血药浓度迅速升高,给药量准确的特点,适用于需要药物迅速发生作用,或因各种原因不能经口服给药的患者。但注射法是有创治疗,可引起疼痛或潜在并发症。常用注射法根据针头刺入不同的组织可分为皮内注射、皮下注射、肌内注射、静脉注射及动脉注射(图9-12)。

一、注 射 原 则

注射原则是注射给药时护士必须严格遵守的总则。

(一)严格遵守无菌操作原则

1. 注射前,护士必须洗手,戴口罩,保持着装整洁;注射场所空气清洁。

2. 注射器空筒的内壁、活塞体、活塞轴、乳头和针头的针梗、针尖、针栓内壁必须保持无菌。

3. 注射部位皮肤按要求进行消毒。皮肤常规消毒方法:用棉签蘸2%碘酊溶液,以注射点为中心,由内向外螺旋式涂擦消毒,直径大于5cm,待干后,再用75%乙醇以同样的方法脱

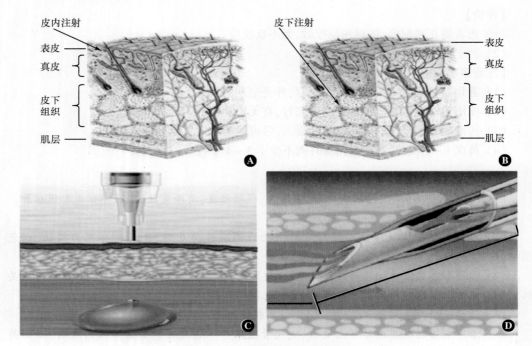

图 9-12 各种注射法的进针深度

A. 皮内注射；B. 皮下注射；C. 肌内注射；D. 静脉注射

碘,范围略大于碘酊消毒范围,待干(约20s)后方可注射;或用0.5%碘伏、安尔碘等同法涂擦消毒两次,无须脱碘。

📖 **链接** :::::::::: 安尔碘皮肤消毒剂

安尔碘是目前临床上广泛应用的皮肤消毒剂,其使用方法如下:

1. 肌肉、静脉及一般皮肤穿刺前消毒:取无菌棉签或棉球蘸取原液由内向外均匀涂擦消毒区域一遍,或用原液直接喷于需消毒部位一次。 腰穿、采血等特殊穿刺部位消毒,原液均匀涂擦二遍,或用原液直接喷于需消毒部位二次,作用1~2分钟。

2. 手术部位皮肤消毒:按规范要求进行术前皮肤准备,用无菌纱布蘸取原液均匀涂擦二遍,或用原液直接喷于需消毒部位二次,作用2~3分钟,干燥后即可贴无菌手术膜或铺无菌手术巾。

3. 外科术前洗手消毒:用指甲刷蘸皂液将指甲内污物刷净,然后取皂液搓擦手及臂,流水冲净,用无菌毛巾擦干;用无菌纱布或无菌海绵蘸取原液5~10ml,从指尖至肘上依次均匀涂擦一遍,作用2~3分钟,稍干即可戴无菌手套。

(二)严格执行查对制度

1. 认真做好"三查"、"七对",确保用药安全。

2. 严格检查药物质量,如发现药物有变质、混浊、沉淀、变色,药物有效期已过或安瓿有裂隙等现象,均不可使用。

3. 如同时注射多种药物,应注意有无配伍禁忌。

(三)选择合适的注射器和针头

1. 根据药物的剂量、黏稠度和刺激性的强弱选择合适的注射器和针头。

2. 注射器应完好无损,不漏气;针头应锐利、无钩、不弯曲、型号合适;注射器和针头应衔接紧密;一次性注射器包装密封无破损,在有效期内。

（四）选择合适的注射部位

1. 选择注射部位应避开神经和血管（动、静脉注射除外），不能在化脓感染、局部皮肤有炎症、瘢痕、硬结及患皮肤病处进针。

2. 需长期注射的患者应经常更换注射部位。

（五）掌握合适的进针角度和深度

各种注射法分别有不同的进针角度和深度要求，进针时不可把针梗全部刺入注射部位。

（六）注射药物现用现配

注射药物应按规定临时抽取，现配现用，及时注射，防止药效下降或被污染。

（七）注射前排尽空气

注射前应排尽注射器内的空气，尤其是动、静脉注射，防止形成空气栓塞。但要注意排气时防止浪费药液和针头污染。

（八）注射前检查回血

进针达注射部位后、注射药液前，需抽动注射器活塞，检查有无回血。动、静脉注射必须见到回血才能推药；皮下、肌内注射如有回血，须重新更换部位进针，切不可将药液注入血管内。

（九）应用无痛注射技术

1. 解除患者的思想顾虑，分散其注意力。

2. 指导并协助患者采取合适的体位，使肌肉放松，易于进针。

3. 注射时做到"两快一慢加均匀"，即进针快、拔针快、推药速度缓慢而且均匀。

4. 注射刺激性较强的药物（如油剂）时，应选择粗长针头，做深部注射。

5. 同时注射几种药物时，应先注射无刺激性或刺激性弱的，再注射刺激性强的药物。

（十）严格执行消毒隔离制度

1. 注射时做到一人一套物品，包括注射器、针头、止血带、治疗巾等，避免交叉感染。

2. 所有物品须按消毒隔离制度和一次性用物处理原则进行处理，不可随意丢弃。

3. 注射前后护士须消毒双手，避免造成交叉感染。

考点：注射原则

📖 **链接** ········· 医院垃圾的分类收集

医院中所产生的垃圾与生活中的垃圾有所不同，处理不当会造成环境污染和疾病的传播。所以医院的垃圾要分为生活垃圾、医疗垃圾，并盛放于不同颜色的袋内，便于区分和处理。生活垃圾用黑色袋；一般医疗垃圾用黄色袋；有生物性污染的医疗垃圾放于红色袋内。

注射医疗废物的收集装置包括：利（锐）器盒一个，黄色包装袋 2 个（均为有医院警示标识的防渗漏、防锐器穿透专用包装袋或容器）。

注射废物分类收集：使用过的注射器，不要套针帽，也不要用手分离针头，应针尖向下深入利器盒将针头与注射器分离，针头入利器盒，用后的安瓿等锐器也放入利器盒。一次性注射器收集于 1 个黄色包装袋内，其他废弃物如棉签、密封瓶等收集于另一黄色包装袋内，按医疗废物转运程序运行。

二、注 射 用 物

1. 基础注射盘　置于治疗车上层，常规放置下列物品：

（1）皮肤消毒液：2% 碘酊、75% 乙醇各 1 瓶（或 0.5% 碘伏或安尔碘 1 瓶）。

（2）无菌持物镊：放于灭菌后的干燥容器中。

（3）其他物品：无菌治疗巾或无菌纱布（放于敷料罐内）、无菌棉签、砂轮、启瓶器、弯盘等,静脉注射时另加止血带、小垫枕。

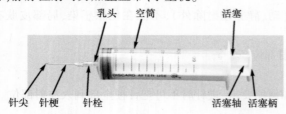

图9-13 注射器和针头的构造

除针栓外壁以外,其余部分应保持无菌,不得用手触摸。

(2)注射器和针头的规格:见表9-8。

2. 注射器和针头 放于基础注射盘内。

(1)注射器和针头的构造(图9-13):注射器由乳头、空筒、活塞(包括活塞体、活塞轴、活塞柄)构成。其中乳头、空筒的内壁、活塞体、活塞轴应保持无菌,不得用手触摸;针头分针尖、针梗和针栓三部分,除针栓外壁以外,其余部分应保持无菌,不得用手触摸。

表9-8 各种注射法选用注射器和针头的规格

注射法	注射器	针头
皮内注射	1ml	4～5号
皮下注射	1ml、2ml	5～6号
肌内注射	2ml、5ml	6～7号
静脉注射	5、10、20、30、50或100ml	6～9号(或头皮针)
静脉采血	2ml、5ml,视采血量而定	6～16号

考点:注射
用物准备

3. 注射药物 按医嘱准备。常用的注射药剂型有:溶液、油剂、混悬剂、结晶、粉剂(结晶和粉剂溶解后使用)。

4. 注射本或注射卡 根据医嘱准备注射本或注射卡,是注射给药的依据,便于"三查七对",避免给药错误的发生。

5. 治疗车上层备手消毒剂;治疗车下层备生活垃圾桶、医用垃圾桶、锐器回收盒。

三、药液抽吸法

药液抽吸应严格按照无菌操作原则和查对制度进行。

【目的】 遵医嘱准确抽吸药液,为各种注射作准备。

【评估】 给药目的、药物性能及给药方法。

【计划】

(1)护士准备:着装整洁,洗手,戴口罩。

(2)用物准备:基础注射盘、注射器和针头、注射卡,按医嘱备药。

(3)环境准备:清洁,光线充足,符合无菌操作的基本要求。

【实施】 见表9-9。

表9-9 药液抽吸法

操作流程	操作步骤	要点说明
(1)核对药物	核对药物名称与注射卡,检查药物质量及有效期	严格执行查对制度及无菌操作原则
(2)抽吸药液		
自安瓿内吸药	(图9-14、图9-15)	
①消毒、折断安瓿	轻弹安瓿顶端,将药液弹至体部,用消毒砂轮在安瓿颈部划一锯痕,消毒安瓿及拭去玻璃细屑,折断安瓿	安瓿颈部有蓝点标记,消毒后直接折断安瓿

操作流程	操作步骤	要点说明
②吸药	检查并取出注射器和针头,将针头斜面向下放入安瓿内的液面下抽动活塞,吸取药液	注射器和针头衔接要紧密 吸药时手不能握住活塞柄,只能持活塞柄,不可触及活塞轴及活塞体部,防止污染药液
自密封瓶内吸药	(图9-16)	
①消毒瓶塞	用启瓶器去除铝盖中心部分,消毒液消毒瓶塞及周围,待干	抽吸青霉素皮试液时,只用75%乙醇消毒待干
②注入空气	检查注射器后向瓶内注入与所需药液等量空气	使密封瓶内压力增加,利于吸药
③吸药	倒转药瓶使针头斜面在液面下,吸取所需药液量,以示指固定针栓,拔出针头	吸取结晶和粉剂药物时,先用生理盐水或专用溶媒充分溶解药物后再吸取 混悬液摇匀后立即吸取 油剂可稍加温或两手对搓(药物易被热破坏者除外)后,用粗针头吸取
(3)排尽空气	将针头垂直向上,先回抽活塞使针头内的药液流入注射器内,并使气泡集中在乳头根部,轻推活塞,排出气体(图9-17)	排气时示指固定针栓,不可触及针梗和针头 在注射器底部的气体,可震动注射器使气体向上漂移至乳头根部排出
(4)保持无菌	将安瓿或密封瓶套在针头上,再次核对后放于无菌巾或无菌棉垫内备用	也可套上针头套,但须将安瓿或密封瓶放于一边,以便查对 保持无菌状态,避免污染
	洗手	

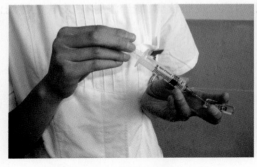

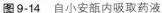

图9-14 自小安瓿内吸取药液

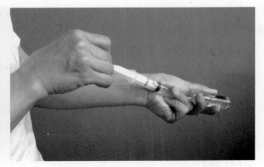

图9-15 自大安瓿内吸取药液

【评价】

(1) 严格按照操作程序抽吸药液,操作规范,手法正确,药量准确。

(2) 吸药过程中无污染和差错发生。

【注意事项】

(1) 严格执行查对制度,遵守无菌操作原则。

(2) 吸药时手只能触及活塞柄,不能触及活塞;只能触及针栓,不能触及针梗和针尖;不可将针栓插入安瓿内,以防污染药液。

(3) 针头在进入和取出安瓿时,不可触及安瓿口外缘。

(4) 排气时示指固定针栓,不可触及针梗。轻推活塞排气,不可浪费药液以免影响药量的准确性。

考点:药液抽吸的方法

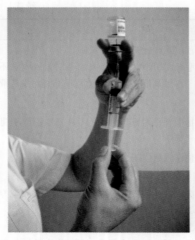

图 9-16　自密封瓶内吸取药液

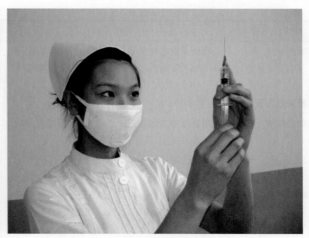

图 9-17　排气

（5）药液抽吸时间，最好是现用现抽吸，避免药液污染和效价降低。

四、常用注射技术

（一）皮内注射法（ID）

将少量药液或生物制剂注射于表皮与真皮之间的方法，称为皮内注射法。

【目的及部位】

（1）各种药物过敏试验：在前臂掌侧的下段，因该处皮肤较薄，易于注射；且皮肤色泽浅，便于观察药物过敏的皮肤反应。

（2）预防接种：常选择在上臂三角肌下缘。

（3）局部麻醉的先驱步骤。在实施局部麻醉处。

【评估】

（1）患者的病情、治疗情况及"三史"（用药史、过敏史、家族史）。

（2）患者的意识状态、心理状态，对注射的认知及合作程度。

（3）患者注射部位的皮肤状况。

【计划】

（1）护士准备：着装整洁，洗手，戴口罩。

（2）用物准备：基础注射盘、1ml 注射器、4½针头、按医嘱备药，注射卡，如做药物过敏试验需备 0.1% 盐酸肾上腺素及 2ml 注射器。

（3）环境准备：清洁、安静，光线充足。

【实施】　见表 9-10。

表 9-10　皮内注射法

操作流程	操作步骤	要点说明
（1）备药	核对医嘱及注射卡，检查药液质量并吸取药液	严格执行查对制度及无菌操作原则
（2）核对、解释	携用物至床旁，核对患者床号、姓名，查对无误后，解释操作目的和过程	确认患者，取得合作 做药物过敏试验者再次核对有无药物过敏史

操作流程	操作步骤	要点说明
(3)选择部位	协助患者取合适的体位,选择并暴露注射部位	
(4)消毒	常规消毒注射部位皮肤,待干	药物过敏试验只用75%乙醇消毒皮肤,忌用含碘消毒剂,以免影响对局部反应的观察
(5)再次核对	再次进行核对,排尽空气	操作中查对,保证用药的正确与患者安全
(6)进针	左手绷紧皮肤,右手持注射器,针头斜面向上与皮肤呈5°角刺入皮内(图9-18A)	进针角度不可过大,避免将药液注入皮下组织,影响对试验结果的判断
(7)推药	左手拇指固定针栓,右手推注药液0.1ml,使局部隆起呈半球状皮丘,皮肤发白并显露毛孔(图9-18B)	注入的药量要准确 加强与患者的沟通,以了解患者的反应
(8)拔针	注药毕,快速拔针,再次核对床号、姓名	拔针时勿用棉签按压,确保剂量准确 操作后查对,确保患者安全
(9)指导患者	告知患者注意事项	药物过敏试验者应计时(与患者核对时间) 嘱患者不可用手按揉局部 药物过敏试验者,暂时不要离开病室(或注射室),如有不适立即告知护士
(10)整理	清理用物,协助患者取舒适卧位	用物分类处理,注射器按要求损毁或消毒后集中处理
(11)观察并记录	密切观察患者用药后反应,洗手,记录	药物过敏试验须在注射15~20min后观察结果,并记录 如皮试结果不能确认,或怀疑假阳性,做对照试验

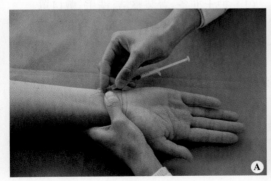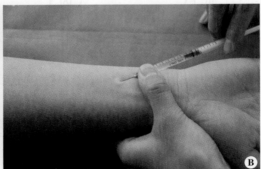

图9-18 皮内注射
A. 进针;B. 推药

【评价】

(1)护士操作技术熟练,进针深度、选择部位以及注入药物剂量准确,皮丘符合要求。

(2)患者理解皮内注射的目的,能积极配合,无不适,护患沟通有效。

(3)患者获得预防药物过敏的一般知识。

【注意事项】

(1)做药物过敏试验前必须询问患者的"三史"(用药史、过敏史、家族史);如对所用药物过敏,严禁做药物过敏试验并与医生联系,更换其他药物。

（2）药物过敏试验禁用含碘消毒剂,防止脱碘不彻底或患者对碘过敏,影响对局部反应的观察。

（3）进针角度不宜太大,以免将药液注入皮下,影响药物作用的效果及对局部反应的观察和判断。

（4）皮试结果不确定时,可做对照试验:在另一前臂相同部位注射0.1ml的0.9%氯化钠溶液,20分钟后对照观察反应。

（5）在为患者做药物过敏试验前,要备好急救药品,以防发生意外。

（二）皮下注射法（H）

皮下注射法是将少量药液或生物制剂注入皮下组织的方法。

【目的】

（1）用于某些不宜经口服给药,又需在短时间内发挥药效的药物治疗,如肾上腺素、胰岛素等药物。适合小剂量及刺激性弱的药物注射,以免吸收不良造成局部硬结、疼痛等反应。

（2）局部给药,如局部麻醉、封闭疗法。

（3）各种疫苗、菌苗的预防接种。

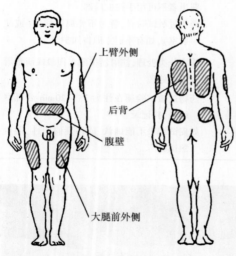

上臂外侧

后背

腹壁

大腿前外侧

图9-19 皮下注射部位

【评估】

（1）患者病情及治疗情况。

（2）患者的意识状态、肢体活动能力,对药物治疗的认知及合作程度。

（3）注射部位皮肤及皮下组织状况。根据注射目的选择部位:常选用上臂三角肌下缘,也可选用两侧腹壁、后背、大腿前侧和外侧（图9-19）。

【计划】

（1）护士准备:着装整洁,洗手,戴口罩。

（2）用物准备:基础注射盘、1~2ml注射器、5~6号针头、按医嘱备药,注射卡。

（3）环境准备:清洁、安静,温度适宜,光线充足。

【实施】 见表9-11。

表9-11 皮下注射法

操作流程	操作步骤	要点说明
（1）备药	核对医嘱及注射卡,检查药液质量并吸取药液	严格执行查对制度及无菌操作原则
（2）核对、解释	携用物至床旁,核对患者床号、姓名,查对无误后,解释操作目的和过程	确认患者,取得合作
（3）选择部位	协助患者取合适的体位,选择并暴露注射部位。常用部位是上臂三角肌下缘、上臂外侧（中1/3）、腹部、大腿前侧或外侧方、后背（图9-19）	嘱患者肌肉放松,勿紧张 预防接种在上臂三角肌下缘 局麻及封闭疗法在需要麻醉及治疗的局部注射处
（4）消毒	常规消毒注射部位皮肤,待干	

续表

操作流程	操作步骤	要点说明
(5)再次核对	再次进行核对,无误后排尽空气	操作中查对,保证用药的正确与患者安全
(6)进针	左手拇指向下绷紧皮肤,夹一干棉签于环指与小指之间,右手持注射器,示指固定针栓,针头斜面向上,与皮肤呈30~40°角,快速将针梗的1/2~2/3刺入皮下(图9-20A)	对于身体消瘦者,可捏起局部组织,适当减小进针角度 进针角度不宜超过45°,以免刺入肌层
(7)抽回血	右手保持原姿势,松开左手抽动活塞	如有回血,应立即拔出针头重新注射,切不可将药物注入血管内
(8)推药	如无回血,缓慢、均匀注入药液(图9-20B)	避免患者疼痛
(9)拔针	注药毕,用干棉签轻压穿刺点,快速拔针后按压片刻,再次核对床号、姓名	压迫至不出血为止 防止药液外溢,减轻疼痛 操作后查对,确保患者安全
(10)整理	清理用物,协助患者取舒适卧位	用物分类处理,注射器按要求损毁或消毒后集中处理
(11)观察并记录	密切观察患者用药后全身和局部反应,洗手,记录	

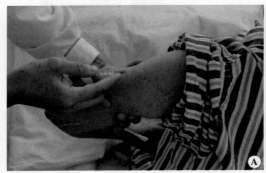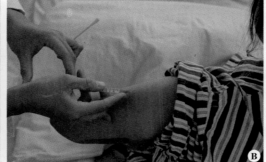

图9-20 皮下注射
A. 进针;B. 推药

【评价】

(1)护士操作技术熟练规范,进针深度、选择部位以及注入药物剂量准确,注射部位未出现硬结、感染。

(2)患者理解皮下注射的目的及药物作用相关知识,能积极配合,无不适,护患沟通有效。

【注意事项】

(1)针头刺入角度不宜大于45°,以免刺入肌层。

(2)尽量避免应用对局部组织刺激性强或剂量较大的药物做皮下注射。

(3)需要长期皮下注射者,应有计划地更换注射部位,轮流注射,以促进药物充分吸收。

(4)注射少于1ml的药液时,应选择1ml注射器,以保证注入药液剂量准确。

(三)肌内注射法(IM 或 im)

肌内注射法是将一定量的药液注入肌肉组织的方法。人体肌肉组织有着丰富的毛细血

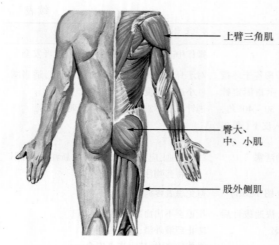

图 9-21　常用肌内注射部位

1. 臀大肌注射定位法　臀大肌起自髂后上棘(图 9-22)与尾骨尖之间的部位,肌纤维平行斜向外下方止于股骨上部,坐骨神经被臀大肌覆盖,其体表投影为自股骨大转子尖至坐骨结节中点向下至腘窝,注射时要避免损伤坐骨神经。

具体定位方法有两种:

(1) 十字法:从臀裂顶点向左或向右划一水平线,然后自髂嵴最高点做一垂线,将一侧臀部分为四个象限,其外上象限避开内角(髂后上棘与股骨大转子连线)为注射部位(图 9-23)。

管网,毛细血管壁是多孔的类脂质膜,药物透过的速度较透过其他生物膜快。自肌内注射的药物通过毛细血管壁到达血液内,吸收较完全而迅速。

【目的】

(1) 注入药物,用于不宜口服或静脉注射,且要求比皮下注射更迅速发挥疗效的药物。

(2) 药物刺激性较强或药量较多,不宜皮下注射者。

【部位】　一般选择肌肉丰厚且远离大血管、神经的部位。其中最常用的部位为臀大肌,其次为臀中肌、臀小肌、股外侧肌、上臂三角肌(图 9-21)。

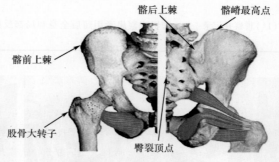

图 9-22　臀部骨性标志

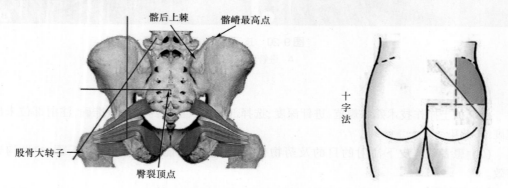

图 9-23　臀大肌注射定位法(十字法)

(2) 连线法:取髂前上棘与尾骨连线的外上 1/3 处为注射部位(图 9-24)。

2. 臀中肌、臀小肌注射定位法　此处血管、神经较少,脂肪组织也较薄,可用于小儿、危重或不能翻身的患者,目前使用日趋广泛,定位方法有两种。

(1) 三横指法:髂前上棘外侧三横指处(以患者的手指宽度为准)。

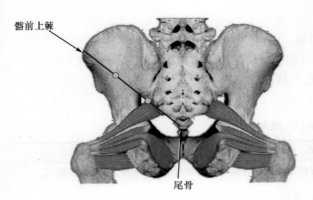

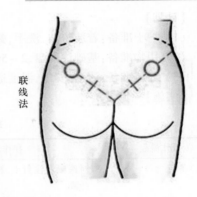

图 9-24　臀大肌注射定位法（连线法）

（2）示指、中指定位法：示指尖和中指尖尽量分开，分别置于髂前上棘和髂嵴下缘处，此时示指、中指和髂嵴之间构成一个三角形区域，此区域即为注射部位（图 9-25）。

3. 股外侧肌注射定位法　取大腿中段外侧，膝关节上 10cm，髋关节下 10cm，宽约 7.5cm 的范围（图 9-26）。此处范围较广，较少有大血管、神经干通过，可供多次注射，尤适用于 2 岁以下婴幼儿。

4. 上臂三角肌注射定位法　上臂外侧，肩峰下 2～3 横指处（图 9-27）。此处肌肉较薄，只能做小剂量注射。

【评估】

（1）患者病情、治疗情况、用药史、过敏史和家族史。

（2）患者的意识状态、肢体活动能力，对药物治疗的认知及合作程度。

（3）患者注射部位皮肤及肌肉组织状况。

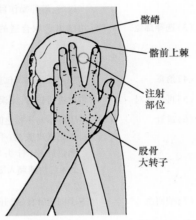

图 9-25　臀中肌、臀小肌注射定位法

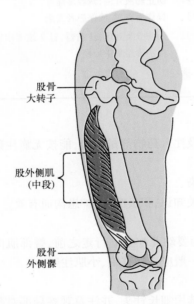

图 9-26　股外侧肌注射定位法

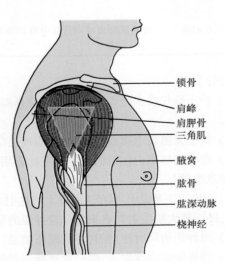

图 9-27　上臂三角肌注射定位法

【计划】

（1）护士准备：着装整洁，洗手，戴口罩。

（2）用物准备：基础注射盘、2~5ml 注射器，6~7 号针头、按医嘱备药，注射卡。

（3）环境准备：清洁、安静，温度适宜，光线充足，必要时以屏风或围帘遮挡。

【实施】 见表 9-12。

表 9-12 肌内注射法

操作流程	操作步骤	要点说明
（1）备药	核对医嘱及注射卡，检查药液质量并吸取药液	严格执行查对制度及无菌操作原则
（2）核对、解释	携用物至床旁，核对患者床号、姓名，查对无误后，解释操作目的和过程	确认患者，取得合作
（3）选择部位	协助患者取合适的体位，选择并暴露注射部位	肌内注射可取侧卧位、俯卧位、仰卧位和坐位，体位摆放应使注射部位肌肉放松，减轻疼痛
（4）消毒	常规消毒注射部位皮肤，待干	
（5）再次核对	再次进行核对，无误后排尽空气	操作中查对，保证用药的正确与患者安全
（6）进针	左手环指与小指之间夹一干棉签，拇指和示指绷紧皮肤，右手握笔式持注射器，中指固定针栓，针头与皮肤呈 90°角（图 9-28A），快速刺入 2.5~3cm（相当于针梗的 2/3）	勿将针头全部刺入，以防针梗在根部折断，不易取出 小儿及消瘦者选用针头型号宜小，进针深度酌减
（7）抽回血	右手固定针栓，松开左手抽动活塞	如有回血，可将针头拔出少许再试回抽，无回血才可注入药液；如仍有回血则应拔出针头重新注射，切不可将药物注入血管内
（8）推药	如无回血，缓慢、均匀推注药液（图 9-28B）	避免患者疼痛
（9）拔针	注药毕，用干棉签轻压穿刺点，快速拔针后按压片刻（图 9-28C），再次核对床号、	防止药液外溢，减轻疼痛 操作后查对，确保患者安全
（10）整理	清理用物，协助患者取舒适卧位	用物分类处理，注射器、针头按要求损毁或消毒后集中处理
（11）观察并记录	密切观察患者用药后全身和局部反应，洗手，记录	

【评价】

（1）护士操作技术熟练，进针深度、选择部位以及注入药物剂量准确，能按无痛注射法进行操作。

（2）护士无菌观念强，注射部位未出现硬结、感染。

（3）患者理解肌内注射的目的及药物作用的相关知识，积极配合，护患沟通有效。

【注意事项】

（1）2 岁以下婴幼儿不宜选用臀大肌注射。因为婴幼儿在独立行走之前，臀部肌肉发育不完善，进行臀大肌注射时有损伤坐骨神经的危险，一般应选择臀中、小肌注射。

（2）两种药物同时注射时，注意配伍禁忌。

（3）需长期肌内注射者，应经常更换注射部位，选用细长针头，并注意观察局部对药物的吸收情况；如吸收差，有硬结者可做局部热敷、理疗等处理。

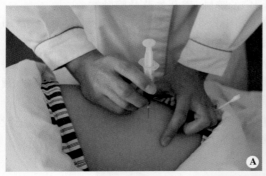
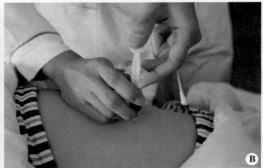
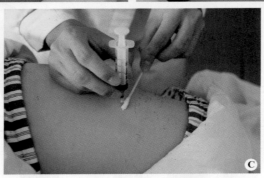

图9-28 肌内注射
A. 进针;B. 推药;C. 拔针

(4) 勿将针梗全部刺入,以免发生断针。若针梗折断,应先稳定患者情绪,嘱患者保持原体位不动,防止断针移动,迅速用无菌血管钳取出断针;若断端全部埋入肌肉内,应速请外科处理。

(5) 臀部肌内注射时,为使局部肌肉放松,嘱患者侧卧位时上腿伸直,下腿稍弯曲;俯卧位时足尖相对,足跟分开,头偏向一侧。

链接 ········· 肌内注射的技巧

为减轻注射局部的疼痛,利于药液吸收,在实施肌内注射的过程中还可配合使用以下两种技巧:

1. 留置气泡技术:方法是注射器抽吸药液后再吸入空气0.2~0.3ml。进行注射时气泡在上,药液全部注入后,气体即进入针体内。此法的优点是:其一,可使针体内的药液全部进入肌肉组织,防止拔针时,药液渗入皮下组织,可减少对皮下组织的刺激,减轻疼痛。其二,可使药液局限在肌肉组织局部,有利于药液的吸收。

2. Z型肌内注射法:方法是在进针前将皮肤和皮下组织向一侧牵拉后,按常规肌内注射法进行肌内注射,拔针后被牵拉的皮肤和皮下组织复原,进针的通道闭合,不会出现拔针后药液外渗的现象。此法的目的是防止药液的外渗,减少对皮下组织的刺激,可减轻注射后的疼痛。

(四) 静脉注射法(Ⅳ)

静脉注射法是指将一定量无菌药液自静脉注入体内的方法。药液直接进入血液循环,是发挥药效最快的给药方法。

【目的】

(1) 药物不适于口服、皮下、肌内注射,又需迅速发挥药效时。

(2) 静脉输液、输血或静脉高营养治疗。

(3) 作诊断、试验检查时,由静脉注入造影剂作诊断性检查,如对肝、肾、胆囊造影检查。

【部位】 一般选择粗、直、弹性好、相对较固定的静脉,避开关节及静脉瓣。

(1) 四肢浅静脉:上肢常选用腕部、手背静脉(图9-29A)及肘部浅静脉(贵要静脉、正中静脉、头静脉)(图9-29B);下肢常选用大隐静脉、小隐静脉和足背静脉(图9-29C)。

(2) 头皮静脉:小儿头皮静脉极为丰富,分支甚多,互相沟通交错成网且静脉表浅易见,易于固定,方便患儿肢体活动,故患儿静脉注射多采用头皮静脉。临床常用的头皮静脉有:颞浅静脉、额前正中静脉、耳后静脉和枕后静脉(图9-30)。

(3) 股静脉:股静脉位于股三角内,在股神经和股动脉的内侧(图9-31)。护士应熟记股静脉的解剖位置及其与毗邻组织的关系,以防操作时误伤重要的神经和血管。

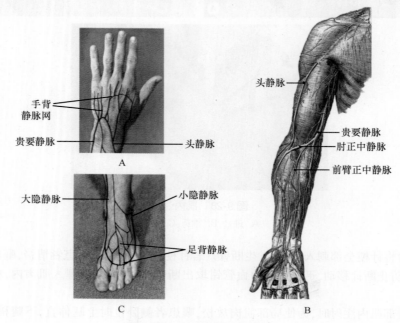

图9-29 四肢浅静脉分布图

A. 手背静脉;B. 肘部浅静脉;C. 大隐静脉、小隐静脉和足背静脉

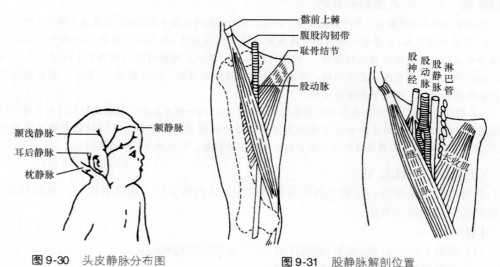

图9-30 头皮静脉分布图　　　　**图9-31 股静脉解剖位置**

【评估】

（1）患者病情、治疗情况、用药史、过敏史和家族史。

（2）患者的意识状态、肢体活动能力,对药物治疗的认知及合作程度。

（3）注射部位的皮肤状况、静脉充盈度及管壁弹性。

【计划】

（1）护士准备:着装整洁,洗手,戴口罩。

（2）用物准备:基础注射盘、注射器（规格视药量而定）、6~9号针头或头皮针、止血带、小垫枕、胶布、按医嘱备药,注射卡。

（3）环境准备:清洁、安静,温度适宜,光线充足。

【实施】 见表9-13。

表 9-13 静脉注射法

操作流程	操作步骤	要点说明
四肢浅静脉注射		
（1）备药	核对医嘱及注射卡,检查药液质量并吸取药液	严格执行查对制度及无菌操作原则
（2）核对、解释	携用物至床旁,核对患者床号、姓名,查对无误后,解释操作目的和过程	确认患者,取得患者合作
（3）选择静脉	选择合适的静脉,用手指探明静脉的走向和深浅,选择粗直、弹性好、易固定的血管,将小垫枕放于穿刺部位下	对需长期注射者,应有计划地由小到大,由远心端到近心端选择静脉
（4）消毒	在穿刺点上方6cm处扎止血带,常规消毒皮肤	止血带末端向上,以免污染消毒部位
（5）再次核对	再次进行核对,无误后排尽空气	操作中查对,保证用药的正确与患者安全,防止空气栓塞
（6）穿刺	左手绷紧静脉下端皮肤,右手持注射器,针尖斜面向上与皮肤呈15°~30°角（图9-32A）自静脉的上方或侧方刺入皮下,再沿静脉的走向潜行刺入静脉（图9-32B）	如未见回血,可平稳地将针头退至穿刺入口处(但切勿退出皮肤外),略变方向后再尝试穿刺;穿刺时应沉着,如穿刺失败,立即拔针,按压局部
（7）推药	见回血后进针少许,松开止血带,嘱患者松拳,示指固定针栓,缓慢推注药液（图9-32C）。	固定针头的手指不可触及针梗,头皮针用胶布固定 注意询问患者感觉,反复试抽回血 防止引起出血或皮下血肿
（8）拔针	注药完毕,用干棉签轻压穿刺点上方,快速拔针,按压片刻,或嘱患者屈肘,再次核对床号、姓名	操作后核对,确保患者安全
（9）整理	清理用物,协助患者取舒适卧位	用物分类处理,注射器按要求损毁或消毒后集中处理
（10）观察并记录	密切观察患者用药后全身和局部情况,洗手,记录	
股静脉注射法	常用于患者急救时紧急穿刺,注入药物、加压输液、输血或采集血标本	有出血倾向者不宜采用此法
（1）备药、核对、解释	同四肢浅静脉注射	
（2）安置体位	协助患者取仰卧位,两腿伸直略外展外旋,必要时在穿刺侧腹股沟下垫一沙袋或软枕	可充分显露注射部位,如为小儿注射,需用尿布覆盖会阴,以防排尿时弄湿穿刺部位
（3）消毒	常规消毒局部皮肤及操作者左手示指、中指	

续表

操作流程	操作步骤	要点说明
(4)穿刺	左手示指、中指扪及股动脉,右手持注射器,针头与皮肤呈45°或90°角,在股动脉内侧0.5cm处刺入	股静脉位于股三角内,在股动脉(其走向和髂前上棘与耻骨结节连线中点相交)内侧0.5cm处(图9-31)。
	左手抽动活塞,见有暗红色血液,提示进入股静脉	如抽出的血液为鲜红色,表明针头进入股动脉,拔针。局部按压5~10分钟,不出血为止
(5)推药	右手固定针栓,左手推注药物	
(6)拔针	注射完毕,快速拔针,用无菌纱布按压局部3~5分钟,再次核对床号、姓名	以防出血或形成血肿 操作后核对,确保患者安全
(7)整理	清理用物,协助患者取舒适卧位	用物分类处理,注射器按要求损毁或消毒后集中处理
(8)观察并记录	密切观察患者用药后全身和局部情况,洗手,记录	

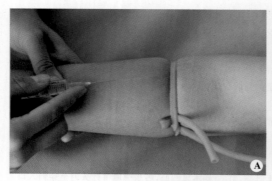
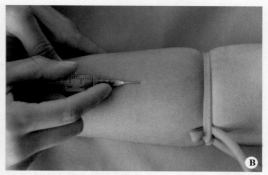
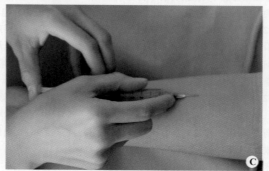

图 9-32 静脉注射
A. 进针角度;B. 穿刺;C. 推药

📖 **链 接**∷∷∷∷∷ **静脉拔针技巧**

1. 无痛拔针方法:所谓"无痛性"拔针,并非一点也不疼痛,而是为尽量减轻或避免疼痛而采取的相应措施。 拔针前先在针两侧绷紧皮肤,顺血管纵轴平行,向外缓慢拔针,当针头即将拔出血管壁时再快速拔出体外,并迅速用干棉签平行于静脉压住穿刺点,然后抬高患肢片刻即可。

2. 防皮下溢血方法:拔针前护士左手拇指和示指在针尖上方约2.5cm处绷紧皮肤和皮下组织,快速拔针,用干棉签沿穿刺点向上纵行压迫穿刺点3~5分钟即可。 既可压迫静脉针眼,又可减少针头对血管壁的摩擦和损伤。 且拔针后棉签在静脉上方呈平行方向压迫皮肤,可防止皮下溢血,避免青紫等。

【静脉穿刺常见的失败原因及处理措施】

（1）针头斜面嵌在血管壁上：针头斜面一半在血管内，一半在血管外，抽吸虽有回血，但推药时部分药液溢出至皮下，局部肿胀并有痛感（图9-33A）。此时应沿静脉走向再进针少许，试抽有回血，患者无疼痛感，方可注药。

（2）针头刺破血管下壁进入深层组织：抽吸无回血，注入药物局部无隆起，主诉疼痛（图9-33B）。此时应拔出针头，重新选择血管穿刺。

（3）针头刺破对侧血管壁：针头刺入较深，针头斜面一半穿破对侧血管壁，部分药物溢出至深部组织，抽吸有回血，推注少量药液时局部可无隆起，但患者有痛感（图9-33C）。此时应拔出针头，重新选择血管穿刺。

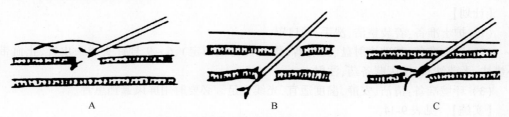

A   B   C

图9-33 静脉穿刺失败的常见原因

📖 **链接** ┈┈┈┈┈ 特殊患者静脉穿刺要点

1. 肥胖患者：肥胖者皮下脂肪较厚，静脉较深，难以辨认，但相对固定。注射前先摸清血管走向，然后由静脉上方进针，进针角度稍加大（30°~40°）。

2. 水肿患者：水肿患者皮下组织积液，静脉难以辨识。注射前可沿静脉解剖位置，用手按揉局部，以暂时驱散皮下水分，使静脉充分显露后再行穿刺。

3. 脱水患者：脱水患者血管充盈不良，穿刺困难。注射前可在局部从远心端向近心端方向反复推揉、按摩，或局部热敷，待静脉充盈后再穿刺。

4. 老年患者：老年人皮下脂肪较少，血管易滑动且脆性大，针头难以刺入静脉或易穿破血管对侧。注射时，可用手指分别固定穿刺段静脉上下两端，在静脉的上方进针，角度稍减小，同时注意穿刺不可过猛，以防血管破裂。

【评价】

（1）护士严格按注射原则进行，操作技术熟练，一次性注射成功，注射部位无渗出、肿胀，未发生感染。

（2）能分析静脉注射失败的常见原因，根据患者情况提高静脉穿刺成功率。

（3）患者理解静脉注射的目的及药物作用的相关知识，积极配合，护患沟通有效。

【注意事项】

（1）严格执行查对制度、无菌操作原则和消毒隔离原则。

（2）根据患者的病情、年龄和药物的性质，掌握推注药物的速度，并注意倾听患者的主诉，观察局部情况及病情变化。

（3）需长期静脉注射者，要有计划地使用和保护静脉，应由小到大，由远心端向近心端选择静脉。

（4）注射对组织有强烈刺激性的药物，应另备装有生理盐水的注射器和头皮针，先用0.9%氯化钠溶液注射器穿刺成功后，确认针头在静脉内后再更换吸有药物的注射器进行注射，防止药物溢出血管外而造成组织坏死。

（五）动脉注射法

动脉注射法是将无菌药液注入动脉的方法。常用股动脉、颈总动脉、锁骨下动脉等。

考点：各种注射法定义、目的、部位、体位、持针姿势、进针角度及注意事项

【目的】

（1）用于抢救重度休克，尤其是创伤性休克患者。

（2）用于施行某些特殊检查，如脑血管造影、下肢动脉造影等。

（3）经动脉注射抗癌药物作区域性化疗。

【评估】

（1）患者病情、治疗情况、用药史、过敏史和家族史。

（2）患者的意识状态、肢体活动能力，对药物治疗的认知及合作程度。

（3）注射部位的皮肤情况、动脉充盈度和动脉管壁弹性等。

（4）环境是否清洁、光线是否充足。

【计划】

（1）护士准备：着装整洁，洗手，戴口罩。

（2）用物准备：基础注射盘、注射器（规格视药量而定）、6~9 号针头或头皮针、止血带、小垫枕、无菌纱布、按医嘱备药，注射卡。

（3）环境准备：清洁、安静，温度适宜，光线充足。必要时用屏风遮挡患者。

【实施】 见表9-14。

表 9-14 动脉注射法

操作流程	操作步骤	要点说明
（1）备药	核对医嘱及注射卡，检查药液质量并吸取药液	严格执行查对制度及无菌操作原则
（2）核对、解释	核对床号、姓名、药名；解释操作的目的及过程	确认患者，取得合作
（3）摆好体位	协助患者取适当体位，暴露穿刺部位。以股动脉为例：患者平卧，下肢伸直略外展	充分暴露穿刺部位 嘱患者肌肉放松，勿紧张
（4）消毒	用常规消毒皮肤，直径大于 5cm；常规消毒术者左手示指和中指或戴无菌手套	
（5）再次核对	再次进行核对，无误后排尽空气	操作中查对，保证用药的正确与患者安全
（6）进针	用左手示指和中指固定所选动脉，另一手持注射器，垂直刺入动脉或与动脉走向呈 40°刺入。	
（7）推药	见有鲜血涌入注射器时，即以一手固定好穿刺针，同时用另一手以尽可能快的速度推注药液	减轻患者疼痛
（8）拔针	注药完毕迅速拔出针头，局部用无菌纱布按压 5~10 分钟。再次核对床号、姓名	压迫至不出血为止，避免出血或形成血肿 操作后查对，确保患者安全
（9）整理	清理用物，协助患者取舒适卧位	用物分类处理，注射器按要求损毁或消毒后集中处理
（10）观察并记录	密切观察患者用药后全身和局部反应，洗手，记录	

【评价】

（1）护士严格按注射原则进行，操作技术熟练，一次性注射成功，注射部位无渗出、肿胀、未发生感染。

（2）患者理解动脉注射的目的及药物作用的相关知识，积极配合，护患沟通有效。

【注意事项】

（1）新生儿不宜选择股动脉注射，进针时易损伤髋关节，多选用桡动脉。

（2）凝血功能障碍患者禁忌采用股动脉注射。

（六）电脑微量注射泵的应用

电脑微量注射泵为临床急救、治疗和护理的常用设备，可将药液持续、均匀、定量输入人体静脉或动脉内，目前广泛运用于临床各科。

【目的】

（1）方便进行动脉、静脉给药，长时间、微量、精确、均匀地给药，如手术后镇痛剂的缓慢注射。

（2）肿瘤患者的化疗。

【评估】

（1）患者病情及治疗情况。

（2）患者的意识状态、肢体活动能力，对药物治疗的认知及合作程度。

（3）注射部位的皮肤状况、静脉充盈度及管壁弹性。

（4）注射泵的性能。

【计划】

（1）护士准备：着装整洁，洗手，戴口罩。

（2）用物准备：除按静脉注射的用物准备外，另备电脑微量注射泵（图 9-34）、注射泵延长管，按医嘱准备药液。

（3）环境准备：清洁、安静、温度适宜，光线充足。

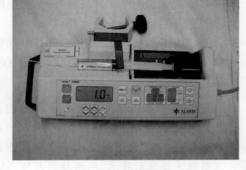

图 9-34　电脑微量注射泵

【实施】　见表 9-15。

表 9-15　电脑微量注射泵的应用

操作流程	操作步骤	要点说明
（1）连接电源	连接交流电 220V，直流电 12V 电源。机器内置电池连续充电 10 小时以上，可应急工作 3 小时以上	连接正确，安全用电
（2）检测	打开注射泵电源开关，机器自动进行检测	机器状态正常显示"0.1"，若显示"Err"提示机器出现故障，暂不能使用
（3）固定	将吸好药液的注射器稳妥地固定在机器上	
（4）设定流量	通过置数键调节所需流量。如 20ml 一次性使用注射器为 0.1～150.0ml/h。机器通过蜂鸣并显示 150.0ml/h	提示操作者 20ml 注射器的最大流量是 150.0ml/h
（5）连接	将注射器与静脉穿刺针连接	
（6）静脉穿刺	选择静脉，常规消毒皮肤，进行静脉穿刺，固定针头，按下启动运行键"RUN"，注射泵开始注射	通过 LED 发光管移动显示
（7）观察运行	注射泵注射药物的过程中，随时观察注射泵的运行以及药物输入的情况	当注射泵出现阻塞、电池电力不足，注射泵均可通过声光自动报警并停止运行。按动"关蜂鸣键"关闭蜂鸣。排除故障后，启动运行

续表

操作流程	操作步骤	要点说明
（8）停止运行	药液注射完毕,按下停止运行键(STOP)	药液即将注射完毕或药液注射完毕时,注射泵同样会声光报警,操作者需及时更换注射器或关闭注射泵
（9）拔出针头	拔出针头或松开注射器于静脉穿刺针的连接 取出注射器,关闭注射泵,切断电源	
（10）取注射器	清理用物,协助患者取舒适卧位	
（11）记录	洗手,记录	

【评价】

（1）护士能正确使用微量注射泵,药液有计划、顺利输入,保持均匀、恒定的速度。

（2）患者理解使用注射泵的目的,能积极配合。

【注意事项】

（1）在使用微量注射泵期间,应随时观察药液输入情况及患者的反应。

（2）密切观察注射泵的运行状态,遇有故障及时排除。

案例 9-4 分析

1. 护士应严格执行查对制度,严格按照注射法操作规程,为患者实施注射。

2. 护士为患者注射药物应遵守如下操作规程:①严格执行无菌操作原则、查对制度和消毒隔离制度,谨防差错事故发生。②认真准备注射用物,包括消毒用品,注射器、针头和药物等。③熟练掌握注射技术,包括抽吸药液、正确选择注射部位、采用正确的进针角度、观察药物反应及处理方法。④掌握无痛注射技术,减少患者疼痛。⑤按照护理程序实施注射操作。⑥护士注意做好自我防护,防止针头刺伤。

3. 护士应作好如下注射前的准备工作:评估患者并做好解释工作,使患者了解注射的目的、方法、注意事项及配合要点;做好护士自身准备:着装整洁,洗手,戴口罩;熟悉药物的用法及药理作用;并做好注射用物准备和环境准备。

第 5 节　局 部 给 药

除前面介绍的几种主要给药途径以外,根据各专科特殊治疗需要,还可采用以下一些局部给药方法。

一、滴　药　法

滴药法是指将药物滴入某些体腔产生疗效的给药方法。以下对眼、耳、鼻的滴药方法逐一作简单的介绍。

（一）滴眼药法

【目的】　用滴管或眼药滴瓶将药液滴入眼结膜囊,以达到消炎杀菌、收敛、麻醉、散瞳、缩瞳等治疗作用,也可作某些诊断检查。

【评估】　患者所患眼部疾患情况及用药目的。

【计划】

（1）患者准备:取坐位或仰卧位。

（2）用物准备:无菌眼药滴瓶(内含医嘱用药液)、消毒棉球或棉签,弯盘。

【实施】

（1）备齐用物携至床旁,确认患者,并向患者解释操作目的及注意事项。

（2）协助患者取合适卧位。嘱患者头后仰,眼睛向上看,用药前先用干棉球拭去眼泪,以免冲淡眼药。

（3）用无菌棉签拭净患者眼部分泌物,左手将患者的下眼睑轻轻向下牵拉,右手持滴管(瓶)手掌根部固定于患者前额上,滴管口(瓶口)距离结膜 1～2cm,将药液滴入结膜囊内 1～2 滴。轻轻提起上眼睑,使药液均匀地散布于球结膜表面,嘱患者闭眼 1～2 分钟后,休息。整理用物。洗手,记录。

【注意事项】

（1）严格执行无菌操作规程,预防交叉感染。

（2）认真核对,注意检查眼药水的质量和药液的性质。

（3）滴药时,一般先左后右,防止遗漏和差错。

（4）应用散瞳药或有致痛的眼药,应事先告之患者以消除紧张。

（5）滴药的动作要轻柔,以防伤及眼球。

（二）滴耳药法

【目的】 将药液滴入耳道,以达到清洁耳道、消炎的目的。

【评估】 患者所患耳部疾患情况及用药目的。

【计划】

（1）患者准备:取坐位或卧位,头偏向健侧,患耳朝上。

（2）用物准备:耳药滴瓶(内含医嘱用药液)、消毒棉签、小棉球,按需要备 3% 过氧化氢溶液、吸引器、消毒吸引头。

【实施】

（1）备齐用物携至床旁,确认患者,并向患者解释用药目的及注意事项。

（2）协助患者取坐位或仰卧位,头偏向健侧,3% 过氧化氢溶液卷棉子拭除外耳道分泌物。

（3）操作者左手向上向后牵拉患者耳郭,使耳道变直,右手持滴瓶,将药液顺外耳道后壁缓缓滴入 2～3 滴,并轻压耳屏使药液流入耳腔。

（4）嘱患者保持原来体位数分钟,用无菌干棉球拭去外流的药液,协助患者取舒适体位。整理用物。洗手,记录。

【注意事项】

（1）滴管口不可触及患者皮肤,防止交叉感染。

（2）滴入的药液温度要适宜,以免刺激内耳引起眩晕。

（3）如昆虫类进入耳道,可选用油剂药液,滴药后 2～3 分钟便可取出。

（4）清除耳内耵聍滴入软化剂后可有胀感,耵聍取出后胀感即消失,嘱患者不必紧张。

（三）滴鼻药法

【目的】 通过从鼻腔滴入药物,治疗副鼻窦炎;或滴入血管收缩剂,减少分泌,减轻鼻塞症状。

【评估】 患者所患鼻部疾患情况及用药目的。

【计划】

（1）患者准备:取坐位,头向后仰,或取垂头仰卧位。如治疗上颌窦、额窦炎时,则取头后仰并向患侧倾斜。擤鼻,以纸巾抹净。

（2）用物准备：滴鼻药瓶（内含医嘱用药液）、纸巾。

【实施】 滴鼻药法操作较简单，可教会患者自行完成。

（1）备齐用物携至床旁，确认患者，并向患者解释目的及注意事项。

（2）协助患者取坐位或仰卧位，头向后仰。解开衣领。

（3）左手轻轻推鼻尖暴露鼻腔，右手持滴管向鼻孔内滴入药液 3～5 滴，嘱患者保持体位 3～5 分钟。

（4）观察患者用药后反应。整理用物。洗手，记录。

【注意事项】

（1）注意观察患者用药后是否出现黏膜充血加剧。

（2）血管收缩剂连续使用时间不可过长。

二、插　入　法

常用药物为栓剂，包括直肠栓剂和阴道栓剂。栓剂是药物与适宜基质制成的供腔道给药的固体制剂。其熔点为 37℃ 左右，插入体腔后栓剂缓慢融化而产生药效。

（一）直肠栓剂插入法

【目的】

（1）润滑肠道、软化粪便：向直肠内插入甘油栓。

（2）直肠给药：药物的有效成分被直肠黏膜吸收，产生局部或全身治疗作用。

【评估】

（1）患者病情及用药的需要。

（2）患者对用药知识的认知及配合程度。

【计划】

（1）护士准备：着装整洁，修剪指甲，洗手，戴口罩。

（2）用物准备：直肠栓剂，指套或手套，手纸。

（3）环境准备：需要时用屏风遮挡，拉好窗帘。

【实施】

（1）携用物至床旁，确认患者，向患者解释目的及操作过程，用屏风遮挡患者。

（2）协助患者取侧卧位，暴露肛门。

（3）戴上手套或指套，将栓剂插入肛门，嘱患者深呼吸，放松，以示指沿直肠壁送入直肠深处。

（4）嘱患者保持侧卧位 15 分钟，协助患者穿好衣裤，整理用物。洗手，记录。

【注意事项】

（1）应确定栓剂贴在直肠黏膜表面上，才能被黏膜吸收，若插入粪便内则不起作用。

（2）动作轻柔，减少对患者的不良刺激。

（3）注意保护患者隐私。

（二）阴道栓剂插入法

【目的】

（1）促进阴道、宫颈炎症的吸收。

（2）插入消炎、抗菌栓剂，达到局部治疗作用。

【评估】

（1）患者病情及用药的需要。

（2）患者对用药知识的认知程度，对隐私部位用药的接受和配合程度，用药的自理能力。

【计划】

(1) 护士准备:着装整洁,修剪指甲,洗手,戴口罩。

(2) 用物准备:阴道栓剂、栓剂置入器或手套、卫生棉垫。

(3) 环境准备:拉下窗帘,需要时用屏风遮挡患者。

【实施】

(1) 备齐用物携至床旁,确认患者,解释目的及操作过程。

(2) 协助患者取合适卧位。取仰卧屈膝位,两腿分开,暴露会阴部。

(3) 操作者戴无菌手套或指套,一手分开阴唇,另一手示指或中指将阴道栓剂沿阴道下后方向送入阴道后穹隆。嘱患者保持仰卧位15分钟。

(4) 观察用药效果,整理用物。洗手,记录。

【注意事项】

(1) 准确判断阴道口,必须置入足够深度。

(2) 为延长药物作用时间,尽量晚上用药。

(3) 指导患者治疗期间避免性生活及盆浴;保持内裤的清洁;阴道出血和月经期禁用。

(4) 注意保护患者隐私。

三、皮肤给药

皮肤用药的剂型有多种,如溶液、油膏、粉剂、糊剂等。

【目的】 将药物直接涂抹于皮肤,以起到局部治疗的作用。

【评估】

(1) 患者局部皮肤情况。

(2) 患者对用药知识的认知和配合程度,皮肤用药的自理能力。

【计划】

(1) 护士准备:着装整洁,修剪指甲,洗手,戴口罩。

(2) 用物准备:皮肤用药物、棉签、弯盘,需要时备清洁皮肤用物。

(3) 环境准备:拉下窗帘,需要时用屏风遮挡患者。

【实施】

(1) 将用物带至床旁,确认患者并向其解释用药的目的和注意事项。

(2) 涂搽药物前,用温水与中性肥皂清洁皮肤,擦干皮肤。

(3) 根据不同剂型的药物,采用相应的方法护理。

1) 软膏:用搽药棒或棉签将软膏涂于患处,具有保护、润滑及软化痂皮等作用。

2) 糊剂:用棉签将药糊直接涂于患处,不宜太厚,也可先将糊剂涂在纱布上,贴在皮损处,外部包扎。

3) 乳膏剂:用棉签将乳膏剂涂于患处,具有止痒、保护、消除轻度炎症的作用。

4) 溶液剂:用塑料布垫于患部下面,用无菌镊子夹持浸有药液的棉球洗抹患部,清洁后用干棉球拭干。也可采用湿敷法给药。用于急性皮炎伴有大量渗液或感染者。

5) 酊剂:用棉签蘸酊剂涂于患处,具有杀菌、消炎、止痒作用。

(4) 涂药完毕,协助患者休息,保护好局部,防止污染被服,整理用物。洗手,记录。

【注意事项】

(1) 观察用药后局部皮肤反应情况,尤其注意对小儿和老年患者的观察。

(2) 了解患者对局部用药处的主观感觉,并有针对性地做好解释工作。

(3) 动态地评价用药效果,并实施提高用药效果的措施。

四、舌下给药

【目的】 舌下给药是将药物放在舌下,通过口腔黏膜丰富的毛细血管吸收,可避免胃肠刺激、吸收不全和首过消除等作用,并且迅速发挥疗效。如常用于冠心病心绞痛发作时,舌下含服硝酸甘油剂2~5分钟即可发挥作用,用药后患者心前区压迫感或疼痛感可减轻或消除。

【评估】

(1)患者病情及用药的需要。

(2)患者对用药知识的认知和配合程度。

【计划】

(1)护士准备:着装整洁,修剪指甲,洗手,戴口罩。

(2)用物准备:遵医嘱备药。

(3)环境准备:整洁、安静、明亮。

【实施】 事前应教会患者自行用药,嘱患者将药片放于舌下,使药片自然溶解吸收。

【注意事项】

(1)使患者了解此类药物不可嚼碎咽下,而需要自然溶化,被口腔黏膜吸收,否则会降低药效。

(2)应教会患者如何评价药效,用药后症状不缓解,可重复用药,但在服药同时及时就医。

重·点·提·示

1. 药疗原则是一切用药的总则,给药中必须严格遵守。做好"三查""七对"工作;做到给药时间准确、给药剂量准确、给药浓度准确、给药途径准确和患者准确;能够指导患者正确用药,观察用药后的反应。在使用药物时一旦发现有浑浊、沉淀、发霉、异味、变色、潮解、超过有效期,均不可再使用。

2. 口服给药时应严格执行查对制度,护士发药时遇患者不在病室或因特殊检查、手术不能服药者,暂不发药并做好交班;患者对药物有疑问时,应重新核对,确认无误,向患者解释后再发药,并指导患者正确合理用药。

3. 雾化吸入方法包括超声雾化吸入法、氧气雾化吸入法、压缩雾化吸入法、手压式雾化吸入法等。雾化吸入有湿化呼吸道、预防和治疗呼吸道感染、改善通气功能、治疗肺癌等作用。雾化吸入常用药物有抗生素类药物、解除支气管痉挛药物、祛痰药、消肿药等。

4. 注射给药是临床常用的给药技术,是护士的基本功之一,护士应熟练掌握该技术。注射过程中应严格执行注射原则,按照护理程序实施注射操作:①严格遵守无菌技术操作原则,防止感染。②认真执行查对制度,谨防差错事故发生。多种药物注射时,注意药物配伍禁忌。③注射用物要认真准备,包括消毒用品、注射器、针头和药物等。④熟练掌握注射技术,包括抽吸药液、定位、进针、观察药物反应及处理方法。⑤掌握无痛注射技术,减少患者疼痛。⑥护士注意做好自我防护,防止针头刺伤。注射目的不同,采取的注射方法不同,护士应该掌握各种注射法的注射部位、进针角度、进针深度、注意事项等。

5. 除注射给药技术外,根据各专科特殊治疗需要,还可采用以下局部给药方法,包括滴药法、插入法、皮肤给药、舌下用药等。

目 标 检 测

A₁ 型题

1. 药物保管,下列哪项是错误的
   A. 维生素C片:装在有色密盖瓶内
   B. 破伤风抗毒素:冰箱内冷藏
   C. 酵母片:装白色瓶内盖紧
   D. 哌替啶(杜冷丁):加锁保管
   E. 氨茶碱片:装白色瓶内盖紧

2. 剧毒药品必须
   A. 放在柜子里　　　　B. 专柜加锁专人保管
   C. 与普通药统一领取　D. 随便放置
   E. 放在治疗室醒目的地方

3. 外文缩写翻译,下列哪一项是错误的
   A. 12m—中午 12 点　　B. Dc—停止
   C. ac—饭前　　　　　　D. Hs—临睡前
   E. qod—隔天一次

4. 药疗原则下列哪项是错误的
   A. 应根据医嘱给药
   B. 操作中须做到"三查七对"
   C. 遵守操作规程
   D. 准备好药物须及时分发
   E. 易发生过敏的药物应停止使用

5. 取药液方法,下述哪项不妥
   A. 取水剂前将药液摇匀
   B. 药液不足 1ml 用滴管吸取
   C. 倒药液时药瓶标签向上
   D. 两种药液可置同一药杯内
   E. 油剂药应倒入少量冷开水杯中

6. 下列发药方法,哪项错误
   A. 危重患者应喂服
   B. 鼻饲患者停止给药
   C. 患者提出疑问须重新核对
   D. 暂不服药者取回药物并交班
   E. 给强心甙类药物前测患者脉搏

7. 同时服用下列药物,最后服用的是
   A. 维生素 B₁　　　　B. 复方阿司匹林
   C. 麦迪霉素　　　　　D. 止咳糖浆
   E. 维生素 C

8. 使用下列哪些药物时须测心率
   A. 巴比妥钠,地西泮　B. 洋地黄,奎尼丁
   C. 普萘洛尔,二甲弗林　D. 泼尼松,地塞米松
   E. 异丙嗪,氯丙嗪

9. 心脏病患者带洋地黄出院时,嘱患者脉率少于多少时,停止用药
   A. 60 次/分　　　　　B. 65 次/分
   C. 70 次/分　　　　　D. 80 次/分
   E. 90 次/分

10. 使用超声雾化吸入器的操作步骤中错误的是
    A. 水槽内盛冷蒸馏水
    B. 雾化罐内药液稀释至 30～50ml
    C. 先开电源开关,再开雾化开关
    D. 使用过程水槽内换水时不必关机
    E. 治疗毕,先关雾化开关,再关电源开关

11. 氧气雾化吸入法,下述哪项错误
    A. 吸入前患者漱口
    B. 药液稀释在 5ml 以内
    C. 湿化瓶内不放水
    D. 氧流量需 6～10 升/分
    E. 嘱患者呼气时按住出气口

12. 注射部位定位,下列哪项是错误的
    A. 皮下注射:上臂三角肌下缘
    B. 臀大肌注射:髂嵴和尾骨连线外 1/3 处
    C. 臀中、臀小肌注射:髂前上棘外侧三横指处
    D. 股静脉注射:髂前上棘和耻骨结节连线中点内侧 0.5cm
    E. 药物敏感试验:前臂掌侧下段

13. 无痛注射法错误的是
    A. 与患者交谈,分散注意力
    B. 取合适体位,使肌肉放松
    C. 进针快,拔针快,推药慢
    D. 先注射刺激性强的药物
    E. 注射刺激性强的药物选用细长针头

A₂ 型题

14. 某食道癌患者,手术后第二天,为预防呼吸道感染,最佳护理措施是
    A. 使用空气清洁剂
    B. 病室经常开窗通风
    C. 给予呼吸道隔离
    D. 嘱患者作咳嗽动作
    E. 超声波雾化吸入疗法

15. 患者,张某,因哮喘发作来医院,遵医嘱给予药物静脉注射,护士操作哪项错误
    A. 在穿刺部位的肢体下垫小枕
    B. 穿刺部位上方约 6cm 处扎止血带
    C. 皮肤消毒范围直径在 5cm 以上
    D. 针头斜面向下
    E. 针头和皮肤呈 20°进针

16. 患者,王某,患 2 型糖尿病,需长期注射胰岛素,出院时护士对其进行健康指导,不恰当的是
    A. 不可在皮肤发炎、有疤痕、硬结处注射
    B. 应在上臂三角肌下缘处注射
    C. 注射时进针角度 30°～40°
    D. 注射区皮肤要消毒
    E. 进针后有回血方可注射

17. 患者,男,51 岁,因哮喘发作来急诊,医嘱氨茶碱 0.25g 加入 25% 葡萄糖液 20ml 静脉注射。在注射过程中发现局部肿胀,抽有回血,患者

诉疼痛明显,可能的原因是

A. 针头穿透血管壁

B. 针头斜面一半在血管外

C. 针头刺入过深

D. 针尖斜面紧贴血管壁

E. 针头堵塞

A₃ 型题

(18、19 题共用题干)

患者,男性,30 岁,高热待查,体温 39.8℃,咳嗽、咳痰。医嘱:扑热息痛(对乙酰氨基酚),1 片,口服,st。川贝止咳糖浆,口服,每次 10～15ml,一日 3 次。

18. 服药片扑热息痛所用液体

A. 牛奶　　　　　B. 咖啡

C. 浓茶　　　　　D. 饮料

E. 温开水

19. 服药液川贝止咳糖浆宜

A. 饭前服　　　　B. 饭后服

C. 睡前服　　　　D. 服后不喝水

E. 服后大量喝水

(20～22 题共用题干)

某患儿,1 岁 8 个月,肺炎入院,T40.2℃,P112 次/分,R24 次/分,医嘱有柴胡注射液 1.5ml 肌内注射。

20. 患儿采用以下何部位注射为宜

A. 三角肌下缘　　B. 三角肌

C. 臀大肌　　　　D. 臀中肌

E. 股外侧肌

21. 患儿肌内注射时,正确的定位法是

A. 上臂三角肌下缘

B. 上臂内侧,肩峰下 2～3 横指

C. 髂前上棘外侧三横指处(以患儿手指为标准)

D. 髂前上棘与尾骨连线的外上 1/3 处

E. 大腿外侧中段

22. 注射中符合操作要求的是

A. 选用 5 号针头

B. 注射部位选用髂前上棘与尾骨连线的外 2/3 处

C. 局部皮肤用 75% 乙醇消毒

D. 进针、推药慢

E. 拔针快

A₄ 型题

(23～26 题共用题干)

马先生,67 岁,患慢性支气管炎,因咳痰困难,给予超声波雾化吸入治疗。

23. 除哪项外均是此患者超声雾化吸入治疗的目的

A. 消除炎症　　　B. 减轻咳嗽

C. 稀化痰液　　　D. 帮助祛痰

E. 促进食欲

24. 护士的操作方法哪项是错误的

A. 先解释说明目的　B. 开电源调雾量

C. 嘱患者张嘴深吸气　D. 吸入时间 15 分钟

E. 治疗毕,先关雾化开关,再关电源开关

25. 近几天马先生咳嗽加剧,痰液黏稠,不易咳出,为此患者做超声波雾化吸入治疗首选的药物应是

A. 沙丁胺醇　　　B. 氨茶碱

C. 地塞米松　　　D. α-糜蛋白酶

E. 青霉素

26. 雾化吸入治疗结束后,下列物品除哪项外均需消毒

A. 雾化罐　　　　B. 水槽

C. 螺纹管　　　　D. 口含嘴

E. 面罩

第 10 章　药物过敏试验技术

临床上过敏体质的患者在使用某些药物时,可能发生不同程度的过敏反应,严重者可发生过敏性休克,如不及时抢救可危及生命。为了防止过敏反应的发生,在使用某些药物前,护士除详细询问患者的用药史、过敏史、家族过敏史这三史外,还必须做药物过敏试验。因此,护士必须熟练掌握药物过敏试验液的配制及试验方法,严密观察患者反应,准确判断试验结果,有预见性地预防过敏反应的发生,一旦发生过敏性休克能正确及时地采取急救措施。

一、青霉素过敏试验与过敏反应的处理

案例 10-1

患者,女,曹某,因化脓性扁桃腺炎收入院,测量 T 39.5℃。医嘱:肌内注射青霉素 80 万 U 2 次/日,护士在做青霉素过敏试验后约 5 分钟,患者突然感到胸闷、气促、面色苍白、口唇发绀、出冷汗、脉细弱,P 100 次/分,BP 为 80/50mmHg,R 32 次/分,呼之不应。

问题:1. 该患者发生了什么情况?

2. 如何预防该情况的发生?

3. 做过敏试验时试验液的配制标准及方法?

4. 对该患者应采取什么抢救措施?

青霉素是临床常用的 β-内酰胺类抗生素,具有高效、低毒、廉价之优点,但在使用的过程中,过敏体质的人容易发生过敏反应,它是各类抗生素中过敏反应发生率最高的药物,人群中对青霉素过敏者占 3%~6%,而且与过敏者的性别、年龄、体重,给药途径、给药时间、药物剂型和剂量均无关,只要是过敏体质者均有可能发生过敏反应。为此,在使用各种剂型的青霉素前都应为患者做过敏试验,试验结果阴性者方可用药,同时加强青霉素使用前后的观察,及时发现过敏反应并及时给予处理。

(一)青霉素过敏反应的原因

青霉素过敏反应的发生原因是由于抗原与抗体在致敏细胞上相互作用的结果。青霉素本身无抗原性,其制剂所含的 6-氨基青霉烷酸高分子聚合体、青霉噻唑酸和青霉烯酸降解产物是一种半抗原,进入机体后与组织蛋白或多肽分子相结合而形成青霉噻唑蛋白全抗原,致使 T 淋巴细胞致敏,刺激 B 淋巴细胞增殖分化产生特异性抗体 IgE,IgE 黏附在某些组织,如皮肤、鼻、咽喉、声带、支气管黏膜下微血管周围的肥大细胞及血液中的嗜碱性粒细胞表面,使机体处于致敏状态。当机体再次接受该抗原刺激时,抗原与特异性抗体 IgE 结合,引起抗原抗体反应,导致细胞破裂后释放血管活性物质如组胺、缓激肽、5-羟色胺等,这些物质分别作用于效应器官上,引起微血管扩张、毛细血管通透性增高、腺体分泌增多、平滑肌痉挛,从而产生一系列过敏反应的综合临床表现(图 10-1)。

考点:导致过敏反应的抗体

(二)青霉素过敏反应的临床表现

青霉素过敏反应涉及皮肤、呼吸、循环、中枢神经、消化等多个系统,因此其临床表现为综合性表现,但最严重的表现为过敏性休克。

1. 过敏性休克　过敏性休克可危及患者的生命。一般在青霉素过敏试验过程中,或注射药物后数秒或数分钟内呈闪电式发生,也可在用药半小时后出现,偶有患者发生在连续用

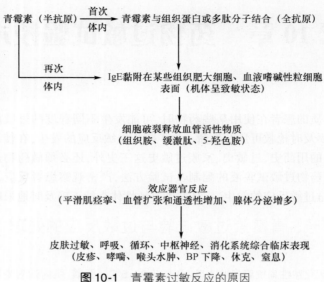

图 10-1 青霉素过敏反应的原因

药的过程中。主要表现为：

（1）呼吸道阻塞反应：因喉头水肿和肺水肿可引起胸闷、气促、发绀、口吐白沫、呼吸困难、喉头堵塞伴濒死感。

（2）循环衰竭反应：因周围血管扩张及通透性增强，导致循环血容量不足，出现面色苍白、出冷汗、脉细弱、血压急剧下降。

（3）中枢神经系统反应：因脑组织缺氧可引起头晕眼花、面部及四肢麻木、躁动不安、抽搐、意识丧失、大小便失禁。

考点：青霉
素过敏性休
克的临床
表现

（4）皮肤过敏反应：表现为皮肤瘙痒、荨麻疹及其他皮疹。

注意呼吸道阻塞反应或皮肤过敏反应是患者的早期表现，因此必须认真倾听患者的主诉。

2. 血清病型反应　一般发生于用药后的 7～12 天，临床表现和血清病相似，如皮肤发痒、荨麻疹、发热、关节肿痛、全身淋巴结肿大、腹痛等症状。

3. 各器官或组织的过敏反应

（1）皮肤过敏反应：瘙痒、荨麻疹，严重者可发生剥脱性皮炎。

（2）呼吸道过敏反应：可引起哮喘或诱发原有哮喘发作。

（3）消化系统过敏反应：可出现过敏性紫癜，以腹痛和便血为主要表现。

（三）青霉素过敏性休克的处理

1. 停药就地抢救　立即停药，及时、迅速就地抢救，体现时间就是生命，通知医生，同时协助患者平卧，给予保暖。

2. 注射首选药物　即刻皮下注射 0.1% 盐酸肾上腺素 0.5～1ml，患儿剂量酌减，如症状不缓解，可每隔 30 分钟皮下或静脉注射 0.5ml，直至患者脱离危险期。0.1% 盐酸肾上腺素具有收缩血管、增加外周阻力、兴奋心肌、增加心输出量及松弛支气管平滑肌的作用。同时给予地塞米松 5～10mg 静脉注射，或 5% 或 10% 葡萄糖液 500ml 加氢化可的松 200mg 静脉滴注，此药有抗过敏作用，能迅速缓解症状。

3. 改善呼吸功能　①立即给予氧气吸入疗法，改善缺氧症状。②出现呼吸抑制时，应立即进行口对口人工呼吸或简易呼吸器人工呼吸，并遵医嘱肌内注射尼可刹米或洛贝林等呼吸兴奋药。③出现喉头水肿影响呼吸时,应立即配合医生准备气管插管或施行气管切开术。

　　4. 维护循环功能　①血压不回升,可用右旋糖酐以扩充血容量,必要时给予多巴胺、间羟胺等升压药物。②如患者发生心搏骤停,立即进行胸外心脏按压术。

　　5. 纠正酸中毒和抗过敏　遵医嘱给予 5% 碳酸氢钠碱性药物以纠正酸中毒,盐酸异丙嗪或苯海拉明抗组胺类药物对抗过敏反应。

考点: 青霉素过敏性休克的处理

　　6. 采用中医疗法　如针刺人中、内关等穴位。

　　7. 增强肌肉张力　肌肉张力减低或瘫痪时,皮下注射新斯的明。

　　8. 观察与记录　密切观察患者生命体征、尿量及其他临床变化,并做好详细的病情动态记录。患者未脱离危险前不得搬动。

(四) 青霉素过敏反应的预防

　　青霉素过敏反应,特别是过敏性休克的发生可危及患者的生命,因此,积极采取预防措施是避免发生过敏反应的关键所在。

　　1. 询问三史　使用各种剂型的青霉素前,必须详细询问患者的三史。对有过敏史者,禁止做过敏试验;无过敏史者,凡首次用药、停药 3 天以上者、用药过程中更换批号时必须做过敏试验,试验结果阴性时方可用药。

　　2. 试验结果阳性者处理　结果阳性者绝对禁止使用青霉素,同时报告医生,在各种执行单上醒目注明青霉素过敏试验阳性反应,并告知患者本人及其家属以引起注意。

　　3. 选择合适的溶媒　配制试验液的溶媒应选择 0.9% 氯化钠溶液或专用溶媒。因为青霉素试验液在接近于中性溶液时最稳定。

　　4. 试验液要现用现配　试验液放置过久可使药价降低,还可分解产生各种致敏物质,导致过敏反应的发生;配制的试验液浓度与注射剂量要准确,保证结果判断的正确性,注射时用 1ml 注射器。

　　5. 做好急救准备工作　进行过敏试验或使用药物前均应备好 0.1% 盐酸肾上腺素、注射器、氧气及其他急救药物和器械;过敏试验或注射时严密观察患者反应;注射后嘱咐患者勿马上离开,继续观察 30 分钟,无过敏反应后方可离开。

　　6. 选择合适的试验时机　患者空腹时不宜做过敏试验,以免因低血糖导致晕厥时,与过敏反应的表现相混淆。

　　7. 排出影响因素　不能在同一时间内和同一手臂上做两种及以上药物过敏试验,以免影响结果的准确判断。

考点: 青霉素过敏反应的预防

> **链接**　　青霉素类药物与其他药物合用时注意配伍禁忌
>
> 1. 不可与大环内酯类抗生素如红霉素、麦迪霉素、螺旋霉素等合用。
>
> 2. 不可与碱性药物合用。
>
> 3. 青霉素在偏酸性的葡萄糖溶液中不稳定,长时间静滴过程中会发生分解,不仅疗效下降,而且更易引起过敏反应。
>
> 4. 青霉素在干燥状态下较稳定,要现配现用,不宜溶解后存放,以保证药效,减少致敏物质的产生。
>
> 5. 在抢救感染性休克时,不宜与间羟胺或去氧肾上腺素混合静脉滴注。
>
> 6. 不可与维生素 C 混合静脉滴注。

(五) 青霉素过敏试验法

【目的】　预防青霉素过敏反应。

【评估】

（1）患者的病情、三史。

（2）患者是否进食，空腹时不宜进行过敏试验。

（3）患者的注射部位皮肤情况、心理状态及合作程度。

【计划】

（1）护士准备：着装整洁，洗手，戴口罩。

（2）用物准备：基础注射盘、青霉素、10ml 0.9% 氯化钠溶液、一次性 1ml 和 5ml 注射器、注射治疗卡、0.1% 盐酸肾上腺素、地塞米松、尼可刹米、氧气及其他急救器械。

（3）环境准备：整洁、安静、安全、温湿度适宜，符合无菌操作原则要求。

【实施】

（1）试验液配制：以每 ml 含 200～500U 的青霉素 G 生理盐水溶液（200～500U/ml）为标准，皮内试验的剂量 0.1ml（含 20～50U），具体配制方法（表 10-1）。临床青霉素 G 的制剂有 40 万 U、80 万 U、160 万 U、400 万 U，下表中以每瓶含青霉素 G 80 万 U 为例进行配制。

表 10-1　青霉素皮内试验液的配制方法

步骤	青霉素 G	加 0.9% 氯化钠溶液（ml）	药物浓度（U/ml）	要求
溶解药液	80 万 U/瓶	4	20 万	充分溶解
1 次稀释	取上液 0.1ml	至 1	2 万	混匀
2 次稀释	取上液 0.1ml	至 1	2000	混匀
3 次稀释	取上液 0.1～0.25ml	至 1	200～500	混匀

考点：青霉素过敏试验液的配制

（2）试验方法：确定患者无青霉素过敏史后，于前臂掌侧下段皮内注射 0.1ml（含 20～50U）青霉素皮试液，记录时间，观察 20 分钟后，进行试验结果的判断。

（3）结果判断（图 10-2）

1）阴性：局部皮丘无改变，周围不红肿，全身无自觉症状。

2）阳性：局部皮丘隆起，并出现红晕硬块，直径大于 1cm，或红晕周围有伪足，痒感，严重时可出现过敏性休克。

考点：青霉素过敏试验结果的判断

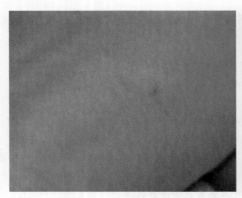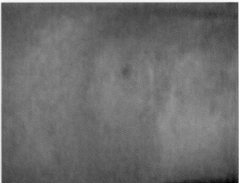

图 10-2　青霉素过敏试验阴性和阳性结果

（4）记录结果：按要求正确记录试验结果和青霉素的批号。

【评价】

（1）患者理解试验目的及注意事项，并能主动配合。

（2）护士严格遵守操作规程，药液配制、试验方法和结果判断正确。

【注意事项】

（1）进行试验液配制时，抽吸药液量要准确，每次抽吸后应充分混匀，以确保试验液浓度的准确性。

（2）皮试后须严密观察患者反应，并准确、及时、真实记录。

📖 **链接** ┈┈┈┈┈ 半合成青霉素（氨苄西林、羧苄西林）试验液配制法

要求以每毫升含 0.5mg 的半合成青霉素生理盐水溶液为标准，具体配制方法见表 10-2。

表 10-2　半合成青霉素（氨苄西林、羧苄西林）皮内试验液的配制方法

步骤	半合成青霉素	加 0.9% 氯化钠溶液（ml）	药物浓度 mg/ml	要求
溶解药液	0.5g/支	2	250	充分溶解
1 次稀释	取上液 0.1ml	至 1	25	混匀
2 次稀释	取上液 0.1ml	至 1	2.5	混匀
3 次稀释	取上液 0.2ml	至 1	0.5	混匀

👩 **案例 10-1 分析**

1. 患者发生的情况　青霉素过敏性休克。

2. 青霉素过敏性休克的预防　①使用前询问三史。过敏者禁止做过敏试验；无过敏者凡首次用药、停药 3 天以上者、用药过程中更换批号时必须做过敏试验。②试验结果阳性者绝对禁止使用青霉素，并醒目注明和告知。③配制试验液的溶液应选择 0.9% 氯化钠溶液或专用溶媒。④试验液最好现用现配，保证配制浓度、注射剂量、结果判断的正确性。⑤应做好急救的准备工作，过敏试验或注射时严密观察患者反应。⑥空腹时不宜做过敏试验。⑦不能在同一时间内和同一手臂上做两种及以上药物过敏试验。

3. 试验液的配制标准及方法　以每 ml 含 200～500U 的青霉素 G 生理盐水溶液（200～500U/ml）为标准，皮内试验的剂量 0.1ml（含 20～50U）。方法为 1 次溶解 3 次稀释。

4. 对患者采取的抢救措施　①立即停药，就地抢救。②首先 0.1% 盐酸肾上腺素注射。③改善呼吸功能和保障循环功能。④遵医嘱给予抗过敏、抗组织胺类药物、纠正酸中毒。⑤观察与记录，直至患者脱离危险。

二、头孢菌素过敏试验

头孢菌素属于半合成的广谱、高效、低毒类抗生素。由于其较低的过敏发生率和比青霉素类产品更为优越的抗菌性能，目前大量用于青霉素过敏和耐药的病例。但因与青霉素有部分交叉过敏现象，有过敏史或是过敏体质者，需做过敏试验。现以头孢唑啉钠 0.5g/瓶先锋霉素 V 为例介绍过敏试验法。

【目的】　预防头孢菌素过敏反应。

【评估】　同青霉素过敏皮内试验法。

【计划】　同青霉素过敏皮内试验法，需将青霉素换成头孢菌素。

【实施】

（1）试验液配制：以每毫升含 500μg 的头孢唑啉钠 0.9% 氯化钠溶液（500μg/ml）为标准，皮内试验的剂量 0.1ml（含 50μg）。具体配制方法（表 10-3）。

表 10-3 头孢唑啉钠皮内试验液的配制方法

步骤	头孢唑啉钠	加 0.9% 氯化钠溶液（ml）	药物浓度（mg/ml）	要求
溶解药液	0.5g/瓶	2	250	充分溶解
1 次稀释	取上液 0.2ml	至 1	50	混匀
2 次稀释	取上液 0.1ml	至 1	5	混匀
3 次稀释	取上液 0.1ml	至 1	0.5	混匀

（2）试验方法：在患者前臂掌侧下段皮内注射头孢唑啉钠皮试液 0.1ml（含 50μg），记录时间，观察 20 分钟后，判断试验结果。

（3）结果判断：同青霉素过敏皮内试验法。

（4）记录结果：同青霉素过敏皮内试验法。

【评价】

（1）患者理解试验目的及注意事项，并主动配合。

（2）护士严格遵守操作规程，药液配制、试验方法和结果判断正确。

【注意事项】

（1）青霉素过敏者对头孢菌素类有部分交叉过敏，使用头孢菌素类要慎重，青霉素过敏性休克者绝对禁忌使用头孢菌素类。

（2）在进行试验时，为防止出现假阳性，应禁忌患者短时间内使用抗组胺药或糖皮质激素类药。

（3）在使用过程中，即使试验结果阴性，仍有可能产生过敏反应。如果试验结果阳性而又必须使用时，可以考虑脱敏注射法，但必须由训练有素的专业人员进行操作，并且必须做好准备工作，对随时发生的严重不良反应进行救治，但临床为了患者的安全很少使用。

📖 **链接** ·········· 头孢菌素类过敏试验

头孢菌素类的代谢产物有 8 个，不像青霉素那样有明确的决定簇，并且每个代谢产物极不稳定，致使头孢菌素类试验液的准确率低，为此头孢菌素类在《中国药典》并无明确规定必须做过敏试验，但临床上有过敏史或过敏体质者对其发生过敏反应的问题备受重视，建议使用时还应做皮肤过敏试验。 目前试验液浓度无统一规定，一般规定采用 500μg/ml 作试验液。 上述头孢菌类试验液的配制方法，供临床参考。

三、破伤风抗毒素（TAT）过敏试验及脱敏注射法

案例 10-2

患者，董某，男，34 岁，在田间劳动时不慎被 4cm 长的生锈铁钉刺破脚掌，来某医院门诊诊治，清创后医嘱：肌内注射破伤风抗毒素 1500U，皮试结果：硬结直径 2.3cm，有不适感觉。

问题：1. 判断试验结果。

  2. 如试验结果阳性时如何进行注射？

  3. 注射过程中如何观察患者反应？

TAT 是一种特异性抗体，能中和患者体液中的破伤风毒素，使机体产生被动免疫，临床上常用于破伤风疾病的预防和破伤风患者的救治。但 TAT 是马的免疫血清，对于人体是一种异种蛋白，具有抗原性，注射后易发生过敏反应。因此，在首次用药前必须做过敏试验，曾用过 TAT 但超过 7 天者，如再次使用时应重新做过敏试验。

【目的】　预防 TAT 过敏反应。

【评估】　同青霉素过敏皮内试验法。

【计划】　同青霉素过敏皮内试验法,需将青霉素换成 TAT。

【实施】

(1) 试验液配制:以每毫升含 150U 的 TAT 0.9% 氯化钠溶液(150U/ml)为标准,具体配制方法:每支(1ml)含破伤风抗毒素 1500U,从原液中抽取 0.1ml 加 0.9% 氯化钠溶液稀释到 1ml 即为标准试验液。

(2) 试验方法:取破伤风抗毒素试验液 0.1ml(含 15U)皮内注射,观察 20 分钟后,判断试验结果并记录。

(3) 结果判断

1) 阴性:局部皮丘无改变,周围无红肿,全身无反应。

2) 阳性:局部反应为皮丘红肿、出现硬结,直径大于 1.5cm,红晕超过 4cm,有时出现伪足、痒感。全身过敏反应同青霉素过敏反应。

考点:TAT 过敏试验结果的判断

如试验结果不能确定时,可做对照试验;如试验结果为阴性反应,将需要剂量一次进行注射;如试验结果为阳性反应,应采取脱敏注射。

(4) 过敏反应的临床表现及脱敏注射法:TAT 过敏反应的临床表现为皮丘红肿硬结、皮肤瘙痒、发热,多以血清病型反应常见,偶见过敏性休克。

对 TAT 试验结果阳性者采取脱敏注射法。脱敏注射法是将所需剂量的 TAT 少量多次注入体内,其机理是少量抗原进入机体后,同吸附于某些组织的肥大细胞或血液中的嗜碱性粒细胞上的 IgE 结合,使其逐步释放出少量的组胺等活性物质。而机体本身所释放的组胺酶能分解组胺,不至于对机体产生严重损害,因此,临床上可不出现症状。经过多次少量反复注射后,可使细胞表面的 IgE 抗体大部分乃至全部被结合继而消耗殆尽,使最后即使大量注射 TAT 时也不发生过敏反应。脱敏注射法的步骤(表 10-4)。

表 10-4　TAT 脱敏注射法

次数	TAT(ml)	加 0.9% 氯化钠溶液(ml)	注射途径	间隔时间(分钟)
1	0.1	至 1	肌内注射	20
2	0.2	至 1	肌内注射	20
3	0.3	至 1	肌内注射	20
4	余量	至 1	肌内注射	20

在脱敏注射过程中,应严密观察患者的反应,出现全身反应如面色苍白、气促、发绀、荨麻疹或过敏性休克时,立即停止注射,并迅速处理。如反应轻微,待消退后,酌情减少每次注射剂量,增加注射次数,在严密观察病情的情况下,顺利注入所需的药量。

【评价】　同青霉素过敏皮内试验法。

【注意事项】　同青霉素过敏皮内试验法。

考点:TAT 脱敏注射法及脱敏注射的观察

链接┈┈┈┈┈　TAT 替代药品——破伤风人免疫球蛋白(HTIG)

HTIG 是由乙型肝炎疫苗免疫后,再经破伤风类毒素免疫的献血员中,采集破伤风抗体效价高的人血浆或血清,经低温乙醇法提取的特异性免疫球蛋白,主要用于预防和治疗破伤风。

HTIG 属于同种异体蛋白,一般无禁忌证,使用前不必作过敏试验,可以作为 TAT 的替代药物使用,但药物价格较高。

👶 **案例 10-2 分析**

1. 试验结果 阳性。

2. 试验结果阳性注射法 采用脱敏注射方法。具体方法见表 10-4。

3. 注射过程应严密观察患者反应 在脱敏注射过程中,应严密观察患者的反应。若患者出现全身反应如面色苍白、气促、发绀、荨麻疹或过敏性休克时,应立即停止注射,并迅速处理;如反应轻微,待消退后,酌情减少每次注射剂量,增加注射次数,在严密观察病情的情况下,顺利注入所需的药量。

四、普鲁卡因过敏试验与过敏反应的处理

普鲁卡因是局部麻醉药,少数患者用药后可发生过敏反应,凡首次使用普鲁卡因液或注射普鲁卡因青霉素者均应做过敏试验,结果阴性者方可注射。

【目的】 预防普鲁卡因过敏反应。

【评估】 同青霉素过敏皮内试验法。

【计划】 同青霉素过敏皮内试验法,需将青霉素换成普鲁卡因。

【实施】

(1)试验液配制:以 0.25% 普鲁卡因溶液为标准。具体配制方法应根据普鲁卡因原液浓度不同来配制,如为 1% 的普鲁卡因原液,取 0.25ml 加 0.9% 氯化钠溶液稀释至 1ml 即可;如为 2% 的普鲁卡因原液,取 0.1ml 加 0.9% 氯化钠溶液稀释至 0.8ml 即可。

(2)试验方法:取 0.25% 普鲁卡因液 0.1ml 进行皮内注射,观察 20 分钟后判断试验结果。

(3)结果判断和过敏反应的处理:结果判断同青霉素过敏皮内试验法,过敏反应处理与青霉素过敏反应相同。

【评价】 同青霉素过敏试验法。

【注意事项】 同青霉素过敏试验法。

五、碘过敏试验与过敏反应的处理

临床上碘化物造影剂常用于支气管、脑血管、心血管、胆囊、肾脏、膀胱等组织和器官的造影。患者在使用该药物时可发生过敏反应,应在造影前 1~2 天做过敏试验,阴性者方可作碘造影检查。

【目的】 预防碘过敏反应。

【评估】 同青霉素过敏皮内试验法。

【计划】 同青霉素过敏皮内试验法,需将青霉素换成碘液。

【实施】

(1)试验方法

1)口服法:口服 5%~10% 碘化钾 5ml,每日 3 次,连续 3 天,观察结果。

2)皮内注射法:皮内注射碘造影剂 0.1ml,观察 20 分钟后,判断结果。

3)静脉注射法:缓慢静脉注射碘造影剂 1ml(30% 泛影葡胺 1ml),观察 5~10 分钟后,判断结果。在静脉注射造影剂前,必须先行皮内注射,然后再行静脉注射,如试验结果阴性,方可进行碘剂造影。

(2)试验结果判断

1)口服法:有口麻、头晕、心慌、恶心、呕吐、流泪、流涕、荨麻疹等症状为阳性。

2）皮内注射：局部有硬块、红肿，直径超过 1cm 为阳性。

3）静脉注射：有血压、脉搏、呼吸和面色等改变为阳性。

（3）过敏反应的处理：偶有患者虽然过敏试验阴性，但在注射碘造影剂时也可发生过敏反应，故在造影时仍需备好急救药品，过敏反应的处理同青霉素过敏反应处理。

【评价】　同青霉素过敏皮内试验法。

【注意事项】　同青霉素过敏皮内试验法。

六、链霉素过敏试验与过敏反应的处理

链霉素对多数革兰阴性杆菌有较强的抗菌作用，但因本身所含杂质（链霉素胍和二链霉胺）具有释放组胺致过敏反应、毒性反应，容易产生耐受性，目前临床较少使用。虽然链霉素引起过敏反应临床上较少见，但一旦出现过敏性休克比青霉素过敏反应严重得多，其死亡率很高。因此，用药前必须做过敏试验，并加强观察，试验结果阴性方可用药。

【目的】　预防链霉素过敏反应。

【评估】　同青霉素过敏皮内试验法。

【计划】　同青霉素过敏皮内试验法，需将青霉素换成链霉素，另备葡萄糖酸钙或氯化钙、新斯的明。

【实施】

（1）试验液配制：以每毫升含 2500U 的链霉素 0.9% 氯化钠溶液（2500U/ml）为标准，皮内试验的剂量 0.1ml（含 250U），具体配制方法（表 10-5）。

表 10-5　链霉素皮内试验液的配制方法

步骤	链霉素	加 0.9% 氯化钠溶液（ml）	药物浓度（U/ml）	要求
溶解药液	100 万 U/支	至 4	25 万	充分溶解
1 次稀释	取上液 0.1ml	至 1	2.5 万	混匀
2 次稀释	取上液 0.1ml	至 1	2500	混匀

（2）试验方法：在患者前臂掌侧下段皮内注射链霉素皮试液 0.1ml（含 250U），记录时间，观察 20 分钟后，判断试验结果。

（3）结果判断：同青霉素过敏皮内试验法。

（4）记录结果：同青霉素过敏皮内试验法。

（5）过敏反应的临床表现及处理：链霉素过敏反应的临床表现及处理与青霉素过敏反应基本相同。一旦出现过敏反应，除采取青霉素过敏反应抢救措施外，还应静脉注射葡萄糖酸钙或氯化钙，因链霉素与钙离子进行络合，使中毒症状减轻。如出现肌肉无力、呼吸困难者，遵医嘱皮下注射新斯的明 0.5 ~ 1mg，必要时给予 0.25mg 静脉注射。

【评价】　同青霉素过敏皮内试验法。

【注意事项】　同青霉素过敏皮内试验法。

七、细胞色素 c 过敏试验与过敏反应的处理

细胞色素 c 属于细胞呼吸激活酶，一般作为组织缺氧患者治疗的辅助用药，使用该药极少数人可发生过敏反应，用药前应做过敏试验。过敏试验方法有皮内试验法和划痕试验法，但临床常使用皮内试验法。

【目的】　预防细胞色素 c 过敏反应。

【评估】 同青霉素过敏皮内试验法。

【计划】 同青霉素过敏皮内试验法,需将青霉素换成细胞色素 c。

【实施】

(1) 皮内试验法:细胞色素 c 每支 2ml 含 15mg,取 0.1ml 加 0.9% 氯化钠溶液稀释至 1ml,每 ml 含 0.75mg,皮内注射 0.1ml(含 0.075mg),20 分钟后观察结果。

结果判断:局部发红,直径大于 1cm,有丘疹者为阳性。

(2) 划痕试验法:取细胞色素 c 原液(每 ml 含 7.5mg)1 滴,滴于前臂内侧皮肤上,用无菌针头透过药液在表皮上划痕两道,长度为 0.5cm,以不出血为适宜深度。20 分钟后观察结果。其结果判断同青霉素过敏反应。

(3) 过敏反应的处理:与青霉素过敏反应相同。

【评价】 同青霉素过敏皮内试验法。

【注意事项】 同青霉素过敏皮内试验法。

重·点·提·示

临床使用青霉素、头孢菌素、TAT、普鲁卡因、碘、链霉素、细胞色素 c 等药物时,可发生过敏反应,特别是过敏性休克,如不及时处理可危及患者生命。因此,在使用这些药物前,除备好急救药品和器械外,必须做过敏试验。做过敏试验时,一定熟练掌握过敏试验液的配制标准、试验方法、注入剂量及试验结果的判断,并严密观察过敏反应的临床表现,熟知引起过敏反应的原因,过敏反应的预防及处理措施。一旦发生呼吸系统、循环系统、中枢神经系统、皮肤过敏症状的综合临床表现为主的过敏性休克必须立即停药,首选 0.1% 盐酸肾上腺素皮下注射,给予呼吸兴奋剂,气管切开或气管插管,胸外心脏按压等对症处理,同时要做好病情动态记录。出现如不及时处理可危及患者生命。

目 标 检 测

A₁ 型题

1. 不需做过敏试验的药物是
   - A. 普鲁卡因
   - B. 破伤风抗毒素
   - C. 链霉素
   - D. 利多卡因
   - E. 碘

2. 进行药物过敏试验前,最重要的准备工作是
   - A. 环境清洁、宽阔
   - B. 备好消毒液
   - C. 药物剂量要准确
   - D. 选择合适注射部位
   - E. 询问患者有无过敏史

3. 配制青霉素过敏试验液宜用
   - A. 0.9% 氯化钠溶液
   - B. 注射用水
   - C. 5% 葡萄糖盐水
   - D. 苯甲醇
   - E. 5% 葡萄糖液

4. 当患者发生青霉素过敏性休克时,在皮下注射 0.1% 盐酸肾上腺素 1ml 的同时应即
   - A. 报告医生
   - B. 置患者平卧位
   - C. 建立静脉通道
   - D. 氧气吸入
   - E. 注射抗组胺类药

5. 抢救链霉素过敏反应时,为了减轻链霉素的毒性可以静脉注射
   - A. 氯丙嗪
   - B. 氯苯那敏
   - C. 乳酸钙
   - D. 氯化钙
   - E. 异丙肾上腺素

6. 使用青霉素时发生过敏性休克的原因是
   - A. 毒性反应
   - B. 抵抗力差
   - C. 过敏体质
   - D. 剂量过大
   - E. 药液污染

A₂ 型题

7. 某患者在注射青霉素过程中,发生了过敏性休克,表现为胸闷、气急、伴濒危感,此症状是
   - A. 皮肤过敏反应
   - B. 循环衰竭症状
   - C. 呼吸道阻塞症状
   - D. 中枢神经系统症状
   - E. 各器官组织的过敏症状

8. 某患者注射青霉素前需进行皮肤试验,皮试液 1ml 含量为
   - A. 50～100U
   - B. 100～150U

C. 200～500U　　　　D. 500～650U

E. 650～1000U

C. 100U/ml　　　　D. 150U/ml

E. 500U/ml

A₃ 型题

（9～10 题共用题干）

王某，女，45 岁，因患宫颈癌行子宫切除术。

9. 术前准备做青霉素皮试时，不正确的做法是

A. 如青霉素过敏需做试验

B. 停用青霉素超过 3 天重做试验

C. 青霉素试验液应现用现配

D. 青霉素更换批号重做皮试

E. 皮试前应准备急救药物

10. 做皮试 2 分钟后，王女士面色苍白、冷汗、发绀、脉搏 120 次/分，血压 9.2/6kPa，四肢麻木，烦躁不安，护士应立即给患者注射

A. 盐酸异丙嗪　　　B. 去氧肾上腺素

C. 异丙肾上腺素　　D. 盐酸肾上腺素

E. 去甲肾上腺素

A₄ 型题

（11～14 题共用题干）

马某，因腿部烧伤，急诊入院，医嘱破伤风抗毒素注射，注射前询问患者 1 周前曾用过破伤风抗毒素。

11. 破伤风抗毒素试验液浓度是

A. 15U/ml　　　　　B. 50U/ml

12. 皮试后 20 分钟患者局部皮丘红肿，硬结 1.7cm，红晕 4.5cm，患者自述痒感，其处理是

A. 将全量分 4 次注射，剂量递减

B. 将全量平均分 2 次注射

C. 将全量平均分 3 次注射

D. 禁用破伤风抗毒素

E. 将全量分 4 次注射，剂量递增

13. 注射时患者出现了轻微过敏反应其处理方法为

A. 立即停止注射

B. 即刻注射脱敏药物

C. 待反应消退后减量增次注射

D. 待患者痒感消失后一次注射

E. 待反应消退后按原量注射

14. 假如患者在注射过程中，出现了全身反应如面色苍白、气促、发绀、荨麻疹或过敏性休克时的处理是

A. 立即停止注射并迅速处理

B. 减慢注射速度

C. 让患者休息片刻再注射

D. 先通知医生等待医嘱

E. 待反应消退后再注射

第11章　静脉输液和输血技术

第1节　静脉输液法

案例 11-1

　　患者,女,63岁,因肺感染在一诊所实施静脉输液治疗,在40分钟内输入1000ml液体后,突然出现心慌气促、咳嗽、咳粉红色泡沫痰等症状。

问题: 1. 患者发生了什么情况?

　　2. 为什么突然出现上述症状?

　　3. 护士应采取哪些护理措施?

　　静脉输液法(intravenous infusion)是将一定量的无菌溶液或药液直接滴入静脉以达到全身疗效的方法。是临床上治疗各种疾病和抢救危重患者的重要措施之一。通过静脉输液可以起到纠正人体的水、电解质紊乱及酸碱平衡失调,增加血容量,维持血压等作用。因此,护士应熟知静脉输液的有关知识,规范正确实施静脉输液技术,准确分析判断并及时处理输液过程中出现的各种反应,以保证静脉输液治疗的安全有效。

一、静脉输液的原理

　　静脉输液是利用大气压和液体静压的物理原理,在输液系统内形成压力,当其压力高于静脉压时即可将溶液或药液输入体内。因此,要使溶液或药液进入体内应具备三个条件:一是输液瓶与静脉之间必须存在一定的高度差;二是输液瓶液面必须与大气压相通(软包装液体除外);三是输液管道必须保持通畅。

二、静脉输液常用溶液的种类及作用

　　静脉输液常用溶液根据其分子量大小及在血管内存留的时间长短分为晶体溶液和胶体溶液(图11-1)。

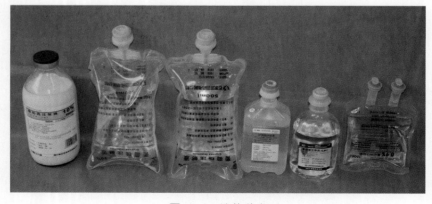

图 11-1　液体种类

1. 晶体溶液　晶体溶液分子小,在血管内存留时间短,对维持细胞内外水分的相对平衡起着重要的作用,可有效纠正体内水、电解质紊乱。

(1) 葡萄糖溶液:用于补充水分和热能,减少组织分解和蛋白质消耗。因其进入机体后迅速分解,通常作为静脉给药的载体和稀释剂。常用溶液有5%葡萄糖溶液、10%葡萄糖溶液。

(2) 等渗电解质溶液:用于补充水和电解质,维持体液容量和渗透压平衡。常用溶液有0.9%氯化钠溶液、5%葡萄糖氯化钠溶液、复方氯化钠溶液(林格氏液)等。

(3) 碱性溶液:用于纠正酸中毒,调节酸碱平衡。常用溶液有5%碳酸氢钠溶液、1.4%碳酸氢钠溶液、11.2%乳酸钠溶液、1.8%乳酸钠溶液。

(4) 高渗溶液:用于利尿脱水,降低颅内压、改善中枢神经系统的功能。常用溶液有20%甘露醇、25%山梨醇、25%~50%葡萄糖溶液等。

2. 胶体溶液　胶体溶液由于分子量较大,在血管内存留时间长,能有效维持血浆胶体渗透压,增加血容量,提高血压,对改善微循环有显著疗效。

(1) 右旋糖酐:为水溶性多糖类高分子聚合物。常用溶液有中分子右旋糖酐和低分子右旋糖酐。中分子右旋糖酐有提高血浆胶体渗透压、扩充血容量的作用;低分子右旋糖酐有降低血液黏稠度、减少红细胞凝集、抗血栓形成、改善微循环和组织灌注量的作用。

(2) 代血浆:作用与低分子右旋糖酐相似,扩容效果良好,输入后可增加循环血容量和心输出量。常用溶液有羟乙基淀粉、氧化聚明胶、聚维酮等。

(3) 血液制品:能提高胶体渗透压,增加循环血容量,补充蛋白质和抗体,有助于组织修复和增强机体抵抗力。常用制品有白蛋白和血浆蛋白等。

考点: 常用溶液的作用

3. 静脉高营养液　能供给患者热能,维持正氮平衡,补充各种维生素和矿物质。常用溶液有复方氨基酸、脂肪乳剂等。

链接┈┈┈┈┈ 临床补液原则

液体补充以口服最好最安全, 若需要静脉输液时, 可参考以下原则:

1. 先盐后糖　一般应先输入无机盐等渗溶液, 然后再给葡萄糖溶液。 因为糖进入体内能迅速被细胞利用, 成为低渗溶液, 扩容作用相对减少。 先盐则利于稳定细胞外液渗透压和恢复细胞外液容量。

2. 先晶后胶　一般是先输入一定量的晶体溶液进行扩容, 可改善血液浓缩, 有利于微循环, 常首选平衡盐溶液。 但晶体扩容作用短暂 (1h左右), 而胶体溶液分子量大, 不易透过血管, 扩容作用持久, 因此在查明患者情况后尽快输入适量胶体溶液以维持血浆胶体渗透压, 稳定血容量。

3. 先快后慢　明显脱水的患者, 初期输液速度要快, 以迅速改善缺水缺钠状态, 对休克患者还可两路液体输入, 必要时加压输液或静脉切开插管输液。 待患者一般情况好转后, 就应减慢输液速度, 以免加重心肺负担。 一般在开始的4~8h内输入补液总量的1/3~1/2, 余量在24~48h内补足。

4. 液种交替　液体种类较多时, 对盐类、碱类、酸类、糖类、胶体类各种液体要交替输入, 有利于机体发挥代偿调节作用。 如果在较长时间内单纯输入一种液体, 可能造成人为的体液平衡失调。

5. 尿畅补钾　缺水缺钠也常伴缺钾, 缺水及酸中毒纠正后钾随尿排出增多, 亦会使血清钾下降, 故应及时补钾。 注意尿量必须正常时 (>30ml/h) 才可补钾, 否则有急性肾衰竭的高钾血症危险。 静脉补钾四不宜:不宜过早, 见尿补钾;不宜过浓, 不超过0.3%;不宜过快, 成人30~40滴/分钟;不宜过多, 成人每日总量不超过5g, 小儿每日0.1~0.3g/kg。

三、静脉输液的目的

1. 补充水分及电解质，以调节或纠正酸碱失调。如剧烈呕吐、腹泻、大手术后的患者。

2. 补充血容量，改善微循环，提升血压。如休克、大出血、严重烧伤的患者。

3. 补充营养，供给热能，促进组织修复。如慢性消耗性疾病、不能由口进食、禁食、胃肠吸收障碍、大手术后的患者。

4. 输入药物，治疗疾病。如中毒、感染、组织水肿及各种经静脉输入药物治疗的患者。

四、常用静脉输液法

临床上静脉输液按部位的选择分为周围静脉输液法（上肢静脉、下肢静脉、头皮静脉）和中心静脉输液法（颈外静脉、股静脉、锁骨下静脉、PICC 导管置管技术、植入式静脉输液港）。周围静脉输液法的常用穿刺工具有头皮穿刺针和静脉留置针，此法因操作简单，危险性小，临床已广泛使用；中心静脉输液法的常用穿刺工具为中心静脉导管，虽此法穿刺的是近心端的粗大血管，在临床上也广泛应用，但由于穿刺置管技术要求较高、难度较大，一般由医生、麻醉师、有经验的护士在严格无菌条件下进行。

（一）周围静脉输液法

临床上根据不同的输液装置可分为密闭式静脉输液法和开放式静脉输液法，但广泛使用的是密闭式周围静脉输液法。

1. 密闭式周围静脉输液法　是利用从原装密封瓶或软包装密封袋插入一次性输液器进行输液的方法。此方法操作简便，避免污染。

【目的】　同静脉输液的目的。

【评估】

（1）患者的年龄、病情、意识及心肺功能等。

（2）患者用药史和目前用药情况，所用药物的特性、治疗作用及可能出现的不良反应等。

（3）患者的心理状态、对输液的认识及配合程度。

（4）患者穿刺部位皮肤、血管状况及肢体活动度。

【计划】

（1）护士准备：着装整洁，洗手，戴口罩。

（2）用物准备

1）治疗车上层：治疗盘内备一次性输液器、常规消毒液、无菌棉签、输液贴或胶布、输液卡及输液瓶贴、砂轮、小垫枕、治疗巾、止血带、弯盘、启瓶器、瓶套。治疗盘外备手消毒液。

2）治疗车下层：生活垃圾桶、医用垃圾桶、锐器回收盒。

3）其他：输液架，必要时备夹板、绷带、输液泵。

（3）环境准备：病室安静、清洁、温度适宜。

【实施】　见表 11-1。

表 11-1　密闭式周围静脉输液法

操作流程	操作步骤	要点说明
（1）准备药液	遵医嘱备药	认真执行查对制度
	二人核对执行单、输液卡	
	操作者核对瓶签上的药名、剂量、浓度、有效期，检查瓶盖有无松动，瓶身有无裂缝，对光检查溶液质量（图 11-2）。根据输液卡填写输液瓶贴并倒贴在药液瓶标签旁（图 11-3）	在光线充足条件下检查药瓶及药物的质量，采用直立、倒置"Z"字形检查法，检查时间不少于 10 秒钟，确保药物质量

操作流程	操作步骤	要点说明
	用启瓶器去除液体瓶盖中心部分,套上瓶套 常规消毒瓶塞(图11-4),遵医嘱加入所需药物	从瓶塞的中心点开始至瓶颈螺旋式消毒两次,按正确的方法加入药物并注意药物之间的配伍禁忌
(2)核对解释	携用物至床旁,认真核对患者信息并做好解释	确认患者,取得合作
(3)再次消毒	同样方法再次消毒瓶塞	
(4)准备输液器	检查输液器后打开包装袋,将输液管针头插入瓶塞直至针头根部(图11-5) 拧紧输液管乳头和头皮针连接处 将调节器调到输液管的下1/3处并关闭,通气管末端塞于瓶套内	检查输液器包装袋是否完整、有无漏气及是否在有效期内 注意避免污染粗针头及已消毒的瓶塞 防止药液漏出和(或)空气进入体内
(5)挂瓶排气	一手夹持头皮针和调节器,一手将输液瓶倒挂在输液架上 将墨菲滴管倒置,抬高下段输液管,打开调节器,使液体流入到墨菲滴管的1/3~2/3满时(图11-6),反折墨菲滴管根部的输液管,迅速将墨菲滴管放下,同时缓慢降低下段输液管,当液体流至乳头和头皮针连接处,输液管的下段无气泡时,关闭调节器,将输液管放置妥当备用	注意保护穿刺头皮针头 避免倒挂输液瓶时药液从通气管流出造成药液浪费 排气时液体不流,可挤捏墨菲滴管即可 墨菲滴管内液体至1/3~2/3满,反折墨菲滴管根部输液管时,气体少,排气成功率高 排尽空气,防止发生空气栓塞 如果下段输液管上部分内有小气泡,可轻弹输液管,使气泡进入墨菲滴管中;如果下段输液管下部分内有小气泡,可轻弹输液管,同时将过滤器垂直向上,使气泡进入过滤器处
(6)选择静脉	帮助患者取舒适卧位,肢体下放治疗巾、止血带及小垫枕 手指探明静脉方向及深浅,扎上止血带确定合适静脉后,再松开止血带	保护床单位 选择粗、直、弹性好的静脉并注意避开关节、静脉瓣 长期输液的患者,应从远心端静脉开始,注意保护血管 距穿刺点上方6cm处扎止血带并且开口向上
(7)消毒皮肤	常规消毒皮肤,准备输液贴或胶布,再扎上止血带	消毒范围超过5cm,避免感染
(8)再次查对及排气	再次核对床号、姓名、药液 取下护针帽,打开调节器,再次排气后关闭调节器至不流液为止 对光检查确保头皮针、输液管内无气泡	操作中查对 排药液于弯盘内,尽量减少药液的浪费 排气时针头不能倒置或离弯盘太近,防止污染 防止发生空气栓塞
(9)穿刺静脉	嘱患者握拳,左手拇指固定静脉,右手持针柄,针尖斜面向上并与皮肤呈15°~30°,从静脉上方或侧方刺入皮下(图11-7A),再沿静脉方向潜行刺入,见回血后放平针头(图11-7B)再进针少许即可	穿刺时避免消毒范围污染 穿刺后针尖斜面必须全部在血管内

操作流程	操作步骤	要点说明
(10) 固定	一手拇指固定针柄,松开止血带(图11-8A),嘱患者松拳,打开调节器,待药液滴入通畅,用输液贴或胶布固定(图11-8B)取出治疗巾、止血带及小垫枕	穿刺点处保持无菌,无输液贴时用无菌棉球覆盖穿刺点再用胶布固定不合作的患者可使用夹板绷带固定肢体
(11) 调节滴速	根据患者的年龄、病情、药物性质调节滴速或遵医嘱调节(图11-9)	一般成人每分钟40~60滴,儿童每分钟20~40滴;婴幼儿、年老体弱、心肺肾功能不良的患者滴速应慢;休克、脱水严重、心肺肾功能良好的患者滴速可适当加快;一般药液、利尿剂输入速度可稍快,升压药物、含钾药物、高渗盐水、刺激性强的药物速度应慢调节好滴速后记录在输液卡上并向患者及家属交代不能随意调节
(12) 查对、记录	核对床号、姓名、药液,在输液卡上护士签名、记录并将输液卡挂于输液架上	操作后查对
(13) 观察反应	输液中加强巡视,倾听患者主诉,观察穿刺部位有无肿胀、针头有无阻塞、输液管道是否通畅,注意有无输液故障及输液反应	确保输液安全进行
(14) 更换药液	继续输液者,必须及时更换药液瓶打开液体瓶盖的中心部分,常规消毒瓶塞及瓶颈后加入药物。核对后从上一液体瓶内拔出输液器粗针头,插入下一瓶内,确保输液通畅,并签字记录	防止发生空气栓塞更换输液卡时,认真执行查对制度,避免事故发生严格执行无菌操作,防止污染
(15) 拔针	输液完毕,轻揭输液贴或胶布,关闭调节器,迅速拔针后嘱患者按压片刻至无出血	最佳拔针时间在滴管药液滴完,输液管液面下降速度减慢或停止,严防造成空气栓塞先拔出针头再按压,防止加重损伤血管按压部位为穿刺点及上方
(16) 整理	协助患者取舒适卧位,整理床单位,清理用物	污物按规定处理,避免交叉感染
(17) 记录	洗手,记录	

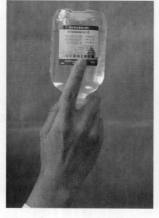

图 11-2 对光检查药液质量

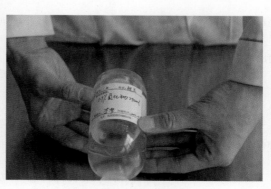

图 11-3 倒贴输液瓶贴

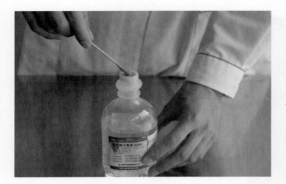

图 11-4 消毒瓶塞

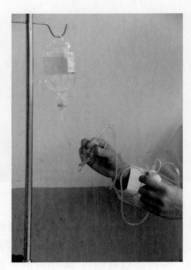

图 11-6 排气

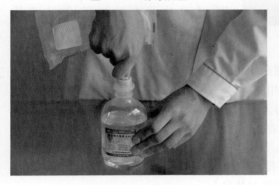

图 11-5 针头插入瓶塞

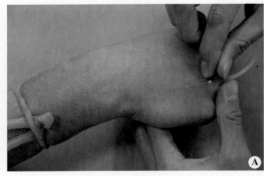

图 11-7 穿刺静脉

A. 进针角度；B. 穿刺

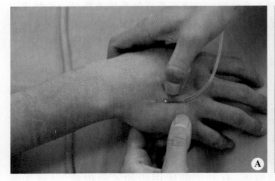

图 11-8 固定针头

A. 拇指固定针柄；B. 输液贴固定针头

考点：调节输液速度所依据的原则

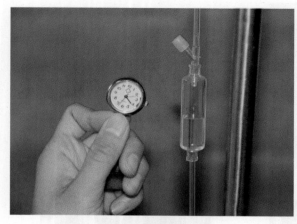

图 11-9 调节滴速

【评价】

（1）患者理解输液的目的并主动配合，病情好转，无输液反应及其他不适。

（2）护士无菌观念强，操作熟练，动作轻巧。

（3）护患沟通有效，彼此需要得到满足。

【注意事项】

（1）严格遵守无菌技术操作原则，认真执行查对制度，防止事故发生。

（2）根据患者病情、用药原则、药物性质合理安排输液顺序，调整输液速度，注意药物间的配伍禁忌。

（3）对长期输液的患者，应保护和合理使用静脉，一般从远心端小静脉开始。

（4）对持续输液超过 24 小时的患者，应每天更换输液器。

（5）输液过程中应加强巡视，认真倾听患者主诉，观察患者的全身及局部反应，及时处理输液故障，并主动配合医生处理各种输液反应。

（6）为防止空气栓塞的发生，输液前必须排尽输液管及针头的气体，输液中要及时更换输液瓶，加压输液时要有护士看守，输液完毕要及时拔针。

考点：静脉输液的注意事项

（7）严禁在输液的肢体侧进行抽血化验或测量血压。

📖 **链接**┈┈┈┈ 开放式周围静脉输液法

开放式周围静脉输液法是将一定量的无菌溶液或药液倒入开放式输液瓶内进行输液的方法。此法能灵活地变换药液的种类和数量，随时添加各种药物，适用于婴幼儿、手术的患者和危重患者的抢救。但由于是开放系统，容易造成操作污染，目前临床使用较少。

用物准备：将一次性输液器换为开放式玻璃输液瓶或一次性开放式塑料输液瓶，其余同密闭式静脉输液法。

操作步骤：

（1）准备药液：检查药瓶、药液质量，认真核对药液，瓶签上写明床号、姓名及主要药物。用启瓶器取下密封瓶铝盖，按无菌技术打开瓶塞并松动。

（2）准备输液瓶：打开输液瓶包，检查开放式输液瓶是否完好，一手持输液瓶，并将输液管根部折叠夹于指缝中，然后倒入 30 ~50ml 溶液，倒入液体时，溶液瓶不得触及输液瓶口，旋转冲洗输液瓶及输液管，将冲洗液排入弯盘后遵医嘱倒入溶液，加入所需药物。加入药物时，取下注射器针头，在距输液瓶口 1cm 处注入并摇匀药液，盖好瓶盖并放妥备用。

（3）核对解释：携用物至床旁，核对床号、姓名、药液，向患者解释，取得配合。

（4）其余同密闭式周围静脉输液法（5）~（17）。

2. 静脉留置针输液法（intravenous indwelling needle） 静脉留置针又称套管针，为头皮针的换代产品。套管由四聚氟乙烯制成，牢固、富有弹性，和血管的相容性好，无刺激性，可在血管中保存较长时间。使用套管针既减少患者由于反复穿刺造成的痛苦，保护血管，又减轻护理人员的工作量。由于其能方便迅速开通静脉通道，有利于临床用药和紧急抢救，已成为临床输液治疗的主要工具。此法适用于长期输液、静脉穿刺困难、年老体弱、化疗、脱水、大手术后及危重患者的支持疗法,也可用于中心静脉压的测定。

【目的】 同密闭式周围静脉输液法。

【评估】 同密闭式周围静脉输液法。

【计划】

(1)护士准备:着装整洁,洗手,戴口罩。

(2)用物准备:在密闭式静脉输液用物的基础上备静脉留置针(图11-10)、常用封管液、3L粘贴(可代替输液贴或胶布)。

常用封管液与用量:①0.9%氯化钠溶液:每次用量5~10ml,每隔6小时冲管一次。②肝素盐水:每毫升0.9%氯化钠溶液含肝素10~100U,一般每次用量为2~5ml。

(3)环境准备:同密闭式静脉输液法。

【实施】 见表11-2。

表11-2 静脉留置针输液法

操作流程	操作步骤	要点说明
(1)同密闭式周围静脉输液法(1)~(7)		
(2)备好留置针及粘贴	检查留置针的包装、型号、生产日期、有效期后取出	针尖无倒钩、边缘无毛刺可使用
	确认针尖及套管尖端完好,旋转松动套管,调整针头斜面向上	避免套管与针芯粘连
	检查3L粘贴包装并打开,写明留置日期	
(3)再次查对及排气	核对床号、姓名、药液,将输液器上的针头全部插入留置针的肝素帽内,打开输液器的调节器,排尽输液管内、针头及留置针头皮式套管针内的空气	避免输液器针头暴露污染 防止发生空气栓塞
(4)穿刺静脉	常规消毒皮肤,除去留置针护针套,左手绷紧皮肤,右手持留置针翼,保持针尖斜面向上,从血管上方使针头与皮肤呈15°~30°进针(图11-11A),见回血后,放平穿刺针继续推进0.3~0.5cm(图11-11B)	皮肤消毒范围为6~8cm,止血带距穿刺点的距离为10cm,以防发生感染
	以一手先将针芯后撤0.5cm后再固定,另一手将外套管沿血管方向全部送入静脉,退出针芯(图11-11C)	动作轻、熟练,防止针芯损伤血管,确保外套管在血管内 固定牢固,松紧度适宜
	松止血带,嘱患者松拳,打开调节器,用透明3L粘贴(也可用输液贴)将导管固定于皮肤上	
(5)同密闭式周围静脉输液法(11)~(14)		
(6)输液完毕封管	输液将结束时,关闭调节器,拔出输液器针头	保证正压封管,边退针边推封管液,直至针头完全退出,防止发生血液凝固阻塞输液通道
	常规消毒肝素帽胶塞,将抽好封管液(0.4%枸橼酸钠生理盐水1~2ml或肝素稀释液)的注射器针头刺入肝素帽胶塞内进行封管	严格执行无菌操作,防止感染

续表

操作流程	操作步骤	要点说明
(7) 再次输液	再次输液时,常规消毒肝素帽胶塞,将输液器针头插入肝素帽内,打开调节器,调节滴速,开始输液	
(8) 同密闭式周围静脉输液法(15)~(17)		

考点: 如何正确消毒、扎止血带和封管

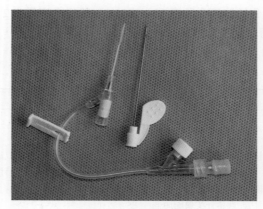

图 11-10　静脉留置针

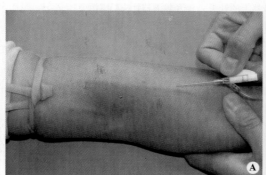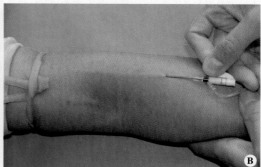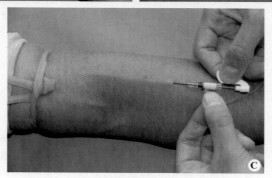

图 11-11　静脉留置针穿刺
A. 进针角度;B. 进针;C. 退针芯

【评价】 同密闭周围静脉输液法。

【注意事项】

(1) 静脉留置者应注意保护肢体,不输液时避免肢体下垂,能够下床活动的患者,避免使用下肢静脉留置,以防止有回血堵塞留置针。

(2) 勤巡视、勤观察,及时发现并发症,如静脉炎、导管堵塞、静脉血栓、液体渗漏及皮下血肿等。如发现穿刺部位有炎性反应,则立即停止使用,并拔出针套,局部做相应处理。每次输液开始和输液完毕均应冲洗套管针,如发现套管针已被回血凝块阻塞,不应强行冲洗,防止血凝块脱落形成栓塞,应停止使用并拔出套管针。

考点:使用静脉留置针的注意事项

(3) 静脉留置针一般可以保留 3 ~ 5 天,最长可保留 7 天。

3. 头皮静脉输液法 小儿头皮静脉的特点为血管丰富,分支较多,彼此沟通,互相交错成网,血管壁薄,表浅易见,较易固定。头皮静脉穿刺既便于患儿肢体活动、冬季的保暖,又利于治疗护理工作的进行,是患儿临床输液常采用的一种方法。选用的头皮静脉有额静脉、颞浅静脉、耳后静脉、枕静脉,但穿刺时一定要注意鉴别头皮静脉与动脉(表 11-3)。

表 11-3 小儿头皮静脉与动脉的鉴别

鉴别项目	头皮静脉	头皮动脉
外观	微蓝色	正常肤色或淡红色
管壁	薄、易被压瘪	厚、不易被压瘪
活动度	不易滑动	易滑动
搏动	无	有
血流方向	向心	离心
穿刺后表现	无痛苦,回血正常,推药阻力小	痛苦貌或尖叫,回血呈冲击状,推药阻力大,局部出现树枝样苍白

【目的】 同周围静脉输液法。

【评估】

(1) 患儿的年龄、病情及意识情况。

(2) 患儿的心理状况及合作程度。

(3) 穿刺部位的皮肤及血管状况。

【计划】

(1) 护士准备:着装整洁,洗手,戴口罩。

(2) 用物准备:同密闭式周围静脉输液法,另备75% 乙醇、4 ~ 5 号头皮针、按需要准备抽吸 0.9% 氯化钠溶液的 5ml 注射器、备皮用具。

(3) 环境准备:同密闭式周围静脉输液法。

【实施】 见表 11-4。

表 11-4 头皮静脉输液法

操作流程	操作步骤	要点说明
(1) 同密闭式周围静脉 输液法(1) ~ (5)		
(2) 选择静脉	患儿取舒适卧位,助手或家属固定患儿的 头部和肢体,操作者位于患儿头端 剃去局部头发,选择粗、直、清晰的血管	便于穿刺

操作流程	操作步骤	要点说明
(3) 消毒皮肤	75% 的乙醇消毒局部皮肤,待干	不使用常规消毒,因可影响血管的清晰度
(4) 再次查对	再次核对床号、姓名、药液	
(5) 穿刺静脉	用注射器抽吸输入液体后与头皮针连接,以左手拇指、示指固定静脉两端,右手持针柄沿静脉向心方向平行穿刺,见回血后,分离头皮针和注射器,将头皮针和输液器乳头连接后,打开调节器,见液体点滴通畅后固定	穿刺时有落空感,无回血时,可稍用力抽吸注射器
(6) 同密闭式周围静脉输液法(10) ~ (17)		

【评价】

(1) 患儿的所有输液环节安全、顺利。

(2) 护士在穿刺时动作轻、稳、准,操作规范。

【注意事项】

(1) 注意鉴别头皮静脉和动脉。

考点：小儿头皮静脉与动脉的鉴别

(2) 根据病情、年龄、药物性质调节滴速,一般每分钟不超过 20 滴。

（二）颈外静脉输液法

颈外静脉是颈部最粗大的静脉,位于颈外侧皮下,位置表浅且较易固定,因此在特殊情况下可以输液,但不可多次穿刺。现临床上多采取静脉留置针进行穿刺,既可减轻对血管的损害,又可保证检查和治疗。其穿刺点为下颌角和锁骨上缘中点连线上 1/3 处,颈外静脉外缘(图 11-12)。

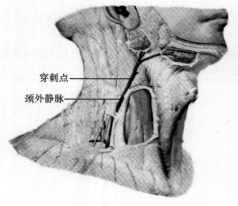

穿刺点——
颈外静脉——

图 11-12　颈外静脉穿刺点

【目的】

(1) 长期持续输液,周围静脉穿刺困难的患者。

(2) 长期静脉内输入高浓度或刺激性强的药物,或行静脉内高营养治疗的患者。

(3) 周围循环衰竭的危重患者,用来测量中心静脉压。

【评估】

(1) 患者病情、意识状态、活动能力;询问普鲁卡因过敏史,并做过敏试验。

(2) 患者心理状态、对疾病的认识、合作程度。

(3) 穿刺部位皮肤、血管情况。

【计划】

(1) 护士准备:着装整洁,洗手,戴口罩。

(2) 用物准备:同静脉留置针输液法。

(3) 环境准备:同密闭式静脉输液法。

【实施】　见表 11-5。

表 11-5　颈外静脉输液法

操作流程	操作步骤	要点说明
(1) 同密闭式周围静脉 输液法(1)~(5)		
(2) 选择静脉	协助患者去枕平卧,头偏向对侧,肩下垫 一小薄枕,使患者头低肩高,颈部伸展 平直 操作者站于穿刺部位对侧或患者头部,选 择穿刺点并正确定位	充分暴露穿刺部位,便于穿刺
(3) 消毒皮肤	常规消毒局部皮肤,备好留置针并正确 使用 助手以手按压颈静脉三角处	防止感染的发生 使颈外静脉充分暴露
(4) 再次查对	再次核对床号、姓名、药液	
(5) 穿刺静脉	操作者用左手拇指绷紧皮肤,右手持穿刺 针与皮肤呈 30°角向心方向进针穿刺, 见回血后再改为 10°角继续进针 0.2cm,右手固定针翼,左手推送外套管 直至针栓处,退出针芯,用透明无菌 3L 粘贴将导管固定于皮肤上	
(6) 同密闭式周围静脉 输液法(11)~(14)		
(7) 输液完毕封管	输液将结束时,关闭调节器,拔出输液器 针头 常规消毒肝素帽胶塞,将抽好封管液的注 射器针头刺入胶塞内进行封管	严格执行无菌操作,防止感染
(8) 再次输液	再输液时,常规消毒肝素帽胶塞,将输液 器针头插入静脉帽内,打开调节器,调 节滴速,开始输液	
(9) 拔针	停止输液拔管时,动作轻柔,末端接上注 射器,边抽吸边拔管,局部加压数分钟, 消毒穿刺部位并覆盖无菌纱布	防止折断外套管、血栓形成、空气进入静 脉及感染
(10) 同密闭式周围静脉 输液法(16)~(17)		

【评价】　同密闭式周围静脉输液法。

【注意事项】

(1) 外套管如有回血,应及时推注封管液,避免外套管堵塞。

(2) 输液过程中应勤观察,如溶液点滴不畅,及时检查外套管是否滑出血管外或弯曲。

(3) 每日消毒穿刺点及周围皮肤并更换敷料。

考点: 颈外静脉输液法的穿刺部位及注意事项

链接 ::::::::

1. 锁骨下静脉穿刺置管技术　锁骨下静脉穿刺置管方法是借助于一根引导导丝将中心静脉导管置入锁骨下静脉,导管头端在皮肤外固定,必要时与皮肤缝合一针加强固定的一种置管技术。适应于长期不能进食或丢失大量液体者,各种原因所致大出血者,进行较长时间化疗者,测定中心静脉压者,紧急置入心内起搏导管者。

锁骨下静脉是腋静脉的延续,位于锁骨后下方,此静脉较表浅粗大,成人直径可达 2.0cm,静脉壁与筋膜附着,常处于充盈状态,管腔不易塌陷,可重复使用。 但锁骨下静脉与颈内静脉在相当于胸锁关节及前斜角肌内缘处汇合形成静脉角,其后方约 5mm 便是肺尖,因胸膜顶和肺尖较第一肋软骨高出 3~4cm,如进针角度过大或潜行过深,易刺破胸膜和肺组织,其右侧有淋巴导管,左侧有胸导管汇入,右侧锁骨下静脉比左侧粗且变异小,为避免误伤胸导管,故穿刺右侧较安全。 穿刺部位选择:经锁骨上穿刺时,取胸锁乳突肌锁骨头的外侧缘与锁骨上缘所形成的夹角的平分线上距顶点 0.5~1cm 处,进针方向指向同侧的胸锁关节或胸骨上窝;经锁骨下穿刺时,取胸骨上凹及肩峰连线,锁骨中点下方 0.5~1cm 处,进针方向与皮肤呈 35°~40°指向喉结方向。

2. PICC 导管置管技术 PICC 导管置管技术是指将导管经外周静脉插管到中心静脉的一种技术。 一般导管由肘前部的外周静脉穿刺置入,沿血管走行最终到达上腔静脉。 利用 PICC 可以将药物直接输注在血液流速快、血流量大的中心静脉,避免了患者因长期输液或输注高浓度、强刺激性药物带来的血管损害,减轻了因反复静脉穿刺给患者带来的痛苦,保证了治疗顺利进行。 根据导管质量的不同可以在体内留置的时间为 3 个月至一年,其操作快捷,安全方便,维护简便,无严重并发症。

3. 植入式静脉输液港 植入式静脉输液港是一种可植入皮下、长期留置在体内的静脉输液装置,由供穿刺的注射座与静脉导管组成,利用手术的方法将导管末端经皮下穿刺置于人体的上腔静脉,剩余导管和输液港底座埋藏在皮下组织,只在患者体表触摸到一圆形凸起,治疗时从此定位,将无损伤针从皮穿刺到注射座的输液槽,即可输注各种药物、补液、营养支持治疗、输血及血样采集等,为需要长期输液或重复给药治疗患者及需要经静脉应用化疗药物的患者、肠外营养及其他高渗性液体输入者提供了可靠的输液通道。 其优点是:因其操作简单,且为皮下埋植,从而降低了感染的风险;无插入针头不输液时可进行洗浴、游泳及其他活动,装置埋植于皮下不易被别人注意,方便了患者;减少穿刺血管的次数,保护血管,减少药物外渗的机会;维护简单,治疗间歇期 4 周维护一次即可;使用期限一般长达 8~10 年,穿刺隔膜能让无损伤穿刺针穿刺 2000 次;避免了化疗药物渗漏导致局部坏死;也避免高渗药物对血管刺激而引起静脉炎。 通过对置入式静脉输液港的细心维护,保证了各项治疗的顺利进行,大大减轻了患者的痛苦,是值得推广使用的一项新技术。

五、输液速度与时间的计算

在输液过程中,每毫升溶液的滴数称为该输液器的滴系数(gtt/ml)。目前常用输液器的滴系数有 10、15、20、50 几种型号,计算时以生产厂家输液器袋上标明的滴系数为准。静脉滴注的速度与时间可按下列公式计算。

1. 已知输入液体总量与计划所用输液时间,计算每分钟滴数。

$$每分钟滴数 = \frac{液体总量(ml) \times 滴系数}{输液时间(min)}$$

考点:每分钟滴数和输液时间的计算

例1. 某患者需输液体 1500ml,计划 5h 输完,所用输液器滴系数为 15,求每分钟滴数?

$$每分钟滴数 = = \frac{1500 \times 15}{5 \times 60} = (75gtt/min)$$

2. 已知每分钟滴数与输液总量,计算输液所需要的时间。

$$输液时间(h) = \frac{液体总量(ml) \times 滴系数}{每分钟滴数 \times 60(min)}$$

例2. 如某患者需输液 2000ml,每分钟滴数为 50 滴,所用输液器之滴系数为 15,需用多长时间输完?

$$输液时间(h) = \frac{2000 \times 15}{50 \times 60} = 10(h)$$

链接 :::::::::::: 输液泵的临床应用

　　输液泵（infusion pump）指机械或电子控制装置，能将药液长时间微量、均匀恒定、精确地输入体内，临床上常用于需要严格控制输入液量和药物的患者，如应用升压药物、抗心律失常药物、婴幼儿静脉输液和静脉麻醉时，危重患者的治疗与抢救。输液泵的种类很多，但主要组成与功能大体相同，在临床工作中可根据不同的型号选择使用。现以图 11-13 的电脑微量输液泵为例，简单介绍其使用方法。

　　电脑微量输液泵的临床应用

　　（1）将输液泵固定在输液架上，接通电源，打开电源开关。

　　（2）按密闭式输液法准备药液、排气。

　　（3）打开泵门，将与之相吻合的输液管放于输液泵的管道槽中，关闭泵门。

　　（4）遵医嘱设定输液速度及输液量。

　　（5）穿刺成功后，将输液针头和输液泵连接。

　　（6）确定各种设置无误后，按"开始/停止"键，启动输液。

　　（7）输液接近完毕时，"输液量显示键"闪烁，提示输液结束。

　　（8）输液结束时，再次按"开始/停止键"，停止输液。

　　（9）按"开关"键关闭输液泵，打开泵门，取出输液管。

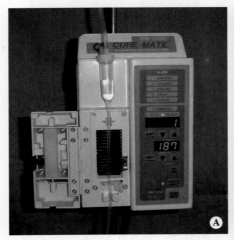
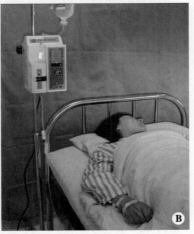

图 11-13　输液泵

六、常见输液故障及排除法

（一）溶液不滴

　　1. 针头滑出血管外　表现为回抽无回血，局部肿胀、疼痛（因液体渗入皮下组织）。处理方法：拔出针头，更换针头后重新选择血管穿刺。

　　2. 针头斜面紧贴血管壁　表现为回抽有回血，但液体滴入不畅或不滴。处理方法：调整针头位置或适当变换肢体位置，至点滴畅通为止。

　　3. 针头阻塞　表现为回抽无回血，溶液不滴，可轻轻挤压滴管下端靠近针头处的输液管，若感觉有阻力，松手又无回血时则表示针头已堵塞（切忌强行挤压导管或用溶液冲注针头，以免凝血块进入静脉内造成栓塞）。处理方法：拔出针头，更换针头后重新穿刺。

　　4. 压力过低　表现为滴液缓慢（因输液瓶位置过低、患者肢体抬举过高或患者周围循环不良所致）。处理方法：适当抬高输液瓶位置或放低患者肢体位置。

5. 静脉痉挛　表现为滴液不畅,但有回血抽出(由于患者穿刺肢体在寒冷环境中暴露时间过长或输入液体温度过低所致静脉痉挛)。处理方法:在穿刺局部行热敷,解除静脉痉挛,促进血液循环。

(二)墨菲滴管内液面过高

当墨菲滴管内液面过高时,如为密闭式可将输液瓶取下,瓶身倾斜,使插入瓶内的针头露出液面(图11-14),溶液缓缓流至滴管露出液面,再将输液瓶挂于输液架上。如为开放式输液法可夹住滴管上的输液管,开放滴管旁侧小孔,待液面下降至滴管露出液面,关闭旁侧小孔,松开滴管上输液管,继续滴注。

(三)墨菲滴管内液面过低

当墨菲滴管内液面过低时,反折滴管下端输液管,用手挤捏滴管(图11-15),迫使液体流至滴管内,当液面升至所需高度时,停止挤捏,松开滴管下端输液管即可。

(四)墨菲滴管内液面自行下降

输液过程中,若墨菲滴管内液面自行下降,应该检查滴管上端输液管和滴管的衔接处是否紧密,有无漏气或裂隙,必要时更换输液器。

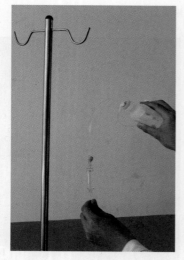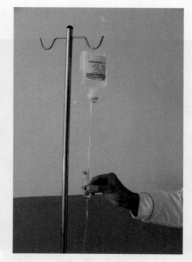

图 11-14　墨菲滴管内液面过高处理　　图 11-15　墨菲滴管内液面过低处理

考点:输液常见故障及排除法

七、输液反应及防护

输液虽然能治疗各种疾病,抢救危重患者的生命。但在输液过程中,因受多种因素的影响可出现一系列的输液反应。临床上常见的输液反应有发热反应、循环负荷过重反应(急性肺水肿)、静脉炎、空气栓塞等。因此在输液过程中,护士必须加强巡视、严密观察,发现问题并及时处理。

(一)发热反应(febrile reaction)

发热反应是输液过程中最常见的一种输液反应。

1. 原因　与输入致热物质有关,如药液质量有问题、输液器具污染、配药加药中污染、穿刺针头斜面滞留微粒、环境空气污染、联合用药过多及药物配伍不当、输液速度过快。

2. 临床表现　多发生在输液后数分钟至1小时。表现为发冷、寒战、发热。轻者体温在38℃左右,停止输液后数小时内体温自行恢复正常;重者初起寒战,继之高热,体温可达41℃,并伴有头痛、脉速、恶心、呕吐等全身症状。

3. 预防 加强责任心,严把药物器具关;把好药液配制关;严格执行消毒隔离制度,遵守无菌操作规程;合理用药,注意配伍禁忌。

4. 护理

(1) 反应轻者立即减慢输液速度或停止输液,通知医生;重者立即停止输液。

(2) 注意观察生命体征变化,每半小时测量体温 1 次。

(3) 对症处理,如寒战者给予保暖,高热者给予物理降温。

(4) 遵医嘱给予抗过敏药物或激素治疗。

(5) 做好记录,保留剩余溶液和输液器进行检测,查找引起发热反应的原因。

(二)循环负荷过重反应(circulatory overload reaction)

1. 原因

(1) 输液速度过快,短期内输入大量液体,使循环血容量急剧增加,心脏负荷过重。

(2) 患者原有心肺功能不良,多见于急性左心功能不全者。

2. 临床表现 在输液过程中患者突然出现呼吸困难、气促、胸闷、咳嗽,咯粉红色泡沫样痰,严重时痰液从口、鼻涌出,听诊双肺可闻及湿啰音,心率快,心律不齐。

3. 预防 严格控制输液速度与输液量,特别是对年老体弱、婴幼儿、心肺功能不良的患者滴注速度不宜过快、液量不可过多。

4. 护理 根据患者病情严格控制输液速度和输液量,对心肺功能不良、年老体弱、婴幼儿更应谨慎。一旦发生此反应,应采取如下护理措施:

(1) 立即停止输液并通知医生进行紧急抢救。

(2) 在病情允许的情况下,安置患者端坐位,双腿下垂,以减少下肢静脉血液的回流,减轻心脏负担。

(3) 加压给氧,氧流量达 6～8L/min,可提高肺泡内氧分压,使肺泡内毛细血管渗出液的产生减少,从而增加氧的弥散,改善低氧血症;在湿化瓶内放入 20%～30% 乙醇溶液,以减低肺泡内泡沫表面的张力,使泡沫破裂消散,从而改善肺部气体交换,减轻缺氧症状。

(4) 遵医嘱给予镇静剂,平喘、强心、利尿和扩血管药物,以舒张周围血管,加速体液排出,减少回心血量,减轻心脏负荷。

(5) 必要时进行四肢轮扎,用止血带或血压计袖带适当给四肢加压,要求阻断静脉血流,但动脉血流仍通畅。每隔 5～10 分钟轮流放松一侧肢体上的止血带,可有效地减少静脉回心血量,待症状缓解后,逐渐解除止血带。

(6) 安慰患者,给予心理支持,以解除其紧张情绪。

(三)静脉炎(phlebitis)

1. 原因 化学性静脉炎症由于长期输注高浓度、刺激性较强的药液,或静脉内放置刺激性大的留置管或留置管放置时间过长,引起局部血管壁化学性炎症发生;感染性静脉炎可因输液过程中未严格执行无菌操作而导致局部静脉感染。

2. 临床表现 输液部位沿静脉走向出现条索状红线,局部组织表现发红、肿胀、灼热、疼痛,有时伴有畏寒、发热等全身症状。

3. 预防 严格执行无菌操作防止感染;刺激性较大的药物应充分稀释后使用,确定针头在血管内方可滴注药液,防止药物溢出血管外,并减慢滴注速度;长期输液者,经常更换输液部位,以保护静脉;静脉内置管应该选择无刺激性或刺激性小的导管,留置时间不宜过久。

4. 护理措施

(1) 停止在发生静脉炎的血管处输液,抬高患肢并制动。

(2) 用 50% 硫酸镁溶液或 95% 乙醇每日 2 次湿热敷,每次 20 分钟。

（3）超短波理疗，每日 1 次，每次 15～20 分钟。

（4）将中药如意金黄散加醋调成糊状，局部外敷，每日 2 次，可起到清热、止痛、消肿的作用。

（5）合并全身感染，遵医嘱给予抗生素治疗。

（四）空气栓塞（air embolism）

1. 原因

（1）输液前，输液管内空气未排尽，输液管连接不紧密、输液管漏气。

（2）加压输液时无人守护。

（3）液体输完未及时更换药液或拔针，导致空气进入静脉发生空气栓塞。进入静脉的空气形成空气栓子，气栓随血流经右心房到达右心室，如空气量少，则随着心脏的收缩从右心室压入肺动脉并分散到肺小动脉内，最后经毛细血管吸收，因而损害较小；如空气量大，则空气在右心室内阻塞肺动脉入口（图 11-16），使血液不能进入肺内，气体交换发生障碍，引起机体严重缺氧而死亡。

2. 临床表现　患者感到胸部异常不适或胸骨后疼痛，出现呼吸困难和严重发绀，有濒死感。听诊心前区可闻及持续响亮的"水泡声"，心电图呈心肌缺血和急性肺心病的改变。

3. 预防

（1）输液前认真检查输液器质量，排尽输液管内空气。

（2）输液过程中加强巡视，发现故障及时处理，连续输液者应及时更换输液瓶；输液完毕及时拔针。

（3）拔除较粗、贴近胸腔的较深静脉导管时，必须严密封闭穿刺点。

（4）加压输液时应专人守护。

4. 护理措施

（1）发生空气栓塞，立即通知医生进行抢救。

考点： 输液反应的表现及护理

（2）让患者取左侧卧位和头低足高卧位。左侧卧位可使肺动脉的位置处于低位，利于气泡飘移至右心室尖部，从而避开肺动脉入口（图 11-17），随着心脏的舒缩，较大的气泡破碎成泡沫，分次小量进入肺动脉内，逐渐被吸收。头低足高位在吸气时可增加胸内压力，以减少空气进入静脉。

（3）给予高流量氧气吸入，提高机体的血氧浓度，纠正缺氧状态。

（4）如果患者安置中心静脉导管，可从导管中抽出空气，这是快捷的救治方法。

（5）密切观察患者病情变化，如发现异常及时处理。

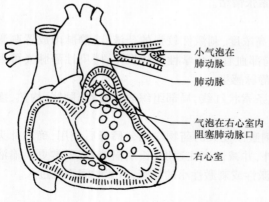

小气泡在肺动脉
肺动脉
气泡在右心室内阻塞肺动脉口
右心室

图 11-16　空气在右心室内阻塞肺动脉入口示意图

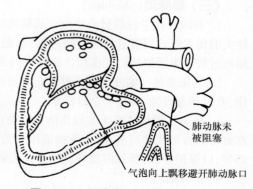

肺动脉未被阻塞
气泡向上飘移避开肺动脉口

图 11-17　气泡避开肺动脉入口示意图

八、输液微粒污染

输液微粒污染指在输液过程中,输液微粒(infusion particles)随液体进入体内,对机体造成严重危害的过程。输液微粒是指那些外来的、非溶性的,直径一般为 1 ~ 15μm,肉眼观察不到的微小颗粒杂质。大的可达 50 ~ 300μm,50μm 以上的微粒肉眼可见。临床常见的十类微粒:玻璃屑微粒、橡胶微粒、塑料微粒、活性炭微粒、尘埃微粒、滑石粉微粒、纤维素微粒、胶体微粒、脂肪栓微粒、药物结晶体微粒。我国 1990 年的药典规定:每毫升输液剂中直径>10μm 的不溶微粒不能超过 20 个,直径>25μm 的不溶微粒不能超过 2 个。

(一)输液微粒的来源

1. 药物和溶液生产制作工艺环节不完善或管理不严格,导致水、空气、原材料受到污染,使异物和微粒混入。

2. 盛放药液的容器不洁净,或瓶内壁及橡胶塞受药液浸泡时间过长,腐蚀剥脱形成微粒。

3. 输液器具(输液器、注射器)不洁净。

4. 输液环境不洁净,操作过程的污染,如切割安瓿、开瓶塞、反复穿刺瓶塞等。

(二)输液微粒污染的危害

微粒进入机体,其危害是严重而持久的,危害程度主要取决于微粒的大小、形状、化学性质、堵塞人体血管的部位、血流阻断程度以及人体对微粒的反应。最易受损的脏器有肺、脑、肝、肾等器官。其结果有以下几点。

1. 堵塞血管　液体中微粒过多,可直接造成局部血管堵塞,组织供血不足,出现缺血缺氧,甚至坏死。

2. 形成血栓　微粒随液体进入血管后,红细胞聚集于微粒上形成血栓,引起血管栓塞和静脉炎发生。

3. 形成肺内肉芽肿　如微粒进入肺毛细血管,可引起巨噬细胞增殖包围微粒,形成肺内肉芽肿。

4. 微粒是抗原,可引起过敏反应和血小板减少症。

5. 微粒刺激组织而发生炎症或形成肿物。

(三)输液微粒污染的预防措施

1. 制剂生产方面　制药厂应加强质量管理,严格执行制剂生产操作规程,改善生产车间环境卫生条件,安装空气净化装置,防止空气中悬浮尘粒与细菌污染;选用优质原材料,采用先进生产工艺,最大限度地减少液体中的微粒;提高检验技术,确保药液质量,保证出厂制剂合格。

2. 输液操作方面

(1) 选用含终端滤过器的密闭式一次性医用输液器,可有效防止任何途径污染的静脉微粒,是解决微粒危害的理想措施。

(2) 输液前严格检查输入液体的质量,注意药液的瓶签、透明度、有效期,溶液瓶有无裂痕、瓶盖有无松动等。

(3) 严格执行无菌操作,保持输液环境中的空气净化。在治疗室安装空气净化装置,定期消毒,可在超净工作台内进行输液前的准备。

(4) 输入药液应现用现配,避免药液久置污染。

(5) 正确抽吸药液,正确配药。在开启安瓿前,以 70% 乙醇溶液擦拭颈段是减少微粒污染的有效措施。正确切割玻璃安瓿,割剧痕长度应小于颈段的 1/4 周,剧痕越长,玻璃碎屑越多,大颗粒越多;切忌用镊子敲打安瓿,否则玻璃碎屑和脱落砂粒增多;配药液的针头越大,胶屑也越大,抽吸药液的空针不能反复多次使用,否则微粒数量增多。

案例 11-1 分析

1. 患者发生了输液反应-循环负荷过重反应(急性肺水肿)。

2. 原因是由于输液速度过快,短时间内输入过多液体使循环血容量急剧增加,心脏负荷过重引起,或者患者原有心肺功能不良。

3. 护理措施　详见文中。

第 2 节　静脉输血法

案例 11-2

患者,男,38 岁,因大量呕血急诊入院,初步诊断:胃溃疡,失血性休克。护理体检:BP 80/50mmHg,心率 120 次/分,脉搏细弱,面色苍白,出冷汗,表情淡漠。遵医嘱立即输血 400ml。当输血 300ml 时,患者出现皮肤瘙痒,眼睑、口唇水肿,呼吸困难等症状。

问题: 1. 为该患者输血的目的是什么?

2. 为什么患者突然出现上述症状?

3. 护士应采取哪些护理措施?

一、概　　述

静脉输血(blood transfusion)是将全血或某些血液成分通过静脉输入体内的一种方法。是临床上常用的急救和治疗的重要措施之一。

正常成人的血容量占体重的 7%～8%。失血不超过人体血量的 10% 时,对健康无明显影响,机体可以通过一系列调节机制,使血容量短期内得以恢复;失血量达 20% 时对人体有明显影响,可出现各种缺血缺氧的表现,超过 30% 导致血压下降,脏器供血不足,特别是脑细胞供血不足,出现功能降低甚至昏迷,可危及生命必须立即输血。

(一)血液制品的种类及适应证

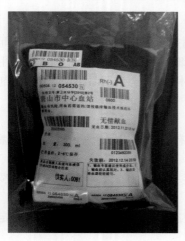

图 11-18　全血

1. **全血**　指采集的血液未经任何加工保存备用的血液(图 11-18),分为两种:

(1)新鲜血:指在 4℃冰箱内冷藏,保存时间不超过 1 周的血液。新鲜血液基本保留了血液的原有成分,可以补充各种血细胞、凝血因子和血小板。主要适用于血液病患者。

(2)库存血:指在 4℃冰箱内保存 2～3 周的血液。库存血液的各种成分,随着保存时间的延长而发生变化,红细胞平均每天损坏 1%,白细胞仅能存活 3～5 天、血小板 24 小时后逐渐减少,3 天后无治疗作用。由于红细胞、白细胞、血小板逐渐被破坏,细胞内钾离子外溢到血浆中,导致血液钾离子含量增多。另外由于保养液的 pH 是 7.1～7.25,随着保存时间的延长,葡萄糖分解,乳酸增多,血液的酸性增高。血液保存到 21 天时 pH 值达 6.8。因此大量输入库血时,可引起高血钾症和酸中毒。主要适用于各种原因所致的大出血。

2. **成分血**　成分输血(transfusion of blood components)是将血液中的各种成分进行分离

提纯,分别制成高浓度的血液制品,根据患者病情的需要分别输入相关血液成分。成分血中主要是单一成分浓度高,制品有红细胞、白细胞、血小板、凝血因子。一血多用,节约血源,针对性强,制品浓度高,疗效好,不良反应少,便于保存和运输是其优点。成分输血是目前临床上常用的输血类型。

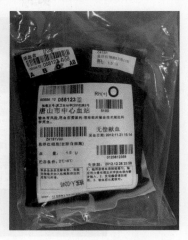

图 11-19　红细胞悬液

(1)红细胞

1)浓缩红细胞:指全血经分离去除血浆后的剩余部分,仍含少量血浆,故可直接输入。适用于携氧能力缺陷和血容量正常的贫血患者,如各种急慢性失血、心功能不全患者的输血。

2)红细胞悬液:即全血经离心去除血浆后的红细胞加入等量红细胞保养液制成(图 11-19)。适用于战地急救及中小手术患者。

3)洗涤红细胞:即红细胞经生理盐水洗涤三次后,再加入适量 0.9% 氯化钠溶液,200ml 中含红细胞 170~190ml。应在 6 小时内输用,因故未能及时输用者只能在 4℃ 条件下保存 12 小时。适用于一氧化碳中毒、输全血或血浆发生过敏的患者、免疫性溶血性贫血患者、肾功能不全患者的输血。

4)冰冻红细胞:200ml 中含红细胞 170~190ml,不含血浆,在含甘油媒介中 -65℃ 保存 3 年,用途同洗涤红细胞。

(2)白细胞浓缩悬液:新鲜全血经离心后提取的白细胞,保存于 4℃ 环境下,48 小时内有效。应尽快输注,室温下保存不应超过 24 小时。常用于粒细胞缺乏伴严重感染者。

(3)血小板浓缩悬液:新鲜全血经离心所得,22℃ 保存,24 小时内有效(图 11-20)。适用于血小板减少或血小板功能障碍所致的出血患者。

(4)凝血制剂:如凝血酶原复合物、抗血友病因子、浓缩Ⅷ、Ⅺ因子等。适用于各种原因所致的凝血因子缺乏的出血性患者,如血友病。

(5)血浆:即全血经分离后所得的液体部分。其主要成分为血浆蛋白,不含血细胞,无凝集原。可用于补充血容量、蛋白质、凝血因子。

1)新鲜血浆:含正常量的全部凝血因子,适用于凝血因子缺乏的患者。

2)冰冻血浆:新鲜冰冻血浆是抗凝全血于 6~8 小时内在 4℃ 条件下离心将血浆分出,并迅速在 -30℃ 以下保存,有效期限为一年。普通冰冻血浆是全血在保存期以内自然沉降或离心分离的血浆,立即放入 -30℃ 以下保存,有效期限为 5 年(图 11-21)。使用时须在 36℃ 温水中融化,并在 6 小时内输完。用于凝血因子缺乏患者。

3)保存血浆:用于低血容量及血浆蛋白较低的患者。

4)干燥血浆:冰冻血浆在真空装置下加以干燥制成,有效期 5 年,使用时用 0.9% 氯化钠溶液溶解。

(6)其他血液制品

1)白蛋白制剂:有 5%、20%、25% 三种浓度,临床常用 20%。主要作用是提高机体血浆蛋白与胶体渗透压,适用于治疗营养性水肿、肝硬化其他原因引起的低蛋白血症患者。

2)纤维蛋白原:适用于纤维蛋白缺乏症,弥散性血管内凝血(DIC)的患者。

3)免疫球蛋白和转移因子:含多种抗体,可增加机体抵抗力。

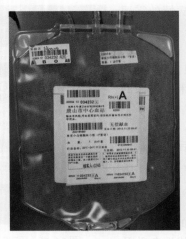
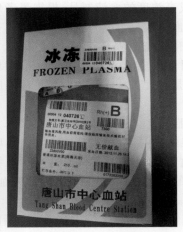

图 11-20　血小板浓缩悬液　　图 11-21　冰冻血浆

(二)血型和交叉相容配血试验

1. 血型　血型(blood type)是指红细胞膜上特异性抗原的类型。一般根据红细胞所含的凝集原(agglutinogen)不同,将人类的血液分为若干类型。临床上常用 ABO 血型系统及 Rh 血型系统。

表 11-6　ABO 血型系统

血型	红细胞抗原(凝集原)	血浆中抗体(凝集素)
A	A	抗 B
B	B	抗 A
AB	A、B	无抗 A、无抗 B
O	无 A、无 B	抗 A、抗 B

(1) ABO 血型:细胞中是否含有 A 凝集原、B 凝集原,将血液分为 A、B、O、AB 四种血型。血清中含有与凝集原相对抗的物质,称之为凝集素(agglutinin),分别有抗 A 与抗 B 凝集素(表 11-6)。因此在输血前,献血者与受血者的血型必须进行交叉配血试验,以免发生抗原-抗体反应,造成红细胞的破坏和溶解。

(2) Rh 血型:类红细胞除含有 A、B 抗原外,还有 C、c、D、d、E、e 六种抗原。其中 D 抗原的抗原性最强,故凡红细胞含有 D 抗原者称为 Rh 阳性。汉族人中 99% 为 Rh 阳性,1% 为 Rh 阴性。Rh 阴性的人输入 Rh 阳性血液,或 Rh 阳性胎儿的红细胞从胎盘进入了 Rh 阴性的母体,就会使 Rh 阴性者产生抗 Rh 抗体,当再次输入 Rh 阳性血液时,就会出现不同程度的溶血反应。

2. 交叉相容配血试验　为了保证输血安全,输血前虽已验明受血者与献血者的 ABO 血型系统相同,仍须做交叉相容配血试验,其目的是检查两者之间有无不相容抗体。

(1) 直接交叉相容配血试验:即供血者红细胞和受血者血清进行配合试验。目的是检查受血者血清中有无破坏献血者红细胞之抗体。

(2) 间接交叉相容配血试验:即供血者血清和受血者红细胞进行配合试验。目的是检查输入血液的血浆中有无能破坏受血者红细胞之抗体。

具体方法见表 11-7。如果直接交叉和间接交叉相容试验均没有凝集反应,即为

表 11-7　交叉相容配血试验

	直接交叉	间接交叉
供血者	红细胞	血清
受血者	血清	红细胞

配血相容,才可进行输血。交叉配血试验既可检验血型,又能发现红细胞或血清中是否存在其他的凝集原或凝集素,以免引起红细胞凝集反应。

二、静脉输血法

静脉输血方法分为直接输血法和间接输血法。输血法明确规定:输血时禁止采取直接输血法,必须采取间接输血法。间接输血法是将已抽出的血液保存在血袋,然后按静脉输液的方法输入到患者体内。根据输血装置的不同将间接输血法分为密闭式静脉输血法和开放式静脉输血法。临床上广泛采用密闭式静脉输血法,介绍如下。

【目的】

(1)增加有效循环血量:常用于失血、失液所致的血容量减少或休克患者,以提升血压,增加心排血量,改善全身血液灌流,促进循环。

(2)增加血红蛋白含量:常用于血液系统疾病引起的严重贫血和某些慢性消耗性疾病的患者,以纠正贫血,促进携氧能力。

(3)补充血浆蛋白:常用于低蛋白血症、严重灼伤患者,以维持血浆胶体渗透压,减轻组织渗出与水肿。

(4)补充血小板和各种凝血因子:常用于凝血功能障碍的患者,改善凝血功能,以助于止血。

(5)补充抗体和补体:常用于严重感染、免疫缺陷、烧伤的患者,以增强机体抵抗力,提高机体抗感染能力。

(6)吞噬、吸附、中和毒物作用:常用于一氧化碳、苯酚等化学药物中毒的患者。

(7)促进骨髓系统和网状内皮系统功能:常用于再生障碍性贫血、白血病等患者。

【评估】

(1)患者的病史、症状、体征及实验室检查结果等资料,综合分析患者的情况,关注心肺功能。

(2)患者的血型、输血史及过敏史,所需血液制品的种类和量。

(3)根据病情、输血量、患者年龄选用静脉。一般采用四肢浅静脉;急需输血时多采用肘部的静脉;周围循环衰竭时,可采用颈外静脉、锁骨下静脉。

(4)患者的心理状态,输血认知程度。

【计划】

(1)护士准备:着装整洁,洗手,戴口罩。

(2)用物准备:一次性静脉输血器一套、生理盐水、血袋或血瓶、其余同密闭式周围静脉输液法。

(3)环境准备:环境整洁、光线充足、温度适宜。

【实施】

(1)输血前准备

1)备血:根据医嘱抽取患者血标本2ml,与填写完整的输血申请单和配血单一并送往血库,做血型鉴定和交叉配血相容试验(血浆、白蛋白除外)。采血时禁忌同时采集两名及以上患者的血标本,以免发生混淆。

2)取血:根据输血医嘱,凭取血单到血库取血,并与血库工作人员共同作好"三查、八对"核对工作。即查血液的有效期(采血日期)、血液质量和输血装置是否完好;核对姓名、床号、住院号、血瓶(袋)号、血型、交叉配血试验结果、血液种类、剂量。确认无误后于交叉配血单上签全名后取回血液。

考点：三查、
八对的内容

3）取血后：血液取出后勿剧烈振荡，避免红细胞大量破坏而造成溶血；血液不能加温，避免血浆蛋白凝固变性，室温下放置时间不能超过 4 小时，一般放置 15～20 分钟后输入为妥。

4）输血前，必须两人核对，确定无误后方可进行输血。

（2）密闭式静脉输血法操作步骤见表 11-8。

表 11-8　密闭式静脉输血法

操作流程	操作步骤	要点说明
（1）同密闭式周围静脉输液法（1）～（10）	用输血器先输入少量 0.9% 氯化钠溶液	建立输血通道
（2）再次核对	由两名护士进行三查八对，核对无误后两名护士分别签名	严格防止事故的发生
（3）消毒、输血	将血袋内血液轻轻摇匀，打开血袋封口处消毒血袋开口处的塑料管，将输血器针头从 0.9% 氯化钠溶液瓶塞上拔下，插入已经消毒的血袋开口处的塑料管内，缓慢挂血袋于输液架上	血袋避免剧烈震荡，以防发生溶血禁忌往血袋里加入任何药物，并避免和其他溶液混合，以防血液变质如为血瓶同密闭式周围静脉输液法的更换药液
（4）调节滴速	输入血液 15 分钟内速度应慢，并密切观察，如无不良反应发生，再按病情需要调节滴速	输血开始速度每分钟应小于 20 滴，一般成人每分钟 40～60 滴，老人、儿童酌减，嘱咐患者不能自己调节滴速
（5）严密观察	勤巡视，细观察，向患者及家属讲解输血的有关事宜，如有不适及时咨询	严密观察有无输血反应，发生反应及时处理
（6）输 0.9% 氯化钠溶液	输血完毕或需输另一袋血时，先输入少量 0.9% 氯化钠溶液，直至输血器内的血液全部输入体内，拔针或更换另一袋血液继续输入	输血完毕或更换另一袋血液前输入 0.9% 氯化钠溶液，可防止血液浪费及输血反应的发生
（7）整理	协助患者取舒适卧位，整理床单位，清理用物	污物按规定处理，避免交叉感染的发生
（8）记录	洗手，做好输血记录	

考点：输血
滴速调节
原则

【评价】

（1）患者理解输血的目的，并主动配合，无不良反应发生，达到了治疗、抢救的目的。

（2）护士操作规程正确，准确无误完成输血技术，无事故发生。

【注意事项】

（1）根据输血申请单正确采集血标本，一次只能为一个患者采集血标本，严禁同时采集两名及以上患者的血标本，防止差错。

（2）严格执行查对制度和无菌操作规程，输血前必须经两人认真核对交叉配血报告单及血袋标签各项内容，检查血袋有无破损渗漏，血液颜色是否正常，准确无误方能输血。

（3）输入库存血必须认真检查血液质量和血液保存时间。正常有效期内的库血分为上下两层，上层血浆呈淡黄色，半透明；下层血细胞呈均匀暗红色，两者之间界线清楚，无凝块。如血袋标签模糊不清、血袋破损漏血、上层血浆有明显气泡、絮状物或粗大颗粒、颜色呈暗灰色或乳糜状，下层血细胞呈暗紫色，血液中有明显凝块，提示可能有溶血不能使用。

（4）为避免不良反应的发生，在输血前、后及两袋血液之间，都应输入少量 0.9% 氯化钠溶液。血液制品及输血器内不可随意加入其他药物，以防发生凝集或溶解。

（5）输血过程中，应加强巡视，特别是输血开始后 10～15 分钟认真听取患者主诉，严密观察有无输血不良反应,如出现异常情况应及时报告医生,并配合处理,保留剩余血液以备送检查找原因。

(6)输入全血与成分血时,应首先输入成分血(尤其是浓缩血小板),其次为新鲜血,最后为库血,保证成分血新鲜输入。成分血除红细胞外须在 24 小时内输完(从采血开始计时);除血浆、白蛋白制剂外均需做交叉配血相容试验。一次输入多个献血者的成分血时,按医嘱给予抗过敏药物,以防发生过敏反应。

(7)加压输血时必须有专人守护,避免发生空气栓塞。

📖 **链接** ········· **开放式静脉输血法**

用物准备:开放式输液瓶、0.9% 氯化钠溶液、漏斗一个,其他同密闭式周围静脉输液法。

操作步骤

(1)按开放式周围静脉输液法输入少量 0.9% 氯化钠溶液后,由两名护士严格执行三查八对。

(2)按无菌技术原则取出漏斗,以 0.9% 氯化钠溶液浸湿漏斗中的纱布,将漏斗放置于输液瓶上,按正确方法打开血瓶盖或将血袋剪开一小角,将血液经漏斗中的纱布沿着输液瓶壁缓慢滤下,待漏斗中的血液快滤尽时,再倒入少量 0.9% 氯化钠溶液冲净纱布上的血液,取下漏斗,盖好输液瓶盖。

(3)输血过程同密闭式静脉输血法。

三、自体输血法

自体输血法(autologous transfusion)是指采集患者体内的血液或收集患者术中丢失的血液,经过洗涤、加工、再回输给患者本人的方法。自体输血是最安全的输血方法。其优点是不需作血型鉴定和交叉配血试验、节约血源、防止输血反应,对一时无法获得同型血的患者也是唯一的血源。

(一)适应证

腹腔或胸腔内出血、出血量在 1000ml 以上的大手术、手术后引流血液回输(在术后 6 小时内的血液)、特殊血型,很难找到供血者等。

(二)禁忌证

腹腔或胸腔内已经污染的血液、癌细胞污染的血液、贫血、凝血因子缺乏、腹腔或胸腔开放性损伤 4 小时以上,合并心脏病等患者。

(三)自体输血的方法

1. 预存式自体输血 经患者签字同意,术前采集患者自身的血液进行血库低温保存,待手术期间输用。对符合自身输血条件的择期手术的患者,在术前 2~3 周内采血贮存,需血量多的患者每 3~4 天采集一次,量为 200~400ml,术前三日停止采集。注意事项如下。

(1)患者一般情况好,行择期手术,血红蛋白>110g/L。

(2)两次采血时间要间隔 3 天以上。

(3)采血前后给予患者铁剂、维生素 C 及叶酸等治疗。

(4)血红蛋白<100g/L,患者合并有细菌性感染的不能采集自身血。

2. 术前稀释血液回输法 即术前采集血液,采集的血液可在室温下保存 4 小时,在术中或术后按先采集的血液先输的原则回输。

一般在手术日手术开始前抽取患者一定量的自体血在室温下保存备用,同时输入采血量 3~4 倍的胶体溶液或等渗晶体溶液以维持血容量(血液经适度稀释,降低血细胞比容,使手术出血时血液的有形成分丢失减少,减少术中红细胞损失)。根据术中失血及患者情况将自身血回输给患者,当手术中失血量达 300ml 即可开始回输自体血。注意事项如下:

（1）患者一般情况好，血红蛋白≥110g/L，估计术中有大量失血，可以考虑进行术前稀释血液回输法。

（2）血液稀释程度，一般血细胞比容不低于0.25。

（3）术中密切监测血压、脉搏、血氧饱和度、血细胞比容、尿量的变化。

（4）患者血红蛋白<100g/L，低蛋白血症，凝血功能障碍者均不能采用这种方法。

3. 回收式自体输血（术中失血回输）　是将患者体腔积血、手术失血及术后引流血液进行回收，经血液回收机收集后进行抗凝、滤过、洗涤等处理达到一定的质量标准，然后回输给患者。适用于脾破裂、输卵管破裂的腹腔内出血，血液在16小时内，无污染或无凝血块才能回收，但回收总量不宜过多。同时应适当补充新鲜血浆和血小板。出现下列情况不能回收血液：

（1）如怀疑流出的血液被细菌、粪便、羊水或毒液污染。

（2）怀疑流出的血液含有癌细胞。

（3）流出血液的红细胞已被严重破坏。

四、输血反应及防护

输血虽然是临床上常用的急救和治疗的重要措施，但有时也可引起输血反应，严重者可危及患者的生命。为了保证安全输血，护士不但要掌握输血反应的原因、临床表现及防护措施，还应熟悉输血反应的相关因素及分类（表11-9）。

表11-9　输血反应的相关因素及分类

相关因素	分类
与输入血液质量有关	发热反应、溶血反应、过敏反应、细菌污染反应、输血传染性疾病（乙型肝炎、丙型肝炎、艾滋病、梅毒、疟疾）
与大量快速输血有关	急性肺水肿、出血倾向及枸橼酸钠中毒、酸碱平衡失调、体温过低
与输血操作有关	空气栓塞、微血管栓塞

（一）与输入血液质量有关的输血反应

1. 发热反应　是输血过程中最常见的输血反应，发生率为1%～2%。

（1）原因：①输血用具、血液保养液被致热源污染。②违反无菌技术操作原则，造成输血各个环节的污染。③多次输血后，受血者血液中产生的白细胞抗体或血小板抗体和供血者的白细胞或血小板发生免疫反应，引起发热。

（2）临床表现：通常在输血过程中或输血后15分钟2小时内发生，患者表现发冷、寒战、发热，体温升高至38～41℃。轻、重症患者持续时间不等，轻者1～2小时后逐渐缓解；重者伴有头痛、恶心、呕吐等全身症状，甚至出现呼吸困难、血压下降、抽搐，甚至昏迷。

（3）预防：①严格管理输血用具、血液保养液。②严格执行无菌技术操作原则，防止污染。③若病情允许，尽量避免多次输血。

（4）护理措施：①轻者可减慢输血滴速或暂停输血；严重者应立即停止输血，通知医生，严密观察生命体征，做好对症处理，如寒战者给予保暖，高热患者给予物理降温。②遵医嘱给予退热、抗过敏药物或激素类药物。③剩余血液和输血用具送化验室检查。

2. 溶血反应（hemolytic reaction）　溶血反应是指输入血中的红细胞或受血者的红细胞发生异常破坏或溶解，而引起一系列临床症状，是输血最严重的反应。

（1）原因：①输入异型血：是输血反应中最严重的一种，即供血者与受血者ABO血型系统不合而造成溶血，反应发生迅速，输入10～15ml即可出现症状，后果严重，死亡率高。②输入变质血:即输血前红细胞已溶解破坏。如血液贮存过久、保存温度过高或过低、剧烈振荡或被细菌污染等。③血中加入低渗或高渗溶液或能影响血液 pH 的药物,导致红细胞大量破坏溶解。④Rh 系统不合:Rh 阴性者首次接受 Rh 阳性血液后不会发生溶血反应,但 2~3 周后其血清中产生抗 Rh 阳性抗体。当再次接受 Rh 阳性血液时,即可发生溶血反应。Rh 系统不合所致的溶血反应一般发生于输血后数小时至数天后,症状较轻,并且较少见。

(2) 临床表现:一旦发生,速度快,后果严重。一般患者在输入血液 10~15ml 时发生,可分为三阶段。

1) 开始阶段:受血者血浆中的凝集素和输入血中红细胞的凝集原发生凝集反应,使红细胞凝集成团,堵塞部分小血管,造成组织缺血缺氧。表现为头部胀痛、面色潮红、心前区压迫感、恶心、呕吐、腰背部剧烈疼痛、四肢麻木等。

2) 中间阶段:凝集的红细胞溶解后,大量血红蛋白释放到血浆中,出现黄疸和血红蛋白尿,寒战或发热、呼吸困难、发绀、血压下降等休克症状。

3) 最后阶段:肾小管因大量血红蛋白遇酸性物质结晶被阻塞,同时因抗原抗体作用导致肾小管内皮细胞缺血缺氧而坏死脱落,加重肾小管阻塞,出现少尿、无尿,氮质血症等急性肾衰竭的表现,常因肾衰竭而死亡。

(3) 预防:①认真作好血型鉴定和交叉配血相容试验。②输血前严格查对,遵守操作规程,杜绝事故的发生。③严格执行血液采集、保存制度,防止血液变质。

(4) 护理措施:①出现溶血反应时应立即停止输血并通知医生紧急处理。②给予氧气吸入,保留静脉通道(以备抢救用药)。③保留余血和患者输血前后的血标本一同送检,重新进行血型鉴定和交叉配血试验以查明溶血原因。④双侧腰部封闭,肾区用热水袋热敷,解除肾血管痉挛,促进血液循环,保护肾脏。⑤遵医嘱静脉注射 5% 碳酸氢钠溶液,碱化尿液,增加血红蛋白在尿液中的溶解度,防止肾小管阻塞。⑥密切观察病情变化,定时测量生命体征及尿量并做好记录,对少尿、无尿者,按急性肾衰竭护理。

3. 过敏反应　输入的血液与受血者血液发生抗原抗体结合的反应。发生率为 3%。

(1) 原因:①患者本身为过敏体质,输入血液中的异体蛋白与过敏机体的蛋白质结合而引起。②献血者血液中含有变态反应性抗体或在献血前使用过可致敏的药物、食物等。③多次输血后患者体内产生抗体,当再次输血时,抗原抗体相互作用而发生过敏反应。④供血者的某种抗体输入受血者的体内,与相应抗原结合发生过敏反应。

(2) 临床表现:大多数在输血后期或将结束时发生,症状出现越早,反应越重。轻者表现皮肤瘙痒或荨麻疹,有的出现血管神经性水肿,多见于颜面部,表现为眼睑、口唇高度水肿,常在数小时后消退;重者可因喉头水肿、支气管痉挛而致呼吸困难,听诊两肺闻及哮鸣音,严重者发生过敏性休克。

(3) 预防:①输血前对曾有过敏史、需多次输血的患者于输血前半小时遵医嘱给抗过敏药物。②勿选用有过敏史的献血员,献血员在献血前 4 小时不宜食用高蛋白、高脂肪食物,可食用少量清淡饮食或糖水,最好献血前禁食。

(4) 护理措施:①严密观察患者反应并及时处理。②轻者减慢输血速度,遵医嘱给予抗过敏、激素类药物;重者按过敏性休克处理。③对症处理,如对呼吸困难者给予氧气吸入,对严重喉头水肿者行气管切开,循环衰竭者立即进行抗休克治疗。

4. 细菌污染反应　较少见。

(1) 原因:因违反无菌操作规程所致,如血液保存不当、输血用具污染、采血及输血过程的污染。

(2) 临床表现:很快出现寒战、高热、呼吸困难、烦躁不安、恶心、呕吐,弥散性血管内凝血,中毒性休克,出现少尿、无尿、肾衰竭症状,死亡率较高。

(3)预防:输血前、中、后严格执行无菌操作原则。

(4)护理措施:①立即停止输血,通知医生,配合抢救。②取剩余血及患者的血标本做血培养及药物敏感试验。③给予抗感染治疗。④严密观察休克的早期表现,及时处理。

5. **传染性疾病** 远期出现。

(1)原因:供血者和输血用具为主要的传染源,最常见为乙型、丙型肝炎,其次为艾滋病、梅毒、疟疾。

(2)临床表现:因病种不同有不同的临床表现,可参考传染病学。

(3)预防:加强对血液制品的管理,严格把握采血、贮血和输血操作的各个环节,净化血液并筛选符合标准的献血者。

(4)护理措施:根据不同的疾病采取不同的隔离措施。

(二)与大量快速输血有关的输血反应

1. **急性肺水肿** 原因、临床表现、预防、护理措施同静脉输液反应。

2. **出血倾向**

(1)原因:由于长期反复输入库存血或短时间内输入大量库血引起。因为库血中的血小板已被破坏,凝血因子减少,而且输库血的同时也输入了枸橼酸钠抗凝剂。

(2)临床表现:输血过程中或输血后,皮肤、黏膜出现瘀点或瘀斑,穿刺部位可见大块淤血斑或拔针后出血不止、手术伤口渗血或出血、牙龈出血,严重者出现血尿。

(3)预防:库存血和新鲜血或血小板浓缩悬液交替输入,以补充血小板和凝血因子。

(4)护理措施:观察患者全身反应和局部变化,如意识、血压、脉搏的变化,皮肤、黏膜或伤口有无出血,并给予相应的处理。

3. **枸橼酸钠中毒**

(1)原因:枸橼酸钠是常用的抗凝剂,当大量输血时,进入体内过量的枸橼酸钠不能被肝脏氧化,便和血中游离钙结合使血钙下降。

(2)临床表现:手足抽搐,出血倾向,血压下降,心率缓慢甚至心搏骤停。

(3)预防:每输入库存血 1000ml 以上时,遵医嘱静脉注射 10% 葡萄糖酸钙溶液或 10% 氯化钙溶液 10ml,以补充钙离子,防止血钙过低。

(4)护理措施:严密观察患者病情变化及输血后反应,按医嘱使用钙剂。

4. **酸碱平衡失调**

(1)原因:枸橼酸钠抗凝的库存血随着时间的延长,血液成分变化大,血钾升高,酸性增强。

(2)临床表现:休克及代谢性酸中毒的表现,大量输库存血时,酸中毒症状反而加重。

(3)预防:避免一次输入大量库存血,反复输血时,库存血和新鲜血应交替使用,遵医嘱每输入库存血 500ml 给予 5% 碳酸氢钠 30~70ml 静脉注射。

(4)护理措施:遵医嘱按血液酸碱度补充碱性药物,纠正酸中毒。

5. **体温过低**

(1)原因:大量输入库存血,尤其是手术麻醉下的患者易出现体温过低。

(2)临床表现:体温降至 35℃ 以下,可引起心房颤动,心排出量减少,降低组织灌注,心率减慢,甚至引起心脏骤停。

(3)预防:避免一次输入大量库存血,库存血和新鲜血应交替使用。

(4)护理措施:保暖,观察病情变化,做好心理护理。

（三）与输血操作有关的输血反应

1. 空气栓塞　原因、临床表现、预防、护理措施同静脉输液反应。

2. 微血管栓塞

（1）原因：库存血保存时间长，血液中的有形成分及细胞碎屑形成凝聚物，堵塞全身的毛细血管。

（2）临床表现：组织供血不足，缺血缺氧，甚至引起肺栓塞。

（3）预防：使用高滤过的输血器或输入新鲜血。

（4）护理措施：溶栓疗法；对症处理。

考点：输血反应的表现及护理

案例 11-2 分析

1. 目的是补充血容量，增加心排血量，提升血压，促进循环，纠正休克，以便进一步抢救治疗。

2. 该患者可能发生了输血过敏反应。

3. 护理措施如下：

（1）立即停止输血，保留静脉通路，通知医生，保留余血送验。

（2）给予吸氧，严重喉头水肿者行气管切开，循环衰竭者应给予抗休克治疗。

重点提示

1. 临床输液时，常用溶液有晶体溶液、胶体溶液、高营养液等。这些溶液可以起到补充水电解质、扩充血容量、改善微循环、补充营养等作用。

2. 静脉输液的方法有周围静脉输液法、中心静脉输液法。临床广泛应用的是密闭式周围静脉输液法。输液时应按照护理程序的评估、计划、实施、评价进行。输液过程中应辨析输液故障的出现，并对这些故障给予有效的处理。同时密切观察发热反应、急性肺水肿、静脉炎、空气栓塞等常见的输液反应，并对这些输液反应进行正确防护，保证输液的安全顺利进行。

3. 血液的种类包括全血、成分血、其他血液制品。通过输血可以达到补充血容量、纠正贫血、提升血压、供给血小板、增加白蛋白、增强免疫力等目的。输血前要做好备血、取血、取血后、输血前等准备工作。

4. 间接输血法临床广泛应用，应注意输血前必须两名护士仔细进行"三查、八对"。输血前后、两袋血之间都应输入少量的 0.9% 氯化钠溶液。输血过程中密切观察输血反应的发生，如发热反应、过敏反应、溶血反应、急性肺水肿、出血倾向、枸橼酸钠中毒反应等，并进行正确的防护。

目标检测

A_1 型题

1. 纠正水、电解质失调时常选用

　　A. 10% 葡萄糖溶液　　　　B. 低分子右旋糖酐

　　C. 中分子右旋糖酐　　　　D. 复方氯化钠溶液

　　E. 水解蛋白

2. 造成墨菲滴管内液面自行下降的原因是

　　A. 墨菲滴管有裂隙

　　B. 患者肢体位置不当

　　C. 输液面压力过大

　　D. 输液胶管太粗，滴速过快

　　E. 针头处漏水

3. 脑水肿患者静脉滴注 20% 甘露醇溶液 250ml，要求在 25min 内输完，每分钟滴数应是

　　A. 100 滴　　　　　　　　B. 150 滴

　　C. 160 滴　　　　　　　　D. 170 滴

　　E. 180 滴

4. 输液时，液体滴入不畅，局部肿胀检查无回血，此时应

　　A. 改变针头方向　　　　　B. 提高输液瓶位置

　　C. 用注射器推注　　　　　D. 局部热敷

E. 更换针头重新穿刺

5. 不是静脉输血目的的一项是
    A. 降低颅内压,减轻脑水肿
    B. 补充白蛋白
    C. 补充凝血因子
    D. 增加血红蛋白
    E. 补充血容量

6. 50% 葡萄糖溶液 40ml iv qd,执行时间是
    A. 每日上午 8 时　　　B. 每日晚上 8 时
    C. 隔日上午 8 时　　　D. 隔日晚上 8 时
    E. 每日中午 12 时

7. 吴女士在输液过程中出现呼吸困难、咳嗽、咳粉红色泡沫痰,下列措施正确的是
    A. 继续输液,减慢滴速
    B. 置患者于坐位,两腿下垂
    C. 持续低浓度吸氧
    D. 50% 乙醇溶液湿化吸氧
    E. 皮下注射盐酸肾上腺素

8. 最严重的输血反应是
    A. 发热反应　　　　　B. 过敏反应
    C. 溶血反应　　　　　D. 大量输血后反应
    E. 疾病感染

9. 静脉输液速度的调节应根据
    A. 患者的要求、药物性质
    B. 患者的病情、喜好、要求
    C. 患者的年龄、病情及药物性质
    D. 患者的性格特点、药物性质
    E. 患者的性格、年龄、要求

10. 输血时患者发生溶血反应,下述处理除哪项外均正确
    A. 停止输血　　　　　B. 双侧腰部热敷
    C. 碱化尿液　　　　　D. 必要时用升压药
    E. 尿闭者增加入水量

11. 输液过程中发现针头阻塞的处理方法是
    A. 抬高输液架
    B. 挤压输液管
    C. 用注射器推注
    D. 更换针头重新穿刺
    E. 调整针头位置

12. 静脉注射时,下列除哪项外都正确
    A. 血管选择由近心端开始
    B. 注意注药的速度
    C. 防止药液溢出血管外
    D. 不可在静脉瓣处进针
    E. 不要在一个部位反复进针

13. 库存血取出后不能加温的原因是
    A. 防止血细胞被破坏溶血
    B. 防止血瓶被烫裂
    C. 防止蛋白质凝固血液变质
    D. 以免延长输血时间
    E. 为了及时准确地执行医嘱

14. 处理溶血反应除哪项外均正确
    A. 立即停止输血
    B. 维持静脉通路以备给药
    C. 热水袋敷双侧肾区
    D. 酸化尿液
    E. 密切观察生命体征及尿量

A₂ 型题

15. 患者,李某,左上肢因输液引起条索状红线,红肿热痛,伴畏寒、发热。下述处理除哪项外均正确
    A. 增加肢体活动　　　B. 超短波理疗
    C. 抬高患肢　　　　　D. 用抗生素
    E. 95% 乙醇溶液湿热敷

16. 患者,王某,在输血过程中主诉头胀、四肢麻木、胸闷、腰背部剧痛。护理体检:脉搏细弱、快,血压下降。首先应考虑
    A. 肺水肿　　　　　　B. 发热反应
    C. 过敏反应　　　　　D. 溶血反应
    E. 大量输血后反应

17. 患者,秦某,在输液中突然诉说胸部异常不适,并出现呼吸困难、严重发绀,心前区可闻及一响亮持续的水泡音。护士应考虑
    A. 过敏反应　　　　　B. 发热反应
    C. 空气栓塞　　　　　D. 肺水肿
    E. 溶血反应

A₃ 型题

(18、19 题共用题干)

　　王某,女,45 岁,患十二指肠溃疡,突然呕血,面色苍白,脉搏 120 次/分,血压 60/45mmHg 医嘱:输血 400ml。

18. 给患者输血的目的是补充
    A. 凝血因子　　　　　B. 血红蛋白
    C. 血小板　　　　　　D. 抗体
    E. 血容量

19. 为患者输两袋血之间应输入少量
    A. 5% 葡萄糖溶液
    B. 5% 葡萄糖氯化钠溶液
    C. 0.9% 氯化钠溶液
    D. 复方氯化钠溶液

E. 10% 葡萄糖溶液

(20～22 题共用题干)

张某,女,68 岁,因支气管哮喘急性发作入院,经静脉输入药物 2 天后病情缓解。今天输液 1 小时后,患者突然面色苍白、呼吸困难、气促、咳嗽加重、咳血性泡沫样痰。

20. 考虑患者是
    A. 哮喘再次发作　　　B. 循环负荷过重
    C. 输液浓度过高　　　D. 静脉空气栓塞
    E. 对药物过敏

21. 应立即给患者安置的体位是
    A. 平卧位　　　　　　B. 左侧卧位
    C. 头高足低位　　　　D. 端坐位
    E. 中凹卧位

22. 处理措施中下述哪项不妥
    A. 停止输液　　　　　B. 氧气吸入
    C. 给予缩血管药物　　D. 可使用镇静剂
    E. 必要时四肢轮流结扎止血带

A₄ 型题

(23～26 题共用题干)

患者,段某,女,48 岁,因腹泻周身乏力,精神萎靡急诊入院,诊断为急性肠炎。医嘱补液治疗,输液半小时后,患者突然出现发冷、寒战,皮肤灼热,体温 41℃,并自述恶心、头痛。

23. 值班护士应考虑患者出现
    A. 发热反应　　　　　B. 过敏反应
    C. 循环负荷过重反应　D. 空气栓塞
    E. 枸橼酸钠中毒反应

24. 引起此反应的原因是
    A. 输入胶体溶液　　　B. 输入晶体溶液
    C. 输入致热物质　　　D. 输入较多空气
    E. 输液药物刺激性较强

25. 正确的处理方法是
    A. 继续输液,给予物理降温
    B. 继续输液,给予药物降温
    C. 减慢滴速,给予物理降温
    D. 减慢滴速,给予药物降温
    E. 停止输液,给予物理降温

26. 为避免此反应的发生采取的预防措施哪项除外
    A. 严把药物器具关
    B. 把好药液配制关
    C. 遵守无菌操作规程
    D. 排尽输液管内的空气
    E. 合理用药,注意药物配伍禁忌

第12章　冷热疗技术

冷热疗技术是临床上常用的物理治疗方法。其原理是利用低于或高于人体的温度来刺激皮肤上的周围神经感受器,通过神经传导,在大脑皮质的调节下引起皮肤和内脏器官血管的收缩或扩张,从而改变局部或全身的血液循环及细胞的新陈代谢,达到治疗的目的。冷热疗技术的应用可使机体产生一系列生理反应,且用冷产生的效应与用热产生的效应相对(表12-1)。在一定的治疗时间内机体的反应随时间的增加而增强,但如持续超过1小时,会出现与生理反应相反的作用,称为继发反应,此反应是机体的一种防御反应。因此,应用冷热疗技术以10~30分钟为宜。如果需要长时间使用某种冷疗或热疗技术时,应间隔1小时,使组织复原后再继续使用,以防止因继发反应而减弱原有的生理反应或造成组织损伤。

表12-1　冷热疗的生理效应

生理效应	用热	用冷	生理效应	用热	用冷
细胞代谢	增加	减少	血液流动	增快	减慢
需氧量	增加	减少	淋巴流动	增快	减慢
血管	扩张	收缩	结缔组织伸展性	增强	减弱
毛细血管通透性	增加	减少	神经传导速度	增快	减慢
血液黏稠度	降低	增加	体温	上升	下降

第1节　热　疗　法

案例 12-1

患者,男,68岁,意识清醒,消瘦,胃癌术后第三天。小王护士和他沟通时了解该患者术后一般情况良好,但双脚总是冰凉,影响睡眠质量。

问题: 1. 为什么该患者有这种情况发生? 应该如何满足该患者的需要?

2. 用热水袋的温度是多少?

3. 为哪些患者热疗时要防止烫伤?

一、热疗的应用目的

热疗是指用高于人体的温度作用于局部或全身,以达到促进血液循环、解痉、镇痛、消炎、保暖等目的的一种物理治疗方法。

1. **促进炎症消散或局限**　热可扩张局部血管,促进血液循环,增强细胞的代谢和白细胞的吞噬功能。在炎症早期用热,可促进炎性渗出物的吸收而使炎症消散;在炎症后期用热,可促使白细胞释放蛋白溶解酶,溶解坏死组织,有利于组织细胞的修复而使炎症局限。

2. **减轻深部组织充血**　热可扩张局部血管,增加局部血流量,使全身循环血量重新分布,用热部位的深部组织血管收缩,血流量减少从而使深部组织的充血状态得以减轻。

3. **减轻疼痛**　热可降低感觉神经的兴奋性,提高疼痛阈值;同时,热还可改善血液循环,

考点: 热疗的作用

272

加速致痛物质及炎性渗出物的排出,以减轻致痛物质对周围神经的刺激及炎性渗出物对周围神经的压迫,达到减轻疼痛的目的。另外,热能使肌肉、肌腱和韧带等组织松弛,可减轻这些组织因痉挛而引起的疼痛。

4. 保暖　热可促进全身血液循环,使患者感到温暖、舒适。

二、影响热疗的因素

1. 方式　热疗分为干热和湿热两种。干热疗法温度通过空气或媒介物传导,湿热疗法温度通过水传导。因水的传导性能比空气好,渗透力强,速度快,所以湿热疗法的效果优于干热疗法。相同状态下,干热 50~70℃可达到治疗效果,而湿热只需 40~60℃即可。护士可根据病情和治疗需要选择合适的冷热疗方式。

2. 温度　热疗时温度的选择与体表的温度相差越大,机体反应越强;反之则越弱。环境温度也会影响热疗的效果,当环境温度高于或等于身体温度时,热疗效果增强。

3. 时间　在一定的热疗时间内机体的反应随热疗时间的增加而增强,但持续用热超过 1 小时,已扩张的小动脉会收缩而出现继发反应。以 10~30 分钟为宜。

4. 面积　热疗的效果与应用面积成正比,应用面积越大,疗效越强;反之则越弱。但热疗的面积越大,患者的耐受性也越差。在使用大面积的热疗时,应密切观察患者局部及全身反应,以保证热疗安全、有效。

考点：影响热疗的因素

5. 部位　局部热疗反应较全身热疗反应弱;皮肤较薄或不经常暴露的部位对热刺激的反应较明显,效果较好;血管粗大、血流较丰富的体表部位,热疗的效果较好。

6. 个体差异　个体差异体现在年龄、病情等方面。老年人因体温调节功能减退对热刺激不敏感;昏迷、瘫痪、血液循环不良、血管硬化、感觉迟钝等患者对热刺激的敏感性也降低。婴儿因体温调节中枢发育不全对热刺激的反应较强烈。因此,在为这些患者进行热疗时应选择适宜的温度防止烫伤。

三、热疗的禁忌

1. 未明确诊断的急性腹痛　对原因不明的急性腹痛患者用热时,可因疼痛被缓解而掩盖病情,贻误疾病的诊断和治疗。

2. 面部"危险三角区"感染　面部"危险三角区"血管虽丰富,但无静脉瓣,并与颅内海绵窦相通。该处感染使用热疗时,细菌及其毒素易扩散至颅内,可导致颅内感染和败血症。

3. 脏器出血　热疗可使脏器的血流量增加,血管的通透性增强,从而加重脏器出血。

4. 软组织损伤早期　在软组织损伤早期(48 小时内)使用热疗,可因局部血管扩张,血液循环加快而加重软组织出血、肿胀及疼痛。

5. 恶性肿瘤部位　热疗可使血管扩张,血流量增加,有助于细胞的生长及新陈代谢。在恶性肿瘤部位使用热疗可加速肿瘤细胞的生长、转移和扩散,使病情加重。

6. 金属移植部位　金属是热的良导体,在身体的金属移植部位使用热疗,可导致周围部位的组织烫伤。

考点：热疗的禁忌

7. 急性炎症反应　在急性炎症反应期使用热疗,可因局部温度升高,循环血量增加,有利于细菌的生长、繁殖而使病情加重。

四、热　疗　法

在干热和湿热技术中,常用的干热疗法有热水袋、烤灯等,湿热疗法有热湿敷、热水坐浴、局部温水浸泡等。

（一）干热疗法

1. 热水袋的应用

【目的】 保暖、解痉、镇痛。

【评估】

（1）患者年龄、病情、治疗情况、影响热疗的因素。

（2）患者的局部皮肤情况，有无伤口、感觉障碍及对热的耐受程度。

（3）患者活动能力、心理状态及合作程度。

【计划】

（1）护士准备：着装整洁，洗手，戴口罩。

（2）用物准备

1）治疗盘内备热水袋及套、水温计、大毛巾（必要时）、治疗盘。

2）治疗盘外备水罐（盛放温度适宜的热水）、手消毒剂。

（3）环境准备：病室整洁、温度适宜，酌情关闭门窗。

【实施】 见表 12-2。

考点：热水的温度、热水袋应用时间、观察、记录的内容

表 12-2　应用热水袋热疗

操作流程	操作步骤	要点说明
（1）核对、解释	认真核对、评估患者并做好解释	患者或家属理解用热的意义，愿意接受
（2）备好用物	检查热水袋有无破损、漏气	确认热水袋能正常使用
	用水温计测量水温，调节水温在 60～70℃。婴幼儿、老年人、末梢循环不良、感觉迟钝、麻醉未清醒、昏迷等患者水温调节在 50℃以内	防止烫伤患者
	旋开塞子，放平热水袋，一手持热水袋口边缘，另一手向袋内灌水（图 12-1）至 1/2～2/3 袋（如敷在炎症部位，只宜灌入 1/3 袋）	边灌水边提高热水袋口边缘，使水不致溢出。过满热水袋呈弧形，接触面积减小，影响治疗效果
		以免压力过大引起疼痛
	将热水袋口逐渐放平，驱出袋内空气（图 12-2）。拧紧塞子，擦干、倒提抖动，检查无漏水后装入布套内（图 12-3）	排尽空气，以防影响热的传导
		防止热水袋漏水烫伤患者
（3）再次核对、解释	将热水袋携至床旁，认真核对患者并做好解释	确认患者，取得合作
（4）置热水袋	置热水袋于所需部位，袋口于身体外侧	特殊患者再包一毛巾或将热水袋置于两层盖被之间，防止烫伤患者
（5）严密观察	注意观察局部皮肤及患者反应，倾听患者主诉	
（6）撤热水袋	30 分钟后撤去热水袋，协助患者卧于舒适卧位，整理病床单位	防止发生继发反应。若用于保暖可持续使用，但应及时更换热水并做好交接班
（7）整理用物	倒空热水袋，倒挂晾干，吹入少量空气后旋紧塞子，置阴凉处备用；布套清洁晾干备用	防止热水袋内面粘连
（8）准确记录	洗手，记录用热部位、时间、效果及患者反应	必要时应做好床边交班

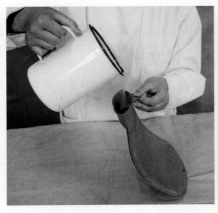

图 12-1 灌热水袋时手持热水袋的方法

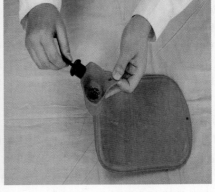

图 12-2 驱出热水袋内气体的方法

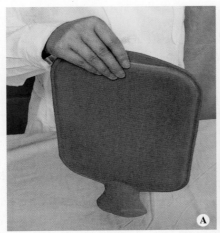

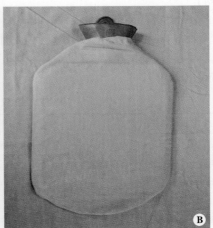

图 12-3 检查无漏水后装入布套内

【评价】

（1）患者感觉温暖、舒适，局部皮肤无烫伤，达到预期目的。

（2）护士与患者或家属沟通良好，能主动配合。

（3）患者或家属会正确使用热水袋。

【注意事项】

（1）忌用冰袋代替热水袋使用，以免袋口漏水烫伤患者。炎症部位热敷时热水袋灌水不宜过满（约1/3满），以免压迫局部引起疼痛。

（2）婴幼儿、老年人、昏迷、肢体麻痹的患者使用热水袋时，温度应在50℃以内，以防烫伤。

（3）经常观察患者皮肤颜色，如发现皮肤潮红、疼痛，应立即停止使用，并在局部涂上凡士林以保护皮肤。

（4）若要持续使用热水袋时，应根据情况及时更换热水，并严格执行交接班制度。

📖 **链接** ⋯⋯⋯⋯ 化学加热袋

化学加热袋为一次性使用的物品,是将铁粉、活性炭、食盐等物质密封于聚乙烯塑料袋内。使用时用手揉搓、拍打或挤压袋子,使袋内的物质充分混合,发生化学反应而产热。其温度最高达76℃,可维持2小时左右。使用时用布套或毛巾包裹,置于治疗部位。由于化学加热袋初期温度较低,以后逐渐增高至76℃,因此,要特别注意防止烫伤,必要时加双层布套或毛巾包裹。老年人、小儿、昏迷及感觉障碍的患者不宜使用化学加热袋。

2. 烤灯的应用

【目的】 消炎、消肿、解痉、镇痛,促使创面干燥、结痂,保护肉芽组织生长,促进伤口愈合。

【评估】

(1)患者年龄、病情、治疗情况、影响热疗的因素。

(2)患者的局部皮肤情况,有无伤口、感觉障碍及对热的耐受程度。

(3)患者活动能力、心理状态及合作程度。

【计划】

(1)护士准备:着装整洁,洗手,戴口罩。

(2)用物准备:红外线灯或鹅颈灯,必要时备有色眼镜(或湿纱布)。

(3)环境准备:病室整洁,温度适宜,酌情关门窗,需要时用床帘或屏风遮挡患者。

【实施】 见表12-3。

考点:烤灯照射的距离、观察、记录内容

表12-3 应用烤灯热疗

操作流程	操作步骤	要点说明
(1)核对、解释	认真核对、评估患者并做好解释	患者或家属理解用热的意义,愿意接受
(2)备好用物	检查灯的性能	确认灯能正常使用
(3)再次核对、解释	将红外线灯或鹅颈灯携至床旁,认真核对患者并做好解释	确认患者,取得合作
(4)安置体位	协助患者取舒适卧位,暴露治疗部位,必要时用床帘或屏风遮挡	保护患者自尊
(5)置烤灯	照射面部、颈部、前胸部时,给患者戴有色眼镜或用湿纱布遮盖双眼	防止眼睛受红外线伤害
	将灯头移至治疗部位斜上方或侧方,有保护罩的灯头可垂直照射,灯距30～50cm,以患者感觉温热为宜,照射时间20～30分钟	防止灯头脱落给患者造成伤害;防止继发反应
(6)严密观察	注意观察局部皮肤反应及患者反应,倾听患者主诉	以皮肤出现桃红色均匀红斑为合适剂量
(7)撤烤灯	照射完毕,关闭开关、移开烤灯,协助患者卧于舒适卧位,整理病床单位	嘱患者15分钟内不外出,以防感冒
(8)整理用物	整理用物	
(9)准确记录	洗手,记录照射部位、时间、效果,局部反应及患者反应	

【评价】

(1)患者感觉温暖、舒适,局部皮肤无烫伤,达到预期效果。

(2)护士操作正确,与患者或家属沟通良好,得到配合。

【注意事项】

（1）治疗中应注意观察病情，如患者出现发热、心悸、头晕等不适或照射部位皮肤出现紫红色应立即停止照射，并在发红处涂凡士林保护皮肤。

（2）治疗完毕，嘱患者在室内休息 15 分钟后方可外出，防止感冒。

（二）湿热疗法

1. 热湿敷法

【目的】 解痉、消炎、消肿、镇痛。

【评估】

（1）患者年龄、病情、治疗情况、影响热疗的因素。

（2）患者的局部皮肤情况，有无伤口、感觉障碍及对热的耐受程度。

（3）患者活动能力、心理状态及合作程度。

【计划】

（1）护士准备：着装整洁，洗手，戴口罩。

（2）用物准备

1）治疗盘内备：水温计、敷布（大于患处面积）2 块、敷钳 2 把、凡士林、棉签、纱布、弯盘、塑料薄膜、棉垫或毛巾、橡胶单及治疗巾。

2）治疗盘外备：小盆、热水瓶或电炉，手消毒剂，必要时备热水袋、大毛巾，有伤口者备换药用物。

（3）环境准备：病室整洁，光线充足，温度适宜，酌情关门窗，需要时用床帘或屏风遮挡患者。

【实施】 见表 12-4。

表 12-4 热湿敷法

操作流程	操作步骤	要点说明
（1）核对、解释	认真核对、评估患者并做好解释	患者或家属理解用热的意义，愿意接受
（2）备好用物	根据患者病情备齐用物	伤口处湿敷应备无菌用物及换药用物
（3）再次核对、解释	将用物携至床旁，认真核对并做好解释	确认患者，取得合作
（4）安置体位	协助患者取舒适卧位，暴露治疗部位，必要时用床帘或屏风遮挡	保护患者自尊
（5）局部湿敷	在治疗部位下垫橡胶单及治疗巾，将凡士林涂于患处（范围略大于患处）并在其上盖一单层纱布	凡士林可减缓热传导，既可防止烫伤又可保持热效 盖纱布可防凡士林粘在敷布上
	将热水倒入小盆，水温调节在 50～60℃	
	将敷布浸入热水中，用敷钳将敷布拧至不滴水（图12-4）	
	抖开敷布，护士用手腕掌侧皮肤试温，无烫感，折叠敷布敷于患处，上盖塑料薄膜及棉垫或毛巾。若治疗部位不忌压，可在棉垫或毛巾上放置热水袋并加盖大毛巾	塑料薄膜可防止棉垫或毛巾潮湿；棉垫、热水袋等可维持温度
	若患者感觉过热，可掀起敷布一角散热	
	每 3～5 分钟更换一次敷布，及时更换盆内热水或用电炉维持水温，治疗时间以 15～20 分钟为宜	防止发生继发效应

考点：热湿敷患处的方法

续表

操作流程	操作步骤	要点说明
(6) 严密观察	观察局部皮肤及患者反应,倾听患者主诉	
(7) 整理用物	治疗毕,撤去用物,用纱布擦去凡士林, 协助患者卧于舒适卧位,整理病床 单位 整理用物,按规定消毒处理后放回原处	
(8) 准确记录	洗手,记录热湿敷的部位、时间、效果,局 部反应及患者反应	

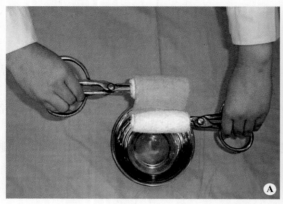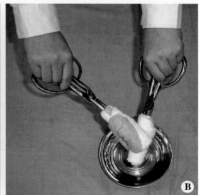

图 12-4 用敷钳拧干敷布的方法

【评价】

(1) 患者感觉温暖、舒适,局部皮肤无烫伤、无感染发生,达到预期效果。

(2) 护士操作正确,与患者或家属沟通良好,得到配合。

考点:热湿敷的注意事项

【注意事项】

(1) 对有伤口部位热湿敷应执行无菌操作,治疗结束后按外科换药法处理伤口。

(2) 治疗中随时与患者交流并根据患者感觉进行调整,防止发生烫伤。

(3) 面部热湿敷应嘱患者在室内休息 15 分钟后方可外出,防止感冒。

2. 热水坐浴法

【目的】

(1) 减轻直肠、盆腔内器官淤血。

(2) 减轻或消除肛门、会阴部位的充血、炎症、水肿及疼痛。

【评估】

(1) 患者年龄、病情、治疗情况、影响热疗的因素。

(2) 患者的局部皮肤情况,有无伤口、感觉障碍及对热的耐受程度。

(3) 患者活动能力、心理状态及合作程度。

【计划】

（1）护士准备：着装整洁,洗手,戴口罩。

（2）用物准备：

1）坐浴椅、消毒坐浴盆(图12-5)。

2）热水瓶。

3）治疗盘：内置药物（遵医嘱）、水温计、无菌纱布、弯盘、浴巾,必要时备换药用物。

（3）环境准备：病室整洁,温度适宜,用床帘或屏风遮挡患者。

【实施】　见表12-5。

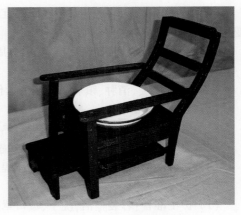

图 12-5　坐浴椅、坐浴盆

表 12-5　热水坐浴法

操作流程	操作步骤	要点说明
（1）核对、解释	认真核对、评估患者并做好解释	患者或家属理解用热的意义,愿意接受
（2）备好用物	根据病情备齐用物	坐浴部位有伤口者备无菌坐浴盆、坐浴溶液及换药用物
（3）再次核对、解释	携用物至床旁,核对患者并做好解释 用床帘或屏风遮挡患者	确认患者,取得合作 保护患者自尊
（4）配制坐浴液	将热水倒入盆内1/2满,水温调节在40～45℃,配制药液时以患者可耐受的温度为准	防止烫伤患者,常用1：5000 高锰酸钾溶液
（5）协助坐浴	协助患者脱裤至膝部,指导患者先用纱布蘸坐浴液擦拭臀部皮肤试温,待臀部皮肤适应水温后再坐入盆中,臀部应完全泡入水中,腿部用浴巾遮盖	防止烫伤患者
	注意保暖,及时添加热水及药物,添加热水时应嘱患者臀部离开坐浴盆,坐浴时间以15～20分钟为宜	保证治疗效果 防止继发反应
（6）严密观察	注意观察面色、脉搏、呼吸有无异常,倾听患者主诉	防止患者跌倒
（7）整理用物	坐浴毕,用纱布擦干臀部,协助患者穿好裤子并卧床休息,整理床单位 整理用物,消毒处理后放回原处	
（8）准确记录	洗手,记录治疗时间、药物、效果、局部反应及患者反应	

【评价】

（1）患者感觉舒适,局部皮肤无烫伤,热水坐浴后,局部炎症和疼痛减轻,达到预期效果。

（2）护士操作正确,能与患者沟通良好,得到配合。

【注意事项】

（1）会阴、肛门部位有伤口者,坐浴时应执行无菌操作,坐浴结束后按外科换药法处理伤口。

考点：热水坐浴法的目的、适应证、注意事项

（2）若患者出现头晕、乏力、心悸等症状应立即停止坐浴，扶其上床休息，并观察病情变化。

（3）女性患者经期、妊娠后期、产后 2 周内、阴道出血、盆腔急性炎症等不宜坐浴。

3. 温水浸泡法

【目的】 消炎、消肿、镇痛、清洁、消毒伤口。

【评估】

（1）患者年龄、病情、治疗情况、影响热疗的因素。

（2）患者的局部皮肤情况，有无伤口、感觉障碍及对热的耐受程度。

（3）患者活动能力、心理状态及合作程度。

【计划】

（1）护士准备：着装整洁，洗手，戴口罩。

（2）用物准备

1）治疗盘内备：长镊子、纱布。

2）治疗盘外备：浸泡盆、热水瓶、药物（遵医嘱）、水温计、手消毒剂。必要时备换药用物。

（3）环境准备：同烤灯使用法。

【实施】 见表 12-6。

表 12-6 温水浸泡法

操作流程	操作步骤	要点说明
（1）核对、解释	认真核对、评估患者并做好解释	患者或家属理解用热的意义，愿意接受
（2）备好用物	根据患者病情备齐用物	局部有伤口者备无菌用物及换药用物
（3）再次核对、解释	携用物至床旁，核对患者并做好解释，用床帘或屏风遮挡患者	确认患者，取得合作 保护患者自尊
（4）配制浸泡液	将热水倒入浸泡盆内 1/2 满，水温调节在 40 ~ 45℃，以患者可耐受的温度为准，加入所需药物配制成浸泡溶液	防止不适或烫伤 清洁伤口
（5）协助浸泡	暴露治疗部位，指导患者将患肢慢慢浸入盆中 有伤口者可用无菌长镊夹持无菌纱布轻轻擦拭创面 及时添加热水及药物，添加热水时应将患者肢体移出浸泡盆，治疗时间 30 分钟	防止烫伤患者 预防感染 保证治疗效果 防止继发反应
（6）严密观察	注意观察局部皮肤及患者反应，倾听患者主诉	
（7）整理用物	浸泡毕，用毛巾擦干肢体 按无菌技术处理伤口 协助患者穿好衣裤卧于舒适卧位，整理病床单位 整理用物，按规定消毒处理后放回原处	预防感染
（8）记录	洗手，记录浸泡部位、时间、药物、效果、局部反应及患者反应	

【评价】

考点：局部浸泡法的注意事项

（1）患者感觉舒适，局部皮肤无烫伤，浸泡后局部炎症和疼痛减轻，达到预期效果。

（2）护士操作正确，能与患者有效沟通，得到理解与配合。

【注意事项】

（1）有伤口者应执行无菌操作并按外科换药法处理伤口。

（2）擦洗时镊子尖端勿触及创面。

（3）浸泡中若局部出现发红、疼痛等应立即停止浸泡并给予相应处理。

案例 12-1 分析

1. 本例患者是老年术后患者，营养状况差，加之手术后末梢循环不良，所以感到双脚冰凉。应该在睡眠前以温水泡脚，或将热水袋放置在足底处，并注意交接班。

2. 因该患者是老年人，末梢循环不良，又是手术后，热水袋中的水温应控制在 50℃ 以内。

3. 为婴幼儿、老年人、末梢循环不良、感觉迟钝、麻醉未清醒、昏迷等患者应用热疗时要防止烫伤。

第 2 节　冷　疗　法

案例 12-2

患者，男，34 岁，在抢种庄稼时被雨淋，出现高热、干咳、胸痛，伴全身肌肉酸痛，入院诊断：肺炎球菌性肺炎。患者入院后神志清醒，精神差，高热持续不退。医嘱：乙醇拭浴。

问题：1. 乙醇拭浴降温的原理是什么？

2. 用物中为什么还要备热水袋？

3. 评估患者时，得知患者有血小板减少性紫癜史，还继续为他做乙醇拭浴吗？

冷疗是指用低于人体的温度作用于局部或全身，以达到减轻充血或出血、消炎、镇痛、降温、降低细胞代谢等目的的治疗方法。

一、冷疗的应用目的

1. **控制炎症扩散**　冷可使局部血管收缩，血流量减少，血流速度减慢，细菌的活力和细胞代谢率降低。因此，在炎症早期用冷疗，可抑制化脓，控制炎症扩散。常用于鼻部软组织发炎早期。

2. **减轻局部组织充血或出血**　冷可使局部毛细血管收缩，通透性降低，血液黏稠度增加，从而可减轻局部组织充血、水肿或出血。常用于软组织扭挫伤早期（48 小时内）、鼻出血、扁桃体摘除术后。

3. **减轻疼痛**　冷可抑制细胞的活动，降低神经末梢的敏感性而使疼痛减轻；同时，冷还可使局部血管收缩，通透性降低，渗出减少，从而可减轻局部组织因充血、肿胀而引起的疼痛。常用于牙痛及软组织扭挫伤早期（48 小时内）。

4. **降低体温**　局部或全身用冷，通过传导与蒸发作用使体温降低，常用于高热或中暑患者。

5. **保护脑细胞**　头部用冷可降低脑细胞的代谢，减少其耗氧量。提高脑组织对缺氧的耐受性，减少脑细胞的损害。常用于脑损伤、脑缺氧等患者。

考点：冷疗的作用

二、影响冷疗的因素

1. **方式**　冷疗也有干冷和湿冷两种。干冷疗法温度通过空气或媒介物传导，湿冷疗法温度通过水传导。因水的传导性能比空气好，渗透力强，速度快，所有湿冷疗法的效果优于干冷疗法。

2. **温度**　冷疗时温度与体表的温度相差越大，机体反应越强；反之则越弱。环境温度高于或等于身体温度时，效果减弱；在干燥、寒冷的环境中，效果增强。

3. **时间**　在一定的治疗时间内机体的反应随冷疗时间的增加而增强，但如持续用冷超过 1 小时，已收缩的小动脉会扩张而出现继发反应。以 10～30 分钟为宜。

4. 面积　冷疗应用面积越大,疗效越强;反之则越弱。但冷疗的面积越大,患者的耐受性也越差。在为患者使用大面积的冷疗时,应密切观察患者局部及全身反应,以保证治疗安全、有效。

5. 部位　冷疗的部位不同,效果也不相同。局部治疗反应较弱,全身治疗效果较强;血管粗大、血流较丰富的体表部位,冷疗的效果较好。因此,为高热患者行物理降温时,将冰袋、冰囊放置在颈部、腋下、腹股沟等体表大血管处或采用全身冷疗法可增强降温效果。另外,皮肤较薄或不经常暴露的部位对冷刺激的反应明显,效果较好。

6. 个体差异　老年人因体温调节能力较差,对冷刺激的敏感性降低;昏迷、瘫痪、血液循环不良、血管硬化、感觉迟钝等患者,对冷热刺激的敏感性也降低;婴儿体温调节中枢尚未完全发育成熟,对冷刺激的反应较为强烈。在为这些患者进行冷疗时应特别注意温度的选择,防止发生冻伤或烫伤。

三、冷疗的禁忌

1. 组织损伤部位　冷可使局部血管收缩,血液循环不良而加重组织损伤,影响伤口愈合。对大面积的组织损伤应禁止用冷。

2. 循环障碍　冷可使局部血管进一步收缩,血流速度减慢而使循环障碍加重,甚至可导致局部组织缺血、缺氧而变性、坏死。对局部组织血液循环不良、感染性休克、微循环障碍、皮肤颜色发绀者均禁忌采用冷疗。

3. 慢性炎症或深部化脓病灶部位　冷可使局部血管收缩,血流量减少而妨碍炎症吸收。

4. 水肿部位　冷可使局部血管收缩,血流量减少而影响细胞间液的吸收。

5. 冷过敏者　对冷过敏者应用冷疗时可引起红斑、皮疹、关节疼痛、肌肉痉挛等过敏症状。

6. 禁忌冷疗的部位

考点: 冷疗的禁忌

(1) 枕后、耳郭、阴囊等处禁忌用冷,以防冻伤。

(2) 心前区禁忌用冷,以防引起反射性心率减慢或心律失常。

(3) 腹部禁忌用冷,以防腹泻。

(4) 足底禁忌用冷,以防末梢血管收缩影响散热,或引起一过性冠状动脉收缩。

四、冷　疗　法

冷疗技术分为局部冷疗和全身冷疗两种。常用的局部冷疗技术有冰袋、冰囊、冰帽、冰槽、冷湿敷等;全身冷疗技术有乙醇拭浴、温水拭浴等。

(一) 局部冷疗法

通过接触传导达到治疗目的。

1. 冰袋、冰囊的应用

【目的】　降温、消炎、止血、镇痛。

【评估】

(1) 患者的年龄、病情、治疗情况、意识状态、活动能力、合作程度等。

(2) 患者局部皮肤状况、循环状况,对冷的耐受度,有无感觉障碍等。

(3) 有无影响冷疗的因素。

【计划】

(1) 护士准备:着装整洁,洗手,戴口罩。

(2) 用物准备

1) 治疗盘内备:冰袋或冰囊及布套(图 12-6)、毛巾。

2）治疗盘外备：帆布袋、木槌、冰块、盆及冷水、勺（图 12-7）、手消毒液。

（3）环境准备：病室整洁，温度适宜，酌情关门窗，需要时用床帘或屏风遮挡患者。

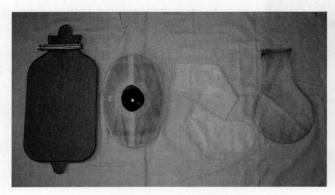

图 12-6　冰袋、冰囊

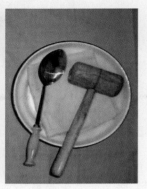

图 12-7　槌、勺

【实施】　见表 12-7。

表 12-7　冰袋、冰囊冷疗

操作流程	操作步骤	要点说明
（1）核对、解释	认真核对、评估患者并做好解释	患者或家属理解用冷的意义，愿意接受
（2）备好用物	备齐所需用物，检查冰袋有无破损、漏气 将冰块装入帆布袋，用木槌砸成核桃大小的冰块，放入盆内用冷水冲去棱角。用勺将小冰块装入冰袋 1/2～2/3 满，驱出袋内空气，夹紧袋口。用毛巾擦干冰袋，倒提抖动检查无漏水后套上布套	确保冰袋可正常使用 防止冰块棱角损坏冰袋 过满冰袋呈弧形，有效接触面积减小，影响治疗效果 防止冰袋漏水冻伤患者或引起不适感
（3）再次核对、解释	将冰袋携至病床旁，认真核对患者并做好解释	确认患者，取得合作
（4）置冰袋	将冰袋置于冷敷部位（或将冰袋悬挂吊起，仅底部与治疗部位皮肤接触）；高热患者降温时冰袋置于患者前额或头顶（冰囊可置于体表大血管分布处）；鼻出血者将冰囊置于鼻部；扁桃体摘除术后将冰囊置于颈前颌下（图 12-8）	避免压迫局部组织，阻碍血液循环 冰块已融化应及时更换，以保证疗效
（5）严密观察	注意观察皮肤及患者反应，冰袋有无异常，倾听患者主诉	防止发生血液循环障碍或冻伤
（6）撤冰袋	30 分钟后撤除冰袋，协助患者卧于舒适卧位，整理病床单位	防止继发反应
（7）整理用物	整理用物，倒空冰袋，倒挂晾干，吹入少量空气后夹紧袋口，置阴凉处备用；布套清洁后晾干备用	防止冰袋内面相互粘连
（8）准确记录	洗手，记录用冷部位、时间、效果、局部反应及患者反应	

【评价】

（1）患者无冻伤、无不良反应，达到预期效果。

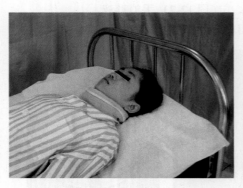

图 12-8　冰囊置颈部

考点:冰袋、冰囊冷疗的注意事项

（2）护士能与患者或家属有效沟通,得到理解与配合。

（3）患者或家属能正确使用冰袋或冰囊。

【注意事项】

（1）注意观察患者局部皮肤颜色,如出现苍白、发绀等情况应立即停止用冷并给予相应处理。

（2）高热患者降温时,用冷30分钟后应测量体温并记录,当体温降至39℃以下可停止用冷。

（3）需长时间用冷者应休息1小时后再重复使用,以防发生不良反应。

📖 **链 接** ⋯⋯⋯⋯　化学致冷袋

　　化学致冷袋为一次性使用物品,是在密封的聚乙烯塑料袋内分别装入十水碳酸钠和硝酸铵,中间以夹子隔开。 使用时取下夹子,使两种化学物质充分混合,30分钟后袋内温度可降至0℃,用两层布套或毛巾包裹,置于冷敷部位,并每隔10~15分钟更换一次冷敷部位以防冻伤。 每个化学致冷袋可维持2小时,使用过程中应注意观察致冷袋有无破损、漏液现象,若嗅到氨味应立即更换,以防药液漏出而损伤皮肤。 若皮肤受到药液刺激,可酌情用食醋外敷或按外科换药法进行处理。

　　化学冰袋

　　化学冰袋是将无毒、无味的凝胶或其他化学冰冻介质密封于聚乙烯塑料袋内,使用前将化学冰袋放入冰箱中吸冷4小时,其内容物由凝胶状变为固体状。 使用时从冰箱中取出,用布套或毛巾包裹后置于冷敷部位,可维持2小时。 由于冰袋吸收了大量的热,其内容物又由固体状变为凝胶状,因此,可以反复使用。 每次使用后,用消毒液擦拭、消毒外壁,置入冰箱内,4小时后可再次使用。

2. 冰帽、冰槽的应用

【目的】　头部降温,预防脑水肿,降低脑细胞代谢,提高脑细胞对缺氧的耐受性,减轻脑细胞损害。

【评估】

（1）患者的年龄、病情、治疗情况、意识状态、活动能力、合作程度等。

（2）患者头部皮肤状况、循环状况,对冷的耐受度,有无感觉障碍等。

（3）有无影响冷疗的因素。

【计划】

（1）护士准备:着装整洁,洗手,戴口罩。

（2）用物准备

1）治疗盘内备:海绵3块、不脱脂棉球、凡士林纱布、水桶、肛表。

2）治疗盘外备:冰帽或冰槽（图12-9）、帆布袋、木槌、冰块、盆及冷水、勺、手消毒液。

（3）环境准备:病室整洁,温度适宜,无对流风直吹患者或酌情关门窗。

【实施】　见表12-8。

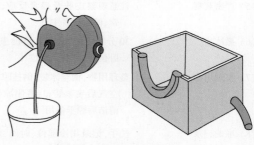

图 12-9　冰帽、冰槽的示意图

表 12-8　冰帽使用法

操作流程	操作步骤	要点说明
（1）核对、解释	认真核对、评估患者并做好解释	患者或家属理解用冷的意义,愿意接受
（2）备好用物	备齐所需用物,检查冰帽有无破损、漏水 将冰块砸成小块、冲去棱角（方法同冰袋）。用勺将小冰块装入冰帽约 2/3 满,驱出帽内空气,旋紧冰帽口,用毛巾擦干冰帽,检查无漏水	确保冰帽可正常使用 防止冰块棱角损坏冰帽 防止冰帽漏水冻伤患者或引起不适感
（3）再次核对、解释	将冰帽携至床旁,认真核对患者并做好解释	确认患者,取得合作
（4）置冰帽	在患者后颈部、双耳外侧与冰帽接触的部位垫海绵（使用冰槽者需在耳内塞不脱脂棉球,双眼盖凡士林纱布） 将患者头部置于冰帽中,冰帽的引水管置水桶中,注意水流情况（图 12-10）	防冰水流入耳内;保护后颈及角膜
（5）严密观察	每 30 分钟测一次生命体征并记录,肛温维持在 33℃ 左右 注意观察皮肤颜色,心率,冰帽有无异常等	肛温不宜低于 30℃,以防发生心房、心室颤动或房室传导阻滞
（6）撤冰帽	30 分钟后撤除冰帽,协助患者卧于舒适卧位,整理病床单位	防继发反应
（7）整理用物	整理用物,冰帽处理同冰袋,将冰槽内冰水倒空,消毒备用	防粘连
（8）准确记录	洗手,记录治疗部位、时间、效果及患者反应	

考点:监测肛温及其意义

【评价】

（1）患者无冻伤、无不良反应,达到预期效果。

（2）护士操作正确,与患者或家属沟通良好,得到配合。

【注意事项】

（1）密切观察患者病情及体温变化。一般肛温不能低于 30℃,以防导致心室颤动或房室传导阻滞等。

（2）用冷时间不可超过 30 分钟,如需再使用,应休息 1 小时,让局部组织复原后再用。

3. 冷湿敷法

【目的】　降温、消炎、止血、镇痛。

【评估】

（1）患者的年龄、病情、治疗情况、意识状态、活动能力、合作程度等。

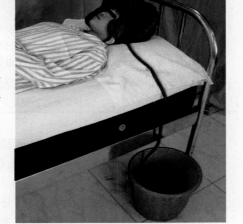

图 12-10　冰帽的引水管置水桶中

（2）患者局部皮肤状况、有无伤口、循环状况,对冷的耐受度,有无感觉障碍等。

（3）有无影响冷疗的因素。

【计划】

（1）护士准备：着装整洁，洗手，戴口罩。

（2）用物准备

1）治疗盘内备：敷布 2 块、钳子 2 把、凡士林、纱布、棉签、弯盘、塑料薄膜、棉垫或毛巾、橡胶单、治疗巾。

2）治疗盘外备：小盆（内置冰水）、手消毒剂，必要时备换药用物、屏风。

（3）环境准备：病室整洁，光线充足，温度适宜，无对流风直吹患者或酌情关门窗，需要时有床帘或屏风遮挡患者。

【实施】　见表 12-9。

考点：冷湿敷患处的方法

表 12-9　冷湿敷法

操作流程	操作步骤	要点说明
（1）核对、解释	认真核对、评估患者并做好解释	患者或家属理解用冷的意义，愿意接受
（2）备好用物	根据患者局部情况备齐所需用物	伤口处冷敷应备无菌用物及换药用物
（3）再次核对、解释	携用物至病床旁，核对患者并做好解释	确认患者，取得合作
（4）安置体位	协助患者取舒适卧位，暴露治疗部位，必要时用床帘或屏风遮挡	保护患者自尊
（5）湿敷患处	在治疗部位下垫橡胶单及治疗巾，将凡士林涂于患处（范围略大于患处）并在其上盖一单层纱布	凡士林能减缓冷传导，防止冻伤，保持冷效
		盖纱布可防凡士林粘在敷布上
	将敷布浸入冰水中，用敷钳将敷布拧至不滴水（方法同热湿敷法）	
	抖开敷布，折叠敷布敷于患处，上盖塑料薄膜及棉垫或毛巾，为高热患者降温时敷于前额	塑料薄膜可防止棉垫或毛巾潮湿；棉垫或毛巾等可维持冷疗温度
	每 3～5 分钟更换一次敷布，及时更换盆内冰水，治疗时间以 15～20 分钟为宜	确保冷敷效果，防止继发反应
（6）严密观察	注意观察局部皮肤及患者反应，倾听患者主诉	
（7）整理用物	治疗毕，撤去用物，用纱布擦去凡士林，协助患者卧于舒适卧位，整理病床单位	
	整理用物，按规定消毒处理后放回原处	
（8）准确记录	洗手，记录冷湿敷的部位、时间、效果、局部反应及患者反应	

【评价】

（1）患者无冻伤、无不良反应，达到预期效果。

（2）护士能与患者或家属有效沟通，得到理解与配合。

【注意事项】

（1）为高热患者降温时，冷敷后 30 分钟测量一次体温并记录在体温单上。

（2）在伤口部位冷敷需执行无菌技术操作，冷敷后按外科换药法处理伤口。

考点：冷湿敷的注意事项

（二）全身冷疗法

全身冷疗法是利用乙醇或温水接触身体皮肤，通过乙醇或温水的蒸发、传导作用增加机体散热，达到降温目的。

【目的】　为高热患者降温。

【评估】

（1）患者的年龄、病情、治疗情况、意识状态、活动能力、过敏史、合作程度等。

（2）拭浴前体温及皮肤状况。

（3）有无影响冷疗的因素。

【计划】

（1）护士准备：着装整洁，洗手，戴口罩。

（2）用物准备

1）治疗盘内备：浴巾、小毛巾 2 块、热水袋及套、冰袋及套。

2）治疗盘外备：小盆（内盛 25% ~ 35% 乙醇溶液 200 ~ 300ml 或温水 2/3 满，水温 32 ~ 34℃）、手消毒液。

乙醇具有挥发性，拭浴时在皮肤上迅速蒸发，吸收并带走身体大量的热，还可刺激皮肤血管扩张，增强散热效果。

3）必要时备干净衣裤、大单、被套、便盆及便盆巾、屏风等。

（3）环境准备：病室整洁，温度适宜，无对流风直吹患者或酌情关门窗，用床帘或屏风遮挡患者。

【实施】　见表 12-10。

表 12-10　乙醇或温水拭浴法

操作流程	操作步骤	要点说明
（1）核对、解释	认真核对、评估患者并做好解释	患者或家属理解用冷的意义，愿意接受
（2）备好用物	备齐用物，按热水袋、冰袋使用法备好热水袋、冰袋	
（3）再次核对、解释	携用物至床旁，再次核对患者并做好解释	确认患者，取得合作
	用床帘或屏风遮挡，松开床尾盖被，按需授便器，协助患者脱去上衣，松解裤带	注意保暖、保护患者自尊，尽量减少暴露
（4）置冰袋及热水袋	置冰袋于头部 置热水袋于足底	冰袋置头部有助降温并可防止头部充血 热水袋置足底可促进足底血管扩张，减轻头部充血并使患者感觉舒适
（5）拍拭双上肢	将浴巾铺于拭浴部位下，小毛巾浸入小盆、拧至半干，缠于手上（图 12-11），以离心方向拍拭	每拍拭一个部位更换一次小毛巾，以维持拭浴温度
	侧颈→肩→上臂外侧→前臂外侧→手背 侧胸→腋窝→上臂内侧→肘窝→前臂内侧→手心 用浴巾擦干皮肤 同法拍拭对侧上肢	每侧肢体或背部拍拭 3 分钟，拭浴全过程以不超过 20 分钟，防止发生继发反应
（6）拍拭背部	将浴巾铺于拭浴部位下，小毛巾浸入小盆、拧至半干 协助患者侧卧，分上、中、下三部分纵向拍拭背部 用浴巾擦干皮肤 协助患者穿衣、仰卧	

考点：热水袋、冰袋的放置部位及意义、乙醇或温水拭浴的拍拭顺序

续表

操作流程	操作步骤	要点说明
(7) 拍拭下肢	协助患者脱裤 将浴巾铺于拭浴部位下,小毛巾浸入小 　盆、拧至半干 髋部→下肢外侧→足背 腹股沟→下肢内侧→内踝 股下→下肢后侧→腘窝→足跟 用浴巾擦干皮肤 同法拍拭对侧下肢 协助患者穿好裤子,卧于舒适卧位	
(8) 严密观察	注意观察局部皮肤及患者反应,倾听患者 　主诉	
(9) 撤热水袋	拭浴毕,取下热水袋,整理病床单位	
(10) 整理用物	整理用物,按规定消毒处理后放回原处	
(11) 撤冰袋	30分钟后测体温,若体温降至39℃以下, 　取下头部冰袋,给患者热饮料	热饮料帮助降温,防止患者虚脱
(12) 准确记录	洗手,记录拭浴时间、效果、局部反应及患 　者反应	

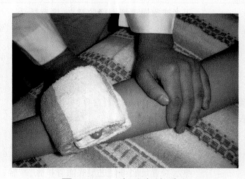
图12-11　小毛巾缠手上

【评价】
(1) 患者无畏冷、寒战、不适等不良反应。半小时后体温有所下降,达到预期效果。
(2) 护士操作正确,护士能与患者或家属沟通有效,得到配合。

【注意事项】
(1) 拭浴时在大血管处,如腋窝、肘窝、腹股沟、腘窝处可稍用力拍拭并适当延长拍拭时间,以促进散热。
(2) 禁忌拍拭胸前区、腹部、后项、足心等部位,以免引起不良反应。

考点:乙醇拭浴的注意事项

(3) 拭浴过程中应随时观察患者情况,如出现寒战、面色苍白、脉搏及呼吸异常等应立即停止操作,报告医生给予处理。
(4) 乙醇刺激性较强,不宜用于血液病患者及新生儿。温水拭浴无刺激、不过敏,患者感觉舒适,适合用于新生儿、婴幼儿降温。

案例 12-2 分析

1. 乙醇具有挥发性,拭浴时在皮肤上迅速蒸发,吸收并带走身体大量的热,还可刺激皮肤血管扩张,增强散热以降低体温。
2. 热水袋置足底可促进足底血管扩张,间接减轻头部充血使患者感觉舒适。
3. 乙醇刺激性较强,不宜用于血液病患者。温水拭浴无刺激、不过敏,患者感觉舒适,可用于该患者。

重点提示

1. 热疗可作用于局部或全身,达到促进血液循环、解痉、镇痛、消炎、保暖等目的。未明确诊断的急性腹痛,面部"危险三角区"感染,脏器出血,软组织损伤早期,恶性肿瘤部位,金属移植部位,急性炎症反应等情况禁用热疗。

2. 冷疗可作用于局部或全身,能达到减轻充血或出血、消炎、镇痛、降温、降低细胞代谢等目的。循环障碍者,冷过敏者;组织损伤部位,慢性炎症或深部化脓病灶部位,水肿部位,枕后、耳郭、阴囊、心前区、腹部等部位禁忌用冷,以防发生不良反应。

3. 冷热疗都受到方式、面积、时间、温度、部位、个体差异等因素的影响。

4. 热疗包括干热疗和湿热疗,常用的干热疗有热水袋、烤灯等,湿热疗有热湿敷、热水坐浴、局部温水浸泡等;冷疗包括局部冷疗和全身冷疗,常用的局部冷疗有冰袋(冰囊)、冰帽(冰槽)、冷湿敷等,全身冷疗有温水拭浴、乙醇拭浴等。护士在临床上要熟知各种冷热疗的方法以及注意事项。

目标检测

A₁ 型题

1. 下列哪种患者禁忌局部用冷疗
   - A. 高热
   - B. 牙痛
   - C. 鼻出血
   - D. 化脓感染
   - E. 局部皮肤发绀

2. 可用热敷的患者是
   - A. 胃出血
   - B. 脑出血
   - C. 术后尿潴留
   - D. 踝关节扭伤早期
   - E. 牙痛

3. 乙醇拭浴降温的主要机制是
   - A. 辐射散热
   - B. 传导散热
   - C. 蒸发散热
   - D. 对流散热
   - E. 渗透散热

A₂ 型题

4. 患者,张某,突发腹痛,面色苍白,大汗淋漓,应采取的正确措施哪项除外
   - A. 通知医生
   - B. 询问病史
   - C. 测量生命体征
   - D. 安慰患者
   - E. 热水袋热敷腹部

5. 患者,王女士,因不慎扭伤踝部,正确的处理方法是
   - A. 热敷
   - B. 冷敷
   - C. 按摩
   - D. 红外线照射
   - E. 绷带包扎

A₃ 型题

(6、7题共用题干)

患者,黄某,32岁,因肺炎高热持续不降,呼吸急促,脉速,医嘱用冰袋降温。

6. 冰袋放置的部位除哪项外均可
   - A. 前额
   - B. 头顶
   - C. 腋下
   - D. 腹股沟
   - E. 足底

7. 因为此部位用冷后可反射性引起
   - A. 血管扩张
   - B. 皮下出血
   - C. 稍血管收缩
   - D. 一过性冠状动脉收缩
   - E. 冻伤

A₄ 型题

(8~10题共用题干)

患者,张某,男,24岁,鼻部疖肿,表现为红、肿、热、痛。

8. 患者鼻部疖肿感染,细菌及其毒素易扩散至
   - A. 颅内
   - B. 耳蜗
   - C. 口腔
   - D. 下颌窦
   - E. 筛小房

9. 其容易扩散此部位的原因是鼻部血管具有
   - A. 血管稀少、无静脉瓣,与颅内血管相通
   - B. 血管稀少、有静脉瓣,与颅内血管相通
   - C. 血管丰富、无静脉瓣,与颅内血管相通
   - D. 血管丰富、有静脉瓣,与颅内血管相通
   - E. 以上都不是其特点

10. 护士在处理该患者的鼻部疖肿时错误的做法是
    - A. 注射抗生素
    - B. 口服抗生素
    - C. 局部冷敷
    - D. 局部热敷
    - E. 局部换药

第13章 标本采集技术

第1节 标本采集的意义和原则

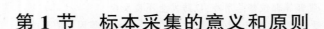

案例 13-1

　　夏女士,45 岁,公司职员,2 型糖尿病 6 年。近 2 周来出现发热,体温在 37.6～39℃;食欲下降、进食后上腹饱胀、恶心、乏力、厌食油腻,患者自行对症服药后未见明显好转,来院就诊,护理体检:T 38.5℃,P 98 次/分,R 23 次/分,BP 140/86mmHg。医嘱:查血常规、血糖、测定肝功能、血培养 St。

问题:1. 此患者血标本采集留取标本的顺序?

　　　2. 采集的血清标本如何防止发生溶血?

　　　3. 如怀疑患者为"亚急性细菌性心内膜炎",血培养的采血量应是多少? 为什么?

一、标本采集的意义

　　随着现代医学的发展,诊断疾病的方法日益增多,但临床检验仍是基本的诊断方法之一。临床上经常送检的标本有排泄物(粪、尿)、分泌物(痰、鼻咽部分泌物)、呕吐物、血液、体液和脱落细胞等,这些标本经过物理、化学或生物学的实验室技术和方法进行检验,可在一定程度上反映机体的生理、病理变化,从而为疾病的诊断、治疗提供可靠依据。实验室检查结果的准确与否和标本采集质量密切相关,因此护士应掌握标本采集的知识和方法,做到准确无误,保证质量。

二、标本采集的原则

　　1. 遵医嘱采集　采集、送检各种标本均应按医嘱执行。医生填写检验申请单,要求字迹清楚,目的明确,申请人签全名。护士选择适当的检验容器,在检验单附联上,标明科别、床号、姓名,检验目的和送检日期,然后贴于容器外。

　　2. 认真核对解释　采集前应认真核对申请项目、患者的姓名、床号等,并向患者耐心解释留取标本的目的和要求,消除其思想顾虑,取得患者的信任与合作。

　　3. 保证标本质量　为保证化验标本的质量,采集量要正确并应及时采集,按时送检,不可放置时间过久,以免影响检查结果。特殊标本还需注明采集时间。各类标本应区分运送容器,注意容器的密闭性、安全性,运送途中应妥善放置,防止标本被污染、破坏和变质。

　　4. 正确采集培养标本　培养标本应放入无菌容器内,严格执行无菌操作,不可混入防腐剂、消毒剂及其他药物,以免影响检验结果,并应在使用抗生素前采集,若已使用,在血药浓度最低时采集,并在检验单上注明。

第2节 常用标本采集技术

一、血液标本采集法

　　血液由血浆和血细胞两部分组成,通过循环系统与全身各个组织器官密切联系,与机体的各组织间发生物质交换,参与机体各项生理功能活动,维持机体正常新陈代谢和内外环境平衡。在病理情况下,血液系统疾病除直接累及血液外,也可以影响全身组织器官,而各组织器官的病变也可直接或间接地引起血液成分的变化,通过对血液的检验,不仅可反映血液系统病变,常可协助诊断疾病、判断患者病情进展程度以及为治疗疾病提供依据。此项检查是临床上最常用和较重要的检验项目之一。

血液标本分为静脉血标本和动脉血标本。

血液标本的采集方法有毛细血管血标本采集法、静脉血标本采集法、动脉血标本采集法。

(一)毛细血管血标本采集法

常用于血常规检查,目前不少生化项目检验已采用微量测定法,故也可采用毛细血管采血法采集标本,此采血法目前均由检验人员执行。

(二)静脉血标本采集法

【目的】

(1)静脉全血标本:测定血沉、血常规及血液中某些物质如尿素氮、尿酸、肌酸、血氨、血糖的含量等。

(2)静脉血清标本:测定血清酶、脂类、电解质和肝功能等。

(3)静脉血培养标本:查找血液中的病原体。

【评估】

(1)患者的病情、诊断、治疗。

(2)患者的认知、心理状态和合作能力。

(3)肢体活动情况,采集部位皮肤及血管情况。

【计划】

(1)护士准备:着装整洁,洗手,戴口罩。

(2)用物准备

治疗车上层:治疗盘内置常规消毒液、一次性注射器(规格根据采集量而定)、标本容器(抗凝试管、干燥试管、血培养瓶)或双向采血针及真空采血管(图 13-1)、止血带、治疗巾、小垫枕、棉签、试管架、检验单、手消毒液,按需备酒精灯、火柴。

治疗车下层:生活垃圾桶、医用垃圾桶、锐器回收盒。

(3)环境准备:病室整洁,温湿度适宜,光线明亮。

【实施】　见表 13-1。

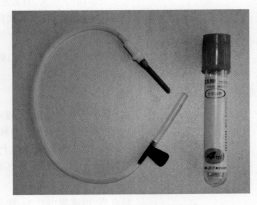

图 13-1　采血针和真空管

表 13-1　静脉血标本采集法

操作流程	操作步骤	要点说明
(1)准备	根据检验目的选择适当容器。检查容器是否完好,在容器外贴上化验单附联,注明科别、床号、姓名、检验目的、送检日期	避免差错事故,电子条码应竖帖,不能遮挡刻度 根据不同检验目的,计算采血量
(2)核对、解释	携用物至床旁,认真核对患者并解释	确认患者,取得合作

操作流程	操作步骤	要点说明
（3）采集血标本		执行标准预防原则
1）选择静脉	协助患者取适当体位,选择合适静脉,在穿刺点上方6cm处扎止血带,常规消毒皮肤,嘱患者握拳	常选用肘正中静脉、头静脉或贵要静脉 严格执行无菌操作原则
2）采血		
注射器采血		
	按静脉注射法将针头刺入静脉,见有回血抽动活塞抽血至所需量	
	采血完毕,松止血带,嘱患者松拳,用无菌干棉签按压穿刺点,迅速拔出针头,按压局部1～2分钟,将血液注入标本容器	防止皮下出血或淤血
	血培养标本:如为密封培养瓶应除去铝盖中心部,常规消毒瓶盖,更换针头后将血液注入瓶内,轻轻摇匀。如注入三角烧瓶时,先松开瓶口纱布,取出瓶塞,迅速在酒精灯火焰上消毒瓶口,取下针头,将血液注入瓶内,轻轻摇匀,再将瓶口、瓶塞在酒精灯火焰上消毒后塞好,扎紧封瓶的纱布	注意无菌操作,防止污染
	全血标本:取下针头,将血液沿试管壁缓缓注入盛有抗凝剂的试管内,轻轻摇匀,使血液与抗凝剂充分混匀	勿将泡沫注入 防止血液凝固
	血清标本:取下针头,将血液沿试管壁缓缓注入干燥试管内	防溶血,选用干燥注射器,勿将泡沫注入,避免振荡
真空采血管采血		
	取下真空采血针护套,手持采血针,按静脉注射法将针头刺入静脉,见回血,将采血针另一端护套拔掉,然后刺入真空管(图13-2)。松开止血带,采血至所需量	当血液流入采血管时,即可松开止血带 如需多管采血,可再接入所需的真空管
	抽血毕,迅速拔出针头,按压局部1～2分钟	采血结束,先拔真空管,后自患者肘部拔去针头,止血
（4）整理	按医疗废物处理条例处置用物,脱手套 协助患者卧于舒适卧位,整理床单位,再次核对,清理用物	
	洗手,记录	
（5）送检标本	将血标本连同化验单及时送检	以免影响检验结果

【评价】

（1）患者采集部位无血肿、感染发生。

（2）护士无菌观念强,标本留取方法正确,保证质量。

考点:防止血液凝固和溶血的措施

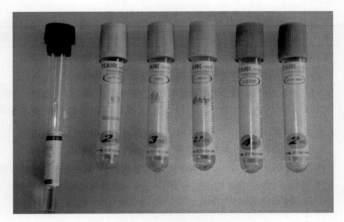

图 13-2 各种真空采血管

【注意事项】

（1）做生化检验应在清晨空腹时采集血标本，采集细菌培养标本尽可能在使用抗生素前或伤口局部治疗前、高热寒战期采集标本。

（2）一般血培养标本取血 5ml，亚急性细菌性心内膜炎患者，为提高培养阳性率，采血 10~15ml。

考点：静脉血标本采集的注意事项

（3）同时采集多种血标本时，应先将血液注入血培养瓶，再注入抗凝试管，最后注入干燥试管。

（4）严禁在输液和输血的肢体或针头处抽取血标本，应在对侧肢体采集。

（5）真空管采血时，不可先将真空采血管与采血针头相连，以免试管内负压消失而影响采血。

（三）动脉血标本采集法

【目的】 常用于做血液气体分析。

【评估】

（1）正在进行的治疗（氧疗）。

（2）患者动脉搏动情况。

（3）其他与静脉血标本采集法同。

【计划】

（1）护士准备：着装整洁，洗手，戴口罩。

（2）用物准备

治疗车上层：治疗盘内置常规消毒液、2ml 或 5ml 一次性注射器或动脉血气针（图 13-3）、肝素适量、治疗巾、治疗小垫枕、无菌纱布、无菌软木塞或橡胶塞、小沙袋、检验单、手消毒液。

治疗车下层：生活垃圾桶、医用垃圾桶、锐器回收盒。

（3）环境准备：病室整洁，温湿度适宜，光线明亮。

【实施】 见表 13-2。

表 13-2 动脉血标本采集法

操作流程	操作步骤	要点说明
（1）准备	认真检查无菌用物状况	严格执行无菌操作原则

操作流程	操作步骤	要点说明
（2）核对、解释	携用物至床旁，认真核对 对患者进行告知、解释	避免差错事故 取得合作
（3）选择动脉	协助患者采取适当体位，显露穿刺部位	常选择桡动脉、肱动脉、股动脉、足背动脉 桡动脉穿刺点在前臂掌侧腕关节上 2cm， 桡动脉搏动明显处
（4）垫枕铺巾	将治疗巾铺于小垫枕上，置于穿刺部位下	
（5）消毒皮肤	常规消毒皮肤（以动脉搏动最强点为圆心），范围大于 5cm；消毒左手示指、中指或戴无菌手套	严格执行无菌操作原则
（6）采血		执行标准预防原则
普通注射器采血	在欲穿刺动脉搏动最明显处固定动脉于左手示指、中指间，右手持注射器在两指间垂直或与皮肤呈 40°，逆血流方向刺入动脉，见鲜红血液拥入注射器后固定针头，左手抽取血液至所需量	穿刺前先抽吸肝素 0.5ml，湿润注射器管腔后弃去余液，以防血液凝固 血气分析采血量一般为 0.1～1ml
动脉血气针采血	取出并检查动脉血气针，将血气针活塞拉至所需的血量刻度。穿刺方法同上，见有鲜红血液回血后，固定血气针，血气针会自动抽取所需量	
（7）拔针	采血完毕，迅速拔出针头，同时用无菌纱布或小沙袋加压止血 5 分钟	凝血功能障碍患者拔针后按压时间延长至 10 分钟
（8）插入软木塞	立即将针尖斜面刺入软木塞或橡胶塞，并轻轻搓动注射器	防空气进入注射器影响检验结果 防标本凝固
（9）贴单	贴上化验单附联，注明科别、床号、姓名、检验目的、送检日期	氧疗患者注明采血时间、氧疗方法与浓度、持续时间
（10）整理	按医疗废物处理条例处置用物，脱手套 再次核对，协助患者取舒适卧位，整理床单位 洗手，记录	
（11）送检	将血标本连同化验单立即送检	以免影响检验结果

考点：常用动脉采血的部位、采血量、防止血液凝固的方法

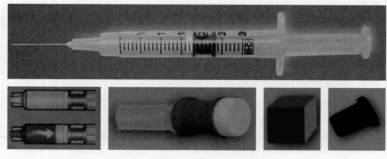

图 13-3 动脉血气针

【评价】

（1）患者理解配合操作，采集部位无血肿、感染发生。

（2）采取标本方法正确，标本符合检验要求。

（3）标本送检及时，异常情况得到及时处理。

【注意事项】

（1）严格执行查对制度和无菌操作原则。

（2）新生儿宜选用桡动脉，不宜选用股动脉穿刺，因股动脉穿刺垂直进针时易伤及髋关节。

（3）拔针后局部用无菌纱布或沙袋加压止血，以免出血或形成血肿。

（4）血气分析标本必须与空气隔绝，立即送检。

（5）有出血倾向者慎用动脉穿刺法采集动脉血标本。

考点：动脉血标本采集的注意事项

二、尿标本采集法

【目的】

（1）常规标本：检查尿液的颜色、透明度、有无细胞及管型、测尿比重、做尿蛋白及尿糖定性检测等。

（2）培养标本：取未被污染的尿液作细菌培养或细菌敏感试验。

（3）12 小时或 24 小时尿标本：作各种尿生化检查，如钠、钾、氯、17-羟类固醇、肌酐、肌酸及尿糖定量检查或尿浓缩查结核杆菌等。

【评估】

（1）患者的病情、治疗、检验的目的。

（2）患者的意识状态，排尿情况及需求。

（3）患者的心理状态及合作能力。

【计划】

（1）护士准备：着装整洁，洗手，戴口罩。

（2）用物准备：除检验单、手消毒剂、生活垃圾桶、医疗垃圾桶外，另备以下物品。

1）常规标本：尿常规标本容器（容量在 100ml 以上）。

2）培养标本：无菌培养试管、无菌手套、长柄试管木夹、便盆、酒精灯、火柴、消毒外阴用物、导尿包（必要时备）。

3）12 小时或 24 小时尿标本：带盖大口的清洁容器（容量在 3000～5000ml）、防腐剂。

（3）环境准备：病室整洁、安全，光线充足，隐蔽。

【实施】　见表 13-3。

表 13-3　尿标本采集法

操作流程	操作步骤	要点说明
（1）准备	根据检验目的选择适当容器，检查容器是否完好，在容器外贴上化验单附联，注明科别、床号、姓名、检验目的、送检日期	避免差错事故
（2）核对、解释	携用物至床旁，认真核对患者并解释 告知采集的目的和配合的方法 屏风或床帘遮挡	确认患者，取得合作 注意保护患者隐私

操作流程	操作步骤	要点说明
（3）留取尿标本		戴防护手套
常规标本	嘱患者留取晨起第一次尿于标本容器内，如测定尿比重需留尿100ml，其余检验留尿50ml	晨尿浓度较高，未受饮食影响，检验结果较准确 不可将粪便混于尿液中
	对不能自理的患者应协助留尿	昏迷和尿潴留患者可通过导尿术留取
培养标本	中段尿留取法	
	按导尿术清洁、消毒外阴，不需铺洞巾	避免外阴部细菌污染尿培养标本
	嘱患者排尿，弃去前段尿，用试管夹夹持试管于酒精灯火焰上消毒试管口后，接取中段尿5~10ml	在患者膀胱充盈时留取 嘱患者排尿应持续不停
	再次于酒精灯火焰上消毒试管口和盖子，随即盖紧试管，熄灭酒精灯	防止细菌污染尿标本
	协助患者穿好裤子，整理床单位及用物	标本不可倒置
	导尿术留取法	适用于昏迷或尿潴留患者
	可通过插导尿管的方法将尿液引出，留取5~10ml	
12小时或24小时尿标本	在容器外检验单附联上注明起止时间、日期	留12小时尿标本时间为晚7时~次晨7时
	嘱患者于晨7时或晚7时排空膀胱，弃去尿液后开始留取，至次晨7时留完最后一次尿，将24小时或12小时的全部尿液留取在容器中	留取24小时尿标本时间为早晨7时~次晨7时 不得混入粪便
	患者第一次尿后即加入防腐剂，使之与尿液混合	应根据检验目的加入防腐剂，避免尿液变质（表13-4）
（4）整理	协助患者取舒适体位 按医疗废物处理条例处置用物，脱手套 洗手，记录	
（5）送检标本	将收集的尿标本连同化验单及时送检	以免影响检验结果

考点：各种尿标本的留取量、12小时或24小时尿标本留取的起止时间

表13-4　常用防腐剂的作用及方法

名称	作用	用法	适用范围
甲醛	固定尿中有机成分，防腐	24小时尿液加40%甲醛溶液1~2ml	尿细胞计数
浓盐酸	防尿中激素被氧化，防腐	24小时尿液加浓盐酸5~10ml	17-羟类固醇 17-酮类固醇
甲苯	保持尿液的化学成分不变，防腐	每100ml尿液加0.5%~1%甲苯溶液2ml，应在留取第一次尿液后再加入，使之形成薄膜，覆盖于尿液表面，防细菌污染	尿生化检验，如尿蛋白、尿糖定量检查，尿钠、钾、氯、肌酐、肌酸的定量检查

考点：各种防腐剂的适用范围、用量

【评价】

（1）护患沟通有效，患者能主动配合、无泌尿系感染发生。

（2）标本留取方法准确。

（3）送检及时。

【注意事项】

（1）女患者月经期不宜留取尿标本,以免影响检查结果。

（2）留取尿标本时不可混入粪便,以防粪便中的微生物使尿液变质。

<h2 style="text-align:center">三、粪便标本采集法</h2>

粪便标本包括常规标本、寄生虫及虫卵标本、培养标本、隐血标本。

【目的】

（1）常规标本:检查粪便的一般性状、代谢物及寄生虫等。

（2）寄生虫及虫卵标本:检查寄生虫、成虫、幼虫及虫卵。

（3）培养标本:检查粪便中致病菌。

（4）隐血标本:检查粪便中是否存在肉眼不能观察到的微量血液。

【评估】

（1）患者意识状态、排便情况及自理能力。

（2）患者病情、心理状态及合作能力。

【计划】

（1）护士准备:着装整洁,洗手,戴口罩。

（2）用物准备:除检验单、手消毒剂、生活垃圾桶、医疗垃圾桶外,另备以下物品。

1）常规标本:粪便标本容器、便盆、棉签。

2）寄生虫或虫卵标本:带盖容器或便盆、竹签、透明胶带及载玻片(查找蛲虫)。

3）培养标本:培养试管或无菌蜡纸盒、无菌长棉签、消毒便盆、无菌0.9%氯化钠溶液。

（3）环境准备:病室整洁,温度适宜,光线充足,必要时有屏风或床帘遮挡。

【实施】 见表13-5。

表13-5 粪便标本采集法

操作流程	操作步骤	要点说明
（1）准备	同尿标本采集法	
（2）核对、解释	携用物至床旁,认真核对患者并解释	确认患者,取得合作
（3）留取粪便标本		戴防护手套
常规标本	嘱患者排便于清洁便盆中	避免尿液混入影响检验结果
	用清洁竹签取少量异常粪便(5g左右)放入标本容器内,对不能自理的患者应协助其排便	约蚕豆大小 腹泻患者取脓血、黏液部分,水样便应盛于容器中
寄生虫及虫卵标本	检查寄生虫卵:嘱患者排便于便盆中,取不同部位带黏液或血液的部分5~10g	服驱虫剂后或作血吸虫孵化检查,留取全部粪便送检
	检查蛲虫:嘱患者于睡前或清晨尚未起床前将取标本的透明胶带贴于肛门周围处。取下并将已粘贴着蛲虫卵的胶带面粘在载玻片上或将胶带对合,送检验室作显微镜检查	有时需连续数天采集 蛲虫常在午夜或清晨时爬到肛门处产卵

续表

操作流程	操作步骤	要点说明
	检查阿米巴原虫:用热水将便盆加温至接近体温,排便后,将标本连同便盆立即送检	保持阿米巴原虫的活动状态,防止阿米巴原虫在低温下失去活动力或死亡
培养标本	嘱患者排便于消毒便盆内	
	用无菌竹签取带脓血或黏液的粪便0.5～2g放入培养管或无菌蜡纸盒中,立即送检	保证检验结果
	如患者无便意时,可用无菌长棉签蘸无菌0.9%氯化钠溶液后由肛门插入直肠6～7cm,朝一个方向轻轻旋转退出,将棉签置于无菌培养管内,塞紧瓶塞	注意无菌操作,防止标本污染
隐血标本	按常规标本留取法进行	需患者饮食配合,见第7章
(4)整理	协助患者取舒适体位 按医疗废物处理条例处置用物,脱手套 洗手,记录	
(5)送检标本	将粪便标本连同化验单及时送检	以免影响检验结果

【评价】

(1)护患沟通有效,患者掌握粪便标本采集方法。

(2)标本留取方法正确。

【注意事项】

查阿米巴原虫时,在收集标本前几天,不可给患者服用钡剂、油质、含金属的泻剂等,以免影响阿米巴虫卵或胞囊显露。

四、痰标本采集法

痰标本包括常规标本、24小时痰标本、培养标本。

痰系肺泡、气管、支气管的分泌物。在正常情况下,呼吸道分泌物很少,不引起咳嗽和咳痰,当上述器官发生病变时,呼吸道黏膜受刺激,分泌物增多,可有痰液咳出。痰液的性质、气味、量对疾病的诊断具有重要意义。

【目的】

(1)常规标本:用于检查细菌、虫卵或癌细胞等(如涂片找革兰阳性菌,肺吸虫卵或癌细胞)。

(2)24小时痰标本:用于检查1天的痰量,观察痰液的性状以协助诊断。

(3)培养标本:用于检查痰液中的致病菌。

【评估】

(1)患者的病情与治疗。

(2)患者的心理状态及合作能力。

【计划】

(1)护士准备:着装整洁,洗手,戴口罩。

(2)用物准备:除检验单、手消毒剂、生活垃圾桶、医疗垃圾桶外,另备以下物品。

1)常规痰标本:痰盒。

2)痰培养标本:无菌集痰器、手套、漱口液200ml,必要时备吸痰用物。

3）24 小时痰标本:容量约 500ml 的清洁广口集痰器。

（3）环境准备:病室整洁,温湿度适宜,光线明亮。

【实施】　见表 13-6。

表 13-6　痰标本采集法

操作流程	操作步骤	要点说明
（1）准备	同尿标本采集法	
（2）核对、解释	携用物至床旁,认真核对患者并解释	确认患者,取得合作
（3）采集痰标本		戴防护手套
常规标本		
①患者能自行留痰	嘱患者清晨起床后先漱口	祛除口腔中的杂质
	深呼吸数次后用力咳出气管深处的痰液,吐入容器中	勿将唾液、鼻涕、漱口水等混入
②患者无力咳痰或不合作	协助患者取合适卧位,叩背,使痰液松脱	集痰试管高的一端接吸引器,低的一端接吸痰管
	将集痰试管连接于吸痰管与吸引器之间,按吸痰法将痰液吸入集痰试管(图 13-4)	
培养标本		注意无菌操作,防止污染
①患者能自行留痰	清晨起来后先用漱口液漱口,再用清水漱口	祛除口腔中杂菌
	深呼吸数次后用力咳出气管深处痰液	
	将痰液收集于无菌集痰器内	勿将唾液、鼻涕、漱口水等混入
②患者无力咳嗽或不合作	同常规标本留取,使用无菌集痰试管	戴无菌手套
24 小时痰标本	注明留痰起止时间;从晨起漱口后第一口痰开始留取,至次晨起床后第一口痰结束	勿将唾液、鼻涕、漱口水混入
	将 24 小时的痰液全部收集于集痰器内	
	记录痰液的外观和性状	
（4）整理	协助患者取舒适体位	
	按医疗废物处理条例处置用物,脱手套	
	洗手,记录	
（5）送检标本	将痰标本连同化验单及时送检	以免影响检验结果

【评价】

（1）护患沟通有效,患者掌握痰标本采集的方法。

（2）标本留取方法正确、无污染。

【注意事项】

（1）如痰液不易咳出,可雾化吸入以湿化痰液。

（2）留取常规痰标本查找癌细胞时应立即送验,也可用 95% 乙醇溶液或 10% 甲醛溶液固定后送验。

五、咽拭子培养标本采集法

【目的】　从咽部和扁桃体上采取分泌物做细菌培养或病毒分离,以协助诊断、治疗。

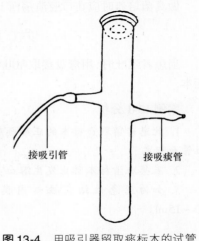

接吸引管　　　接吸痰管

考点:留取痰标本的注意事项

图 13-4　用吸引器留取痰标本的试管

【评估】

(1) 患者的诊断、治疗。

(2) 患者的心理反应及自理能力。

【计划】

(1) 护士准备:着装整洁,洗手,戴口罩。

(2) 用物准备:无菌咽拭子、酒精灯、火柴、压舌板、化验单。

(3) 环境准备:病室整洁,温湿度适宜,光线明亮。

【实施】 见表13-7。

表13-7 咽拭子培养标本采集法

操作流程	操作步骤	要点说明
(1) 准备	同尿标本采集法	
(2) 核对、解释	携用物至床旁,认真核对患者并解释	确认患者,取得合作
		为防止呕吐,避免在进食后2小时内进行
(3) 采集咽拭子标本	点燃酒精灯	
	嘱患者张口发"啊"的音,暴露咽喉部	可配合使用压舌板
	用培养管内的无菌长棉签擦拭两侧腭弓、	动作要轻而敏捷
	咽、扁桃体上的分泌物	
	在酒精灯火焰上消毒试管口	
	棉签插入试管、塞紧	
(4) 整理	安置患者,清理用物	
	洗手,记录	
(5) 送检标本	将咽拭子标本连同化验单及时送检	以免影响检验结果

【评价】

(1) 护患沟通有效,患者能配合留取咽拭子标本。

(2) 护士操作熟练、规范。

(3) 标本留取方法正确,无菌观念强。

考点:咽拭子培养标本的留取部位

【注意事项】

做真菌培养时应在口腔溃疡面上采取分泌物。

六、呕吐物标本采集法

当患者呕吐时,用弯盘接取呕吐物送检;不明原因中毒的患者,送检洗胃前抽出的内容物标本。

案例 13-1 分析

1. 此患者留取血标本的正确顺序是:血培养、血糖、肝功能。血常规由检验人员采集毛细血管血标本。

2. 采集血清标本防止发生溶血:使用干燥注射器和试管、勿将泡沫注入、勿做剧烈振荡。

3. 如为亚急性细菌性心内膜炎患者,为提高培养阳性率,血培养的采血量应为 10 ~ 15ml。

重 点 提 示

1. 标本采集的原则:遵医嘱采集、认真核对解释、保证标本质量、正确采集培养标本。

2. 血标本包括静脉血标本和动脉血标本。静脉血标本根据检验目的的不同分为静脉全血标本、静脉血清标本和静脉血培养标本。采集全血标本应防止血液凝固,采集血清标本应防止溶血,采集血培养标本应防止污染。同时抽取几项血标本,应注意注入容器的顺序:血培养瓶→抗凝管→干燥试管。

3. 尿标本包括常规尿标本、24小时尿标本和尿培养标本。尿常规标本应留取晨起第一次尿约100ml;尿培养标本接取中段尿或导尿留取5~10ml;24小时尿标本留取时间应从晨7时开始至次日晨7时,为防止尿液变质,根据检验目的的不同,加入防腐剂,避免尿液变质。

4. 粪便标本包括常规标本、寄生虫及虫卵标本、培养标本、隐血标本。粪常规标本取黏液、脓血等异常部分约5g量;检查阿米巴原虫用热水将便盆加温至接近体温,排便后将标本连同便盆立即送检;培养标本用无菌长棉签插入肛门长度为6~7cm。

5. 痰标本包括常规标本、24小时痰标本、培养标本。常规标本仅用清水漱口,留取常规痰标本查找癌细胞时应立即送验,也可用95%乙醇溶液或10%甲醛固定后送验;痰培养标本应用漱口溶液漱口后再用清水漱口。

6. 咽拭子培养标本,应从两侧腭弓及咽、扁桃体上取分泌物。如为真菌感染则从口腔溃疡面上采集。

目 标 检 测

A₁ 型题

1. 血液生化标本留取的最佳时间是
   A. 清晨空腹　　　　　B. 午后
   C. 傍晚　　　　　　　D. 临睡前
   E. 任何时间均可

2. 做尿蛋白及尿糖定性检查用
   A. 任意尿标本　　　　B. 12小时尿标本
   C. 24小时尿标本　　　D. 尿常规标本
   E. 尿培养标本

3. 采集粪便标本作隐血试验时应禁食
   A. 牛奶　　　　　　　B. 西红柿
   C. 肉类　　　　　　　D. 豆制品
   E. 土豆

4. 防止血标本溶血的方法中,不正确的是
   A. 选用干燥注射器和针头
   B. 避免过度振荡
   C. 采血后去针头沿试管壁将血液和泡沫缓慢注入试管
   D. 立即送检
   E. 需全血标本时,可采用抗凝管

5. 留取24小时尿标本作内分泌系统检查,应选用哪种防腐剂
   A. 甲苯　　　　　　　B. 浓盐酸

C. 甲醛　　　　　　　D. 10%甲醛
   E. 麝香草醚

6. 做口腔真菌培养时,采取分泌物的部位宜在
   A. 两侧腭弓　　　　　B. 扁桃体
   C. 腭垂　　　　　　　D. 溃疡面
   E. 咽部

7. 采集粪便标本检查阿米巴原虫前,将便盆加热的目的是
   A. 减少污染　　　　　B. 保持原虫活力
   C. 降低假阳性率　　　D. 降低假阴性率
   E. 使患者舒适

A₂ 型题

8. 患儿,女性,6岁,因高热、咽痛入院。体检扁桃体发红、肿大,医嘱:采集咽拭子标本,正确的做法是
   A. 餐后2小时后进行
   B. 用朵贝尔溶液漱口
   C. 用无菌干棉签蘸取分泌物
   D. 用力擦拭分泌物
   E. 取标本后立即将棉签插入培养管塞紧

9. 患者,男性,14岁。晨起眼睑水肿,排尿不适,疑为急性肾小球肾炎,需做尿蛋白定量,在标本中应加入的防腐剂为

A. 甲醛　　　　　　B. 冰醋酸

C. 甲苯　　　　　　D. 浓硫酸

E. 浓盐酸

10. 患者,男性,50 岁。近一周感乏力、食欲不振、巩膜黄染,医嘱要求查碱性磷酸酶,取血的时间是

A. 饭前　　　　　　B. 饭后两小时

C. 即刻　　　　　　D. 睡前

E. 晨起空腹时

A₃ 型题

(11 ~ 13 题共用题干)

患者,女,23 岁,学生。10 天前出现发热、腰痛。体温 39.1℃、脉搏 140 次/分、血压 110/70mmHg,急性面容、全身皮肤有多处出血斑及出血点。入院诊断:亚急性细菌性心内膜炎。

11. 为患者做血培养时的取血量为

A. 1 ~ 3ml　　　　B. 2 ~ 5ml

C. 5 ~ 10ml　　　　D. 10 ~ 15ml

E. 15 ~ 18ml

12. 为该患者进行静脉采血拔针后,穿刺点局部按压时间以多少为宜

A. 5 分钟　　　　　B. 10 分钟

C. 2 分钟　　　　　D. 3 分钟

E. 8 分钟

13. 若还需查心肌酶、血沉、血培养标本注入容器的顺序是

A. 抗凝试管→干燥试管→血培养瓶

B. 干燥试管→血培养瓶→抗凝试管

C. 干燥试管→抗凝试管→血培养瓶

D. 血培养瓶→抗凝试管→干燥试管

E. 血培养瓶→干燥试管→抗凝试管

A₄ 型题

(14 ~ 16 题共用题干)

患者,王某,女,68 岁,糖尿病酮症酸中毒,尿糖阳性。

14. 患者尿液可呈

A. 氨臭味　　　　　B. 大蒜味

C. 腥臭味　　　　　D. 烂苹果味

E. 酸臭味

15. 做尿糖定量检查时,24 小时的尿液留取的正确方法是

A. 嘱患者于晨 7 时排空膀胱,弃去尿液后,开始留取至次晨 7 时留完最后一次尿

B. 嘱患者于晨 8 时排空膀胱,弃去尿液后,开始留取至次晨 8 时留完最后一次尿

C. 嘱患者于晨 7 时第一次尿开始留取至次晨 7 时留完最后一次尿

D. 嘱患者于晨 8 时第一次尿开始留取至次晨 8 时留完最后一次尿

E. 留尿之前在容器内要加入防腐剂,以防尿液变质

16. 做尿糖定量检查时,应加入的防腐剂

A. 甲苯　　　　　　B. 40% 甲醛

C. 10% 甲醛　　　　D. 浓盐酸

E. 95% 乙醇

第14章 危重患者的病情观察和抢救技术

危重患者是指病情严重,随时可能发生生命危险的患者。对危重患者的病情观察是临床护理工作的一项重要内容,护士及时、准确地观察病情可为诊断、治疗、护理和预防并发症提供依据,有助于判断疾病的发展趋势和转归。同时,全面、细致地做好危重患者的支持性护理,能有效防治并发症的发生。对危重患者实施抢救技术也是护理工作中的一项重要而艰巨的任务,抢救的质量直接关系到患者的生命和生存质量。护士必须准确运用心肺复苏、氧气吸入、吸痰、洗胃等常用的抢救技术,保证抢救工作及时、准确、有效地进行。

第1节 危重患者的病情观察

案例 14-1

患者,男,68岁。门诊以"脑出血"收入院,入院后查体:T 38.5℃,P 104次/分,R 24次/分,BP 176/110mmHg,患者意识丧失,对声、光刺激无反应,瞳孔对光反射和角膜反射仍存在,压迫眶上神经有痛苦表情,有痰鸣音,骶尾部皮肤潮红,大小便失禁。

问题:1. 对该患者重点观察的内容是什么?

2. 对该患者应如何护理?

一、病情观察的方法

(一)直接观察法

直接观察法是利用感觉器官或借助医疗仪器对患者进行观察。主要方法包括视诊、触诊、叩诊、听诊、嗅诊等。

1. 视诊 是最基本的检查方法。利用视觉,配合触、听、嗅觉及使用辅助仪器,以提高观察的准确性。检查时光线需充足,护士本身需具备专业知识与技能,从患者入院至出院,要持续、客观地进行视诊。观察的内容包括患者的外观、行为、意识以及各系统的生理和病情的变化。

2. 触诊 利用触觉来了解所触及体表的温度、湿度、弹性、光滑度、柔细度及脏器的外形、大小、软硬度、移动度及跳动情况。

3. 叩诊 通过手指叩击或手掌拍击被检查部位体表,使之振动而产生音响,根据所感到的振动和所听到的音响特点来了解被检查部位脏器的大小、形状、位置及密度,如确定肝浊音界、心界、有无腹水等。常用于对胸腹部作评估。

4. 听诊 利用耳或听诊器来分辨由患者身体不同部位所发出的声音及其所代表的不同意义。如用听诊器听患者的心率、呼吸音及肠鸣音等。此外,也可通过倾听,了解患者潜在的健康问题。

5. 嗅诊 利用嗅觉来辨别患者的各种气味及与其健康状况的关系。如呼吸时有无恶臭味、水果样味、腐败味、大蒜样臭味等异常气味;有无口臭或粪便的特殊味;尿液有无恶臭味、甜味等异常气味;生殖器分泌物是否有异味;伤口分泌物有无恶臭味等。

（二）间接观察法

间接观察法是通过与医生、患者及其家属的交流,阅读病历、检验报告及交接班报告,医疗仪器检查等,了解患者的病情。

二、病情观察的内容

（一）一般情况的观察

1. 表情与面容

（1）急性病容:表现为面色潮红、呼吸急促、鼻翼扇动、口唇疱疹、表情痛苦,见于麻疹、大叶性肺炎、疟疾等急性感染性疾病的患者。

（2）慢性病容:表现为面容憔悴、面色灰暗或苍白、消瘦无力、精神委靡、目光暗淡,见于恶性肿瘤、肝硬化、严重结核病等慢性消耗性疾病的患者。

（3）病危面容:表现为面肌消瘦、面色苍白或铅灰、表情淡漠、双目无神、眼眶凹陷、鼻骨嵴耸,见于大出血、严重休克、脱水、急性腹膜炎等患者。

（4）其他:甲状腺功能亢进症的患者面肌消瘦、眼球突出、眨眼较少、呈恐惧表情;伤寒患者表情冷漠;破伤风患者可见特殊的"苦笑"面容;风湿性心脏病患者双颊紫红、口唇发绀的"二尖瓣"面容;贫血患者面色苍白、唇舌及结膜色淡、表情疲惫无力。

2. 体位与姿势　体位指患者身体在卧位时所处的状态,可分为主动卧位、被动卧位、被迫卧位三种。危重患者由于疾病的影响不能自行调整或变换肢体的位置,常呈被动卧位;心肺功能不全患者常采用被迫卧位。姿势指举止的状态。患者的动静姿势与疾病有密切关系,如胃、十二指肠溃疡或胃肠痉挛性疼痛的患者常捧腹而行。

3. 皮肤与黏膜　皮肤、黏膜的颜色、温度、湿度、弹性、出血、水肿等情况常是全身性疾病的一种表现,应注意观察。

（1）颜色:贫血患者皮肤、口唇、结膜、指甲苍白;热性疾病皮肤发红;胆道梗阻、溶血性疾病巩膜、软腭黏膜、皮肤黄染;肺心病、心力衰竭等缺氧患者口唇、耳郭、面颊、指端皮肤发绀;肝病、肾上腺皮质功能减退艾迪生病患者皮肤色素沉着。

（2）温度、湿度:休克患者皮肤湿冷。

（3）弹性:长期消耗性疾病、严重脱水、甲状腺功能减退患者皮肤弹性较差。

（4）出血:出血性疾病、重症感染患者皮肤黏膜可出现瘀点、紫癜、瘀斑、血肿。

（5）水肿:肾性水肿患者多于晨起眼睑、颜面水肿;心性水肿患者则表现为下肢水肿。

考点:呕吐的方式、性状、颜色、量、味

4. 呕吐物　呕吐是指胃内容物经口吐出体外的一种复杂反射动作。应注意呕吐方式及呕吐物的性状、色、量、味。

（1）方式:颅内压增高患者呕吐呈喷射状,无恶心先兆;消化系统疾病所致的反射性呕吐其特点与进食时间有关,且呕吐物中有致病菌。

（2）性状:一般情况下呕吐物为消化液和食物,幽门梗阻患者呕吐物为宿食,高位肠梗阻患者呕吐物中常有胆汁,霍乱与副霍乱患者呕吐物为米泔水样。

（3）颜色:急性大出血呕吐物呈鲜红色;陈旧性出血呈咖啡色;胆汁反流呈黄绿色;滞留在胃内时间较长呈暗灰色。

（4）量:成人胃容量约为300ml,如呕吐量超过胃容量,应考虑有无幽门梗阻或其他异常情况。

（5）味:普通呕吐物呈酸味;胃内出血可呈碱味;食物在胃内停留时间较长呈腐臭味;含有大量胆汁呈苦味;低位性肠梗阻时呈粪臭味;有机磷农药中毒时呈大蒜味。

5. 排泄物　包括粪、尿、汗液、痰液等,注意观察其量、色、味、性状,详见第8章。

（二）生命体征的观察

生命体征是机体内在活动的一种客观反映，是衡量机体身心状况的可靠指标。正常人的生命体征相对稳定，当机体患病时，生命体征发生不同程度的变化，详见第6章。

（三）意识状态的观察

意识是判断病情的一项重要指标，是大脑高级神经中枢功能活动的综合表现，即对环境的知觉状态。正常人意识清楚，反应敏锐而精确，思维合理，定向力正常。凡影响大脑功能活动的疾病均会引起不同程度的意识改变，这种状态称为意识障碍。意识障碍的程度可分为嗜睡、意识模糊、昏睡、昏迷。也可出现以兴奋性增高为主的高级神经中枢急性失调状态，即谵妄。

1. 嗜睡 最轻程度的意识障碍。患者持续地处于睡眠状态，但可被轻度刺激或言语唤醒，醒后能正常、简单而缓慢地回答问题，但反应迟钝，停止刺激后又可入睡。

考点：嗜睡与昏睡，浅昏迷与深昏迷的区别

2. 意识模糊 意识障碍程度较嗜睡深，患者表现为定向力障碍，思维和语言不连贯，可有错觉、幻觉、躁动不安、谵语或精神错乱。

3. 昏睡 接近于人事不省的意识状态，患者处于熟睡状态，不易唤醒。虽在压迫眶上神经、摇动身体等强烈刺激下可被唤醒，但醒后答话含糊或答非所问，且很快又再入睡。

4. 昏迷 最严重的一种意识障碍，也是病情危急的信号。按其程度可分为：

（1）浅昏迷：意识大部分丧失，无自主活动，对光、声刺激无反应，对疼痛刺激可有痛苦的表情或肢体退缩等防御反应。角膜反射、瞳孔对光反射、吞咽反射、眼球运动等功能可存在。呼吸、心跳、血压无明显改变，可有大小便潴留或失禁。

（2）深昏迷：意识完全丧失，对各种刺激甚至是强刺激均无反应。全身肌肉松弛，深、浅反射均消失，偶有深反射亢进与病理反射出现。呼吸不规则，血压可有下降，大小便失禁或潴留。机体仅能维持呼吸与循环的最基本功能。

（四）瞳孔的观察

瞳孔的变化是人体病情变化的一个重要体征。应注意观察两侧瞳孔的形状、大小、边缘、对称性及对光反射等是否存在。

考点：瞳孔的大小、瞳孔的缩小与散大常见于哪些疾病

1. 瞳孔的大小与对称性 正常人瞳孔两侧等大等圆，在自然光线下，直径为2~5mm，平均为3~4mm。病理情况下，瞳孔直径小于2mm为瞳孔缩小，小于1mm为针尖样瞳孔，单侧瞳孔缩小常提示同侧小脑幕裂孔疝早期；双侧瞳孔缩小常见于有机磷农药、氯丙嗪、吗啡等中毒。瞳孔直径大于5mm为瞳孔散大，一侧瞳孔散大且固定，提示同侧颅内病变(如颅内血肿、脑肿瘤等)所致的小脑幕裂孔疝的发生；双侧瞳孔散大常见于颠茄类药物中毒、颅内压增高及濒死。

2. 瞳孔的形状 正常瞳孔呈圆形，边缘整齐，青光眼患者瞳孔可呈椭圆形，虹膜粘连患者瞳孔形状不规则。

3. 对光反射 正常人瞳孔对光反射灵敏，并于光亮处瞳孔收缩，昏暗处瞳孔扩大。当瞳孔大小不随光线刺激而变化时，称瞳孔对光反射消失，常见于危重或昏迷患者。

（五）心理状态的观察

心理状态的观察包括患者的语言与非语言行为、思维过程、认知能力、情绪状态、感知情况、对疾病的认识、价值观和信念等，如危重患者常有焦虑、恐惧与忧郁等心理反应。

（六）药物治疗后的观察

危重患者用药多，所以护士应严密观察患者用药后的反应，如果出现不良反应要及时通知医生，采取有效措施。

三、危重患者的支持性护理

危重患者病情重而复杂,不仅随时危及生命,而且容易发生并发症,所以做好危重患者的支持性护理也是护士的一个重要任务。

1. 密切观察病情变化 危重患者一般给予一级护理,所以应该严密观察其生命体征、意识、瞳孔及其他情况,对心、脑、肺、肝、肾等重要脏器的功能进行检测,了解各项治疗反应与效果,及时采取有效的救治措施。同时及时记录。

2. 保持呼吸道通畅 清醒患者应鼓励并协助其定时做深呼吸和轻拍背部,以助痰液咳出,预防坠积性肺炎及肺不张等;昏迷患者头应偏向一侧,及时吸出呼吸道分泌物,防止误吸。通过呼吸咳嗽训练、肺部物理治疗、吸痰等,预防分泌物淤积、坠积性肺炎及肺不张等。

考点:眼睛保护,维持肢体功能,牙关紧闭抽搐患者的处理

3. 加强临床护理

(1)眼睛的保护:眼睑不能自行闭合的患者,可涂抗生素眼药膏或盖凡士林纱布保护角膜,防止角膜干燥而发生溃疡、结膜炎。

(2)口腔护理:根据需要进行口腔护理,保持口腔卫生,防止口腔感染。

(3)皮肤护理:认真做好皮肤清洁护理,保持皮肤干燥,及时更换污染的床单和衣物,使床铺平整舒适;加强预防压疮的各项护理措施,避免发生压疮。

4. 维持肢体功能 经常为患者翻身,做四肢的主动或被动运动,同时进行按摩,预防肌腱及韧带退化、肌肉萎缩、关节僵直、静脉血栓形成和足下垂的发生。

5. 补充营养和水分 对能进食者,鼓励其多进富含营养易消化吸收的饮食;对不能进食者,可采用鼻饲或完全胃肠外静脉高营养支持。对体液不足的患者(如大量引流液或额外体液丧失),应补充足够的水分,以维持体液平衡,防止水、电解质紊乱。

6. 维持排泄功能 协助患者大、小便,保持其大、小便通畅。必要时给予人工通便及在无菌操作下行导尿术。对留置尿管者加强常规护理,保持引流通畅,防止泌尿系感染。

7. 保持引流管通畅 危重患者身上置有多根引流管,如导尿管、胃肠减压管、伤口引流管等,应妥善固定,安全放置,防止扭曲、受压、堵塞、脱落等,确保导管通畅。

8. 确保安全 对意识丧失、烦躁不安、谵妄的患者,应合理使用保护具,防止意外发生。牙关紧闭、抽搐的患者,用缠有纱布的压舌板放在上下臼齿之间,防止舌咬伤,室内光线宜暗,工作人员动作要轻,避免患者因外界刺激而引起抽搐。正确的执行医嘱,确保患者的医疗安全。

9. 心理护理 危重患者有各种各样的心理问题,如恐惧、悲伤、多疑、绝望等,因此必须采取有效的心理护理措施,使患者处于最佳的心理状态。

(1)通过主动与患者沟通与交流,向患者介绍病室环境,操作前向患者做简单清晰的解释,减少环境刺激等措施,稳定患者的情绪。

(2)密切观察患者言行,适时提供心理支持。

(3)提高患者对疾病的认知能力,建立健康的心理。

(4)对于因气管插管、气管切开等原因失去了语言表达能力的患者,要加强非语言交流,掌握一些特殊的非语言沟通技巧,提高非语言沟通能力。

(5)尽可能多采用"治疗性触摸",引起患者注意,传递关心、支持和被接受的信息。

(6)可运用放松训练和音乐治疗等方法减轻和缓解患者焦虑、紧张的情绪。

(7)鼓励家属及亲友探视患者,与患者沟通,向患者传递爱、关心与支持。减少环境因素的刺激,保持病室的安静,注意保护患者的隐私等。

案例 14-1 分析

1. 对患者应该重点观察生命体征、瞳孔、意识障碍的程度等。

2. 对患者的护理

（1）该患者意识丧失，不能自行翻身，加之大小便失禁，皮肤受潮湿等刺激容易发生压疮，所以应采取定时为患者翻身，经常更换床单和衣服，必要时进行留置导尿等护理措施。

（2）该患者不能自行进食，为了保证营养和水分的摄入，可进行鼻饲或静脉高价营养。

（3）该患者生活不能自理，有痰鸣音，容易并发口腔感染、呼吸道感染等，所以应每日进行口腔护理，采取吸痰法清理呼吸道。

（4）要严密观察生命体征和瞳孔的变化，应每 1~2 小时检测一次，并做好记录。如有变化立即报告医生，并进行相应的处理。

第 2 节　危重患者的抢救技术

案例 14-2

患者，女，35 岁，因婆媳吵架喝下一瓶"1605"，1 小时后被家人发现，送至急诊室。查体：T 36℃，P 60 次／分，R 28 次／分，BP 108/76mmHg，深昏迷状态，大小便失禁，出汗多，口腔流涎，两肺有较多的哮鸣音和散在的湿啰音，瞳孔呈针尖样，对光反射弱。

问题：1. 如何组织好对患者的抢救？

2. 对患者实施哪些抢救技术？

3. 实施抢救技术的目的是什么？操作时应特别注意哪些问题？

一、抢救工作的组织管理与抢救设备

（一）抢救工作的组织管理

1. 立即指定抢救负责人，组成抢救小组　抢救过程中的指挥者应为在场工作人员中职务最高者，各级人员必须听从指挥。参加抢救的医务人员态度严肃认真、动作迅速正确，既要分工明确，又要密切协作，一切抢救用品应合理放置（图 14-1），保证应急使用。

2. 制订抢救方案　医生、护士共同参与抢救方案的制订，使危重患者能及时、迅速得到抢救。

3. 制订抢救护理计划　评估患者的病情，明确护理诊断，确立预定目标，制定护理措施，解决患者现存的或潜在的健康问题。

4. 做好抢救记录及查对工作　一切抢救工作均应做好记录，要求字迹准确、清晰、扼要、完整，且注明执行时间与执行者。各种急救药物经两人核对后方可使用。执行口头医嘱时，护士必须向医

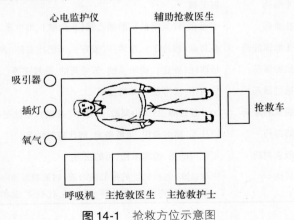

图 14-1　抢救方位示意图

生复述一遍，双方确认无误后方可执行，抢救完毕需及时由医生补写医嘱。抢救中各种急救药物的安瓿、输液空瓶、输血空瓶等应集中放置，以便统计与查对。

5. 参与医生的查房、会诊、病例讨论　了解危重患者的抢救过程，配合治疗和护理。

6. 严格执行"五定"制度 五定内容为:定数量品种、定点安置、定人保管、定期消毒灭菌、定期检查维修。抢救用品合理放置,急救物品完好率达100%,各类仪器保证性能良好,随时备用。护士应熟悉抢救物品性能和使用方法,并能排除一般故障。

7. 严格执行交接班制度 室内物品一律不得外借,值班护士做好交接班工作,并作记录,保证抢救、护理措施的落实。

考点:抢救时的记录及查对要求,"五定"的内容

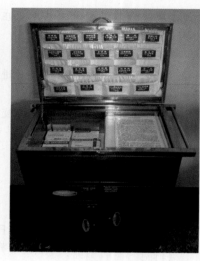

图14-2 抢救车内放置的药品和物品

(二)抢救设备

1. 抢救室 急诊科和病区均应设单独抢救室。急诊科的抢救室安置在急诊科入口处;病区抢救室应设置在靠近护士办公室的单独房间内。抢救室要宽敞、明亮、安静、整洁。室内应备有"五机"(心电图机、除颤仪、呼吸机、洗胃机、吸引器)以及抢救车、抢救床、急救设备等。

2. 抢救床 最好选用能升降的活动床,必要时另备木板一块,以备作胸外心脏按压时使用。

3. 抢救车(图14-2)

(1)抢救药品(表14-1)。

表14-1 常用急救药品

类别	常用药物
心三联	盐酸利多卡因、盐酸阿托品、盐酸肾上腺素
呼二联	尼可刹米(可拉明)、山梗菜碱(洛贝林)
升压药	多巴胺
强心药	去乙酰毛花苷丙(西地兰)、毒毛花苷K等
抗心绞痛药	硝酸甘油
平喘药	氨茶碱
止血药	卡巴克洛(安络血)、酚磺乙胺(止血敏)、维生素K_1、氨甲苯酸、垂体后叶素等
止痛镇静药	哌替啶(度冷丁)、地西泮(安定)、苯巴比妥钠(鲁米那)、氯丙嗪(冬眠灵)等
抗惊厥药	地西泮(安定)、硫喷妥钠、苯妥英钠、硫酸镁等
抗过敏药	异丙嗪(非那根)、苯海拉明
脱水利尿药	20%甘露醇、25%山梨醇、呋塞米(速尿)、依他尼酸钠等
解毒药	阿托品、碘解磷定、氯解磷定、硫代硫酸钠等
激素类药	氢化可的松、地塞米松、可的松等
其他	生理盐水、各种浓度的葡萄糖溶液、右旋糖酐40%葡萄糖液、右旋糖酐70%葡萄糖液、平衡液、10%葡萄糖酸钙溶液、氯化钾、氯化钙、代血浆、盐酸纳洛酮(产科、儿科必备)等

(2)各种无菌急救包:静脉切开包、气管插管包、气管切开包、导尿包、吸痰包、缝合包、各种穿刺包(心穿包、胸穿包、腹穿包、腰穿包)等。

(3)一般用物:治疗盘、血压计、听诊器、开口器、压舌板、舌钳、手电筒、止血带、输液器、输血器、各种注射器及针头、各种型号及用途的橡胶管或硅胶管、绷带、夹板、宽胶布、无菌敷

料、无菌治疗巾、无菌手套、玻璃接管、火柴、酒精灯、多头电源插座、皮肤消毒用物等。

4. 抢救器械　氧气筒及给氧装置或中心供氧系统、电动吸引器或中心负压吸引装置、心电监护仪、电除颤器、心脏起搏器、简易呼吸器、呼吸机、电动洗胃机等。

5. 通信设备　自动传呼系统、电话/可视电话、对讲机。

二、常用抢救技术

(一) 心肺复苏技术

心肺复苏(cardiopulmonary resuscitation,CPR)是对由于各种原因导致的呼吸、心搏骤停,必须紧急采取重建和促进心脏、呼吸有效功能恢复的一系列措施。指对心搏和(或)呼吸骤停者在开放气道下行人工呼吸和胸外心脏按压,将带有新鲜空气的血液运送到全身各部,尽快恢复自主呼吸和循环功能。包括开放气道(airway,A)、人工呼吸(breathing,B)、胸外心脏按压(circulation,C)三个步骤。

基础生命支持技术(basic life support,BLS)又称为现场急救,是指在突发现场,对患者实施及时、有效的初步救护,也就是徒手抢救。一旦有意外发生时,可立即做出正确的判断与处理,为急救赢得时间,为患者进一步治疗奠定基础。

2010 年心肺复苏指南继续强调成人高级心血管生命支持(advanced cardio vascular life support)和复苏后仍要积极救治的重要意义。

【目的】

(1) 通过实施基础生命支持技术,建立患者的循环、呼吸功能。

(2) 保证重要脏器的血液供应,以尽快恢复心搏和呼吸。

【评估】

(1) 患者心搏、呼吸骤停的原因:①电击、溺水等意外事件;②心肌梗死、急性心肌炎等器质性心脏病;③脑血管意外、脑部外伤等神经系统病变;④手术或麻醉意外;⑤高血钾、低血钾、酸中毒等水电解质及酸碱平衡紊乱;⑥洋地黄类、安眠药、青霉素等药物中毒或过敏等。

(2) 患者心搏、呼吸骤停的判断:①突然意识丧失(轻摇或轻拍并大声呼叫,患者没有反应);②大动脉搏动消失(颈动脉为首先,用示指、中指指端先触及气管正中,男性可先触及喉结,然后滑向颈外侧气管与肌群之间的沟内,触摸无搏动。其次选股动脉,于腹股沟韧带稍下方触摸无搏动。触摸时间不少于 5~10 秒);③呼吸停止(在保持气道开放的情况下,抢救者耳朵贴近患者口鼻部,听有无气流声。头侧向患者胸部,观察患者胸部有无起伏)。以上三项即可做出心搏、呼吸停止的判断。其他还有瞳孔散大,皮肤黏膜呈现苍白或发绀,心音、心搏和血压消失,伤口不出血等。

【计划】

(1) 护士准备:着装整洁。

(2) 用物准备:治疗盘内放血压计、听诊器、纱布、治疗碗、弯盘、手电筒,必要时备一木板、踏脚凳。

(3) 环境准备:光线充足、病室安静,患者床单位周围宽阔,必要时用屏风遮挡,避免影响其他患者。

【实施】　见表 14-2。

表 14-2　心肺复苏

操作流程	操作步骤	要点说明
(1) 呼救	求救他人帮助拨打急救电话,或协助救护	

考点：手法开放气道的三种方法，胸外心脏按压的部位、深度、频率、方法，人工呼吸与胸外心脏按压的比例

操作流程	操作步骤	要点说明
（2）摆放体位	让患者仰卧于硬板床或地上，去枕、头后仰，解松衣领口、领带、围巾及腰带	卧于软床上的患者，其肩背下可垫一心脏按压板 避免随意移动患者
（3）胸外心脏按压 circulation，C	按压部位：胸骨中、下 1/3 交界处（图 14-3），两乳头连线中点	部位应准确，避免偏离胸骨而引起肋骨骨折
	按压手法：抢救者站或跪于患者一侧，一手掌根部置于患者按压部位，另一手以拇指根部为轴心叠于下掌之背上，两手指翘起，不能触及胸壁。双肘关节伸直，利用身体重量，有节律地垂直向下用力按压，使胸骨下陷至少 5cm（成人），而后迅速放松，反复进行（图 14-4）	间接压迫左右心室，以代替心脏的自主收缩压力适当，过重易造成损伤；过轻起不到应有的作用。为儿童、婴儿按压时，至少下压胸部前后径的 1/3，儿童至少 5cm，婴儿 4cm
	按压频率：每分钟至少 100 次以上，按压与放松时间之比为 1∶2	放松时，抢救者的手掌不能离开按压部位，以免造成错位 按压的有效指标：大动脉可触及搏动，收缩压大于 60mmHg（8kPa）；口唇、面色、甲床等颜色由发绀转为红润；心室颤动波由细小变为粗大，甚至恢复窦性心律；瞳孔随之缩小，有时可有对光反应；呼吸逐渐恢复；昏迷变浅，出现反射或挣扎
（4）开放气道 airway，A	清除口腔、气道内的分泌物或异物，有义齿者应取下	有利于呼吸道通畅，可在胸外心脏按压前快速进行
	仰头抬颏法：抢救者一手的小鱼际置于患者前额，手掌用力向后压使其头部后仰，另一手示指、中指置于患者的下颌骨下方，将颏部向前向上抬起（图 14-5）	解除舌后坠效果最佳 注意手指不要压向颏下软组织深处，以免阻塞气道
	仰头抬颈法：抢救者一手抬起患者的颈部，另一手的小鱼际置于患者前额，使其头后仰，颈部上托（图 14-6）	头、颈部损伤患者禁用
	托颌法：抢救者双肘置于患者头部两侧，双手示、中、环指放在患者下颌角后方，向前抬起下颌，双拇指推开患者口唇，用手掌根部及腕部使头后仰（图 14-7）	用于颈部损伤患者 患者头保持正中位，不能使头后仰，不可左右扭动
（5）人工呼吸 breathing，B	**口对口人工呼吸（图 14-8）** 方法：抢救者用拇、示指捏住患者鼻孔，深吸一口气，屏气，双唇包住患者口部（不留空隙），用力吹气，吹气毕，松开口鼻，侧转换气，同时注意胸部复原情况；频率：每分钟 8~10 次，大约每次呼吸 1 秒时间。在置入高级气道之前，按压与通气之比为 30∶2	人工呼吸的首选方法 首次吹气以连吹两口为宜 防止吹气时气体从口鼻逸出 吹气时间约占每次呼吸周期的 1/3 吹气同时观察人工呼吸是否有效 有效指标：患者胸部起伏，且呼气时听到或感到有气体逸出
	口对鼻人工呼吸 方法：用仰头抬颏法。抢救者一手将患者口唇闭紧，深吸一口气，双唇包住患者鼻部吹气，吹气时间要长，用劲要大	用于口腔严重损伤或牙关紧闭患者 防止吹气时气体由口唇逸出

续表

操作流程	操作步骤	要点说明
(5) 人工呼吸 breathing,B	**口对口鼻人工呼吸** 方法:抢救者双唇包住患者口鼻部吹气,每分钟 　　20次 有条件时,尽快进行气管插管人工呼吸	用于婴幼儿 防止吹气时气体由口鼻部逸出;吹气时间要 短,用劲要小,防止气体进入胃部,引起胃 膨胀 既可减少气道死腔和呼吸阻力,又易保持呼 吸道通畅,便于人工呼吸

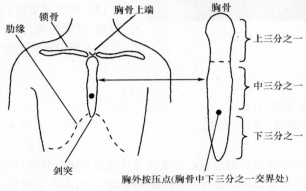

图 14-3　胸外心脏按压部位示意图

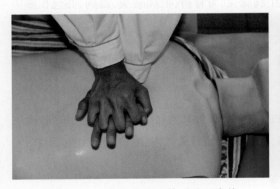

图 14-4　胸外心脏按压的手法及姿势

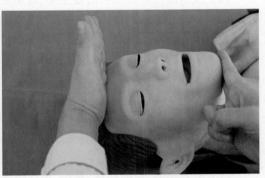

图 14-5　仰头抬颏法

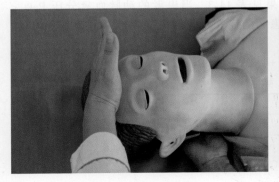

图 14-6　仰头抬颏法

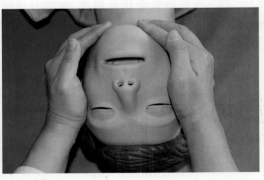

图 14-7　托颌法

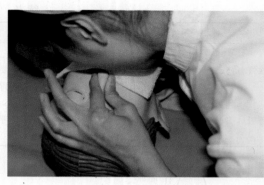

图 14-8　口对口人工呼吸

【评价】

（1）患者呼吸、心搏恢复，在复苏过程中无并发症发生。

（2）能触及大动脉搏动，肱动脉收缩压大于60mmHg。

（3）面色、口唇、甲床、皮肤等处色泽转为红润。

（4）散大的瞳孔缩小。

（5）吹气时可听到肺泡呼吸音或有自主呼吸，呼吸改善。

（6）意识逐渐恢复，昏迷变浅，可出现反射或挣扎。

（7）有尿。

（8）心电图检查，波形有改变。

（9）护士的动作迅速、准确、有效。

【注意事项】

（1）患者仰卧，争分夺秒就地抢救。在发现无呼吸或不正常呼吸（叹息样呼吸）的心搏骤停成人患者，应立即启动紧急救护系统，马上做单纯 CPR，而不再需要先行开放气道、给两次人工通气等耗费时间的系列动作。

（2）按压部位和按压方法要正确，以免发生胸骨、肋骨骨折，肝脾破裂，血胸，心包积液等并发症。

（3）遇舌后坠的患者，应用舌钳将舌拉出口腔外，或用通气管吹气。

（4）吹气应有足够的气量，以使胸廓抬起。按压时手指要抬离胸壁，以防压力沿手指传至肋骨引起骨折。

考点：胸外心脏按压的并发症

（二）氧气吸入疗法

【目的】　通过给氧，提高动脉血氧分压（PaO_2）和动脉血氧饱和度（SaO_2），增加动脉血氧含量（CaO_2），纠正由各种原因造成的缺氧状态，促进组织的新陈代谢，维持机体生命活动。

【评估】

（1）患者年龄、目前病情、意识、治疗情况等。

（2）患者的心理状态和合作程度。

（3）患者缺氧症状及程度，血气分析结果见表14-3。当患者的动脉血氧分压 $PaO_2 < 6.67kPa$（50mmHg）时，则应给予吸氧。根据患者的症状及程度来确定给氧的浓度和流量。氧流量与氧浓度的换算可用下列公式计算。

考点：吸氧的指标，氧流量与氧浓度的换算方法，缺氧程度的表现和血气分析

$$吸氧浓度（\%）= 21 + 4 × 氧流量（L/min）$$

表 14-3　缺氧程度

程度	表现			血气分析		
	发绀	呼吸困难	神志	SaO_2（kPa）	PaO_2（kPa）	$PaCO_2$（kPa）
轻度	轻	不明显	清楚	>80%	9.33～6.67	>6.67
中度	明显	明显	正常/烦躁	60%～80%	6.67～4.67	>9.33
重度	显著	严重，很明显	昏迷/半昏迷	<60%	4.67 以下	>12.00

【计划】

(1) 护士准备:着装整洁,洗手,戴口罩。

(2) 用物准备

1) 供氧装置一套(氧气筒或供氧管道装置)

A. 中心供氧装置:医院的氧气由一个集中供应站供给,由管道将氧气送到门诊、急诊室、手术室、各个病区等。供应站设总开关控制,各用氧单位有固定在墙上的氧气插孔,配有氧气表取氧,打开氧气表即能使用(图14-9)。

B. 氧气筒、氧气表装置:氧气筒为圆柱形无缝钢筒,筒内耐高压达 15MPa(150kg/cm²),容纳氧约 6 000L(图14-10)。氧气筒由钢瓶、总开关和气门三部分组成。使用时将总开关逆时针方向旋转 1/4 周,即可放出足够的氧气;气门与氧气表相连,是氧气自筒内输出的途径。

氧气表由压力表、减压器、流量表、湿化瓶、安全阀等部分组成(图14-10)。

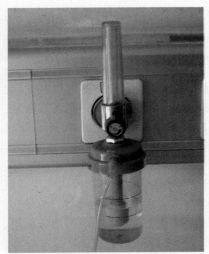

图 14-9　中心供氧装置

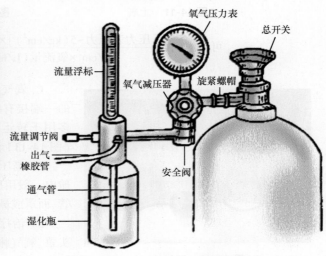

图 14-10　氧气筒、氧气表装置示意图

压力表是用于指示氧气筒内氧气的压力;减压器是一种自动减压装置,可将氧气筒内的压力减低至 0.20 ~ 0.30MPa(2 ~ 3kg/cm²),使流量保持平稳,保证安全;流量表能测量每分钟氧气的流出量;湿化瓶用于湿化氧气,瓶内装入 1/3 ~ 1/2 冷开水或蒸馏水;安全阀是确保用氧安全的装置,当氧气流量过大,压力过高时,安全阀的内部活塞即自行上推,使过多的氧气由四周小孔流出。

装表法:将氧气表装在氧气筒上,以备急用。①冲气门:打开总开关(逆时针转 1/4 周),使小量气体从气门流出,随即迅速关好总开关,以达到清洁该处的目的,避免灰尘吹入氧气表内。②装氧气表:将表接于氧气筒的气门上,用手初步旋紧,然后将表稍后倾(图14-11),再用扳手旋紧,使氧气表直立于氧气筒旁,接好湿化瓶(图14-12)。③接管与检查:将橡胶管一端接氧气表,检查氧气表下的流量调节阀关好后,旋开总开关,再旋开流量调节阀,检查氧气流出是否通畅、有无漏气以及全套装置是否适用,最后关上流量调节阀,推至病室备用。因此装表法可简单归纳为一吹(尘)、二上(表)、三紧(拧紧)、四查(检查)。

氧气筒内的氧气供应时间可按下列公式计算:

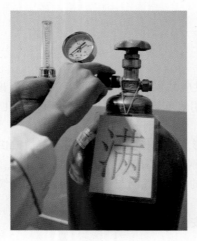

图 14-11　上表

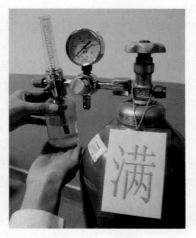

图 14-12　安装湿化瓶

$$可供时间=\frac{[\text{压力表压力}-5(\text{kg/cm}^2)]\times\text{氧气筒的容积(L)}}{\text{kg/cm}^2\times\text{氧流量(L/min)}\times60\text{min}}$$

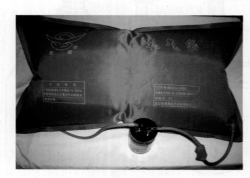

图 14-13　氧气枕

C. 氧气枕：氧气枕为一长方形的橡胶枕，枕的一端接有橡胶管，其上可加调节器调节流量，多用于转运患者的途中或氧气筒准备不及时（图 14-13）。

D. 高压氧舱：高压氧舱为一圆形耐压舱体，舱内一般用压缩空气加压，患者在舱内采用鼻氧管、面罩或鼻塞间歇性吸氧（图 14-14）。

2）治疗盘内备鼻塞或鼻氧管（酌情备面罩、头罩、氧气帐等）、小药杯（内盛冷开水）、纱布、棉签、胶布、玻璃接管、弯盘、安全别针、扳手、橡皮筋、用氧记录单、笔、乙醇、松节油。

（3）环境准备：病室整洁、安静，注意安全，严防明火、高温。

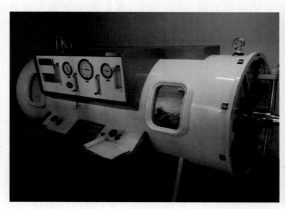

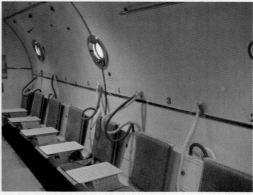

图 14-14　高压氧舱

【实施】　见表14-4。

表14-4　氧气吸入疗法

操作流程	操作步骤	要点说明
鼻氧管给氧		
（1）核对、解释	将准备好的用物及装好的氧气筒推至床边，认真核对患者并做好解释，选择、清洁鼻孔	确认患者，取得合作 观察鼻腔情况，用湿棉签清洁鼻孔
（2）连接调节	连接鼻氧管，打开流量表的调节阀，调节所需氧流量，轻度缺氧1~2L/min、中度缺氧2~4L/min、重度缺氧4~6L/min、小儿1~2L/min	根据病情决定给氧的流量
（3）湿润	将鼻氧管前端放入小药杯冷开水中湿润，并检查鼻氧管是否通畅	
（4）插管	将鼻氧管插入患者鼻孔1cm	动作要轻柔，以免引起黏膜损伤
（5）固定	将导管环绕患者耳部向下放置并调节松紧度（图14-15）	松紧适宜，防止因导管太紧引起皮肤受损
（6）记录	记录给氧时间、氧流量、患者反应	便于对照
（7）观察	观察患者缺氧症状、实验室指标、氧气装置有无漏气和是否通畅、有无氧疗不良反应	用氧过程中观察疗效，不断询问患者的感觉，告诉患者勿随意调节流量，注意用氧安全 有异常及时处理
（8）停氧	停用氧气时，先取下鼻氧管	以免一旦关错开关，气流过大而损伤肺组织
（9）安置	安置患者，使其体位舒适。整理床单位	若有胶布痕迹先用松节油，再用乙醇擦拭
（10）卸表	关闭流量开关，关闭总开关，然后打开流量开关放出余气，关闭流量开关	
（11）整理	清理用物	一次性用物消毒后集中处理
（12）记录	洗手，记录停氧时间及效果	
鼻塞给氧	将氧气橡胶管连接鼻塞直接塞入鼻前庭，为患者供氧（图14-16）	此法对患者鼻咽部刺激性小，且两侧鼻孔可交替使用。用于长期用氧患者
头罩给氧	将患者的头部置于头罩里，罩面上有多个孔，可以保持罩内一定的氧浓度、温度和湿度	此法安全、适用，便于观察用于新生儿、婴幼儿供氧（图14-17） 头罩与颈部之间要保持适当的空隙，防止二氧化碳潴留及重复吸入
面罩给氧	将面罩置于口鼻部，氧气自下端输入，呼出的气体从面罩两侧孔排出，氧流量为成人6~8L/min，小儿1~3L/min（图14-18）	用于张口呼吸且病情较重、躁动不安患者
氧气帐给氧	是用透明塑料薄膜制成的帐膜，将患者的头部及胸部严密罩在帐膜里，用特制的仪器控制氧流量，保持帐内的氧浓度和温、湿度	因为价格昂贵，耗氧量大，一般只适用于大面积烧伤患者及新生儿抢救

考点：鼻氧管给氧的流量，各种给氧法的适应证

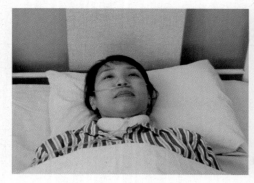

图 14-15　鼻氧管固定法

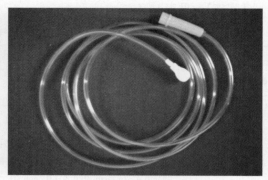

图 14-16　鼻塞

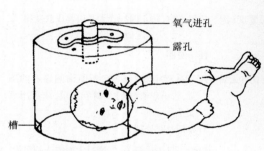

氧气进孔

露孔

槽

图 14-17　头罩给氧示意图

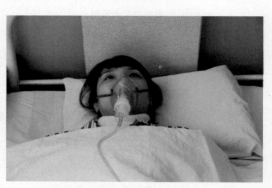

图 14-18　面罩给氧

【评价】

（1）患者能配合操作并了解安全用氧的知识，缺氧症状得到改善。

（2）护士操作正确规范，能安全用氧，未发生呼吸道损伤及其他意外。

【注意事项】

（1）严守操作规程，注意用氧安全，做好"四防"，即防火、防震、防油、防热。氧气筒应放在阴凉处，在筒的周围严禁烟火和放置易燃物品，离暖气 1m 以上，离火炉 5m 以上；筒上应标有"严禁烟火"标志；搬运时，避免倾斜、撞击；氧气表及螺旋口上勿涂油，也不用带油的手装卸，避免燃烧。

（2）吸氧时，先调好流量后应用，停用氧时先拔管再关闭各个开关，中途改变流量时，先分离鼻氧管（鼻塞）与湿化瓶连接处，调好流量后再接上，以免一旦开关出错，大量氧气进入呼吸道而损伤肺组织。

（3）用氧过程中观察患者意识、呼吸、脉搏、血压情况及血气分析结果，判断用氧的疗效。

（4）若为急性肺水肿的患者吸氧时，湿化瓶内应放 20% ~ 30% 乙醇，可降低肺泡内泡沫的表面张力，使泡沫破裂、消散，改善肺部气体交换，减轻缺氧症状。

（5）氧气筒内氧气不得用空，压力表指针至 $5kg/cm^2$（0.5MPa）时，即不可再用，以防灰尘入内，当再次充气时，引起爆炸。

考点：氧气吸入的注意事项

（6）对未用或已用空的氧气筒，应分别标"满"或"空"的标志，以免急救时搬错。

（7）氧疗的不良反应及预防：当氧浓度高于 60%、持续时间超过 24 小时时，可出现氧疗不良反应。常见的不良反应有：

1）氧中毒：其特点肺实质的改变，如肺泡壁增厚、出血。患者常表现为胸骨后灼热感、干咳、恶心、呕吐、烦躁不安、进行性呼吸困难,继续增加吸氧浓度仍不能使动脉血氧分压上升。预防的关键是避免长时间、高浓度氧气吸入,经常做血气分析,动态观察氧疗的治疗效果。

2)肺不张:患者呼吸道被分泌物完全堵塞,堵塞下段的空气被逐渐吸收;患者吸入高浓度氧气后,肺泡内氮气被大量置换,氧气更易被吸收,形成了吸入性的肺不张。患者可表现为烦躁、呼吸及心率加快、血压升高,甚至出现呼吸困难、发绀、昏迷。预防的关键是控制吸氧浓度,鼓励患者多翻身、经常更换体位,加强排痰。

3)呼吸道分泌物干燥:持续吸入未经湿化且浓度较高的氧气,支气管黏膜则因干燥气体的直接刺激而产生损害,使分泌物黏稠、结痂、不易咳出。预防的关键是加强吸入气体中的湿化,定期做雾化吸入。

4)眼晶状体后纤维组织增生:仅见于新生儿,尤其是早产儿。在早期出现的视网膜血管收缩尚属可逆;如持续数小时,则造成视网膜血管不可逆地阻塞、纤维化甚至失明。预防的关键是维持吸氧浓度在40%以下,控制PaO_2在13.3~16.0kPa(100~120mmHg)。

5)呼吸抑制:多见于Ⅱ型呼吸衰竭者(低氧血症伴二氧化碳潴留)吸入高浓度的氧气之后,解除了缺氧对呼吸的刺激作用,使呼吸中枢抑制加重,甚至呼吸停止。预防的关键是对Ⅱ型呼吸衰竭者应给予低浓度、低流量(1~2L/min)持续给氧,维持PaO_2在8kPa(60mmHg)。

（三）吸痰法

吸痰法是利用机械吸引的方法,经口、鼻或人工气道将呼吸道分泌物吸出,以保持呼吸道通畅,预防吸入性肺炎、肺不张、窒息等并发症的一种治疗手段。适用于无力咳嗽、排痰的患者,如危重、昏迷、年老体弱、新生儿、麻醉后未清醒、人工气道患者等。紧急情况下可采用50~100ml注射器吸痰,或口对口吸取呼吸道分泌物。临床上最常用的是中心吸引装置吸痰法和电动吸引器吸痰法。

【目的】 清除呼吸道分泌物,保持呼吸道通畅,预防并发症。

【评估】

（1）患者目前的病情、意识、呼吸状况和呼吸困难的程度。

（2）患者口鼻腔黏膜情况,分泌物的量、黏稠度、部位深浅。

（3）患者的心理状态,合作程度。

【计划】

（1）护士准备:着装整洁,洗手,戴口罩。必要时戴无菌手套。

（2）用物准备

1）电动吸痰机(或中心吸引装置、50~100ml注射器),多头电插板。

电动吸痰机结构:电动吸痰器主要由马达、偏心轮、气体过滤器、压力表、贮液瓶等组成,瓶塞上有两个不锈钢管,并用橡胶管相互连接(图14-19)。接通电源后,马达带动偏心轮,从吸气孔吸出瓶内空气,并由排气孔排出,这样不断地循环转动,使瓶内呈负压状态,将痰吸出。

中心吸引装置:目前各大医院均配置了中心负压吸引管道系统至病区床单位,使用时只需接上吸痰管,开动吸引开关,即可抽吸痰液(图14-20)。

2）治疗盘:治疗盘内置无菌盖罐2只(试吸罐和冲洗罐,内盛0.9%氯化钠溶液)、一次性无菌吸痰管数根)、无菌纱布、无菌血管钳或无菌镊、弯盘,必要时备压舌板、张口器、舌钳、牙垫。

（3）环境准备:整洁、安静、安全,温湿度适宜。

考点:吸痰的适应证

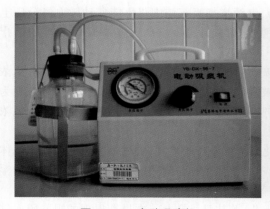

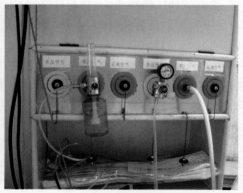

图 14-19　电动吸痰机　　　　　　图 14-20　中心吸引吸痰装置

【实施】　见表 14-5。

表 14-5　吸痰法

考点：吸痰
的压力和时
间、冲洗吸
痰管的溶
液、吸痰的
手法

操作流程	操作步骤	要点说明
电动吸引器吸痰法		
(1) 核对、解释	将用物携至床边，认真核对患者并做好解释	意识不清者，应向家属解释
(2) 检查性能	将盛消毒液的玻璃瓶系于床头放置吸引器的一侧	也可系于吸引器一侧
	连接各导管，接通电源，打开开关，检查吸引器性能	检查性能是否良好、电压是否相符、各导管连接是否正确
(3) 调节负压	成人负压为 40.0~53.3kPa（300~400mmHg），小儿为 33.0~40.0kPa（250~300mmHg）	
(4) 准备患者	检查口腔、鼻腔，协助患者取舒适体位，头偏向操作者一侧，略向后仰，取下活动义齿	口腔吸痰有困难，可鼻腔吸引。颅底损伤患者禁从鼻腔吸痰，以防吸出脑脊液 帮助昏迷患者张口
(5) 试吸	连接吸痰管，在试吸罐中先试吸少量生理盐水	检查负压及导管是否通畅，同时润滑导管
(6) 吸痰		
1) 经口或鼻抽吸	一手将吸痰管末端折叠，另一手用无菌血管钳（镊）夹持导管前端自患者口或鼻腔插入 15~17cm 或 20~25cm 处，放松吸痰管末端，先吸净口咽部分泌物，再吸深部气管分泌物	必要时护士戴手套 插管时不可有负压，以免损伤呼吸道黏膜
	抽吸气管痰液，应从深部左右旋转，向上提拉	每次吸引时间不超过 15 秒，以免造成缺氧
2) 经人工气道抽吸（图 14-21）	为气管插管或气管切开患者吸痰，应注意无菌操作，作间歇性吸引。吸痰管由插管或套管内插入，快速地开启吸引阀门，左右旋转吸痰管，边吸边退，一次抽出痰液，切忌上下多次抽动	吸引压力要低（成人为 10.67~16.00kPa，婴幼儿为 8.00~10.67kPa），时间要短（不超过 10 秒） 吸痰前后吸入高浓度氧，预防缺氧
(7) 冲洗	退出吸痰管，在冲洗罐中抽吸 0.9% 氯化钠溶液冲洗	每一次抽吸痰液后均应冲洗，以免痰液阻塞吸痰管

续表

操作流程	操作步骤	要点说明
(8) 重复	反复吸引至痰液吸净	必要时更换吸痰管
(9) 观察	观察患者的面色、呼吸是否改善,黏膜有无损伤,以及痰液的性状、颜色和量 病情好转后可暂停吸引	随时擦净患者口鼻喷出的分泌物
(10) 整理与消毒	帮助患者取舒适卧位,整理床单位,清理用物 吸痰管按一次性用物处理,吸痰管的玻璃接管插入盛有消毒液的试管中浸泡	吸痰管统一处理后丢弃
(11) 记录	洗手,记录吸痰时间、次数与效果;痰液性状、颜色、量;呼吸改善情况等	
中心吸引装置吸痰法	连接吸痰管,打开吸引开关,试吸 0.9% 氯化钠溶液检查管道是否通畅,调节好负压后进行吸痰	
注射器吸痰法	用 50ml 或 100ml 注射器连接吸痰管抽吸痰液	无吸引器设备,患者又急需吸痰时采用此法
口对口吸痰法	操作者一手托起患者的下颌,并使头后仰,尽量拉直气道;另一手捏住患者鼻孔,双唇包绕患者口唇部,用力吸气,将痰液吸出	当患者的呼吸道被痰液堵塞,突然出现窒息症状,而又无任何急救设备的情况下采用此法

考点:吸痰的注意事项

【评价】

(1) 患者呼吸道通畅,呼吸功能改善。

(2) 护士操作规范,呼吸道黏膜未见损伤。

(3) 护患沟通有效,患者能有效配合,吸痰后患者感觉舒适。

【注意事项】

(1) 严格执行无菌操作,治疗盘内吸痰用物应每天更换 1~2 次,吸痰导管每次更换,气管切开者,每进入气管抽吸一次更换导管一根。

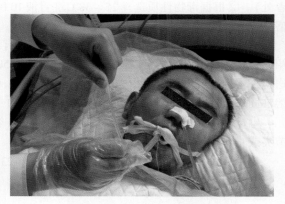

图 14-21 经人工气道抽吸

(2) 鼻腔、口腔、气管切开处需同时吸痰者,吸痰的顺序为气管切开处—口腔—鼻腔。

(3) 如痰液黏稠,吸出不畅时可拍胸、叩背或超声雾化吸入,也可缓缓滴入 0.9% 氯化钠溶液或化痰药物,使痰液稀释,便于吸出。禁止增加吸引器负压。

(4) 贮液瓶内的液体应及时倾倒,不得超过瓶的 2/3 满。

链接 ········· 婴儿吸球吸痰法

吸球也成为洗耳球,可用于吸引婴儿口腔内的稀薄分泌物。

(1) 操作者左手臂托起婴儿的头部(也可取侧卧位或仰卧位)。

(2) 操作者右手握住并挤压吸球,将吸球尖端插进患儿口腔或鼻腔,松开吸球使之恢复原状,利用吸球负压将稀薄的分泌物吸出。操作时动作要谨慎,不可将吸球尖端强行插进鼻腔,不宜紧贴鼻腔黏膜或口腔黏膜上,插入口腔位置不宜过深,以免引起恶心、呕吐。

（3）拔出吸球，将分泌物挤到敷料纸或弯盘内，便于观察。

（4）擦净面部，观察患儿吸痰前后呼吸的改变及痰液性质，做好记录。

（5）及时用 0.9% 氯化钠溶液反复冲洗吸球，沥干水分备用。

（四）洗胃法

考点：洗胃的目的

洗胃法是将胃管经鼻腔或口腔插入胃内,反复注入和吸出一定量的溶液,以冲洗并解除胃内容物,减轻或避免吸收中毒的胃灌洗方法。

【目的】

（1）解毒:清除胃内毒物或刺激物,减少毒物吸收,还可利用不同灌洗液进行中和解毒。用于急性食物或药物中毒的患者,中毒后 6 小时内洗胃效果最佳。

（2）减轻胃黏膜水肿:通过洗胃洗出胃内滞留食物,减轻胃黏膜水肿和炎症,如为幽门梗阻患者洗胃,减轻患者痛苦。

【评估】

（1）患者目前病情、中毒情况（如中毒时间、途径、中毒量、毒物性质）、有无洗胃禁忌证。

（2）患者意识状态、瞳孔及生命体征状况,口鼻黏膜是否完好,有无活动义齿等。

（3）患者及家属的心理状态,对洗胃的认识,合作程度。

【计划】

（1）护士准备:着装整洁,洗手,戴口罩。

（2）用物准备

1）口服催吐法:①治疗盘内备量杯、水温计、塑料围裙、压舌板,毛巾、漱口杯(可取自患者处)。②根据毒物性质选择 25～38℃洗胃液 10 000～20 000ml(表 14-6)。③水桶 2 只(1 只盛洗胃液、1 只盛污水)。

2）胃管洗胃法:①治疗盘内无菌洗胃包(内有胃管或一次性胃管、镊子、纱布)、备塑料围裙或橡胶单、治疗巾、弯盘、棉签、液体石蜡、胶布、50ml 注射器、听诊器、手电筒、水温计、量杯、送检标本容器或试管、毛巾,必要时备无菌压舌板、张口器、牙垫、舌钳放于治疗碗内。②洗胃溶液同口服催吐法。③水桶 2 只(1 只盛洗胃液、1 只盛污水)。

电动吸引器洗胃法另备:电动吸引器(5000ml 容量的贮液瓶)(图 14-22)、Y 形三通管、调节夹或止血钳、输液架、输液瓶、输液导管。

自控洗胃机洗胃法另备:自控洗胃机(图 14-23)。

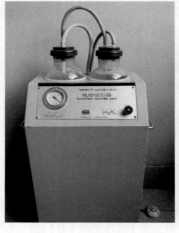
图 14-22　电动吸引器

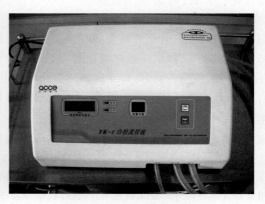
图 14-23　全自控洗胃机

（3）环境准备：整洁、安静。必要时用屏风遮挡，以保护患者隐私。

考点：哪类毒物中毒选用哪种洗胃液，禁用药物

表 14-6　常用洗胃溶液

毒物	洗胃溶液	禁忌药物
酸性物	镁乳、蛋清水[1]、牛奶	强酸药物
碱性物	5% 乙酸、白醋、蛋清水、牛奶	强碱药物
氰化物	饮3% 过氧化氢溶液引吐后，再用 1∶20 000 ~ 1∶15 000 高锰酸钾溶液[2]	活性炭
敌敌畏	2% ~ 4% 碳酸氢钠溶液、1% 盐水、1∶20 000 ~ 1∶15 000 高锰酸钾溶液	
美曲膦脂（敌百虫）	1% 盐水或清水、1∶20 000 ~ 1∶15 000 高锰酸钾溶液	碱性药物[3]
DDT（灭害灵）、666	温开水或 0.9% 氯化钠溶液洗胃，50% 硫酸镁溶液导泻	油性药物
酚类、煤酚皂（来苏儿）	温开水、植物油洗胃至无酚味为止，洗胃后多次服用牛奶、蛋清保护胃黏膜	
苯酚（石炭酸）	1∶20 000 ~ 1∶15 000 高锰酸钾溶液	
巴比妥类（安眠药）	1∶20 000 ~ 1∶15 000 高锰酸钾溶液洗胃，硫酸钠溶液导泻[4]	硫酸镁泻药
异烟肼（雷米封）	1∶20 000 ~ 1∶15 000 高锰酸钾溶液洗胃，硫酸钠溶液导泻	
1605、1059、4049（乐果）	2% ~ 4% 碳酸氢钠溶液	高锰酸钾溶液[5]
发芽马铃薯、毒蕈	1% ~ 3% 鞣酸	
海豚、生物碱	1% 活性炭悬浮液	
磷化锌（灭鼠药）	1∶20 000 ~ 1∶15 000 高锰酸钾溶液洗胃或 0.1% 硫酸铜洗胃[6]或 0.5% ~ 1% 硫酸铜溶液每次 10ml，每 5 ~ 10 分钟口服一次，配合用压舌板等刺激舌根诱吐	鸡蛋、牛奶及其他的油类食物[7]

注：[1]蛋清水可黏附于黏膜或创面上，从而起到保护作用，并可减轻疼痛。

[2]氧化剂能将化学毒物氧化，改变其性能，减轻或去除其毒性。

[3]敌百虫遇碱性药物可分解出毒性更强的敌敌畏，其分解过程随碱性的增强和温度的升高而加速。

[4]巴比妥类药物采用硫酸钠溶液导泻，是利用其在肠道内形成的高渗透压，可阻止肠道水分和残存的巴比妥类药物的吸收，从而促其尽早排出体外。硫酸钠对心血管和神经系统没有抑制作用，不会加重巴比妥类药物的中毒。

[5]1605、1059、4049 中毒禁用高锰酸钾溶液洗胃，否则可氧化成毒性更强的物质。

[6]口服硫酸铜可使其成为无毒的磷化铜沉淀，阻止吸收，并使其排出体外。

[7]磷化锌易溶于油类物质，忌用脂肪性食物，以免促使磷的溶解吸收。

【实施】　见表 14-7。

表 14-7　洗胃法

操作流程	操作步骤	要点说明
（1）核对、解释	将用物携至床边，认真核对患者并做好解释	确认患者，取得合作 意识不清者，应向家属解释
（2）安置体位	协助患者取合适体位，围好塑料围裙或橡胶单，检查义齿是否取下。弯盘放于口角旁，污物桶置于床旁	口服催吐法：坐位 胃管洗胃法：中毒较轻取坐位或半坐卧位，中毒较重取左侧卧位，昏迷患者去枕平卧、头偏向一侧
（3）洗胃		
口服催吐法	用于清醒合作患者	

续表

操作流程	操作步骤	要点说明
①饮液	患者自饮大量灌洗液进行催吐。必要时用压舌板刺激舌根催吐	一次饮液量为 300～500ml
②灌洗	反复灌洗,直至吐出的洗胃液澄清无味	表示毒物基本洗净
注洗器洗胃法	用于幽门梗阻,胃、十二指肠手术前患者	
①插管	用液体石蜡润滑胃管前端,润滑插入长度的1/3,经口腔插入胃管,证实在胃内后固定	
②吸污	将胃管末端与注洗器连接,用注洗器吸尽胃内容物	
③灌洗	抽吸洗胃液注入胃内,再从胃内抽出弃于污水桶 如此反复冲洗,直至洗净为止	
电动吸引器洗胃法(图14-24)		能迅速有效地清除毒物,节省人力,并能准确计算洗胃的液体量 利用负压吸引作用,吸出胃内容物
①检查性能	通电,检查吸引器功能	
②连接装置	将输液管与 Y 形管的主管相连,洗胃管末端和吸引器贮液瓶的引流管分别与 Y 形管两分支相连 将洗胃液倒入输液瓶内,排气后夹紧输液管挂于输液架上	
③插管	用液体石蜡润滑胃管前端,润滑插入长度的1/3,经口腔插入胃管,证实在胃内后固定	
④调节负压	开动吸引器,调节吸引器负压保持在 13.3kPa左右	确保负压吸引效果,避免压力过高损伤胃黏膜
⑤吸污	吸出胃内容物 留取第一次标本送检	确定毒物
⑥灌液	关闭吸引器,夹紧贮液瓶上引流管,开放输液管,使洗胃液流入 300～500ml	液量一次不可超过 500ml,以免引起窒息、急性胃扩张等
⑦洗出	夹紧输液管,开放贮液瓶上引流管,开动吸引器,吸出灌入液	观察洗出液的性质、颜色、气味、量,必要时再次留标本送检
⑧灌洗	反复灌洗至洗出液澄清无味	观察患者面色、脉搏、呼吸、血压。如有异常或洗出液呈血性,应立即停止洗胃,并通知医生采取相应的急救措施
全自动洗胃机洗胃法		能自动、迅速、彻底清除胃内毒物 自动控制进出胃的切换,操作简单方便
①检查	通电,检查调试自动洗胃	调节好洗胃液流速
②连接装置	将已配好的洗胃液倒入水桶,将 3 根橡胶管分别与机器的进水接口、排水接口、进出胃接口相连。进水接口的另一端放入洗胃液桶内,排水接口的另一端放入空水桶内,进出胃接口另一端和患者洗胃管相连	
③插管	同电动吸引器洗胃法	洗胃管是洗胃机特配胃管

考点:电动吸引器洗胃法所需负压,出现异常情况的处理

续表

操作流程	操作步骤	要点说明
④吸污	按"手吸"键,吸出胃内容物	必要时将吸出物送检
⑤自动冲洗	再按"自动"键,机器将自动完成洗胃过程	如发现管道被堵塞、流速减慢,可交替按"手冲"和"手吸"键,通畅后再按"自动"键,洗胃继续进行
⑥停机	待洗出液澄清无味以后,按"停机"键,机器停止工作后,按下工作开关停机	
(4) 整理	洗胃完毕,拔出胃管,协助患者漱口、洗脸,取舒适卧位,整理床单位 清理用物,清洗机器管道	全自动洗胃机各管用清水冲净后浸泡消毒
(5) 记录	洗手,记录洗胃液的名称、量;洗出液的性质、气味、颜色和量;患者反应	

【评价】

(1) 洗胃彻底有效,患者无并发症发生,衣被清洁、无污染。

(2) 护士操作规范,能正确处理洗胃过程中的故障。

(3) 护患沟通有效,患者能有效配合,自尊和隐私得到了保护。

【注意事项】

(1) 急性中毒患者,应立即采用口服催吐法洗胃,以减少中毒物的吸收,必要时进行胃管洗胃。不论哪种方法洗胃,都应该先吸后洗。

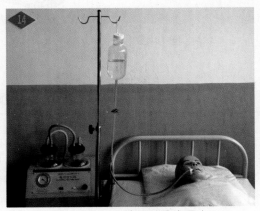

图 14-24　电动吸引器洗胃法

(2) 对中毒物质不明的,应留取第一次胃内容物送检,洗胃液可选用温开水或 0.9% 氯化钠溶液,待毒物性质明确后,再选用对抗剂洗胃。

(3) 吞服强酸、强碱时禁止洗胃,以免造成穿孔。按医嘱给予药物解毒,并迅速服用牛奶、豆浆、蛋清、米汤等物理性对抗剂,保护胃黏膜。

(4) 消化道溃疡、食管阻塞、食管静脉曲张、胃癌等患者不宜洗胃,昏迷患者洗胃应谨慎。

(5) 每次灌入量以 300～500ml 为宜,洗胃液过少则无法与胃内容物充分混合,不利于彻底洗胃,会增加灌洗次数,延长洗胃时间。过多则导致急性胃扩张,一方面胃内压上升,促使胃内容物进入十二指肠,加速毒素的吸收,另一方面突然胃扩张使迷走神经兴奋,可引起反射性心搏骤停;同时,过多也可引起液体反流,导致呛咳、误吸或窒息。

(6) 幽门梗阻患者洗胃宜在饭后 4～6 小时或空腹时进行。同时记录胃内潴留量,以了解梗阻情况。

考点：洗胃注意事项

(五) 人工呼吸器使用法

人工呼吸器是进行人工呼吸最有效的方法之一,可通过人工或机械装置产生通气,对呼吸暂停患者进行强迫通气,对呼吸障碍患者进行辅助呼吸。达到增加通气量,改善换气功能,减轻呼吸肌做功的目的。常用于各种原因所致的呼吸停止或呼吸衰竭的抢救以及麻醉期间的呼吸管理。

【目的】

(1) 维持和增加机体通气量。

(2) 纠正威胁生命的低氧血症。

【评估】

(1) 患者目前的病情、应用人工呼吸器的目的。

(2) 患者生命体征、意识状态、血气分析等情况。

(3) 患者的心理状态,合作程度。

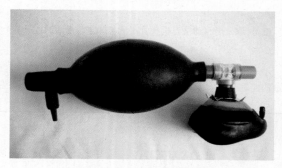

图 14-25 简易呼吸器

【实施】 见表 14-8。

【计划】

(1) 护士准备:着装整洁,洗手,戴口罩。

(2) 用物准备

1) 简易呼吸器:由呼吸囊、呼吸活瓣、面罩及衔接管构成(图 14-25)。

2) 人工呼吸机:分为定容型、定压型、混合型。

3) 必要时准备氧气装置。

(3) 环境准备:整洁、安静、安全,温湿度适宜。

表 14-8 人工呼吸器使用法

操作流程	操作步骤	要点说明
(1) 核对、解释	将用物携至床边,认真核对患者并做好解释	确认患者,取得合作 意识不清者,应向家属解释
(2) 检查性能	检查简易呼吸器或人工呼吸机性能	
(3) 清理气道	清理呼吸道分泌物	保持呼吸道通畅
(4) 辅助呼吸		
用简易呼吸器人工呼吸法	用于在未行气管插管建立紧急人工气道的情况下及辅助呼吸机突然故障时使用	
①开放气道	解开衣领、腰带,使患者平卧头向后仰,托起下颌,扣紧面罩,面罩紧扣口、鼻部	
②挤压通气	挤压呼吸囊,使空气自气囊进入肺部;放松气囊,肺内气体经活瓣排出,反复有规律地挤压与放松(图 14-26)	一次挤压可有 500ml 左右空气进入肺内
	挤压频率以 16 ~ 20 次/分为宜	患者有自主呼吸时,挤压气囊应与患者的自主呼吸同步
用人工呼吸机人工呼吸法	用于危重患者,需长期进行循环、呼吸支持者	
①检查	通电开机,开氧气阀门,检查机器有无漏气和启动运转情况	观察呼吸机运转是否正常
②调节参数	根据需要调节各预置参数(表 14-9),先将模拟肺接好,接通电源启动机器,再根据患者病情调节好各种参数	

续表

操作流程	操作步骤	要点说明
③连接气道	呼吸机与患者气道紧密相连	可采用面罩连接、气管内插管连接、气管套管连接(图 14-27)
④观察	观察病情及呼吸机运行情况	观察生命体征及神志等变化,定期进行血气分析 观察呼吸机运行是否正常,有无漏气、脱落 根据病情需不断调节各参数
⑤湿化、排痰	用加温湿化器将水加温,温度小于 50℃ 鼓励患者咳嗽、深呼吸、翻身拍背,必要时吸痰	湿化器内放蒸馏水,减少杂质
⑥停机准备	自主呼吸恢复,准备停用呼吸机前,先要适当减少呼吸机通气量,PEEP 降至最低水平 根据病情循序渐进延长脱机时间	使自主呼吸发挥作用,减少患者对呼吸机的依赖
⑦撤离呼吸机	撤离呼吸机后,呼吸机和急救物品应暂留置床边,以备急用	开始撤离呼吸机时,避免使用镇静剂 要严密观察,防止病情突变
(5) 整理	整理床单位及用物	做好清洁消毒工作
(6) 记录	洗手,呼吸机参数、时间、效果及患者反应	

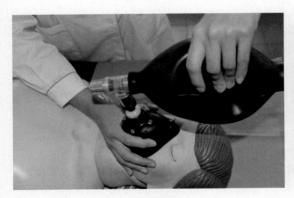

图 14-26　用简易呼吸器人工呼吸法

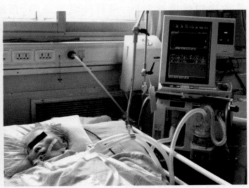

图 14-27　用人工呼吸机人工呼吸法

表 14-9　呼吸机主要参数选择

项目	数值
呼吸频率(R)	10～16 次/分
每分通气量(VE)	8～10L/min
潮气量(Vr)	600～800ml(10～15ml/kg)
吸呼比值(1/E)	1:2.0～1:1.5
通气压力(EPAP)	0.147～1.96kPa(<2.94kPa)
呼气末正压(PEEP)	0.49～0.98 kPa(渐增)
供氧浓度	30%～40%(<60%)

考点：呼吸
机主要参数
选择

【评价】

（1）患者呼吸道保持通畅，能维持有效的呼吸，循环功能得以支持。

（2）护士能正确地使用人工呼吸器，呼吸器性能良好。

【注意事项】

（1）密切观察病情变化：监测患者生命体征和神志变化，定期进行血气分析和电解质测定。若患者有自主呼吸，调整呼吸机与之保持同步。

（2）观察通气量是否合适：若通气量合适，吸气时能看到胸廓起伏，双肺呼吸音清楚，生命体征恢复并稳定；若通气量不足，出现二氧化碳滞留时，患者烦躁不安、皮肤潮红、多汗、血压升高、脉搏加速；若通气量过度，患者可出现昏迷、抽搐等碱中毒症状。

（3）保持呼吸道通畅和湿化：鼓励患者咳嗽、深呼吸。协助危重患者定期翻身、拍背、必要时吸痰，以促进痰液排出；同时湿化吸入气体，在病情允许的情况下，注意补充水分，每日保证入水量在 1500ml 以上，维持适宜的室温与湿度。

（4）预防感染发生：严格执行无菌吸痰技术，保持面部清洁，做好口腔护理；做好呼吸机接口、螺纹管、面罩等的消毒工作；定期进行空气消毒，保持病室清洁。

案例 14-2 分析

1. 组织对患者的抢救：①立即组成抢救小组，制订抢救方案。②保证洗胃机、吸痰器等抢救设备完好，抢救车内的物品齐全。

2. 对患者实施的抢救技术：洗胃法、吸痰法。

3. 实施抢救技术的目的：此患者实施洗胃法是清除胃内毒物，减少毒物吸收；实施吸痰术是清除呼吸道分泌物，保持呼吸道通畅，预防并发症。

操作时应特别注意的问题：洗胃术：①选用的洗胃液为碳酸氢钠溶液，禁用高锰酸钾溶液。②插管时动作应轻快。③患者采取左侧卧位，洗胃应谨慎。④每次灌入量以 300～500ml 为宜。吸痰法：①严格执行无菌操作，治疗盘内吸痰用物应每天更换 1～2 次，吸痰导管每次更换。②电动吸引器连续使用不超过 2 小时。③贮液瓶内的液体应及时倾倒。

重点提示

1. 病情观察的方法有直接观察法和间接观察法，病情观察的内容包括一般情况、生命体征、意识、瞳孔、心理状态、治疗后反应的观察等。

2. 危重患者是指病情严重、随时可能发生危险的患者。为了防止危重患者并发症的发生，护士要做好病情观察、清洁护理、保持肢体功能、补充营养和水分、维持排泄功能、保持引流管通畅、确保安全、心理护理等支持性护理。

3. 危重患者的抢救成功与否除了取决于抢救工作的管理及抢救设备的到位以外，更重要的是护理人员必须熟练进行心肺复苏、氧气吸入疗法、吸痰法、洗胃法、人工呼吸器使用法等操作。

目标检测

A₁ 型题

1. 伤寒患者面容特征为
   A. 苦笑面容　　　　B. 两眼突出
   C. 蝶形红斑　　　　D. 满月面容
   E. 面颊潮红

2. 护理昏迷患者，下述正确的一项是

A. 测口温时护士要扶托体温计
B. 用干纱布盖眼以防角膜炎
C. 保持病室安静，光线宜暗
D. 防止患者坠床用约束带
E. 每隔 3 小时给患者鼻饲流质

3. 双侧瞳孔缩小见于
   A. 颅内压增高　　　　B. 阿托品中毒

C. 脑疝 D. 乐果中毒

E. 硬脑膜下血肿

4. 实施人工呼吸前首要的护理措施是

A. 将患者安置在空气新鲜的地方

B. 密切观察患者胸部的起伏状况

C. 清除口腔内的分泌物、呕吐物

D. 取下活动义齿,用开口器打开口腔

E. 为患者取侧卧位并松开领口

5. 肺水肿患者加压吸氧的目的是

A. 使肺泡内压力增高

B. 使肺泡内压力降低

C. 使肺泡表面张力降低

D. 使肺泡内泡沫表面张力降低

E. 使肺泡内泡沫表面张力升高

6. 鼻氧管给氧,下列各项步骤不妥的是

A. 氧气筒放置距暖气 1m

B. 导管用液体石蜡润滑

C. 氧气筒内的氧气不能用尽,至少要剩余 5kg/cm²

D. 将鼻氧管插入患者鼻孔 1cm

E. 停用时先取下鼻氧管,再关氧气开关

7. 当患者的动脉血氧分压低于多少 kPa 时需给予吸氧

A. 6kPa(35mmHg) B. 5.6kPa(42mmHg)

C. 6.6kPa(50mmHg) D. 7.6kPa(57mmHg)

E. 8.6kPa(65mmHg)

8. 吸痰时,如痰液黏稠,下列处理错误的一项是

A. 滴少量 0.9% 氯化钠溶液

B. 增大负压吸引力

C. 叩拍胸背部

D. 协助更换卧位

E. 雾化吸入

9. 使用电动吸引器吸痰时,下列操作错误的是

A. 使用前检查吸引器的效能

B. 正确连接吸痰管和排气管

C. 病情需要时可连续使用 3 小时

D. 贮液瓶内吸出液不宜过满

E. 每日更换治疗盘内的吸痰用物

10. 对缺氧和二氧化碳潴留同时并存者应

A. 高浓度给氧为宜

B. 大流量给氧为宜

C. 低浓度持续给氧为宜

D. 低流量间断给氧为宜

E. 高浓度间断给氧为宜

11. 中毒物质不明的患者,用电动吸引法洗胃,下述选项不妥的是

A. 洗胃液用等渗盐水

B. 电动吸引器压力为 53.3kPa(100mmHg)

C. 插管动作轻快

D. 每次灌入量 200ml 为限

E. 洗胃过程患者主诉腹痛或流出血性灌洗液,应停止洗胃

12. 下列哪种情况适于洗胃

A. 胃黏膜水肿 B. 误服氢氧化钠

C. 消化道溃疡 D. 消化道出血

E. 晚期胃癌

13. 胸外心脏按压频率为

A. 40 ~ 50 次/分 B. 50 ~ 60 次/分

C. >100 次/分 D. 60 ~ 70 次/分

E. 70 ~ 80 次/分

14. 患者使用人工呼吸机后,如通气量过度可出现的症状是

A. 吸气时看到胸廓起伏

B. 肺部呼吸音清晰

C. 皮肤潮红、出汗

D. 患者出现昏迷、抽搐

E. 生命体征稳定

A₂ 型题

15. 一男性患者因误服乐果被家人急送入院,入院时患者意识不清,四肢瘫软。急诊护士的正确做法是

A. 立即进行口服催吐

B. 立即 1% 盐水洗胃

C. 立即 2% ~ 4% 碳酸氢钠溶液洗胃

D. 立即 1:15 000 高锰酸钾溶液洗胃

E. 立即温开水洗胃

16. 某患者随意运动丧失,对言语及光线刺激无反应,伴有大、小便失禁,护理措施不妥的是

A. 给予一级护理

B. 取下义齿,定时漱口

C. 用床档,防止坠床

D. 留置导尿管,记录尿量

E. 给予管饲饮食

17. 患者,男,29 岁,因车祸 30 分钟急诊入院,意识丧失,无自主动作,压迫眼眶有躲避反应,此患者处于

A. 深昏迷状态 B. 浅昏迷状态

C. 嗜睡状态 D. 昏睡状态

E. 清醒状态

18. 患者,男,41 岁。因心前区疼痛,伴恶心、呕吐

来院就诊,遵医嘱心电图检查,患者在心电图室突然晕倒,意识丧失,大动脉搏动消失,此时应立即

A. 心肺复苏术 B. 做心电图

C. 测血压 D. 听心音

E. 吸氧

A₃ 型题

(19、20 题共用题干)

一急诊入院患者,男性,60 岁,家务劳动时突然摔倒,昏迷,摔倒前有喷射状呕吐,双侧瞳孔不等大。

19. 喷射状呕吐应考虑

 A. 急性胃肠炎 B. 颅内压增高

 C. 急性肠梗阻 D. 幽门梗阻

 E. 急性上消化道出血

20. 双侧瞳孔不等大

 A. 阿托品中毒 B. 脑疝形成

 C. 吗啡中毒 D. 急性脑膜炎

 E. 休克

A₄ 型题

(21～23 题共用题干)

患者,薛某,75 岁,独居,急性食物中毒,昏迷,被家属送至医院就诊。

21. 当患者入院时,门诊护士应

 A. 预检分诊 B. 安排提前就诊

 C. 送急诊室 D. 宣传健康知识

 E. 按序安排就诊

22. 患者中毒物质不明,洗胃时选择的洗胃溶液是

 A. 高锰酸钾 B. 鞣酸

 C. 碳酸氢钠 D. 温开水

 E. 活性炭悬浮液

23. 如果洗胃过程中,发现引出液为红色,护士应

 A. 立即停止洗胃 B. 减少每次灌入量

C. 减缓洗胃的速度 D. 加大每次灌入量

E. 加快洗胃的速度

(24～28 题共用题干)

患者,李某,男性,58 岁,慢支、肺心病,近 2 天因感冒而气急,咳嗽,痰不易咳出,体温 38.9℃,脉搏 110 次/分,呼吸 24 次/分,口唇发绀,两下肢水肿,患者情绪不稳定,对疾病缺乏正确认识。

24. 护士收集资料后,列出下列护理诊断,排在首位的应是

 A. 焦虑 B. 体温异常

 C. 知识缺乏 D. 不能有效进行呼吸

 E. 皮肤完整性潜在损害

25. 给患者吸氧,宜用

 A. 低浓度间歇吸氧 B. 低浓度持续吸氧

 C. 高浓度间歇吸氧 D. 高浓度持续吸氧

 E. 高浓度和低浓度吸氧交替进行

26. 用上述要求吸氧,其目的是防止

 A. 氧中毒

 B. 肺泡破裂

 C. 二氧化碳麻醉

 D. 肺泡表面张力增高

 E. 肺泡内渗出液增加

27. 为利于排痰,给患者拍背,顺序为

 A. 自上而下,自外而内

 B. 自下而上,自外而内

 C. 自上而下,自内而外

 D. 自下而上,自内而外

 E. 沿脊柱两侧,自上而下

28. 该患者避免诱发因素的主要措施是

 A. 卧床休息 B. 注意保暖

 C. 雾化吸入 D. 合理饮食

 E. 呼吸功能锻炼

第 15 章　临终患者的护理技术

人生都要经历从生到死的过程。临终是人生必然要经过的阶段,在人生的最后旅途中最需要人的关爱和帮助。如何帮助临终患者舒适、安详、有尊严、无遗憾地度过人生最后时期,同时给予亲属提供心理、社会及精神上的支持,使他们以健康的方式应对和适应临终和死亡这一人生发展的必经阶段,是医护人员共同关注并需解决的问题。

第 1 节　概　述

案例 15-1

患者张先生,74 岁,以"肝癌晚期"收入某三级甲等医院的"宁养"病房,家属希望患者在临终阶段能得到较好的照顾,尽量减少患者痛苦。

问题:1. 临终关怀的理念是什么?
  　2. 张先生进入的是哪种临终关怀机构?

一、临 终 关 怀

(一)临终关怀的概念

临终关怀(hospice)是指由护士、医生、社会工作者、志愿者以及政府、慈善团体人士等组成的团队向生命处于临终阶段的患者及其家属提供的身体、心理、社会、文化及精神等方面的一种全面性支持和照料。其目的既不是治疗疾病或延长生命,也不是加速死亡,而是满足临终患者身心的需要,使其能舒适、安详、有尊严地度过人生的最后时期。临终关怀不仅是一种服务,也是一门以临终患者的生理、心理发展和为临终患者及其家属提供全面照护的实践规律为研究对象的新兴学科。

(二)临终关怀的发展史

1. 国外临终关怀的发展历史

(1) 1967 年 7 月,桑德斯博士首次在英国东南方的希登汉创办了圣克里斯多弗临终关怀医院(St. Christopher's Hospice)。

(2) 1974 年,美国康涅狄克州的纽黑文临终关怀中心开始接受临终患者。

2. 国内临终关怀的发展历史

(1) 1988 年 7 月天津医学院率先成立了天津临终关怀研究中心。

(2) 1988 年 10 月上海创办了中国第一所临终关怀医院——南汇护理院。

(3) 1992 年 5 月,天津召开了首届东西方临终关怀国际研讨会。

(4) 1993 年 5 月,在山东烟台成立"中国心理卫生协会临终关怀专业委员会"。

(5) 1996 年正式创办"临终关怀杂志"。

目前,国内已有临终关怀机构约 100 多家,不断开展临终关怀工作,使我国的临终关怀实践有了长足的发展。

(三)临终关怀的内容

临终关怀不仅是一种服务,也是一门探讨临终患者生理、心理特征和为临终患者及其家属提供全面照料的以实践规律为研究内容的新兴学科。其主要内容包括以下几个方面。

1. 临终患者及家属的需求　临终患者的需求包括生理、心理及社会方面的需求;临终患者家属的需求包括对临终患者治疗和护理的要求、心理需求及提供殡丧服务等。

2. 临终患者的全面照护　控制疼痛和不适,提供医疗护理、生活护理、心理护理。

3. 临终患者家属的照护　进行心理疏导和提供情感支持。为临终患者提供优质护理照护,减少家属的疑虑。

4. 死亡教育　目的是帮助临终患者树立正确的生死观,正确对待和接受死亡,消除对死亡的恐惧心理。

5. 临终关怀的模式　由于东西方文化背景的不同导致患者对死亡的态度有很大的差异,这就决定了中国的临终关怀项目应具有中国特色。探讨适合我国国情的临终关怀模式和特点是临终关怀的重要内容之一。

6. 其他　包括临终关怀机构所采用的医疗体系;临终医疗护理原则;临终关怀工作人员的构成与培训;临终关怀与社会发展的关系等。

(四) 临终关怀的组织形式、理念和意义

1. 临终关怀的组织形式

(1) 独立的临终关怀医院:不隶属于任何医疗护理或其他医疗保健服务机构的临终关怀服务基地。具有医疗、护理设备,一定的娱乐设施,家庭化的危重病房设置,提供适合临终关怀的陪伴制度,配备一定数量的专业人员、服务项目(包括住院临终关怀服务、家庭临终关怀服务和日间临终关怀服务)。北京松堂关怀院较具代表性。

(2) 综合性医院内附设临终关怀病房:在医院、护理院、养老院、社区保健站、家庭卫生保健服务中心机构内附设的"临终关怀病区"、"临终关怀病房"、"临终关怀单元(病室或病床)"或是"附属临终关怀院",是目前我国最常见的临终关怀机构。北京朝阳门医院临终关怀病区较具代表性。

(3) 家庭临终关怀病房:患者住在自己家中,由患者家属提供基本的日常照护,由临终关怀组织提供常规的患者和家属所需要的各种临终关怀服务。李嘉诚基金会实施的全国宁养医疗服务计划,在全国各地的重点医院共建立17所宁养院,坚持"贫困、癌痛、免费、家居"的服务方针,争取癌痛患者全程无痛,亦属此列。

2. 临终关怀的理念

(1) 以照料临终患者为中心:临终关怀是针对各种疾病的晚期,治疗不再生效,生命即将结束者。对于这些患者,已经从过去的治疗为主的观点,转向以照顾为主的观点,通过全面的身心照料,提供姑息性治疗,控制症状,解除痛苦,消除焦虑、恐惧,获得心理、社会上的支持,使其在最后的旅程上得到安宁。因此,临终关怀是以治愈为主的治疗转变为以对症为主的照料。

(2) 提高临终患者的生命质量:临终关怀不以延长生存时间为重,而以丰富患者有限生命,提高其临终阶段生命质量为宗旨。让患者在有限的时间里,能有清醒的头脑,在可控制的病痛中,接受关怀,享受人生的余晖。

(3) 尊重临终患者的尊严和权利:临终患者尚未死亡,只要他没有进入昏迷状态,就仍有思维、意识、情感,仍有个人的尊严和权利。临终关怀强调尊重生命的原则,医护人员应注意维护和保持人的价值和尊严,在临终照料中应允许患者保留原有的生活方式,尽量满足其合理要求,保留个人隐私权利,让患者参与医护方案的制订,选择死亡方式等。

(4) 注重临终患者家属的心理支持:临终护理的效果与家属的积极配合密切相关,注重对家属提供心理支持,可使他们保持正常的心态,在患者临终阶段的心理和精神方面起到他

人所不能替代的作用。因此,在对临终患者全面照料的同时,提供临终患者家属心理、社会支持,使其获得接受亲人死亡事实的力量,坦然地面对亲人的死亡。使患者家属既为患者生前提供服务,又为其死后提供居丧服务。

3. 临终关怀的意义

（1）符合人类追求高生命质量的客观要求：随着人类社会文明的进步,人们对生存质量和死亡质量提出了更高的要求,通过全面的身心照料,提供姑息性治疗,控制症状,解除痛苦,消除焦虑、恐惧,获得心理、社会上的支持,以便让患者在死亡时获得安宁、平静、舒适,让家属在患者死亡后没有留下任何遗憾和阴影。

（2）是社会文明的标志：每个人都希望顺利地出生,安详地死亡。临终关怀正是为让患者有尊严、舒适地到达人生彼岸而开展的一项社会公共事业,这是社会文明的标志。

（3）体现了医护职业道德的崇高：医护职业道德的核心内容就是尊重患者的尊严和权利,临终关怀不仅对临终患者用科学的方法和手段进行全面照料,还提供临终患者家属心理、社会支持,最大限度地帮助他们减轻痛苦,提高生命质量。医护人员作为具体实施者,充分体现了以提高生命价值和生命质量为服务宗旨的高尚医护职业道德。

考点：临终关怀的理念

二、濒死及死亡的定义

濒死即临终状态。指患者已接受治疗性或姑息性的治疗,虽然意识清楚,但病情加速恶化,各种迹象显示生命即将结束,是生命活动的最后阶段。

死亡是个体生命活动和新陈代谢不可逆的终止。

临床上,当患者呼吸、心跳停止,瞳孔散大而固定,所有反射都消失,心电波平直,即可宣布死亡。随着医学科学的发展,特别是人工维持心肺功能技术与药物的应用开展后,据有关临床资料显示,只要大脑功能保持着完整性,一切生命活动都有可能完全恢复。1967年人类历史上第一例心脏移植手术在南非获得成功,一个衰亡的心脏可被另一个强壮健康的心脏替换,这就意味着心死不等于人死。因此,传统的死亡标准被摒弃,医学界人士提出新的较为客观的判断标准,这就是脑死亡标准。

脑死亡即包括脑干在内全脑机能完全、不可逆转地停止,是生命活动结束的象征。1968年,在世界第22次医学大会上,美国哈佛医学院脑死亡定义审查特别委员会提出"脑功能不可逆性丧失",并制定了世界上第一个脑死亡诊断标准：①不可逆的深度昏迷；②自发呼吸停止；③脑干反射消失；④脑电波消失（平坦）。

凡符合以上标准,并在24小时内反复测试,多次检查,结果无变化,即可宣告死亡。但需排除体温过低（<32.2℃）或刚使用过中枢神经系统抑制剂两种情况,即可作出脑死亡的诊断。

考点：死亡的定义及诊断标准

📖 **链接**┈┈┈┈┈ 临终的时限

世界上对临终的时限尚无统一的界定标准。 ①美国：对估计只能存活6个月以内的患者称为临终患者。 ②日本：预计只能存活2～6个月的患者称为临终患者。 ③英国：对预计能存活1年以内的患者称为临终患者。 ④其他：不少国家倾向于以垂危者住院治疗至死亡、平均17.5天为标准。 ⑤我国则将预计能存活2～3个月的患者视为临终患者。

三、死亡过程的分期

死亡不是生命的骤然结束,而是一个逐渐进展的过程。一般分为三个阶段：

（一）濒死期

濒死期又称"临终状态"：是人在临死前挣扎的最后阶段,各种迹象显示生命即将终结。

此期身体和重要器官功能发生严重紊乱和衰竭。中枢神经系统脑干以上部位的功能处于深度抑制状态,最初表现为面容苦闷、时有鼾声、血压升高等现象。随后即出现呼吸困难,心搏减弱,体温、血压下降,意识模糊,大小便失禁,各种反射减弱、迟钝或消失,以及昏迷、抽搐等。最后,渐次过渡到临床死亡期。

濒死期的持续时间与死因、年龄、健康状况等密切相关。猝死、严重的颅脑损伤等患者可直接进入临床死亡期;青壮年、体质健壮者、病死、慢性病患者濒死期较长;老年人和体质瘦弱者,濒死期较短,其表现征象亦不明显;窒息、中毒、损伤等引起的死亡,一般都有或长或短的濒死期。濒死期生命仍处于可逆性阶段,若得到及时有效的抢救治疗,生命仍可复苏;反之,将进入临床死亡期。

（二）临床死亡期

临床死亡期又称"躯体死亡期"或"个体死亡期":此期中枢神经系统的抑制过程由大脑皮质扩散至皮质下部位,延髓处于深度抑制状态。

临床表现为心跳、呼吸停止,各种反射消失,瞳孔散大,但各种组织细胞仍有短暂而微弱的代谢活动,持续时间极短。此期维持时间一般为 5～6 分钟,若时间过长,大脑将发生不可逆的变化。

临床死亡期的长短是可变的,如在低温或耗氧量低的情况下,此期就可能延长,甚至可延长到 1 小时或更久。此期若得到及时、有效的抢救,患者生命仍有复苏的可能。

（三）生物学死亡期

生物学死亡期又称"全脑死亡"、"细胞死亡":是死亡过程的最后阶段。此期整个中枢神经系统及机体各个器官的新陈代谢相继停止,出现不可逆的变化,整个机体已不可能复活。随着此期的进展,相继出现尸冷、尸斑、尸僵及尸体腐败等现象。

1. 尸冷　是最先发生的尸体现象,死亡后因体内产热停止,散热继续,尸体温度逐渐降低称尸冷。在通常室温环境中(16～18℃)死后的 10 小时内,平均每小时大约下降1℃,10 小时以后下降速度减慢,经过 24 小时左右,尸温就降至与环境温度基本接近。测量尸温常以直肠温度为标准。在温度高达 40～50℃的环境中,尸体温度不冷却,甚至有可能上升,就不发生尸体冷却现象,因而也就不能利用尸温的变化来推断死亡时间。

2. 尸斑　尸斑的出现时间是死亡后 2～4 小时,经过 12～14 小时发展至高峰,24～36 小时固定下来不再转移,一直持续到尸体腐败。由于地心引力的缘故,血液向身体的最低部位坠积,该处皮肤呈现暗红色斑块或条纹称尸斑。

3. 尸僵　尸体肌肉僵硬,关节固定称尸僵。形成机制主要是三磷腺苷(ATP)学说,即死后肌肉中 ATP 不断分解而不能再合成,致使肌肉收缩,尸体变硬。尸僵多从小块肌肉开始,以下情形发展最为常见,表现为先由咬肌、颈肌开始,向下至躯干、上肢和下肢。尸僵一般在死后 1～3 小时开始出现,4～6 小时扩展至全身,12～16 小时发展至高峰,24 小时后尸僵开始减弱,肌肉逐渐变软,称尸僵缓解。

老年人、小儿、体弱者的尸僵因其肌肉不发达,故出现较早,消失也早,程度也不强。婴儿有时在死后 10～30 分钟即可发生尸僵。

4. 尸体腐败　即死亡后机体组织蛋白质、脂肪和糖类因腐败细菌的作用而发生分解的过程。是早期尸体现象的继续,是最常见的晚期尸体现象。一般在死亡 24 小时、48 小时或 72 小时后才开始出现。患者生前存在于口腔、呼吸道、消化管的各种细菌,可在死亡后侵入血管和淋巴管,并在尸体内大量生长繁殖,体外细菌也可侵入人体而繁殖,尸体成为腐败细菌生长繁殖的场所。尸体腐败常见的表现有尸臭、尸绿等。尸臭是肠道内有机物分解从口、鼻、肛门逸出的腐败气体。尸绿是尸体腐败时出现的色斑,一般在死后 24 小时先从右下腹出现,逐渐扩展至全腹,最后波及全身。尸体腐败发展的结果,便是尸体毁坏,直至仅剩白骨。

四、安 乐 死

安乐死(euthanasia)一词来源于希腊文,原意是无痛苦的、幸福的死亡。

它包括两层含义:一是无痛苦的死亡,安然的去世;二是无痛致死术,即为结束患者的痛苦而采取致死的措施。我国学者给安乐死的具体定义为:患不治之症的患者在危重濒死状态下,由于精神和躯体的极端痛苦,在患者及其家属的要求下,经医生认可,停止无望的救治或用人为的方法使患者在无痛苦的状态中结束生命过程。

安乐死是否正当的问题,不仅在法学界、司法界、医学界是一个争论不休的问题,就是在社会上也是一个热门话题。2001 年 4 月 1 日,荷兰通过"安乐死法案",成为世界上第一个把安乐死合法化的国家。比利时会议院于 2002 年 5 月 16 日通过法案,允许医生在特殊情况下对患者实施安乐死,从而成为继荷兰之后第二个使安乐死合法化的国家。中国法律未接受这一概念,按照上述条件致人死亡,在中国是违法的,有可能被追究刑事责任。事实上,就是在法律上接受并承认安乐死的国家,其安乐死标准和范围也是不易确定的。

📖 链 接 ┈┈┈┈┈┈ 临终关怀与安乐死的关系

"临终关怀"这一概念和现今的研究热点"安乐死"有些不同。 不论是主动安乐死还是被动安乐死, 都有加速死亡的倾向。 而临终关怀却提出不延缓、不加速,这是一个值得探讨的伦理问题。 但亦有学者认为安乐死应属于临终关怀范畴之内,且仅为临终关怀的一小部分。

👤 案例 15-1 分析

1. 临终关怀的理念是以照料临终患者为中心、提高临终患者的生命质量、尊重临终患者的尊严和权利、注重临终患者家属的心理支持。

2. 张先生进入的是综合性医院内附设临终关怀病房。

第 2 节　临终患者及家属的护理

案例 15-2

赵先生,68 岁,结肠癌术后第二次入院。入院时,患者神志清,精神差,呈恶病质状态,生活不能自理,咳嗽无力,大小便失禁,有痰鸣音,骶尾部发红,面积 2cm×2cm,拒绝进食。患者常处于嗜睡状态,清醒时情绪稳定,合作,并对护士的照顾表示感谢,但对周围事物不关心,不愿与他人交谈。

问题:1. 患者的心理反应属于哪个阶段?

2. 对该患者应该采取哪些护理措施?

一、临终患者的生理变化和护理

考点:临终患者的生理变化和护理

(一)评估

1. **肌肉张力丧失**　表现为吞咽困难,大小便失禁或便秘,无法维持良好舒适的功能体位,肢体软弱无力,不能进行自主躯体活动,脸部外观改变呈现希氏面容(面部呈铅灰色、眼眶凹陷、双眼半睁半滞、下颌下垂、嘴微张)。

2. **消化功能减退**　表现为胃肠道蠕动逐渐减弱,患者出现恶心、呕吐、腹胀、食欲不振、便秘或腹泻、脱水等。

3. **循环功能减退**　表现为皮肤苍白或发绀、湿冷、斑点,大量出汗,脉搏快而弱、不规则或测不出,血压逐渐下降,心尖搏动常为最后消失,少尿等。

4. 呼吸功能减退　表现为呼吸频率变快或变慢,呼吸深度变深或变浅,出现鼻翼呼吸、潮式呼吸、张口呼吸等,最终呼吸停止。由于分泌物在支气管内潴留,出现痰鸣音及鼾声呼吸。

5. 感知觉、意识改变　表现为视觉逐渐减退,由视觉模糊发展到只有光感,最后视力消失。眼睑干燥,分泌物增多。听觉常是人体最后消失的一个感觉。意识改变可表现为嗜睡、意识模糊、昏睡或昏迷。

6. 疼痛　表现为烦躁不安,血压及心率改变,呼吸变快或减慢,瞳孔散大,不寻常的姿势,疼痛面容(五官扭曲、眉头紧锁、眼睛睁大或紧闭、神情呆滞、咬牙)。

7. 临近死亡的体征　表现为各种反射逐渐消失,肌张力减退、丧失,脉搏快而弱,血压降低,呼吸急促、困难、出现潮式呼吸,皮肤湿冷。通常先呼吸停止,随后心跳停止。

(二)护理目标

1. 患者在临终期间生理需要得到基本满足。

2. 患者在临终期间症状控制、病痛减轻、享有安详、平和、舒适的生活。

(三)护理措施

1. 促进患者舒适

(1) 提供良好的病室环境:病室宜安静、空气新鲜、通风良好、温度和湿度适宜。

(2) 加强皮肤护理,以防压疮产生:维持良好、舒适的体位,定时翻身,更换卧位。大小便失禁者,注意会阴、肛门附近皮肤的清洁、干燥,必要时留置导尿;大量出汗时,应及时擦洗干净,勤换衣裤。床单保持清洁、干燥、平整、无碎屑。

(3) 重视口腔护理:晨起、餐后、睡前协助患者漱口,保持口腔清洁卫生。口唇干裂者可涂液体石蜡,有溃疡或真菌感染者酌情涂药;口唇干燥者可适量喂水,也可用湿棉签湿润口唇或用湿纱布覆盖。

(4) 减轻患者疼痛:观察疼痛的性质、部位、程度及持续时间,帮助患者选择减轻疼痛的最有效方法。若患者选择药物止痛,可采用 WHO 推荐的三步阶梯疗法控制疼痛。注意观察用药后的反应,把握好用药的阶段,选择恰当的剂量和给药方式,达到控制疼痛的目的。某些非药物控制方法也能取得一定的镇痛效果,如松弛术、音乐疗法、催眠意象疗法、外周神经阻断术、针灸疗法、生物反馈法等。护理人员采用同情、安慰、鼓励等方法与患者交谈沟通,稳定患者情绪,并适当引导使其注意力转移减轻疼痛。

2. 改善营养状况

(1) 增进食欲:主动向患者和家属解释恶心、呕吐的原因,以减少焦虑,取得心理支持。了解患者的饮食习惯,注意食物的色、香、味,少量多餐,以减轻恶心。

(2) 加强营养:给予高蛋白、高热量以及含水分和纤维素的饮食。进食困难者给予流质或半流质饮食,便于患者吞咽。必要时采用鼻饲法或完全胃肠外营养(TPN),保证患者营养供给。加强监测,观察患者电解质指标及营养状况。

3. 改善血液循环　密切观察患者的各项生命体征、皮肤色泽和温度等,注意皮肤清洁、干燥。加强保暖,四肢冰冷时给予热水袋保暖。

4. 改善呼吸功能

(1) 保持室内空气新鲜,定时通风换气。

(2) 神志清醒者,采用半卧位,扩大胸腔容量,减少回心血量,改善呼吸困难;昏迷者,采用仰卧位头偏向一侧或侧卧位,以利于呼吸道分泌物引流,必要时吸痰,以保证呼吸道通畅。

(3) 视呼吸困难程度给予吸氧,纠正缺氧状态,改善呼吸功能。

5. 减轻感、知觉改变的影响

(1) 提供合适的环境,安静、空气新鲜、通风良好、有一定的保暖设施、适当的照明。

（2）用湿纱布拭去眼部分泌物,如患者眼睑不能闭合,可涂金霉素、红霉素眼膏或覆盖凡士林纱布,以保护角膜,防止角膜干燥发生溃疡或结膜炎。

（3）护理中应避免在患者周围窃窃私语,可采用触摸患者的非语言交流方式,配合柔软温和的语调、清晰的语言交谈。

6. 观察病情变化

（1）密切观察患者的意识状态、瞳孔、生命体征、疼痛等。

（2）监测心、肺、脑、肝、肾等重要脏器的功能。

（3）观察治疗反应与效果。

二、临终患者的心理变化和护理

（一）评估

当每个个体接近死亡时,其心理反应是十分复杂的,但在对濒死期的心理研究中仍能发现具有普遍性的情况。心理学家罗斯博士（Dr. Elisabeth Kubler-Ross）观察了数百位临终患者,提出临终患者通常经历五个心理反应阶段,即否认期、愤怒期、协议期、忧郁期、接受期。

1. 否认期　当患者得知自己病重将面临死亡,心理反应是“不,不可能是我,他们一定搞错了”。极力否认、拒绝接受事实,怀着侥幸的心情四处求医,希望是误诊。这种否认是一种防御机制,是为了暂时逃避现实的压力,每个人经历否认期的时间有所不同。

2. 愤怒期　当否认难以维持,随之而来的心理反应是怨恨、暴怒和嫉妒,这一阶段患者会产生“为什么是我,这太不公平了”的心理,于是将愤怒的情绪向医护人员、朋友、家属等接近他的人发泄,或对医院的制度、治疗等方面表示不满。

3. 协议期　患者愤怒的心理消失,开始接受临终的事实。为了延长生命,有些患者认为许愿或做善事能扭转死亡的命运;有些患者则对所做过的错事表示悔恨。出现“请让我好起来,我一定……”的心理,此期患者变得和善,对自己的病情抱有希望,能配合治疗。

4. 忧郁期　当患者发现身体状况日益恶化,协商已无法阻止死亡来临,产生强烈的失落感,“好吧,不幸人就是我”,心情极度伤感,抑郁寡欢甚至有自杀的想法。要求与亲朋好友见面,希望由他喜爱的人陪伴照顾。

5. 接受期　经历一段忧郁后,患者的心情得到了抒发,变得平静,产生“好吧,既然是我,那就去面对吧”的心理,接受即将面临死亡的事实,患者喜欢独处、表情淡漠,常处于嗜睡状态,平静等待死亡的到来。

上述五个心理反应阶段,是因人而异的,有的可以重合,有的可以提前,有的可以推后,也有的可以始终停留在否认期。

（二）护理目标

1. 临终患者能识别不同的心理反应阶段。

2. 临终患者能调节、适应各阶段的心理反应。

（三）护理措施

1. 否认期

（1）护理人员应具有真诚、忠实的态度,既不要揭穿患者的防卫机制,也不要欺骗患者,坦诚温和地回答患者对病情的询问,注意与其他医护人员及家属言语的一致性。

（2）经常陪伴在患者身旁,注意非语言交流,协助患者满足心理方面的需要,让患者感到他并没有被抛弃,时刻受到医务人员及家属的关心。

（3）在与患者沟通的过程中,护理人员要注意自己的言行,主动地表示愿和患者一起讨论死亡,在交谈的过程中因势利导,循循善诱,使其逐步面对现实。

考点：临终患者的心理特点及相应的护理措施

2. 愤怒期

（1）对临终患者的这种"愤怒"，应该看成是正常的适应性反应，不宜回避。要尽量让患者表达其愤怒，以宣泄其内心的不快，充分理解患者的痛苦，加以安抚和疏导。

（2）密切注意患者的情绪，注意预防意外事件的发生。必要时辅以小剂量的镇静药物。

（3）做好患者家属的思想工作，共同给予患者宽容、理解和关爱。

3. 协议期

（1）处于这一时期的患者对治疗是积极的。因为其抱有希望，试图通过自己的合作，友善的态度改变命运，延长生命。

（2）护理人员应当给予指导和关心，加强护理，尽量满足患者的要求，使其更好地配合治疗，以减轻痛苦，控制症状，并加强安全防护。

（3）患者的协议行为可能是私下进行的，护理人员不一定能观察到，在交谈中，应鼓励患者说出内心的感受，尊重患者的信仰，积极引导，减轻压力。

4. 忧郁期

（1）护理人员应多给予患者同情和照顾，允许患者用不同方式宣泄情感，如忧伤、哭泣等。

（2）安排亲朋好友见面、相聚，并尽量让家属陪伴身旁，注意安全，预防患者的自杀倾向。

（3）若患者因心情抑郁忽视个人清洁卫生，护理人员应协助和鼓励患者保持身体的清洁与舒适。

5. 接受期

（1）加强生活护理，保证临终前的生活质量。

（2）尊重患者，不要强迫与其交谈，但要保持适度的陪伴和支持，尊重临终患者的信仰，帮助患者实现未完成的愿望。

三、临终患者家属的护理

了解和满足临终患者家属的需求，是实施医院"人文关怀"的良好切入点，同时已成为目前深入、持续提高满意度，减少医疗纠纷，增强医院竞争力的关键。对家属而言在照顾临终患者期间也会经历各种心理反应。同时家属还需要照顾患者，加上经济的付出等，都会对家属的生活、工作、学习及心理情绪产生很大影响，家属往往有更多被关怀的需要，所以对临终患者家属的照顾护理，对个人、家庭乃至社会，都是十分重要和必要的。

（一）临终患者家属的反应

1. 忧伤、悲痛 当患者家属得知亲人的病情已处于治疗无望的阶段时，他们的心情会极度悲痛，有些家属能将痛苦克制于心中，而不表露出来，也有少数家属由于震惊而无法克制自己的感情，在患者面前痛哭流涕，影响患者的情绪，加重了病情。

2. 委曲、忍让 当患者得知自己病重将面临死亡，在这一时期家属是他们发泄情绪的主要对象。如果家属有任何对抗表现，都会导致患者情绪变坏，可能加速病情恶化。为了患者只好忍气吞声，委曲求全，长期处于委屈痛苦之中。

3. 忧虑、烦恼 当亲属患病后，正常生活秩序和工作秩序被打乱，诸多问题的出现，使家属难以应付，出现了忧虑与烦恼情绪。

4. 悲观、失望 照料临终患者期间，家属长期陪伴，精神、体力及经济的耗费，导致对患者疾病的治疗产生悲观失望的心理，在照顾患者方面会露出不耐心、怕麻烦的情绪。

（二）临终患者家属的护理

1. 满足家属照顾患者的需要 对家属多关心、理解家属的心情，尽量安排其对临终患的陪伴与照顾的需求。

2. 鼓励家属表达感情　护理人员主动和家属沟通,取得信任。与家属会谈时,提供安静、隐私的环境,耐心倾听,鼓励家属说出内心的感受、遇到的困难,并积极解释临终患者生理、心理变化的原因,减少家属疑虑。

3. 指导家属对患者的生活照料　指导、解释、示范有关的护理技术,使其在照料亲人的过程中获得心理慰藉。向家属讲解治疗方案及护理措施,取得家属的配合。

4. 协助维持家庭的完整性　在医院环境中,给家属安排日常的家庭活动,以增进其心理调适,保持家庭完整性。如让家属与患者共进晚餐、看电视、下棋等。

5. 提供对家属的生活关怀　对家属多关心体贴,帮助其安排陪伴期间的生活,为其提供方便,尽量减轻其实际困难,做好后事的物质准备及心理准备。

案例 15-2 分析

1. 该患者的心理反应阶段属于接受期。

2. 此期患者对自己即将面临的死亡已有所准备,恐惧、焦虑和最大的心理痛苦已经消失,机体极度衰弱,常处于嗜睡状态,患者面临死亡,医护人员应以极大的责任心进行抢救,也应尊重患者的信仰,允许患者安静地接受死亡的现实,不要勉强与之交谈,过多地打扰患者。听觉是最后消失的感觉功能,和临终患者讲话时,必须注意语言亲切、清晰,不要耳语,避免在患者面前议论不利于患者心情的话。对于此癌症患者,不要过分控制使用镇静药和麻醉剂,使患者较舒适地度过最后的日子,尽可能地提高生活质量,让其在安详、肃穆中死亡。

第 3 节　死亡后护理

死亡是人生旅程中的一种自然现象,任何人都是不可避免的。死亡后护理是对死者生前良好护理的再继续,不仅是对死者人格的尊重,而且也是对死者家属心灵的安慰,同时也体现了人道主义精神和崇高的护理职业道德。包括死亡者的尸体护理和丧亲者的护理。

一、尸体护理

尸体护理是临终关怀的重要内容,也是对临终患者实施整体护理的最后步骤。做好尸体护理,使死者整洁、易于辨认同时避免造成对其他患者的不良影响。尸体护理应在确认患者已经死亡,医生开具死亡诊断书后尽快进行,护理人员要做到以唯物主义死亡观和严肃认真的态度尽心尽职地进行尸体护理工作。

考点:尸体护理的目的

【目的】

(1) 使尸体整洁,位置良好,易于辨认。

(2) 安慰家属,减轻哀痛。

(3) 尊重死者。

【评估】

(1) 患者的诊断、治疗、抢救过程、死亡原因及时间。

(2) 患者的遗愿、民族及宗教信仰。

(3) 尸体清洁程度、有无伤口、引流管等。

(4) 死者家属对死亡的态度及合作程度。

【计划】

(1) 护士准备:着装整洁,洗手,戴口罩。

（2）用物准备

1）治疗车上层:治疗盘内备尸单（或尸袋）、衣裤、尸体识别卡 3 张（表 15-1）、血管钳、不脱脂棉花、绷带、剪刀、梳子、松节油。治疗盘外备擦洗用物、手消毒液,有伤口者需备换药敷料、胶布、必要时备隔离衣和手套。

2）治疗车下层:生活垃圾桶、医用垃圾桶。

（3）环境准备:安静、肃穆,安排单独房间或屏风遮挡。

表 15-1 尸体识别卡

姓名_____	住院号_____	年龄_____	性别_____	
病室_____	床号_____	籍贯_____	诊断_____	
住址_____				
死亡时间_____年_____月_____日_____时_____分				
			护士签名_____	
			_____医院	

【实施】 见表 15-2。

表 15-2 尸体护理

操作流程	操作步骤	要点说明
（1）备物填卡	填写尸体识别卡,携用物至床旁,屏风遮挡	物品要齐全,注意维护死者隐私
（2）劝慰家属	劝慰家属节哀,请其暂时离开病房	若家属不在,应尽快通知家属来院料理后事
（3）停止治疗	撤去一切治疗用物（如输液管、氧气管、导尿管、气管套管或插管等）	便于尸体护理,防止尸体受压、皮肤损伤
（4）安置体位	将床放平使尸体仰卧,头下置一枕头,脱去衣裤,双臂放于身体两侧,将棉絮从被套中取出,用被套遮盖尸体	防止面部淤血,维护死者隐私
（5）处理伤口	有伤口者更换敷料	有引流管应拔出后缝合创口或用蝶形胶布封闭,再用纱布盖上包扎好
（6）清洁尸体	洗脸,如有义齿者代为装上,协助闭口闭眼,擦净全身,更衣梳发,用松节油擦净胶布痕迹	装上义齿可避免脸型改变,使脸部稍显丰满口、眼闭合维持尸体外观,符合习俗保持身体清洁,无渗液,维持良好尸体外观
（7）填塞孔道	用血管钳将蘸有消毒液的棉花塞于口、鼻、耳、肛门、阴道等孔道	防止体液外溢,注意棉花不要外露
（8）包裹尸体	穿上尸体衣裤,将一张尸体识别卡系在尸体右手腕部,撤去被套,用尸单包裹尸体,用绷带在胸部、腰部、踝部固定,将第二张尸体识别卡缚在尸体腰前的尸单（或尸袋）上	便于尸体的运送与识别
（9）运送尸体	移尸体于平车上,盖上大单,送往太平间,置于停尸屉内,将第三张尸体识别卡放于尸屉的外面,带回大单,放入污衣袋内	便于尸体认领
（10）处理医疗文件	洗手,整理病历,完成各项记录,按出院手续办理结账	体温单上记录死亡时间,注销各种执行单完整的出院护理记录,具有法律证明的作用

续表

操作流程	操作步骤	要点说明
(11) 整理遗物	整理患者遗物交给家属	若家属不在,应由两人点清后,贵重物品列清单,交护士长保管
(12) 处理床单位	清洁、消毒死者用过的一切物品	非传染病患者按一般出院患者方法处理,传染病患者按传染病患者终末消毒方法处理

【评价】
(1) 尸体清洁,外观良好。
(2) 家属对尸体护理表示满意。

【注意事项】
(1) 识别卡要认真填写,避免认错尸体。
(2) 患者经抢救无效,由医生证明,确已死亡,方可进行尸体护理。
(3) 患者死亡后,应立即进行尸体护理,以防僵硬。
(4) 用屏风遮挡尸体,以保护死者的隐私及避免影响其他患者的情绪。
(5) 料理传染病的尸体,操作者应按隔离技术进行。
(6) 做尸体护理时,态度严肃认真,尊重死者,满足家属合理要求。

二、丧亲者的护理

1. 做好尸体护理　体现对死者的尊重,对家属心灵上的安慰。

2. 鼓励家属宣泄感情　对亲属来说是悲哀的延续,护士应理解和同情他们,尽量给予方便和帮助。对家属的大声哭喊不要训斥,护理人员应认真倾听其诉说,针对不同心理反应制定不同的护理措施。

3. 心理疏导,精神支持　提供有关知识,安慰家属面对现实,使其意识到安排好未来的工作和生活是对亲人最好的悼念。

4. 丧亲者随访　目前在国外,临终关怀机构通过信件、电话、访视对死者家属进行追踪随访。

重·点·提·示

1. 死亡是个体生命活动和新陈代谢不可逆的终止。其判断是以脑死亡为诊断标准,即不可逆的深度昏迷、自发呼吸停止、脑干反射消失、脑电波消失(平坦)。

2. 临终患者的生理变化有肌肉张力丧失、消化功能减退、循环功能减退、呼吸功能减退、感知觉及意识改变、疼痛及临近死亡的体征出现。心理反应可分为否认期、愤怒期、协议期、忧郁期、接受期。这五个反应阶段有的可以重合、提前退后,也有的可以始终停留在否认期。

3. 患者死亡后,护士除了做好尸体料理外,还要做好丧亲者的护理。

目 标 检 测

A₁ 型题

1. 目前医学界逐渐开始以哪项作为死亡的标准
　　A. 脑死亡　　　　　B. 心跳停止
　　C. 呼吸停止　　　　D. 各种反射消失
　　E. 瞳孔散大、对光反射消失

2. 下列哪一项不符合协议期临终患者的表现
　　A. 患者的愤怒逐渐消退
　　B. 患者很和善、很合作

C. 患者有侥幸心理,希望是误诊

D. 患者认为做善事可以死里逃生

E. 患者开始接受自己患了不治之症的事实

3. 在什么情况下,护士方可进行尸体护理

  A. 患者的心跳呼吸停止后

  B. 患者的意识丧失之后

  C. 抢救工作效果不显著之后

  D. 在家属的请求之后

  E. 医生作出"死亡"诊断之后

4. 临终患者最后消失的感觉为

  A. 视觉   B. 听觉

  C. 触觉   D. 嗅觉

  E. 味觉

A₂ 型题

5. 患者,李某,因车祸病情严重,住进了某三甲医院的 ICU 病房。近日患者出现间断呼吸、体温不升、血压下降、意识模糊、大小便失禁、各种反射减弱等情况,医生已经下了病危通知。该患者已经处于

  A. 临终状态   B. 躯体死亡

  C. 临床死亡期   D. 细胞死亡

  E. 生物学死亡期

6. 患者,男性,46 岁,肺癌晚期。近日经常对妻子说:让我再多活一年就能看到儿子大学毕业了。该患者处于心理反应的

  A. 否认期   B. 愤怒期

  C. 协议期   D. 忧郁期

  E. 接受期

A₃ 型题

(7~9 题共用题干)

  白女士,71 岁,晚期肝癌,治疗效果不佳,肝区疼痛剧烈、腹水、呼吸困难,患者感到痛苦、悲哀,有自杀念头。尤其是在疼痛发作时求死欲望强烈,情绪烦躁,在疼痛缓解时拒绝与人交往。

7. 白女士此时心理反应属于

  A. 否认期   B. 愤怒期

  C. 忧郁期   D. 接受期

  E. 协议期

8. 对白女士的护理,不妥的是

  A. 多给患者同情和照顾

  B. 允许家属陪伴

  C. 尽可能满足患者的需要

  D. 加强安全保护

  E. 尽量不让患者流露出失落、悲哀的情绪

9. 对于该患者,以下哪项为解除疼痛的最佳措施

  A. 告诉患者疼痛是难免的

  B. 慎用哌替啶,以免药物成瘾

  C. 口服可待因

  D. 肌内注射吗啡

  E. 口服布洛芬

第16章 病案管理与护理文件的书写

第1节 病案管理

案例 16-1

患者,张先生,25 岁,因发热、咳嗽、咳铁锈色痰、胸痛来医院就诊,诊断为"肺炎球菌性肺炎"。住院后经抗炎祛痰等治疗后,患者痊愈出院。

问题: 如何整理患者的病案?

一、病案的种类

1. 住院病案　分为首次住院病案和再次住院病案。
2. 非住院病案　包括门诊病案、急诊病案、家庭病床随访病案。

二、病案管理的重要性及病案记录的要求

(一)病案管理的重要性

1. 提供患者的信息资料　病历档案具有很紧密的历史联系性,每个患者在住院治疗过程中每天的病情变化都得以持续性记载。

2. 提供医疗与教学科研资料　完整的病案资料是医疗实践的原始记录,是医务工作者对患者疾病进行正确诊断、治疗、护理效果的全部总结,是医学教学的最好教材,也是开展科研工作的重要资料。

3. 提供法律依据　病案是医患双方在涉及医疗纠纷时维护各自合法权益不可或缺的重要法律凭证,是解决医疗纠纷的重要凭证之一。

4. 提供评价依据　病案在一定程度上反映了医院的医疗护理质量、学术及技术水平,是衡量医院医疗护理管理水平的重要标志之一。

考点: 病案记录的要求

(二)病案记录的要求

1. 及时　医疗护理记录必须及时,不得拖延或提早,更不能漏记、错记,以保证记录的时效性。如因抢救患者未能及时记录的,有关护理人员应在抢救结束后 6 小时内据实补齐,并注明抢救时间和补记时间。

2. 准确　记录内容必须在时间、内容及可靠度上真实无误。尤其是患者的主诉和行为应进行详细、真实、客观的描述。医学术语应用确切。

3. 完整　眉栏、页码填写要完整,各项记录按要求逐项填写,避免遗漏。每项记录后不留空白,记录者必须签全名。如果患者出现病情变化、拒绝治疗护理、有自杀倾向、发生意外、请假外出等特殊情况,应详细记录事件并准确注明时间,及时汇报并做好交接班。

4. 简要　记录内容应尽量简洁、流畅、重点突出,使用医学术语和公认的缩写,避免笼统、含糊不清或过多修辞,以方便医护人员快速获取所需信息。

5. 清晰　按要求分别用红蓝钢笔书写。字迹清晰、字体端正,不得涂改或用简化字。有书写错误时,应在错误处划双横线并在上面签名。

三、病案的管理

(一)病案的保管要求

1. 住院病案按规定放置,记录和使用后必须放回原处。患者和患者家属不得随意翻阅病案,更不能擅自带出病区。严禁外借。

2. 病案必须保持清洁、完整,防止污染、破损、拆散和丢失。

3. 患者本人或其代理人、死亡患者近亲属或其代理人、保险机构有权复印国务院卫生行政部门规定的病历资料。应根据本单位的规章制度执行复印程序。

4. 发生医疗纠纷时,应在医患双方同时在场的情况下封存或启封相关病历。

5. 患者出院或死亡后将病案整理好送交医院病案室保存,按卫生行政部门规定的保存期限保管。

(二)病案排列顺序

1. **住院期间病历排列顺序** ①体温单(按时间先后倒排);②医嘱单(按时间先后倒排);③入院记录;④病史及体格检查;⑤病程记录(手术、分娩记录单等);⑥会诊记录;⑦各种检验和检查报告单;⑧护理记录单;⑨医嘱执行单;⑩住院病历首页;⑪门诊和(或)急诊病历。

2. **出院(转院、死亡)病历排列顺序** ①住院病历首页;②出院或死亡病历;③入院记录;④病史及体格检查;⑤病程记录;⑥各种检查及检验报告单;⑦护理记录单;⑧医嘱单(按时间先后顺排);⑨医嘱执行单;⑩体温单(按时间先后顺排)。

门诊病历一般由患者自行保管。

链接 ········ 病案管理的计算机化

病案信息是医院信息的基础,它既是主要的医疗信息群,也是医院重要的管理信息源。 在医疗信息系统中,病案信息最活跃、数量最庞大、使用率最高、发展也最快。 计算机技术应用于病案管理,有着密度高、存储量大、检索速度快等特点,它的应用使病案管理发生了质的飞跃。

第 2 节　护理文件的书写

案例 16-2

患者,刘女士,20 岁,因急性阑尾炎住院。医嘱:急查血常规,腹部透视,青霉素 480 万 U+生理盐水 100ml 静脉滴注 bid。

问题:上述医嘱属于哪种类型? 有何特点? 如何处理?

常见的护理文件有:体温单、医嘱单、出入液量记录单、危重患者护理记录单、手术护理记录单、病室报告、护理病案等,这些护理文件是护士交接班时核对工作的依据。认真、客观地填写各类护理文件是护理人员必须掌握的基本技能。

一、体　温　单

体温单是由护士填写的重要护理文件,除记录了患者的体温、脉搏及呼吸外,还记录了患者入院、手术、分娩、转科、出院、死亡时间,血压、体重、出入液量、药物过敏等情况,排列在住院病历的首页附表1。

(一)眉栏填写

1. **眉栏** 用蓝(黑)钢笔填写姓名、年龄、科别、床号、入院日期、住院病历号等项目。

2. **"日期"栏** 每页第 1 日填写年、月、日,其余 6 天只填日。若在 6 天内遇有新的年度或月份开始,则填写年、月、日或月、日。

3. "住院日数"栏　从入院当天开始填写,连续写至出院日。用阿拉伯数字"1、2、3……"表示。

4. "手术(分娩)后日数"栏　用红钢笔填写(有些地区用蓝黑钢笔填写)。以手术(分娩)次日为第1日,用阿拉伯数字"1、2、3……"连续写至14天止。若在14天内行第二次手术,则第一次手术日数作为分子,第二次手术日数作为分母填写,依次填写至第二次手术14日为止。

(二) 体温单40~42℃之间的填写

用红钢笔填写。在体温单40~42℃之间相应时间栏内纵行填写入院、转入、分娩、出院、死亡等项目后写"于"或划一竖线,除手术不写具体时间外,其余均按24小时制,精确到分钟,如"入院——二十时三十分"。转入时间由转入科室填写,如死亡时间应当以"死亡于×时×分"的方式表述。

(三) 体温、脉搏曲线的绘制和呼吸的记录

1. 体温曲线的绘制

(1) 体温符号:用蓝铅笔绘制于体温单35~42℃之间,口温"●",腋温"×",肛温"○"。相邻两次体温用蓝线相连。患者因某些原因未测体温而出现符号中断,相邻的两点可不连线。

(2) 物理降温:高热患者物理降温后半小时需重新测量体温,测得体温以红色"○"表示,划在物理降温前温度的同一纵格内,并用红虚线与降温前温度相连,下次测得体温仍与降温前的温度相连。

(3) 体温不升:于35℃线处划一蓝"●",并在蓝点处向下划一个箭头"↓",长度不超过两小格,并与相邻温度相连。

(4) 体温核实:若体温与上次体温差异较大,或者与病情不符时,需重复测量,核实无误后在体温符号上用蓝笔写一小写英文字母"v",意为核实(verified)。若患者拒测、外出或请假,在体温单40~42℃之间用红钢笔填写"拒测、外出、请假"。前后两次体温断开不相连。

(5) 需密切观察体温的患者,如医嘱为"每1小时测体温一次",其中属于体温单上规定时间的照常填写,其余时间测得的体温记录在护理记录单上。

2. 脉率(心率)曲线的绘制

(1) 脉搏符号:脉率以红色"●",相邻脉率用红线相连。

(2) 脉搏短绌的绘制:心率以红色"○"表示,相邻心率用红线相连,在脉率和心率两曲线之间用红线填满。

(3) 脉搏与体温重叠:应先绘制蓝色体温符号,再在其外用红笔划一红圈表示脉搏。如系肛温,则先以蓝圈表示体温,其内以红点表示脉搏。

(4) 如患者因故未测或需多次测量,处理方法同体温。

3. 呼吸的记录

(1) 将实际测量的呼吸次数,以阿拉伯数字表示,免写计量单位,用红钢笔填写在相应的呼吸栏内,相邻的两次呼吸上下错开记录,每页首记呼吸从上开始写。

(2) 使用呼吸机患者的呼吸以"®"表示,在体温单相应时间内顶格用黑笔画"®"。

(四) 底栏填写

底栏的内容包括血压、体重、身高、尿量、大便次数、出入量、药物过敏、其他等项目,用蓝(黑)钢笔填写,数据用阿拉伯数字表示,免写计量单位。

1. 血压　以mmHg为单位,记录在相应时间栏内。

（1）记录方式：收缩压/舒张压。

（2）一日内连续测量血压时，则上午血压写在前半格内，下午血压写在后半格内；术前血压写在前面，术后血压写在后面。如每日测量次数大于 2 次，应记录在护理记录单上。

（3）如为下肢血压应当标注。

2. 体重　以 kg 为单位，新患者入院时，护士测量体重并记录在相应时间栏内。住院期间，每周测量 1 次并记录。若病情危重或不能走动者，可不测量，体重栏内注明"卧床"。

3. 身高　以 cm 为单位填入，一般新入院患者当日应测量身高并记录。

4. 尿量　以 ml 为单位，记录前 1 日 24 小时总尿量。导尿以"C"表示；尿失禁以"X"表示。例如："1500/C"表示导尿患者排尿 1500ml。

5. 大便次数

（1）记前一日的大便次数，每天记录 1 次。

（2）大便符号：未解大便以"0"表示；大便失禁以"※"表示；人工肛门以"☆"表示；灌肠以"E"表示，灌肠后排便以"E"作分母、排便作分子表示，例如，"$\frac{1}{E}$"表示灌肠后排便 1 次；"$1\frac{2}{E}$"表示自行排便一次，灌肠后又排便 2 次；"$\frac{4}{2E}$"表示灌肠 2 次后排便 4 次。

6. 出入量　以 ml 为单位，记录前 1 日 24 小时的出入总量。

7. 药物过敏　如有药物过敏需在此栏写出。

8. 其他　作为机动，视情况填写。

9. 页码　按页数用蓝（黑）钢笔连续填写。

随着现代科学技术的飞速发展，医院信息化的普及，部分医院陆续开始使用电子体温单。电子体温单采用信息录入、储存、查询、打印等一系列电子信息自动化程序，只要键入的信息准确无误，则版面清晰完整、美观，绘制准确规范，而且具有预警系统，最大限度地帮助护理人员及时采取护理措施并认真记录；也避免了手绘体温单出现的画图不准确、字迹潦草、涂改、错填、漏填、信息不符、续页时间序号错误等问题。同时电子体温单也面临着打印成本、数据的安全性和保密性、程序设计缺陷等方面的问题，还需不断改进和完善，使临床护理工作更加及时、准确、有效，以便更能满足现代医疗护理发展的需求。

二、医　嘱　单

医嘱是医生根据患者病情需要拟订的书面嘱咐，由医护人员共同执行。医生开写医嘱，护士负责执行。

（一）与医嘱相关的表格

1. 医嘱记录单　是医生开写医嘱所用，包括长期医嘱单（附表 2）和临时医嘱单（附表 3），是护士执行医嘱的依据。

2. 各种执行单　将医嘱转抄于相应的执行单上，如服药单、注射单、治疗单、输液单、饮食单等，便于相应的护理人员对患者实施治疗和护理。

（二）医嘱的种类

1. 长期医嘱　有效时间在 24 小时以上，医生注明停止时间后方失效。如：二级护理、低盐饮食、药物治疗等。

2. 临时医嘱　有效时间在 24 小时以内，应在短时间内执行，有的立即执行（st），有的需在限定时间内执行，一般只执行一次。如：阿托品 0.5mg H st。

3. 备用医嘱　根据病情需要分为长期备用医嘱和临时备用医嘱两种。

（1）长期备用医嘱（prn）：有效时间在24小时以上，必要时用，医生注明停止时间后方失效。每执行一次应在临时医嘱栏内记录一次，两次执行之间必须有间隔时间。如哌替啶50mg im q6h prn。

（2）临时备用医嘱（sos）：仅在12小时内有效，必要时使用，只执行一次，过期未执行则失效。如索米痛0.5g po sos。

（三）医嘱的处理

1. 处理原则

（1）先急后缓：处理多项医嘱时，应首先判断需执行医嘱的轻重缓急，合理、及时地安排执行顺序。

（2）先临时后长期：临时需即刻执行的医嘱，应立即安排执行。

（3）执行者签全名：医嘱执行者须在医嘱单上签全名。

2. 处理方法

（1）长期医嘱：医生开写在长期医嘱单上，并注明日期和时间。护士将长期医嘱分别转抄至各种执行单上（如服药单、注射单、治疗单等），在执行栏内注明时间并签全名。

（2）临时医嘱：医生开写在临时医嘱单上，并注明日期和时间。护士执行后，必须写上执行时间并签全名。

（3）备用医嘱

1）长期备用医嘱：医生开写在长期医嘱单上，护士将其转抄至执行单上，在执行栏内注明时间并签全名。每次执行后，在临时医嘱单上记录执行时间并签全名，供下一班参考。

2）临时备用医嘱：医生开写在临时医嘱单上，可暂不处理，待患者需要时执行。执行后按临时医嘱处理，过时未执行，护士应用红钢笔在该项医嘱栏内写"未用"两字。

（4）停止医嘱：护士在相应的执行单上注销有关项目，然后在医嘱单该项医嘱的停止日期栏内注明停止日期与时间，最后签全名。

（5）重整医嘱：凡长期医嘱单超过3页，或医嘱调整项目较多时应重整医嘱。重整医嘱时，在原医嘱最后一行下面画一红横线，在红线下正中用蓝钢笔写"重整医嘱"，红线上下均不得有空行。再将红线以上有效的长期医嘱按原日期、时间顺序抄于红线下。抄录完毕须两人核对无误，并填写重整者姓名。

当患者手术、分娩或转科后，也需重整医嘱，即在原医嘱最后一行下面划一红横线，在红线下正中用蓝钢笔写上"术后医嘱"或"分娩医嘱"或"转入医嘱"，然后再由医生开写新医嘱，红线以上医嘱自行停止。

（四）注意事项

（1）处理医嘱时要精神集中，认真细致，及时准确，字迹清楚。如有疑问，必须询问或核对清楚后再执行。

（2）医嘱必须经医生签名后方为有效。一般情况下不执行口头医嘱，在抢救或手术过程中医生下达口头医嘱时，执行护士应先复诵一遍，双方确认无误后方可执行，抢救或手术结束后6小时内由医生及时补写在医嘱单上。

（3）医嘱须每班、每日核对，护士长主持每周总查对，查对后签全名。

（4）凡需下一班执行的临时医嘱要交班，并在护士交班记录上注明。

（5）凡已写在医嘱单上而又不需执行的医嘱，不得贴盖、涂改，应由医生在该项医嘱栏内用红钢笔写"取消"，并在医嘱后用蓝（黑）钢笔签全名。

各医院医嘱的书写和处理方法不尽相同，目前，有些医院使用医嘱本；有的则由医生将医嘱直接写在医嘱记录单上，护士执行；有的使用计算机医嘱处理系统。

考点：医嘱处理原则、方法及注意事项

链 接 .... 计算机医嘱处理子系统

随着信息时代的到来，计算机管理系统普遍应用于医院。在医院各计算机运行子系统中，住院医嘱处理子系统占据了重要的地位。它的运用，改变了护士转抄、查对医嘱的方式，使护士从手工医嘱处理转变为现代的医嘱信息化管理，减少了手工处理医嘱中易出现的错误，节省了人力、物力，更重要的是使医嘱在执行中更具有法律效力。

三、出入液量记录单

正常人每天的液体摄入量与排出量保持动态平衡。当患者因休克、大面积烧伤、大手术后、心脏肾脏疾病、肝硬化腹水等原因使摄入量和排出量不能保持动态平衡时，就会发生脱水或水肿。护理人员必须正确记录出入液量，以作为医生了解病情、做出诊断、决定治疗方案的依据(附表4)。

(一) 记录内容

1. 每日摄入量　包括每日的饮水量、食物含水量、输液量、输血量等。患者饮水或进食时，应使用已测量过容量的容器，以便准确记录。凡固体食物除记录固体单位数量外，还需换算出食物的含水量。

2. 每日排出量　主要为尿量，其次包括大便量、呕吐量、咯血量、痰量、各种引流液量及伤口渗出液量等。如为半固体排出物如大便，须换算出排出物的含水量。以"ml"为单位记录。为准确记录尿量，对昏迷患者或需密切观察尿量和尿比重的患者，最好留置导尿管；对难以收集的排出量，可根据规定量液体浸润棉织物的状况进行估计。

(二) 记录方法

1. 用蓝(黑)钢笔填写记录单的眉栏项目及页码。

2. 出入液量记录，晨7时到晚19时用蓝(黑)钢笔，晚19时到次晨7时用红钢笔记录。记录均以"ml"为单位。

3. 记录同一时间的摄入量和排出量，在同一横格上开始记录；对于不同时间的摄入量和排出量，再各自另起一行记录。

4. 出入液量总结，一般每日于晚19时作12小时的小结一次，用蓝(黑)钢笔在19时记录的下面一格上下各划一横线，将12小时小结的液体出入量记录在划好的格子上；次晨7时做24小时总结，用红钢笔在次晨7时记录的下面一格上下各划一横线，将24小时总结的液体出入量记录在划好的格子上，并将24小时总出入液量填写在体温单的相应栏内。

5. 记录应及时、准确，患者出院或死亡后，记录单不保存。

四、特别护理记录单

凡危重、抢救、大手术后、特殊治疗和需严密观察病情者，须做好护理记录，以便及时、全面掌握患者情况，观察治疗或抢救后的效果(附表5)。

(一) 记录内容

主要内容为患者的生命体征、出入液量、病情动态、治疗和护理措施及其效果等。

(二) 记录方法

1. 用蓝(黑)钢笔填写眉栏项目。

2. 日间(晨7时至晚19时)用蓝(黑)钢笔记录，夜间(晚19时至次晨7时)用红钢笔记录。

3. 及时准确地记录患者的体温、脉搏、呼吸、血压、出入液量等，详细记录患者的病情变化,治疗、护理措施以及效果评价,每次记录后应签全名。计量单位应写在标题栏内,记录栏内只填写数字。记录排出量时,除应填写液量外,还应记录液体的颜色、性状等,并将24小时总量填写在体温单的相应栏内。

4. 病情及处理栏内要详细记录患者的病情变化、治疗、护理措施以及效果,并签全名。

5. 分别于每班结束时将患者的总入量、总出量、病情、治疗、护理等作一次小结或总结,以便于下一班快速、全面地掌握患者的情况。

6. 患者出院或死亡后,危重患者护理记录单应归入病案保存。

五、手术护理记录单

手术护理记录(附表6)是指巡回护士对手术患者术中护理情况及所用器械、敷料的记录,应在手术结束后立即完成。

(一) 记录内容

主要内容为患者姓名、住院号、手术日期及时间、手术名称、术前诊断、药物过敏史、无菌包监测结果、患者入室(出室)时间、术中护理情况、术中所用各种器械名称和数量、清点核对情况、器械护士和巡回护士签名等。

(二) 记录方法

1. 记录应完整、清楚、不漏项。

2. 敷料、器械的清点应由巡回护士和器械护士在手术开始前,关闭腹腔、胸腔及深部切口前(关前),切口皮肤缝合前(关后)3次仔细清点,术中追加敷料、器械应及时记录在加数栏内。术前清点、术中加数、关前清点及关后清点,均应写明具体数量,巡回护士和器械护士签全名。

3. 手术所用无菌包的灭菌指示卡,经检查后粘贴于手术护理记录单的背面。

4. 当器械护士和巡回护士在手术结束前对手术器械、敷料进行清点时,发现器械、敷料种类或数量与记录不相符时,应及时要求手术医师共同查找,如查找后的数量仍与记录不符或手术医师拒绝查找,护士应在手术护理记录单上注明并由手术医师签名。

5. 手术结束后,巡回护士应及时将手术护理记录单归入患者病案。

六、病室交班报告

病室交班报告是由值班护士将值班期间病室情况及患者的病情动态变化等书写成书面交班报告。通过阅读病室交班报告(附表7),接班护士可了解病室全天工作情况与重点,做到心中有数,便于开展工作。

考点: 病室交班报告的书写顺序和交班内容

(一) 书写要求

1. 应在经常巡视和了解病情的基础上书写。

2. 书写内容应全面、真实、简明扼要、重点突出。书写字迹清楚,不得涂改。

3. 日间用蓝(黑)钢笔、夜间用红钢笔书写并签全名。

4. 填写时,先写床号、姓名、诊断;后报告生命体征,并注明测量时间;再简要记录病情、治疗和护理等情况。

5. 对新入院、转入、手术、分娩的患者在诊断的下方分别用红钢笔注明"新"、"转入"、"手术"、"分娩",危重患者做红色标记"※"。

6. 书写完毕,注明页数并签全名。

(二) 书写顺序

1. 填写眉栏　用蓝(黑)钢笔填写眉栏项目,如病室、日期、时间、患者总数,入院、出院、转出、转入、手术、分娩、死亡人数等。

2. 根据下列顺序,按床号先后书写病室报告。

(1)先写离开病室的患者,如出院、转出、死亡的患者。

(2)再写进入病室的患者,如入院、转入的患者。

(3)最后写病室内需重点观察及护理的患者,如手术、分娩、危重及有异常情况的患者。

(三)交班内容

1. 出院、转出、死亡患者　出院者写明离开时间;转出者注明转出时间;死亡者简明扼要记录抢救过程及死亡时间。

2. 新入院及转入患者　应写明入院(转入)时间、方式(步行、平车、轮椅)、主要症状及体征,给予的治疗、护理措施及效果等。

3. 危重患者　应写明生命体征、神志、病情动态、特殊的抢救、治疗、护理措施及效果等。下一班需重点观察和注意的事项。

4. 手术患者　手术前的患者应写明术前准备和术前用药情况等;当天手术后的患者需写明麻醉种类,手术名称及过程,清醒时间、回病室后血压、伤口、引流、排尿及镇痛药使用情况等。

5. 产妇　应写明胎次、产式、产程、分娩时间、会阴切口及恶露等情况。

6. 老年、小儿和生活不能自理的患者　应报告生活护理情况,如口腔护理、压疮护理及饮食护理等。

此外,还应报告上述患者的心理状态和需要接班者重点观察及完成的事项。夜间记录应注明患者睡眠情况。

七、护理病案

在临床应用护理程序过程中,有关患者的健康资料、护理诊断、护理计划、护理措施和效果评价等,均应有书面记录,这些记录构成了护理病案。主要包括患者入院评估表、住院评估表、护理计划单、护理记录单、健康教育计划单、出院评估表等。

(一)入院评估表

对新入院患者进行初步评估,找出存在的健康问题,确立护理诊断。

(二)住院患者评估表

为及时全面掌握患者病情变化,护士应对分管的病历每班、每天或数天进行评估。评估内容因病种、病情不同而有所不同。

(三)护理计划单

是护理人员对患者实施整体护理的具体方案。包括护理诊断、护理目标、护理措施和效果评价等。

(四)护理记录单

护理记录单是护士运用护理程序的方法为患者解决问题的记录。内容包括患者的护理诊断/问题、护士所采取的护理措施及执行措施后的效果。

(五)健康教育计划单

健康教育计划单是为恢复和促进患者健康并保证患者出院后能获得有效自我护理能力而制订和实施的帮助患者掌握健康知识的学习计划与技能训练计划。

1. 住院期间的健康教育计划　内容包括环境介绍、医护人员介绍、疾病相关知识介绍、各种检查治疗的目的和注意事项、饮食与活动的注意事项、所用药物的作用及不良反应、疾病的预防及康复措施等。

2. 出院指导　是对患者出院后的活动、饮食、药物、复诊等进行指导。可采用讲解、示范、模拟、提供书面及视听材料等。对于患者和家属想了解的有关知识和技能,可提供专家编制的标准健康教育计划。

案例 16-1 分析

1. 完善患者的护理病历,记录出院小结,在体温单 40 ~ 42℃ 之间记录出院时间。将长期医嘱单和临时医嘱单用红钢笔在最后一条医嘱下面划一直线,在相应的栏内签名。

2. 按出院病历排列顺序将病历整理好,检查有无漏项,如入院病历首页相关信息遗漏等,由相关人员补齐。

3. 将整理好的病案送病案室保管。

案例 16-2 分析

急查血常规,腹部透视是临时医嘱,是立即执行和在 24 小时以内执行的医嘱,只执行一次。护士执行后,必须写上执行时间并签全名。

青霉素 480 万 U+0.9% 氯化钠溶液 100ml 静脉滴注 bid 是长期医嘱,有效时间在 24 小时以上,医生注明停止时间后方失效。护士将长期医嘱分别转抄至各种执行单上(如服药单、注射单、治疗单等),在执行栏内注明时间并签全名。

重·点·提·示

1. 病案记录要求及时、准确、完整、简要、清晰,病案必须保持清洁、完整,防止污染、破损、拆散和丢失。

2. 医嘱根据有效期是否在 24 小时以内,分为长期医嘱和临时医嘱;根据病情需要分为长期备用医嘱和临时备用医嘱两种。护士要按照先急后缓、先临时后长期、执行者签全名的原则处理和执行医嘱。

3. 在临床上还有如出入液量记录单、特别护理记录单、手术护理记录单、病室报告、护理病案等及时全面了解患者病情的各种护理文件,护士都要认真细致地完成书写。

目 标 检 测

A_1 型题

1. 根据病案记录的要求,下列哪项不妥
   A. 医疗与护理病历必须及时,不得拖延
   B. 如遇抢救,有关医护人员应该在抢救结束后 12 小时内据实补记
   C. 记录的内容必须真实、无误
   D. 记录的内容应重点突出,简洁、流畅,应使用医学术语和公认的缩写
   E. 白班用蓝钢笔,夜班用红钢笔记录

2. 关于病案的管理要求,下列不正确的是
   A. 医疗护理文件必须保持清洁、整齐、完整
   B. 患者本人或代理人无权复印病历资料
   C. 病区交班报告应在病室保存 1 年
   D. 发生医疗纠纷时,必须在医患双方同时在场的情况下封存或启封病历
   E. 患者及家属不得随意翻阅医疗或护理文件

3. 下列不属于医嘱内容的是

A. 给药途径　　　B. 护理级别
C. 药物剂量　　　D. 物理降温
E. 生命体征的测量方法

4. 以下哪项不是长期医嘱
   A. 止咳糖浆 10ml po qid
   B. 庆大霉素 8 万 U im bid
   C. 地西泮 10mg po qn
   D. 测血压 q6h
   E. 哌替啶 50mg im sos

5. 病室报告的填写顺序为
   A. 重点患者—新进入患者—当日离去患者
   B. 当日离去患者—重点患者—新进入患者
   C. 新进入患者—当日离去患者—重点患者
   D. 当日离去患者—新进入患者—重点患者
   E. 重点患者—当日离去患者—新进入患者

6. 特别护理记录单的书写,下述哪项不妥
   A. 内容准确、简要、用医学术语

B. 必须用钢笔填写

C. 定时记录生命体征和病情动态

D. 要记录患者的心理变化

E. 夜班护士总结 24 小时出入液量

7. 属于临时备用医嘱的是

A. 半流质饮食

B. 去痛片 0.5 SOS po

C. 止咳糖浆 10ml tid po

D. 地西泮(安定)5mg qn po

E. 胸片

8. 物理降温 30min 后测得的体温应记在降温前的同一纵格内,所用的符号是

A. 红点红虚线   B. 红圈红虚线

C. 蓝点蓝虚线   D. 蓝圈蓝虚线

E. 蓝圈红虚线

A_2 型题

9. 患者,女性,38 岁,行背部小手术后感到疼痛,医生 11:00 开医嘱:布桂嗪 100mg,im,sos,此医嘱失效的时间是

A. 15:00   B. 19:00

C. 0:00   D. 23:00

E. 第 2 日 11:00

10. 王先生,因乙型肝炎住院,须进行血液隔离,此项内容属于

A. 不列为医嘱   B. 长期医嘱

C. 临时医嘱   D. 长期备用医嘱

E. 临时备用医嘱

A_3 型题

(11、12 题共用题干)

患者,廖某,男性,50 岁,骨癌晚期,疼痛剧烈,医嘱:哌替啶 50mg,im,q4h,prn。

11. 此医嘱属于

A. 即刻执行的医嘱 B. 长期医嘱

C. 临时医嘱   D. 长期备用医嘱

E. 临时备用医嘱

12. 在处理此医嘱时,护士不正确的是

A. 将医嘱转抄在治疗卡上

B. 执行前须了解上次的执行时间

C. 两次执行的间隔时间应在 4 小时以上

D. 过期未执行则用红笔写"未用"

E. 每次执行后,在临时医嘱单上记录执行时间并签全名

A_4 型题

(13~16 题共用题干)

患者,刘某,男性,30 岁,急性阑尾炎穿孔 11 时 30 分急诊入院,立即在蛛网膜下隙麻醉下行阑尾切除术。14 时术毕安返病房。

13. 患者回病房后,护士应先处理哪项医嘱

A. 外科护理常规

B. 二级护理

C. 输血 200ml st

D. 庆大霉素 8 万 U im bid

E. 5% 葡萄糖溶液 500ml + 维生素 C 2.0g ivgtt qd

14. 护士在书写该患者交班报告时,可以不写的是

A. 入院时间和状态

B. 手术过程

C. 麻醉方式和手术名称

D. 重点观察项目和注意事项

E. 回病室时生命体征等情况

15. 手术后 6 小时,患者主诉伤口疼痛,首要的护理措施是

A. 检查切口情况   B. 给予止痛药

C. 安置半坐卧位   D. 给予局部热敷

E. 局部理疗

16. 手术后 8 小时,患者主诉小腹憋胀,排不出尿液来,护士最好首先采用哪种方法协助患者排尿

A. 让患者听流水声

B. 让患者床上排尿

C. 局部热敷

D. 应用利尿剂

E. 采用导尿术

附　表

附表 1　体温单

姓名 张若兰　**性别** 女　**年龄** 45　**入院日期** 2012年2月28日　**科别** 普外　**病室** 一　**床号** 2　**住院号** 13846

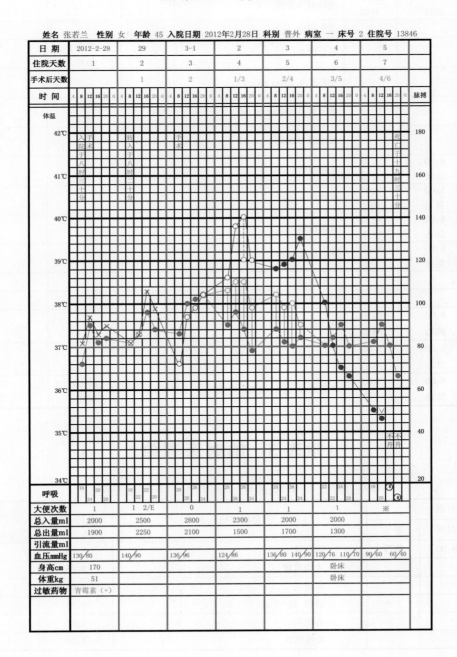

日　期	2012-2-28	29	3-1	2	3	4	5
住院天数	1	2	3	4	5	6	7
手术后天数		1	2	1/3	2/4	3/5	4/6

	呼吸	18 24	20	18 22	20	20	28 24	26	20 28	24	24 24	20	20	® ®
	大便次数	1		1 2/E		0		1		1		1		※
	总入量ml	2000		2500		2800		2300		2000		2000		
	总出量ml	1900		2250		2100		1500		1700		1300		
	引流量ml													
	血压mmHg	130/80		140/90		136/96		124/86		136/80 140/90		120/76 110/70		90/60 60/40
	身高cm	170									卧床			
	体重kg	51									卧床			
	过敏药物	青霉素（+）												

附表2 长期医嘱单

姓名 <u>张华</u> 科别 <u>内科</u> 床号 <u>5</u> 住院号 <u>13679</u>

开始日期		执行时间	长期医嘱	停止时间		执行时间
月 日	时间 签名	签名		月 日	时间 签名	签名
7.6	8:00 陈珍	8:05 王华	内科护理常规			
			二级护理			
			低盐饮食	7.8	8:00 陈珍	8:10 李英
			地高辛 0.25mg po qd			
			维生素 B$_1$ 10mg po tid	7.9	8:00 林玉	8:05 刘兰
			维生素 C 200mg po tid	7.13	9:00 陈珍	9:10 刘兰
7.11	8:00 陈珍	8:10 李英	软质饮食			
7.13	5:00 林玉	5:00 刘兰	氧气吸入 prn			
7.14	8:00 陈珍	8:15 王华	重整医嘱			
7.6	8:00 陈珍	8:05 王华	内科护理常规			
			二级护理			
			地高辛 0.25mg po qd			
7.11	8:00 陈珍	8:10 李英	软质饮食			
7.13	5:00 林玉	5:00 刘兰	氧气吸入 prn			
7.14	9:00 陈珍	9:05 王华	青霉素 80 万 U im bid 皮试(−)	7.16	14:00 林玉	14:05 李英

附表3 临时医嘱单

姓名 <u>张华</u> 科别 <u>内科</u> 床号 <u>5</u> 住院号 <u>13679</u>

日期			临时医嘱	执行时间	签名
月 日	时间	签名			
7.6	8:00	陈珍	血常规	8:05	王华
			大便常规	8:05	王华
			尿常规	8:05	王华
			血钾、钠、氯 st	8:05	王华
			心电图	8:05	王华
			X 线胸片	8:05	王华

日期			临时医嘱	执行时间	签名
月日	时间	签名			
7.6	21：00	林玉	50% 葡萄糖液 20ml / iv st 去乙酰毛花苷丙 0.2mg	21：00	李英
7.7	5：00	林玉	硝酸甘油 0.5mg（含舌下）st	5：00	刘兰
7.7	8：00	陈珍	0.9% 氯化钠溶液 500ml / iv gtt st 复方丹参 10ml	8：00	李英
7.8	17：00	林玉	查血糖	17：05	刘兰
7.9	8：00	陈珍	0.9% 氯化钠溶液 50ml / iv gtt st 复方丹参 10ml	8：05	王华
7.14	10：00	陈珍	心电图	10：00	王华
7.18	8：00	陈珍	今天下午出院	8：10	王华

附表4 出入液量记录单

姓名 <u>王红</u>　床号 <u>1</u>　诊断 <u>上消化道出血</u>　科别 <u>消化内科</u>　病房 <u>201</u>　住院号 <u>232568</u>

日期	时间	入量		出量		签名
		项目	量（ml）	项目	量（ml）	
6/5	9：00	平衡液	500	呕血	800	李叶
		全血	200			李叶
	9：30	全血	200			李叶
	10：00	右旋糖酐	500	尿	100	李叶
	10：30	0.9% 氯化钠溶液	200			李叶
		奥美拉唑 40mg	2			李叶
	11：00			尿	200	李叶
				血便	200	李叶
	11：30			引流液	50	李叶
	12：00	奥曲肽 100μg	1			王华
		0.9% 氯化钠溶液	20			王华
	14：00	全血	200			王华
	16：00	706 代血浆	500			王华
	19：00			尿	200	王华
	12 小时小结		2323		1550	王华
	20：00	0.9% 氯化钠溶液	200			李丽
		奥美拉唑 40mg	2			李丽
	22：00			引流液	100	李丽
7/5	0：00			尿	100	李丽
	2：00			引流液	50	李丽
	6：30			尿	200	李丽
	24 小时总结		2525		2000	李丽

附表5　特别护理记录单

姓名　王伟　　科别　消化内科　　病区　2　　床号　10　　住院号　258792

2012年 日/月	时间	体温（℃）	脉搏（次/分）	呼吸（次/分）	血压（mmHg）	食物及液体种类 名称	量（ml）	排出物 名称	量（ml）	病情及治疗	签名
3/11	10:00	36.8	116	20	100/64	10%葡萄糖液	500	呕血	800	患者突感心慌上腹不适随即呕出暗红色液约800ml。立即置三腔管，胃囊充气200ml，胃肠减压。备血600ml，报病危。患者精神紧张，给予安慰。	
						垂体后叶素20U	2				
						0.9%氯化钠溶液	200				
						奥美拉唑40mg	2				
	11:00		120		90/60	全血	200	尿	200		
	12:00		116		90/60						
	14:00	37.2	112	19	100/60	全血	200				
	16:00		110		100/60	706代血浆	500	血便	300	患者便血300ml，经禁食、三腔管压迫、输血、输液等处理，血压仍偏低，胃管内有少量血性引流液。请严密观察出血情况及生命体征。	
	18:00	37.3	108	18	100/64			尿	200	呕血800ml，血便300ml，尿400ml。	丁敏
	12	小	时	小	结	输入	1604	排出	1500		
	20:00		106		100/60	0.9%氯化钠溶液	200				
						奥美拉唑40mg	2				
	22:00		100		100/60	平衡液	1000				
4/11	0:00		96		100/60			尿	150	患者夜间未呕血，血压平稳，三腔管胃管内有少量淡咖啡色液体。液体维持输入。患者安静入睡，请继续观察。	张爽
	2:00		90		100/66			引流液	50		
	4:00		88		100/70					患者夜间无出血情况，血压平稳，胃管内见淡黄色引流液。患者比较安静，输液仍在继续。	
	6:00	36.7	88	16	100/70			尿	200		
								引流液	400		
	24	小	时	总	结	输入	2806	排出	2300	呕血800ml，血便400ml。引流液450ml，尿液750ml。	孙娜

附表 6　手术护理记录单

日期_____ 科室_____ 床号_____ 姓名_____ 性别_____ 住院号_____ 手术间_____

入室时间：_____ 年_____ 月_____ 日_____ 时_____ 分_____ 拟行手术_____

术前诊断_____ 药物过敏史_____ 体重_____ kg 携带物品_____

术前：意识状况：□清醒 □半清醒 □未清醒 静脉输液：□有 □无

胃管：□有 □无 尿管：□有 □无 手术开始时间_____ 时_____ 分

术中：输液_____ ml 输血_____ ml 体位_____ 麻醉_____

　　　静脉穿刺：□有 □无 尿量_____ ml 出血量_____ ml 引流管放置：□有 □无

标本送冰冻：□送 □未送 标本送病理：□已送 □未送

术毕：皮肤情况_____ 出室时间____时____分

　　　血压_____ mmHg 脉搏_____ 次/分 呼吸_____ 次/分

携带物品：□全部带走 术后去向：□病房 □ICU 所带液体名称_____ ml

其他_____

器械包：　　　　　敷料包：　　　　　　特殊器械包：

无菌包监测：合格（灭菌指示卡贴在背面）

器械敷料清点

种类	术前数	关前数	关后数	种类	术前数	关前数	关后数
蚊式钳				剪刀			
直血管钳				开胸器械			
小弯血管钳				胃钳			
中弯血管钳				肠钳			
大弯血管钳				肾蒂钳			
扣克				脾蒂钳			
爱力斯				胆道器械			
布巾钳				抽克			
海绵钳				心脏器械			
直角钳				纱布垫			
扁桃体钳				纱布			
拉钩				纱布条			
压肠板				棉条			
持针器				阻断带			
刀柄				缝合针			
镊子				另备			

器械护士签名：

巡回护士签名：

附表7 病室交班报告

心内科　病区　　　　　　　　　　　　　　　　　　　　　　　2012 年 11 月 25 日

患者总报告　床号姓名诊断	白班　患者总数36人 入院1　出院2　转出1 转入0　手术0　分娩0 出生0　病危0　死亡0	中班　患者总数36人 入院0　出院0　转出0 转入0　手术0　分娩0 出生0　病危1　死亡0	夜班　患者总数36人 入院0　出院2　转院0 转入0　手术0　分娩0 出生0　病危0　死亡0
3床 夏洁	今日 10:00 出院		
6床 杨军	今日 15:00 出院		
9床 郝明	今日 14:00 转外科,继续治疗		
12床 刘静 风湿性心脏病、心房颤动 "新"	患者,女性,52 岁,"因反复咳喘伴胸闷 3 年,加重 5 天"于 9:00 收治入院。入院时轮椅推入,神志清楚,精神委靡,口唇发绀,不能平卧。T 37.2℃,HR 108 次/分,R 26 次/分,BP 110/70mmHg,医嘱予吸氧、强心、利尿及青霉素抗感染治疗。现患者采取半坐卧位,持续吸氧2L/min,正在输液过程中,请加强病情观察	患者晚间病情平稳,在 2L/min 氧气持续吸入下,呼吸平稳,20 次/分,无特殊不适,仍取半坐卧位休息。入睡好,HR 90 次/分,请继续严密观察	患者夜间取半卧位休息,仍予持续低流量氧气吸入,呼吸平稳,20 次/分,睡眠佳,晨起无不适。晨起 T 36.3℃,HR 90 次/分,BP 112/74mmHg,呼吸18 次/分
3床 高振鹏 急性前壁心肌梗死 "※"	16:00 T 36.8℃,P 84 次/分,R 18 次/分,BP 120/80mmHg。患者心肌梗死后第 6 天,于 10:00 诉胸闷及胸痛,遵医嘱含硝酸甘油一片后缓解。患者情绪紧张,进行了心理护理。请注意病情变化	20:00 T 37℃,P 88 次/分,R 20 次/分,BP 128/86mmHg。患者晚间呼吸平稳,无不适主诉,无心前区压痛及胸闷现象。21:00 诉入睡困难,予地西泮 5 mg 口服,效果好,现已安静入睡。请夜班再观察	6:00 T 36.2℃,P 80 次/分,R 18 次/分,BP 112/74mmHg。患者夜间睡眠好,呼吸平稳,晨起无不适主诉

　　　签名　刘爽　　　　　　　　　签名　田丽　　　　　　　　　　　签名　王丽娜

参考文献

崔焱. 2004. 护理学基础. 北京：人民卫生出版社

杜国香, 牛秀美. 2005. 护理技术. 北京：科学出版社

冯先琼. 2006. 护理学基础. 北京：人民卫生出版社

龚敏. 2010. 基础护理学. 西安：第四军医大学出版社

广东省卫生厅. 2007. 临床护理技术规范(基础篇). 广州：广东科技出版社

黄勋. 2003. 医务人员医院感染的预防与控制. 长沙：湖南科学技术出版社

姜安丽. 2005. 护理学基础. 北京：人民卫生出版社

姜安丽. 2008. 新编护理学基础. 北京：人民卫生出版社

李小寒, 尚少梅. 2012. 基础护理学. 北京：人民卫生出版社

李小萍. 2008. 基础护理学. 北京：人民卫生出版社

李晓松. 2008. 护理学基础. 北京：人民卫生出版社

李秀云. 2008. 护理实训教程. 武汉：湖北科学技术出版社

刘翠华, 吴先娥. 2006. 护理技巧. 武汉：崇文书局

马如娅. 2004. 护理技术. 北京：人民卫生出版社

秦小平. 2004. 医院感染管理实用指南. 北京：北京大学医学出版社

全国卫生专业技术资格考试专家委员会. 2009. 全国卫生专业技术资格考试指导. 护理学(执业护士含护士)练习题集. 北京：人民卫生出版社

全国卫生专业技术资格考试专家委员会. 2009. 全国卫生专业技术资格考试指导. 护理学(执业护士含护士). 北京：人民卫生出版社

尚少梅. 2008. 护理学基础. 北京：北京大学医学出版社

陶丽云. 2009. 护理基本技术. 北京：高等教育出版社

王力红. 2002. 医院感染控制指南. 北京：科学技术文献出版社

伍素华, 李书章. 2004. 医院感染护理学. 北京：人民军医出版社

熊爱姣, 余先会. 2008. 护理技巧. 武汉：湖北科学技术出版社

姚泰. 2008. 生理学. 北京：人民卫生出版社

姚蕴伍, 吴之明. 2008. 护理学基础. 上海：同济大学出版社

殷磊. 2004. 护理学基础. 北京：人民卫生出版社

余剑珍. 2007. 基础护理技术. 第 2 版. 北京：科学出版社

余剑珍, 季诚. 2012. 基础护理技术. 第 3 版. 北京：科学出版社

张美琴. 2008. 护理专业技术实训. 北京：人民卫生出版社

周春美. 2008. 护理学基础. 上海：上海科学技术出版社

基础护理技术教学大纲

一、课程性质和任务

《基础护理技术》是高职、高专护理专业的一门主干专业基础课程,是研究帮助护理对象满足生理、心理和治疗需求的护理基本理论、基本知识及基本技能的一门学科。其主要任务是以培养学生良好的职业素质为核心,在整体护理观念的指导下,使学生具有较强的护理实践技能及必备的护理基本知识,理论联系实际,培养观察、综合分析解决问题能力和创新能力,能运用所学知识和技能为护理对象服务,同时也为学习后续的临床各科护理打下坚实的基础。

二、课程教学目标

(一)知识教学目标

1. 掌握用护理程序的工作方法满足护理对象各项需求的护理知识。
2. 理解护理学基本概念与理论。
3. 了解医院基本结构与功能。

(二)能力培养目标

1. 能将护理的基本知识与技术运用于病情观察、护患沟通、健康教育及各项护理操作中。
2. 能规范进行各项基础护理技术操作。

(三)素质教育目标

1. 通过学习,加深对护理专业的认识,培养热爱护理专业、不断进取、刻苦学习的精神,进一步形成现代护理理念。
2. 通过实践操作,培养严谨求实、一丝不苟的工作态度,养成正确的护理行为意识。
3. 培养高度的责任心、同情心、爱心,具有良好的职业道德修养、人际沟通能力和团结协作精神。
4. 培养严谨的学习态度,具有科学的思维能力和敢于创新的精神。

三、教学内容和要求

教学内容	了解	理解	掌握	教学活动参考	教学内容	了解	理解	掌握	教学活动参考
一、医院和住院环境				理论讲授	2. 病区的护理工作			√	
(一)医院				多媒体演示	3. 病区环境管理			√	
1. 医院的概念	√			案例分析讨论	4. 病床单位及设置	√			
2. 医院的性质与任务		√		到医院去参观	5. 铺床法			√	
3. 医院的种类	√			实物展示	二、入院和出院护理				理论讲授
4. 医院的组织机构	√			教师演示	(一)入院护理				多媒体演示
(二)门诊部			√	学生练习	1. 患者进入病区前护理		√		案例分析讨论
(三)病区					2. 患者进入病区后的初步护理			√	角色扮演
1. 病区的设置和布局要求			√						

续表

教学内容	了解	理解	掌握	教学活动参考	教学内容	了解	理解	掌握	教学活动参考
3. 分级护理			√	教师演示	(二)头发护理				案例分析讨论
(二)出院护理				学生练习	1. 床上梳发、洗发		√		角色扮演
1. 出院前的护理		√		自学	2. 头虱、虮除灭法			√	实物展示
2. 出院当日护理			√		(三)皮肤清洁护理				教师演示
3. 出院后的护理			√		1. 沐浴法		√		学生练习
(三)运送患者法			√		2. 床上擦浴			√	真实操作
(四)家庭病床		√			3. 压疮的预防及护理			√	自学
三、舒适与安全护理				理论讲授	(五)卧有患者床整理及更换床单法			√	
(一)舒适的概述		√		多媒体演示	(六)晨晚间护理		√		
(二)各种卧位及应用				案例分析讨论	六、生命体征的观察与护理				理论讲授
1. 概述		√		角色扮演	(一)体温的观察与护理				多媒体演示
2. 常用卧位			√	老师演示	1. 体温的产生与调节	√			案例分析讨论
(三)帮助患者更换卧位的方法			√	学生练习	2. 正常体温及其生理性变化			√	角色扮演
(四)安全的护理					3. 异常体温的观察及护理			√	实物展示
1. 安全的概述		√			4. 体温测量技术			√	教师演示
2. 保护具的应用			√		(二)脉搏的观察与护理				学生练习
四、医院感染的预防和控制				理论讲授	1. 脉搏的产生	√			
(一)医院感染				多媒体演示	2. 正常脉搏及其生理性变化			√	
1. 概述	√			案例分析讨论	3. 异常脉搏的观察及护理			√	
2. 医院感染的形成		√		实物展示	4. 脉搏的测量			√	
3. 医院感染发生的促发因素		√		教师演示	(三)呼吸的观察与护理			√	
4. 医院感染的预防和控制措施			√	学生练习	(四)血压的观察与护理			√	
(二)清洁、消毒、灭菌				去医院参观	(五)疼痛的观察与护理				
1. 概念			√		1. 疼痛的概述		√		
2. 清洁法		√			2. 影响疼痛的因素		√		
3. 消毒、灭菌的方法			√		3. 疼痛的护理			√	
4. 消毒供应中心(室)		√			七、饮食护理技术				理论讲授、多媒体演示、案例分析讨论、角色扮演、实物展示、制定食谱、教师演示、学生练习、自学
(三)无菌技术			√		(一)医院饮食			√	
(四)隔离技术					(二)饮食护理				
1. 概念			√		1. 饮食与营养的评估		√		
2. 隔离区域的设置和划分			√		2. 患者的一般饮食护理		√		
3. 隔离消毒原则			√		3. 患者的特殊饮食护理			√	
4. 隔离种类及措施			√		八、排泄护理技术				理论讲授、多媒体演示、案例分析讨论、实物展示、教师演示学生练习
5. 隔离技术操作法			√		(一)排尿的护理			√	
6. 职业防护		√			(二)排便的护理			√	
五、清洁护理技术				理论讲授	1. 排便活动的评估			√	
(一)口腔护理			√	多媒体演示	2. 排便活动异常的护理			√	
					3. 与排便有关的护理技术			√	
					九、给药技术				理论讲授

教学内容	了解	理解	掌握	教学活动参考	教学内容	了解	理解	掌握	教学活动参考
(一)给药的基本知识				多媒体演示	8. 输液微粒污染	√			
1. 药物的种类、领取和保管原则			√	案例分析讨论	(二)静脉输血法				
2. 药疗原则			√	实物展示	1. 概述	√			
3. 给药途径		√		教师演示	2. 静脉输血			√	
4. 给药次数和时间间隔	√			学生练习	3. 自体输血	√			
5. 影响药物疗效的因素		√		真实操作	4. 输血反应及防护			√	
(二)口服给药法			√		十二、冷热疗技术				理论讲授
(三)雾化吸入疗法			√		(一)热疗法				多媒体演示
(四)注射法					1. 热疗的应用目的			√	案例分析讨论
1. 注射原则			√		2. 影响热疗的因素		√		实物展示
2. 注射用物		√			3. 热疗的禁忌			√	教师演示
3. 药物抽吸法			√		4. 热疗法			√	学生练习
4. 常用注射技术			√		(二)冷疗法				
(五)局部给药		√			1. 冷疗的应用目的			√	
十、药物过敏试验技术					2. 影响冷疗的因素		√		
1. 青霉素过敏试验与过敏反应的处理			√		3. 冷疗的禁忌			√	
2. 头孢菌素过敏试验与过敏反应的处理			√		4. 冷疗法			√	
3. 破伤风抗毒素过敏试验及脱敏注射法			√		十三、标本采集技术				理论讲授
4. 普鲁卡因过敏试验与过敏反应的处理			√		(一)标本采集的意义和原则				多媒体演示
5. 碘过敏试验与过敏反应的处理		√			1. 标本采集的意义	√			案例分析讨论
6. 链霉素过敏试验与过敏反应的处理		√			2. 标本采集的原则			√	实物展示
7. 细胞色素 c 过敏试验与过敏反应的处理		√			(二)常用标本采集技术				
十一、静脉输液和输血技术				理论讲授	1. 血液标本采集法			√	
(一)静脉输液法				多媒体演示	2. 尿标本采集法			√	
1. 静脉输液的原理	√			案例分析讨论	3. 粪便标本采集法			√	
2. 静脉输液的目的			√	实物展示	4. 痰标本采集法			√	
3. 静脉输液常用溶液的种类及作用		√		教师演示	5. 咽拭子培养标本采集法			√	
4. 常用静脉输液法			√	学生练习	6. 呕吐物标本采集法	√			
5. 输液速度与时间的计算			√	真实操作	十四、危重患者的病情观察和抢救技术				理论讲授、多媒体演示、案例分析讨论、实物展示、教师演示
6. 常见输液故障及排除法			√		(一)危重患者的病情观察			√	学生练习
7. 输液反应及防护			√		(二)危重患者的抢救技术				
					1. 抢救工作的组织管理与抢救设备		√		
					2. 常用抢救技术			√	
					十五、临终患者的护理技术				理论讲授
					(一)概述				多媒体演示
					1. 临终关怀	√			案例分析讨论
					2. 濒死及死亡的定义			√	教师演示

续表

教学内容	了解	理解	掌握	教学活动参考	教学内容	了解	理解	掌握	教学活动参考
3. 死亡过程的分期		√		学生练习	(一)病案管理				多媒体演示
4. 安乐死	√				1. 病案的种类	√			案例分析讨论
(二)临终患者及家属的护理					2. 病案管理的重要性及		√		
1. 临终患者的生理变化			√		病案记录的要求				实物展示
和护理					3. 病案的管理		√		
2. 临终患者的心理变化			√		(二)护理文件的书写				学生练习
和护理					1. 体温单			√	学生绘制
3. 临终患者家属的护理		√			2. 医嘱单			√	
(三)死亡后护理					3. 出入液量记录单			√	
1. 尸体料理		√			4. 特别护理记录单		√		
2. 丧亲者的护理		√			5. 手术护理记录单		√		
十六、病案管理与护理文				理论讲授	6. 病室报告		√		
件的书写					7. 护理病案		√		

四、教学大纲说明

(一)适用对象与参考学时

本教学大纲可供护理、助产专业使用,总学时为 146 学时,其中理论教学 72 学时,实践教学 72 学时,机动 2 学时。

(二)教学要求

1. 本课程对理论教学部分要求有掌握、理解、了解三个层次。掌握是指对基础护理学中所学的基本知识、基本理论具有深刻的认识,并能灵活地应用所学知识分析和解决临床护理工作中一些问题。理解是指能够解释、领会概念的基本含义并会应用所学技能。了解是指能够简单理解、记忆所学知识。

2. 本课程突出以培养能力为本位的教学理念,在实践技能方面分为熟练掌握和学会两个层次。熟练掌握是指能够独立娴熟地进行正确的实践技能操作。学会是指能够在教师指导下进行实践技能操作。

(三)教学建议

1. 在教学过程中要积极采用现代化教学手段、模型、实物等,加强直观教学,充分发挥教师的主导作用和学生的主体作用。注重理论联系实际,并组织学生开展必要的临床案例分析讨论,以培养学生的分析问题和解决问题的能力,使学生加深对教学内容的理解和掌握。

2. 实践教学要充分利用教学资源,结合多媒体、模型、实物等,采用理论讲授、教师演示、学生练习等教学形式,充分调动学生学习的积极性和主观能动性,强化学生的动手能力和专业实践技能操作。

3. 教学评价应通过课堂提问、布置作业、单元目标测试、案例分析讨论、实践考核、期末考试等多种形式,对学生进行学习能力、实践能力和应用新知识能力的综合考核,以期达到教学目标提出的各项任务。

学时分配建议(146 学时)

序号	教学内容	理论	实践	合计	序号	教学内容	理论	实践	合计
1	医院和住院环境	4	6	10	10	药物过敏试验技术	4	2	6
2	入院和出院护理	4	2	6	11	静脉输液和输血技术	6	6	12
3	舒适与安全护理	4	2	6	12	冷热疗技术	2	2	4
4	医院感染的预防和控制	6	8	14	13	标本采集技术	2	2	4
5	清洁护理技术	6	6	12	14	危重患者的病情观察和抢救技术	6	8	14
6	生命体征的观察与护理	6	2	8	15	临终患者的护理技术	2	2	4
7	饮食护理技术	4	2	6	16	病案管理与护理文件的书写	2	4	6
8	排泄护理技术	6	8	14	机动				2
9	给药技术	8	10	18		合计	72	72	146

目标检测参考答案

第1章
1. D　2. C　3. D　4. E　5. A　6. B　7. B
8. C　9. A　10. E　11. C　12. A　13. A
14. D　15. A　16. B　17. A　18. B

第2章
1. A　2. C　3. E　4. A　5. D　6. D　7. E
8. E　9. A　10. A　11. B　12. B　13. C
14. C　15. A　16. E　17. B　18. A　19. B
20. A　21. B　22. A

第3章
1. D　2. D　3. C　4. A　5. B　6. E　7. D
8. D　9. C　10. B　11. A　12. C　13. C
14. A　15. B　16. A　17. B　18. D　19. C
20. E

第4章
1. C　2. B　3. E　4. A　5. D　6. D　7. B
8. B　9. C　10. C　11. D　12. D　13. E
14. C　15. E　16. E　17. B　18. A　19. B
20. B　21. B　22. D　23. A　24. E　25. A
26. C　27. D

第5章
1. D　2. D　3. C　4. A　5. C　6. D　7. B
8. A　9. B　10. E　11. B　12. A　13. C
14. D　15. A　16. C　17. E　18. D　19. C
20. C　21. C　22. C　23. D　24. D　25. B
26. A　27. A　28. E

第6章
1. E　2. A　3. D　4. E　5. B　6. A　7. A
8. D　9. B　10. D　11. A　12. C　13. C
14. E　15. E　16. E　17. C　18. E　19. E
20. C　21. E　22. B　23. C　24. C　25. E
26. A　27. C　28. A　29. B　30. E　31. B　32. E
　33. D　34. A　35. E　36. D　37. D　38. E
39. E　40. D　41. B　42. C　43. D　44. B　45. E
　46. A　47. C　48. E　49. C　50. B　51. C

第7章
1. C　2. E　3. E　4. C　5. C　6. C　7. C
8. C　9. B　10. C　11. C　12. D　13. C
14. E　15. D　16. A　17. A　18. E　19. D

第8章
1. D　2. C　3. E　4. D　5. C　6. D　7. B

8. D　9. B　10. C　11. E　12. D　13. A
14. C　15. D　16. A　17. E　18. E　19. E
20. C　21. D

第9章
1. E　2. B　3. A　4. E　5. D　6. B　7. D
8. B　9. A　10. D　11. E　12. D　13. D
14. E　15. D　16. B　17. B　18. E　19. D
20. D　21. C　22. E　23. E　24. C　25. D
26. B

第10章
1. D　2. E　3. A　4. B　5. D　6. C　7. C
8. C　9. A　10. D　11. D　12. E　13. C
14. A

第11章
1. D　2. A　3. B　4. E　5. A　6. A　7. B
8. C　9. E　10. E　11. D　12. A　13. C
14. D　15. A　16. D　17. C　18. C　19. C
20. D　21. D　22. C　23. A　24. C　25. E
26. D

第12章
1. E　2. C　3. C　4. E　5. B　6. E　7. D
8. A　9. C　10. D

第13章
1. A　2. D　3. C　4. C　5. B　6. D　7. B
8. A　9. C　10. E　11. D　12. B　13. D
14. D　15. A　16. A

第14章
1. A　2. E　3. D　4. E　5. E　6. B　7. C
8. B　9. C　10. E　11. D　12. A　13. C
14. D　15. C　16. C　17. B　18. A　19. B
20. E　21. D　22. D　23. A　24. D　25. B
26. C　27. B　28. B

第15章
1. A　2. C　3. E　4. B　5. A　6. C　7. C
8. E　9. D

第16章
1. B　2. B　3. E　4. E　5. D　6. C　7. B
8. B　9. D　10. B　11. D　12. D　13. C
14. B　15. C　16. A